U0229753

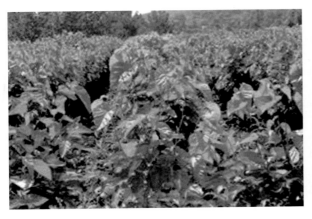

桑叶生长旺盛期　　　　　　　　　　　桑果成熟期

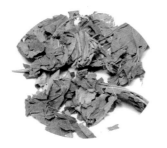 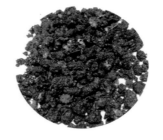 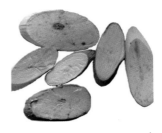

干桑叶　　　　　　　　　　干桑椹　　　　　　　　　　干桑枝

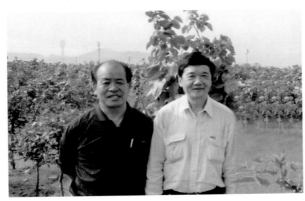 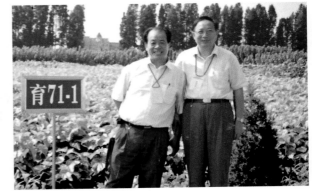

中山市宝鼎实业有限公司董事长苏坤成先生（左）　　　　中国农业科学院蚕业研究所教授潘一乐（右）
和香港康莉公司李荣禧先生（右）合影　　　　　　　　　和苏坤成先生（左）合影

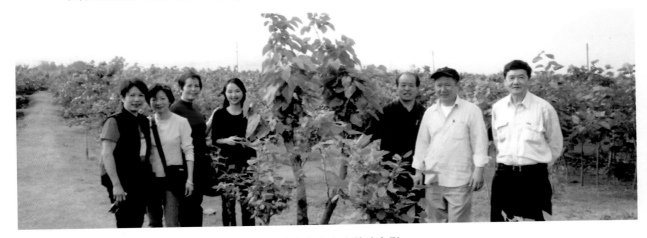

香港客户考察生产基地合影

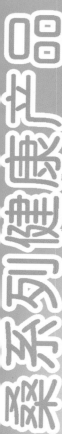
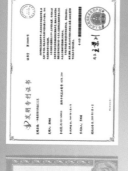
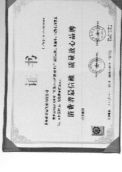
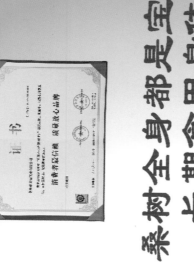
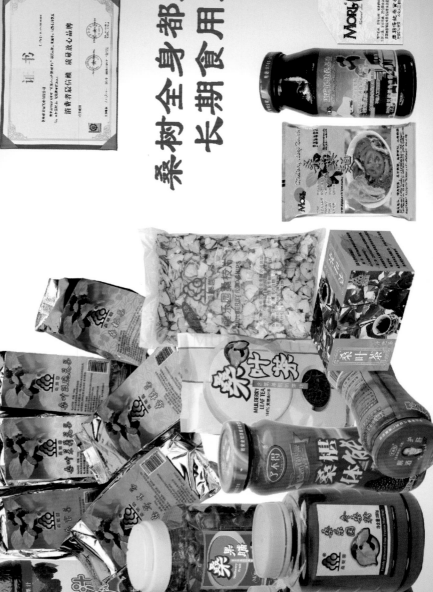

桑系列健康产品

桑树全身都是宝，长期食用身体好

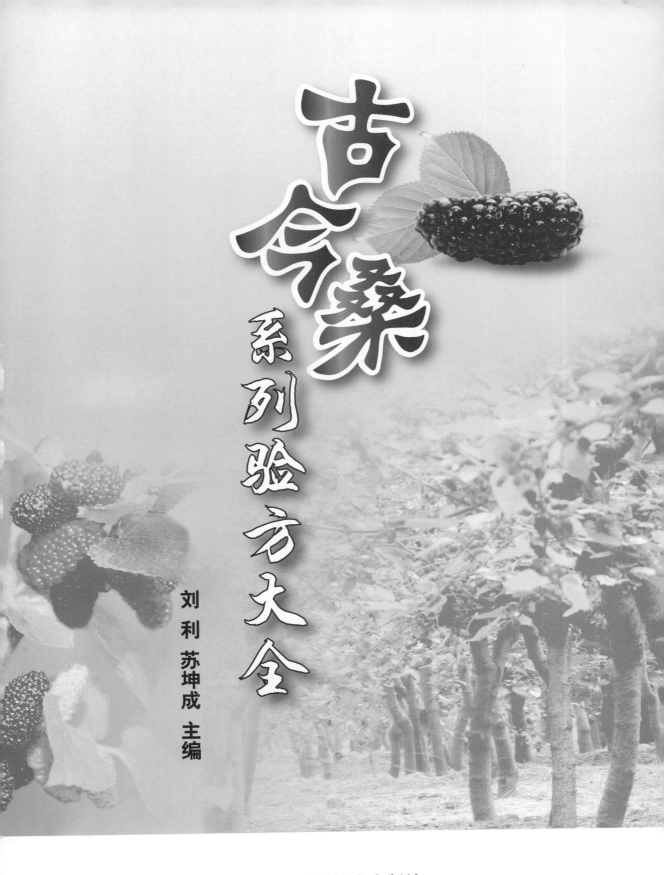

古今桑

系列验方大全

刘利 苏坤成 主编

中国农业科学技术出版社

图书在版编目（CIP）数据

古今桑系列验方大全 / 刘利，苏坤成主编 . —北京：中国农业科学技术出版社，2016. 10

ISBN 978 – 7 – 5116 – 2548 – 9

Ⅰ . ①古…　Ⅱ . ①刘…②苏…　Ⅲ . ①桑叶 – 验方 – 汇编　Ⅳ . ①R289. 5

中国版本图书馆 CIP 数据核字（2016）第 053146 号

责任编辑　崔改泵
责任校对　贾海霞

出　版　者　中国农业科学技术出版社
　　　　　　北京市中关村南大街 12 号　邮编：100081
电　　　话　（010）82109194（编辑室）　　（010）82109702（发行部）
　　　　　　（010）82106629（读者服务部）
传　　　真　（010）82106650
网　　　址　http://www.castp.cn
经　销　者　各地新华书店
印　刷　者　北京富泰印刷有限责任公司
开　　　本　787mm×1 092mm　1/16
印　　　张　39.5　　彩页　2 面
字　　　数　936 千字
版　　　次　2016 年 10 月第 1 版　2016 年 10 月第 1 次印刷
定　　　价　198.00 元

组　编　单　位

广东省茧丝绸行业协会
广东丝源集团有限公司
广东省中山丝绸进出口集团有限公司
江西省蚕桑茶叶研究所
中山市宝鼎实业有限公司

编 委 会

主 任 刘 利

副主任 苏坤成　徐兴耀

主 编 刘 利　苏坤成

编 委 （以姓氏笔画为序）

叶武光　刘 利　关天计　苏坤成

李林山　陈茂潮　林 海　钟福邦

徐兴耀　黄 志　彭德润　谢汝校

内容提要

　　本书汇集古今千家名师的药用桑秘单偏验方 2 000 余首，治疗病症 400 余种，以科目病症为纲，分 23 个类别编写。每首方剂均按方名、方药、用法、功效、适应证及方源 6 栏阐述，部分方剂加有按语。原方剂量为古代计量单位者，仍依照原方标出，读者可参照书后的"古今计量单位折算表"折算。本书内容丰富，查阅方便，有较高的实用价值，是广大医务工作者和病家难能可贵的药用桑方剂参考书。

序　一

　　坤成先生垦植桑业达数十年之久，从昔日的种桑养蚕，发展到后来的种桑养人，成就多多，开发产品如桑叶茶、桑椹汁，更发明了"桑果酵素"，品质极佳，可与东西洋酵素媲美；还设计泡腿、泡身的"桑浴"，祛病延年，堪称当今保健良方。此外，先生还创建了"桑园旅游"，广大消费者可体验采桑之欢，更品尝桑宴之美，深受欢迎。由此，坤成先生在当地有"桑痴"、"桑王"、"桑医师"之美称。

　　坤成先生在推动植桑之业发展之时，不忘大众疾苦，由与其志同道合的中西结合内科主任刘利牵头，共同竭心尽力5年之久，编成了《古今桑系列验方大全》一书，广收以桑为药的治病之方剂，古今荟萃，广征博引，洋洋近百万字之巨。其中收录治疗各种疾病的良方达2 000余种，涉猎之广、认识之深、诠释之精，可称当今之大成。刘利医师和坤成先生此举，如修浮屠造福一方，惠及众生，并使广大患者受益良多。在完稿之际，我有幸先睹先学，感慨良多。一个桑业实业家，历经千辛万苦，犹唐僧西天取经之难，终成正果，成就此巨著。在随感之际，即兴拿笔写此小段，以达我作为第一读者之快。

　　"种桑几十年，读书数百卷；今朝桑业兴，坤成创经典。"在《古今桑系列验方大全》一书出版之际，敬请广大读者和各方专家不吝指正，以抵该书之不足。

第一读者　**邓开伯**

写于北京雅园

邓开伯教授是国家级专家，享受国务院政府特殊津贴，原中央保健委专家，北京医院心内科终身教授

序 二

我国是蚕丝业的发祥地，劳动人民栽桑养蚕迄今已有 5 000 余年的悠久历史。名扬中外的"丝绸之路"更是成为中外文化交流的千古佳话。

随着改革开放，工业化进程加快，工业迅猛发展，环境污染的日趋严重，加之农业结构的调整，在经济发达地区，传统的栽桑养蚕日趋减少，有的地方几近消失，蚕桑业出现"东桑西移"。

坤成先生是我的老朋友，我们相识于 20 世纪 90 年代，坤成先生是广东省中山市小榄人，祖辈几代人都从事传统的蚕桑业，他从 1966 年开始在小榄人民公社担任蚕桑技术员，指导农民栽桑养蚕，从此他与蚕桑结上了不解之缘。

改革开放后，工业生产在珠江流域迅猛发展，蚕桑生产在他家乡逐渐被淘汰，凭着他对蚕桑事业的热爱和情感，他有些困惑，他想，老祖宗留下来的蚕桑业不能放弃，更不能在我们这一代人手中毁于一旦。于是，他在 20 世纪 80 年代自己投资创办了同茂桑种场，生产沙二 X109 杂交桑种子，为了不使榨下来的果汁浪费掉，他又办了饮料加工厂，后来又创办了新会康莉桑果园，由于缺乏经验和技术，制作工艺简单，技术含量低，市场没有打开，最后造成了 600 万元的亏损。经济上的亏损没有压垮他，他搜集有关方面的资料，有介绍种桑养蚕、丝绸纺织的书，也有介绍桑蚕药用价值和用法内容的书和期刊，他废寝忘食，如饥似渴地学习，终于明白了一个道理，种桑不仅可养蚕织布（绸），桑还可以制药救人，从此他走上了栽桑养人的健康之路。本着这个理念他钻研了大量的医书，拜访了全国多地的中医学专家，并和中山市中医院的专家联手合作，共同探讨桑的药用价值，搜集散落在民间的桑树药用的秘方、偏方。

功夫不负有心人，经过 10 多年的努力，被人们称为"桑痴"的坤成先生和他的团队利用桑树的叶、果、枝、根皮等制成了 30 多种绿色无公

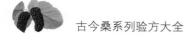

害健康产品，获得了多项国家发明专利。

　　本书是我国首部以桑物种资源作为方剂的医药专著，是广大医务工作者和读者的良师益友。它的出版对于我国桑资源的综合利用和广大人民的健康，无疑是一件大喜事，该书的出版也是对新世纪我国蚕桑业发展的新贡献。

潘一乐

2016 年 5 月

中国农业科学院蚕业研究所研究员，

第八、九、十届全国人大代表，

博士生导师，享受国务院特殊津贴专家

序 三

　　丝绸文化在我国已有数千年历史，它是中华传统文化遗产的一个重要组成部分，并分有丝绸文化和蚕桑文化。丝绸文化以织造、染色、刺绣技术及丝绸制品为其表达，而蚕桑文化则以桑树培植、养蚕技术及桑物质资源药食两用为其表达。

　　桑的药用主要有桑椹（桑果）、桑叶、桑枝、桑白皮、桑柴灰及桑寄生。前5种来自《本草纲目》称之为东方自然神木的桑树，后一种为桑树的附属物，与桑树密切相关，以上6种桑物质资源均可入药，具有良好的药用价值。但迄今尚未见有桑物质资源方剂的专著问世，而具有良好疗效的桑物质资源药方剂只散见于五湖四海的古今医籍文献中，不易寻觅，未能充分开发利用。由刘利、苏坤成编撰的《古今桑系列验方大全》一书，其目的正基于此。

　　本书作者刘利，三代从医，中西结合内科主任医师。五十年来一直从事医疗、科研和教学工作，有较深的理论造诣与丰富的临床经验，致力于中西医结合防治疾病，以消化系为专业，擅长于肝胆疾病防治。发表学术论文40余篇。有十三项科研成果获中山市科技进步奖。曾获中山市科技突出贡献"金菊奖"、八五期间广东省优秀医药科技工作者、广东省卫生系统白求恩先进工作者。

　　本书作者苏坤成，三代植桑，中山市宝鼎实业有限公司董事长，中国自然健康医学研究会常务理事。1966年开始植桑，专门研究怎样种好桑树。1992年成立"新会康莉桑果园"，种植桑树1 000多亩。2000年初创建中山市宝鼎实业有限公司。进行桑树系列健康产品的开发。通过20多年的努力，利用桑树开发出来的产品已有70多种，其参与的桑果汁低温冷冻保鲜技术获国家发明专利。其公司的康莉桑果园的桑果汁和桑果红酒荣获第二届中国自然健康医学大会金奖、中山旅游商品金奖和 2011 年江门市科技进步二等奖。50 年来苏坤成种桑养蚕，走丝绸之路，种桑养人，走健康之路，与众不同成功开发了桑树系列的绿色健康产品。

桑叶是桑树的叶子，传统的利用仅用桑叶作为养蚕的饲料，随着蚕业资源开发利用，桑叶在药用、食用等方面得到了进一步发展，1993 年国家卫生局将桑叶列为既是食品又是药物的食品。《本草纲目》记载，桑叶乃手、足阳明之药，汁煎代茗，能止消渴。自古以来，中国就将桑叶作为治疗消渴症（相当于现代医学的糖尿病）的重要药材，广泛应用于中医临床。

桑叶符合联合国粮农组织（FAO）和世界卫生组织（WHO）所规定营养食品中氨基酸标准模式，其营养价值成分很高，是补充人体需要的优质营养来源，可作为蔬菜供食用。

桑叶中有特殊的氨基酸存在，其中 γ - 氨基丁酸能作为神经传递物质，能作用于脊髓的血管中枢，有效促进血管扩张，达到降低血压的功效。桑叶中含有黄酮类化合物不仅能强化毛细血管中血液流通，降低血液黏度，改善高血脂症，还能抑制机体脂质氧化作用，预防动脉硬化。另外，桑叶含有多种植物甾醇，这些植物甾醇能降低肠道对胆固醇的吸收，从而使胆固醇不能从肠道中进入血液。因此，中药方剂中桑叶具有降低血压和血脂的作用，也有降低胆固醇的功效。

桑椹是一种优质的水果资源，现有人把它称为"第三代水果"之一。桑椹自古以来就作为水果和中药材被应用，已被卫生部确认为"既是食品又是药品"的农产品之一。现代医学研究表明，桑椹有增强免疫，促进造血细胞的生长、防止人体动脉硬化、促进新陈代谢、抗诱变、降血糖、降血脂、护肝等作用。

本书以科目病症为主线，对古今散落于各文献中的方剂进行了汇总，本书是广大医务人员和患者难能可贵的药用桑方剂参考书，应该指出患者出于各自病情和体质的差异，最好在医生的指导下正确应用，以达到"事半功倍"的效果。

盛家镛

2016 年 5 月 24 日

苏州大学纺织与服装工程学院、现代丝绸国家工程实验室教授，国内知名的丝绸化学家

前　言

　　丝源文化在我国已有数千年历史，它是中华传统文化遗产的一个重要组成部分，并分为丝绸文化和蚕桑文化两部分。丝绸文化以染、织、绣技术及丝绸制品为其表达，而蚕桑文化则以养蚕技术、桑树培植技术及桑和蚕物质资源药食两用为其表达。本书的重点是阐明桑物质资源的药用价值。

　　桑物质资源主要有桑椹（桑果）、桑叶、桑枝、桑白皮、桑柴灰及桑寄生。前5种来自《本草纲目》称之为东方自然神木桑树，后1种为桑树的附属物，与桑树密切相关。6种桑物质资源均可入药，具有良好的药用价值。但迄今尚未见有桑物质资源方剂专著问世。而具有良好疗效的桑物质资源方剂只散见于五湖四海的古今医籍文献中，不易寻觅，未能充分开发利用。为弘扬丝源文化，发展绿色药业，满足人民健康需求，笔者编写《古今桑系列验方大全》专著，其目的正基于此。

　　本书以科目病症为纲，以方剂为主。病症可以从所隶属的临床科目中查出，每首方均按方名、方药、用法、功效、适应证和方源等项目分别说明，某些方剂加有按语。根据每首方的适应证给予方名，并在其右上角以"△"符号标出，以区别原名。原方药量为古代计量单位者，仍依照原著标出。读者可参照书后《古今计量单位折算表》折算使用。古今药名等不确定之处也尽量按原著文字标出。原方没有剂量者亦依照原著，读者可按常规用量酌情应用。本书汇集古今千家名师的药用桑方剂2 000余首，治疗病种达400余种，是广大医务人员医药开发技术人员和桑树资源利用技术人员难能可贵的药用桑方剂参考书。应该指出，病者出于各自病情和体质的差异，应在医生的指导下正确应用，以达到事半功倍的效果。本书在编写过程中，参考和引用了我国大量医学图书、中医药学术杂志及其他公开发表的资料，其中许多资料甚是珍贵，在此对原作者的工作深表敬意，也感谢你们对医学和对本书的贡献。

由于编者水平有限，书中不足之处在所难免，望广大读者批评指正。

编　者

2016 年 2 月 8 日

目　　录

1. 呼吸系统疾病 ·· （1）

　（1）感　冒 ·· （1）

　（2）咳　嗽 ·· （11）

　（3）急性气管、支气管炎 ······························ （34）

　（4）慢性支气管炎 ······································ （40）

　（5）支气管哮喘 ·· （42）

　（6）支气管扩张 ·· （51）

　（7）肺　炎 ·· （54）

　（8）肺水肿 ·· （58）

　（9）肺气肿 ·· （59）

　（10）慢性肺原性心脏病 ································ （61）

　（11）肺脓肿（肺痈） ·································· （64）

　（12）胸腔积液 ·· （66）

　（13）自发性气胸 ·· （69）

　（14）咳血（咯血） ···································· （69）

　（15）咳嗽吐血 ·· （71）

　（16）石棉肺（硅沉着病） ···························· （72）

　（17）矽　肺 ·· （73）

　（18）肺纤维化 ·· （73）

　附：肺　痿 ·· （74）

2. 循环系统疾病 ·· （75）

　（19）高血压病 ·· （75）

　（20）动脉粥样硬化 ···································· （100）

　（21）低血压症 ·· （102）

　（22）冠状动脉硬化性心脏病 ························ （102）

　（23）风湿性心瓣膜病 ································ （104）

　（24）心肌病 ·· （105）

　（25）心律失常 ·· （105）

　附：心　悸 ·· （107）

　（26）水　肿 ·· （108）

　（27）心力衰竭 ·· （124）

古今桑系列验方大全

3. 消化系统疾病 ……………………………………… （126）
　（28）食道炎（噎膈） …………………………………… （126）
　（29）胃痛（胃脘痛） …………………………………… （126）
　（30）幽门痉挛（反胃） ………………………………… （127）
　（31）胃、十二指肠溃疡 ……………………………… （127）
　（32）上消化道出血（吐血，黑便） ………………… （128）
　（33）黄　疸 ……………………………………………… （129）
　（34）脂肪肝 ……………………………………………… （130）
　（35）肝硬化腹水 ……………………………………… （130）
　（36）腹中癥瘕 ………………………………………… （131）
　（37）肠道寄生虫病 …………………………………… （132）
　（38）腹胀、腹痛 ……………………………………… （132）
　（39）腹　泻 ……………………………………………… （133）
　（40）便　秘 ……………………………………………… （134）

4. 泌尿系统疾病 ……………………………………… （139）
　（41）急性肾炎 …………………………………………… （139）
　（42）慢性肾炎 …………………………………………… （143）
　（43）肾病综合征 ……………………………………… （145）
　（44）紫癜性肾炎 ……………………………………… （146）
　（45）泌尿系统结石（石淋） ………………………… （146）
　（46）尿路感染（热淋） ……………………………… （147）
　（47）尿潴留（癃闭） ………………………………… （148）
　（48）肾衰竭（关格） ………………………………… （149）
　（49）尿失禁 ……………………………………………… （150）
　（50）乳糜尿（膏淋） ………………………………… （150）

5. 血液系统疾病 ……………………………………… （151）
　（51）血小板减少症 …………………………………… （151）
　（52）过敏性紫癜 ……………………………………… （152）
　（53）白细胞减少症 …………………………………… （152）
　（54）嗜酸性粒细胞增多症 …………………………… （152）
　（55）真性红细胞增多症 ……………………………… （153）
　（56）缺铁性贫血 ……………………………………… （154）
　（57）再生障碍性贫血 ………………………………… （156）
　（58）变态反应性亚败血症 …………………………… （156）

6. 风湿性疾病 ………………………………………… （157）
　（59）风湿性关节炎 …………………………………… （157）

（60）类风湿性关节炎 ……………………………………………………（165）

（61）痛风性关节炎 ……………………………………………………（170）

（62）系统性红斑狼疮 …………………………………………………（173）

（63）皮肌炎 ……………………………………………………………（174）

（64）风湿痛 ……………………………………………………………（175）

（65）风寒湿痹 …………………………………………………………（176）

（66）风湿热痹 …………………………………………………………（179）

7. 代谢及内分泌疾病 ………………………………………………………（181）

（67）糖尿病（消渴证） ………………………………………………（181）

（68）遗传性出血性毛细血管扩张症 …………………………………（191）

（69）肥胖病 ……………………………………………………………（191）

（70）消瘦症 ……………………………………………………………（194）

（71）高脂血症 …………………………………………………………（194）

（72）血清白球蛋白倒置 ………………………………………………（197）

（73）甲状腺机能亢进症 ………………………………………………（198）

（74）脑垂体后叶机能减退症——尿崩症 ……………………………（198）

（75）脑垂体瘤 …………………………………………………………（199）

（76）慢性肾上腺皮质机能减退症（阿狄森氏病） …………………（199）

8. 物理及化学因素所致疾病 ………………………………………………（201）

（77）高　热 ……………………………………………………………（201）

（78）中　暑 ……………………………………………………………（203）

（79）夏季热（暑热） …………………………………………………（204）

（80）高原适应不全症（高山病） ……………………………………（205）

（81）中　毒 ……………………………………………………………（205）

9. 神经系统疾病 ……………………………………………………………（208）

（82）头　痛 ……………………………………………………………（208）

（83）眩　晕 ……………………………………………………………（211）

（84）麻　木 ……………………………………………………………（216）

（85）汗　症 ……………………………………………………………（219）

（86）失眠（不寐） ……………………………………………………（222）

（87）健　忘 ……………………………………………………………（224）

（88）功能性震颤综合征 ………………………………………………（225）

（89）帕金森氏综合征 …………………………………………………（225）

（90）脑血管意外（中风） ……………………………………………（226）

（91）治中风后遗症方 …………………………………………………（231）

（92）肺性脑病 ···（233）

（93）脑动脉硬化症 ···（233）

（94）植物神经功能紊乱 ···（234）

（95）三叉神经痛（偏头风） ···（234）

（96）面神经炎 ··（234）

（97）面神经麻痹 ···（235）

（98）臂丛神经痛 ···（235）

（99）坐骨神经痛 ···（236）

（100）腓总神经损伤 ···（239）

（101）肌肉萎缩 ···（239）

（102）多发性神经炎 ···（239）

（103）癫痫症（羊痫风） ··（240）

10. 精神疾病 ···（242）

（104）脑外伤伴发精神障碍 ··（242）

（105）肝病所致精神障碍 ··（242）

（106）肾病所致精神障碍 ··（242）

（107）神经衰弱 ···（243）

（108）痴呆症 ···（246）

（109）忧郁症 ···（247）

（110）癔病 ··（247）

（111）精神分裂症 ···（248）

11. 男科疾病 ···（249）

（112）阳强 ··（249）

（113）早泄 ··（249）

（114）遗精 ··（250）

（115）精液不液化症 ··（250）

（116）射精不能，缺无精子 ··（251）

（117）性功能减退 ···（251）

（118）阳痿 ··（252）

（119）前列腺增生 ···（252）

（120）前列腺炎 ···（253）

（121）男性乳房发育症 ···（253）

（122）男性不育症（无子） ··（254）

（123）男性更年期综合征 ··（255）

（124）阴囊脓肿（囊痈） ··（256）

（125）睾丸炎（子痈） ···（256）

12. 外科疾病 ……………………………………………………………… （257）

（126）疔　疮 ……………………………………………………… （257）

（127）痈　疽 ……………………………………………………… （257）

（128）对口疮（脑疽） ………………………………………… （259）

（129）颈淋巴结结核（瘰疬） ……………………………… （259）

（130）慢性下肢溃疡（臁疮） ……………………………… （260）

（131）烧、烫伤（烫火疮） ………………………………… （261）

（132）冻伤（冻疮） ………………………………………… （261）

（133）刀刃伤（金疮） ……………………………………… （262）

（134）顽疮、恶疮 …………………………………………… （263）

（135）诸　疮 ……………………………………………………… （264）

（136）破伤风 ………………………………………………… （266）

（137）坠马拗损 ……………………………………………… （267）

（138）马啮人睾丸脱出 ……………………………………… （267）

（139）跌打损伤 ……………………………………………… （267）

（140）创伤性气胸 …………………………………………… （268）

（141）脑震荡 ………………………………………………… （268）

（142）颅内压增高症 ………………………………………… （268）

（143）脑外伤后综合征 ……………………………………… （269）

（144）伸腕肌腱腱鞘炎 ……………………………………… （270）

（145）慢性腰肌劳损 ………………………………………… （270）

（146）雷诺氏综合征 ………………………………………… （271）

（147）血栓闭塞性脉管炎 …………………………………… （271）

（148）下肢象皮肿 …………………………………………… （272）

（149）肠梗阻 ………………………………………………… （272）

（150）阴囊出血（囊衄） …………………………………… （273）

（151）肛隐窝炎 ……………………………………………… （273）

（152）痔核（痔疮） ………………………………………… （273）

13. 妇产科疾病 ……………………………………………………… （275）

（153）月经失调 ……………………………………………… （275）

（154）经前期紧张综合征 …………………………………… （279）

（155）经行眩晕 ……………………………………………… （280）

（156）经行浮肿 ……………………………………………… （281）

（157）经行吐血 ……………………………………………… （281）

（158）功能性子宫出血（崩漏） …………………………… （285）

（159）闭　经 ……………………………………………………… （287）

（160）白带（带下） ……………………………………………… （287）

（161）阴道炎 ·· （290）

（162）阴道干枯 ·· （290）

（163）女阴瘙痒 ·· （290）

（164）女阴白斑 ·· （291）

（165）盆腔炎 ·· （292）

（166）卵巢囊肿 ·· （293）

（167）子宫肌瘤 ·· （293）

（168）子宫脱垂 ·· （293）

（169）急性乳腺炎 ··· （294）

（170）女性不育症 ··· （294）

（171）女性更年期综合征 ································· （297）

（172）妊娠恶阻 ·· （300）

（173）胎位不正 ·· （300）

（174）羊水过多（子满） ································· （301）

（175）胎萎不长 ·· （302）

（176）胎　漏 ·· （302）

（177）胎动不安 ·· （308）

（178）习惯性流产（滑胎） ····························· （317）

（179）惊　胎 ·· （324）

（180）妊娠咳嗽（子嗽） ································· （324）

（181）妊娠眩晕（子晕） ································· （325）

（182）妊娠腹痛（胞阻） ································· （326）

（183）妊娠腰痛 ·· （327）

（184）妊娠水肿（子肿） ································· （327）

（185）妊娠尿潴留（小便不通） ····················· （330）

（186）妊娠尿失禁（遗尿） ····························· （330）

（187）妊娠泌感（子淋） ································· （331）

（188）妊娠痫症（子痫） ································· （331）

（189）妊娠瘫痪（子瘫） ································· （335）

（190）妊娠手足剧痛 ······································· （335）

（191）妊娠失音（子喑） ································· （335）

（192）妊娠高血压综合征（子烦） ·················· （336）

（193）产后出血不止（恶露不绝） ·················· （337）

（194）下血止后腰膝无力 ································· （338）

（195）产后血晕痉厥 ······································· （338）

（196）产后眩晕、头痛 ···································· （338）

（197）产后呕吐 ·· （339）

（198）产后消渴 ·· （339）

（199）产后腹痛 …………………………………………………………（339）
（200）产后腰痛 …………………………………………………………（340）
（201）产后遍身疼痛 ……………………………………………………（341）
（202）产后尿潴留 ………………………………………………………（342）
（203）产后发热 …………………………………………………………（343）
（204）产后风 ……………………………………………………………（344）
（205）产后虚弱 …………………………………………………………（344）

14. 儿科疾病 …………………………………………………………（345）
（206）小儿感冒 …………………………………………………………（345）
（207）小儿咳嗽 …………………………………………………………（348）
（208）小儿支气管炎 ……………………………………………………（354）
（209）小儿哮喘 …………………………………………………………（355）
（210）小儿肺炎 …………………………………………………………（358）
（211）小儿急惊风 ………………………………………………………（361）
（212）小儿抽搐 …………………………………………………………（362）
（213）小儿痫证 …………………………………………………………（363）
（214）小儿流涎 …………………………………………………………（363）
（215）小儿热病 …………………………………………………………（363）
（216）小儿昏厥 …………………………………………………………（364）
（217）小儿头白秃 ………………………………………………………（365）
（218）小儿渴疾 …………………………………………………………（365）
（219）小儿重舌 …………………………………………………………（365）
（220）小儿形声病 ………………………………………………………（366）
（221）小儿舞蹈病 ………………………………………………………（366）
（222）小儿口角疮 ………………………………………………………（367）
（223）小儿鹅口疮 ………………………………………………………（367）
（224）小儿瘰沥 …………………………………………………………（367）
（225）小儿脐疮 …………………………………………………………（368）
（226）小儿瘘疮 …………………………………………………………（368）
（227）小儿头面遍身生疮 ………………………………………………（368）
（228）小儿丹毒（火丹） ………………………………………………（369）
（229）儿童早期股骨头坏死 ……………………………………………（370）
（230）小儿肾小球肾炎 …………………………………………………（370）
（231）小儿浮肿 …………………………………………………………（371）
（232）小儿阴肿 …………………………………………………………（371）
（233）小儿直肠脱垂（脱肛） …………………………………………（371）
（234）小儿便秘 …………………………………………………………（372）

15. 骨科疾病 ·· （373）

（235） 落　枕 ·· （373）

（236） 颈椎病 ·· （373）

（237） 腰椎骨质增生 ·· （376）

（238） 骨质疏松 ·· （377）

（239） 腰椎间盘突出症 ·· （378）

（240） 脊　痿 ·· （380）

（241） 腰　痛 ·· （380）

（242） 腰背痛 ·· （384）

（243） 腰膝酸痛 ·· （385）

（244） 腰腿痛 ·· （386）

（245） 肩周炎（漏肩风） ····································· （388）

（246） 臂　痛 ·· （392）

（247） 肘部软组织扭挫伤 ···································· （392）

（248） 网球肘 ·· （393）

（249） 筋骨扭挫伤 ·· （393）

（250） 膝关节炎（膝眼风） ··································· （394）

（251） 膝关节创伤性滑膜炎 ·································· （394）

（252） 膝关节结核（鹤膝风） ······························· （394）

（253） 关节腔积液 ·· （395）

（254） 大骨节病 ·· （396）

（255） 骨性关节炎 ·· （396）

（256） 内踝疽 ·· （397）

（257） 骨髓炎（附骨疽） ····································· （397）

（258） 急性关节扭伤 ·· （398）

（259） 足跟痛 ·· （398）

（260） 骨　折 ·· （399）

（261） 慢性损伤 ·· （401）

16. 皮肤科疾病 ·· （403）

（262） 湿　疹 ·· （403）

（263） 神经性皮炎 ·· （403）

（264） 接触性皮炎 ·· （404）

（265） 结节性红斑（瓜藤缠） ······························· （405）

（266） 中毒性红斑 ·· （405）

（267） 荨麻疹 ·· （406）

（268） 虫咬皮炎 ·· （408）

（269） 狐尿刺人 ·· （409）

（270）鳞状上皮角化症 ···（409）

（271）牛皮癣（银屑病）···（410）

（272）毛发红糠疹 ···（410）

（273）扁平疣 ···（411）

（274）寻常疣（疣疮、千日疮）·······································（411）

（275）头白癣 ···（412）

（276）平癣（鹅掌风）···（413）

（277）硬皮病 ···（413）

（278）脂溢性皮炎 ···（414）

（279）剥脱性唇炎 ···（415）

（280）痤 疮 ···（415）

（281）普 秃 ···（419）

（282）白癜风 ···（420）

（283）汗斑（紫白癜风）···（421）

（284）肌肤甲错 ···（422）

（285）皮肤瘙痒 ···（422）

（286）瘢痕疙瘩（瘢痕出屬）···（423）

（287）黑痣、息肉、鸡眼 ···（423）

17. 眼科疾病 ···（424）

（288）急性结膜炎 ···（424）

（289）慢性结膜炎 ···（427）

（290）春季性结膜炎（目痒）···（428）

（291）翼状胬肉（胬肉攀睛）···（428）

（292）眦结膜炎（赤脉传睛）···（429）

（293）泡性眼炎（金疳）···（429）

（294）沙 眼 ···（430）

（295）杂物入目（杂物咪眼）···（431）

（296）目赤肿痛、涩痛 ···（431）

（297）泪囊炎（泪眼）···（434）

（298）睑缘炎（睑弦赤烂）···（434）

（299）睑腺炎（麦粒肿）···（435）

（300）巩膜炎 ···（436）

（301）虹膜睫状体炎 ···（436）

（302）病毒性角膜炎 ···（436）

（303）角膜溃疡 ···（437）

（304）白内障 ···（438）

（305）急性色素膜炎 ···（440）

（306）视网膜炎（眼目昏花） …………………………………………（440）

（307）视网膜静脉阻塞 ………………………………………………（441）

（308）视网膜脉络膜炎 ………………………………………………（441）

（309）艾迪氏综合征（瞳孔散大症） ………………………………（442）

（310）单眼突出 …………………………………………………………（442）

（311）麻痹性斜视 ………………………………………………………（442）

（312）夜盲症 ……………………………………………………………（443）

（313）青光眼 ……………………………………………………………（444）

（314）近视眼 ……………………………………………………………（444）

（315）老视眼 ……………………………………………………………（444）

（316）视神经萎缩 ………………………………………………………（445）

18. 耳鼻咽喉科疾病 …………………………………………………（448）

（317）耳　鸣 ……………………………………………………………（448）

（318）耳闭、失聪 ………………………………………………………（449）

（319）美尼尔氏综合征 …………………………………………………（450）

（320）化脓性中耳炎（脓耳） …………………………………………（450）

（321）鼻前庭炎 …………………………………………………………（451）

（322）过敏性鼻炎 ………………………………………………………（451）

（323）萎缩性鼻炎 ………………………………………………………（452）

（324）鼻　炎 ……………………………………………………………（452）

（325）鼻窦炎（鼻渊） …………………………………………………（453）

（326）鼻出血（鼻衄） …………………………………………………（454）

（327）嗅觉异常 …………………………………………………………（456）

（328）鼻疳（鼻疮） ……………………………………………………（456）

（329）酒渣鼻（鼻赤） …………………………………………………（457）

（330）声带息肉 …………………………………………………………（460）

（331）失　音 ……………………………………………………………（460）

（332）咽喉神经官能症 …………………………………………………（460）

（333）咽　炎 ……………………………………………………………（461）

（334）喉　炎 ……………………………………………………………（462）

（335）扁桃体炎（乳蛾） ………………………………………………（463）

（336）咽喉骨哽 …………………………………………………………（463）

19. 口腔科疾病 ………………………………………………………（465）

（337）上唇疔 ……………………………………………………………（465）

（338）下颌关节功能紊乱 ………………………………………………（465）

（339）口腔黏膜白斑 ……………………………………………………（466）

（340）口腔溃疡 ………………………………………………………………（466）

（341）口疮、舌疮 …………………………………………………………（466）

（342）舌 痛 ………………………………………………………………（467）

（343）舌尖奇麻 ……………………………………………………………（467）

（344）舌伸出外不收（舌纵） …………………………………………（468）

（345）老年口干症 …………………………………………………………（468）

（346）牙周肿痛 ……………………………………………………………（468）

（347）牙 痛 ………………………………………………………………（469）

20. 护肤美容 ……………………………………………………………（470）

（348）面色不华 ……………………………………………………………（470）

（349）皮肤粗糙 ……………………………………………………………（471）

（350）皮肤皱纹 ……………………………………………………………（473）

（351）面部痤疮（青春痘） ……………………………………………（473）

（352）面部黄褐色斑、黑斑 ……………………………………………（475）

（353）脱发、短发不长 …………………………………………………（477）

（354）头发不润泽、早白 ………………………………………………（483）

（355）头皮白屑 ……………………………………………………………（491）

（356）视力不清 ……………………………………………………………（492）

（357）鼻部干燥 ……………………………………………………………（493）

（358）牙齿动摇 ……………………………………………………………（494）

（359）牙齿发黑 ……………………………………………………………（494）

（360）口 臭 ………………………………………………………………（495）

21. 传染科疾病 …………………………………………………………（496）

［国家法定管理甲类传染病］ …………………………………………（496）

（361）霍 乱 ………………………………………………………………（496）

［国家法定管理乙类传染病］ …………………………………………（497）

（362）病毒性肝炎 …………………………………………………………（497）

（363）脊髓灰质炎（小儿麻痹症） ……………………………………（498）

（364）麻 疹 ………………………………………………………………（500）

（365）流行性出血热 ………………………………………………………（505）

（366）流行性乙型脑炎（乙脑） ………………………………………（505）

（367）痢 疾 ………………………………………………………………（505）

（368）肺结核 ………………………………………………………………（507）

（369）伤 寒 ………………………………………………………………（510）

（370）流行性脑脊髓膜炎（流脑） ……………………………………（510）

（371）百日咳 ………………………………………………………………（511）

（372）白　喉 …………………………………………………………… （516）

（373）新生儿破伤风 ……………………………………………… （518）

（374）猩红热 …………………………………………………………… （518）

（375）布鲁氏菌病 …………………………………………………… （519）

（376）钩端螺旋体病（钩体病） …………………………… （519）

［国家法定管理丙类传染病］ …………………………………… （519）

（377）流行性感冒（流感） ………………………………… （519）

（378）风　疹 …………………………………………………………… （520）

（379）急性出血性结膜炎（红眼病） …………………… （522）

（380）麻风病 …………………………………………………………… （523）

（381）丝虫病 …………………………………………………………… （524）

［国家法定管理其他传染病］ …………………………………… （525）

（382）天　花 …………………………………………………………… （525）

（383）水　痘 …………………………………………………………… （525）

（384）恙虫病 …………………………………………………………… （526）

22. 肿瘤科疾病 ……………………………………………………… （527）

（385）鼻咽癌 …………………………………………………………… （527）

（386）喉　癌 …………………………………………………………… （529）

（387）扁桃体癌 ……………………………………………………… （529）

（388）甲状腺癌 ……………………………………………………… （530）

（389）胸腺瘤 …………………………………………………………… （530）

（390）乳腺癌 …………………………………………………………… （531）

（391）肺　癌 …………………………………………………………… （532）

（392）胸膜恶性肿瘤 ……………………………………………… （542）

（393）食管癌 …………………………………………………………… （543）

（394）贲门癌 …………………………………………………………… （544）

（395）胃　癌 …………………………………………………………… （544）

（396）原发性肝癌 …………………………………………………… （544）

（397）大肠癌 …………………………………………………………… （545）

（398）肾　癌 …………………………………………………………… （546）

（399）膀胱癌 …………………………………………………………… （546）

（400）睾丸癌 …………………………………………………………… （547）

（401）子宫颈癌 ……………………………………………………… （547）

（402）子宫体癌 ……………………………………………………… （548）

（403）卵巢癌 …………………………………………………………… （549）

（404）恶性滋养细胞肿瘤 ……………………………………… （549）

（405）多发性骨髓瘤 ……………………………………………… （549）

（406）恶性淋巴瘤 …………………………………………（551）
（407）急性白血病 …………………………………………（552）
（408）慢性粒细胞白血病 …………………………………（553）
（409）脊髓肿瘤 ……………………………………………（553）
（410）骨肉瘤 ………………………………………………（554）
（411）尤文氏肉瘤 …………………………………………（556）
（412）软组织恶性肿瘤 ……………………………………（557）
（413）皮肤癌 ………………………………………………（558）
（414）各种癌症 ……………………………………………（558）
（415）肿瘤溶解综合征 ……………………………………（558）
（416）放、化疗后白细胞减少症 …………………………（559）
（417）化疗致周围神经损伤 ………………………………（560）
（418）化疗致中枢神经损伤 ………………………………（560）
（419）放射性肺炎 …………………………………………（560）
（420）放射性脑损伤 ………………………………………（561）
（421）放射性脊髓损伤 ……………………………………（561）

23. 其他疾病 ………………………………………………（562）
（422）虚　劳 ………………………………………………（562）
（423）痹　病 ………………………………………………（566）
（424）伏暑病 ………………………………………………（569）
（425）风邪、风证 …………………………………………（570）
（426）低　热 ………………………………………………（571）
（427）黄　汗 ………………………………………………（572）
（428）子夜腰痛症 …………………………………………（572）
（429）妇人苦头痛心闷 ……………………………………（573）
（430）阴痛症 ………………………………………………（573）
（431）无毛症 ………………………………………………（573）
（432）脚　气 ………………………………………………（574）
（433）衰　老 ………………………………………………（574）

附　录 ……………………………………………………（576）
　附录一　古今计量单位折算表 …………………………（576）
　附录二　现代计量单位折算表 …………………………（577）
　附录三　小儿药物用量计算法 …………………………（578）
　附录四　桑乐园康莉桑果系列绿色产品临床研究 ……（579）
　附录五　科学技术成果鉴定证书 ………………………（591）

1. 呼吸系统疾病

（1）感　冒

[方名] 治感冒方　1△

[方药] 桑叶8克，菊花3克，杏仁、桔梗、芦根各6克，连翘5克，薄荷、甘草各2.4克。

[用法] 水煎服。日分2次温服。

[功效] 祛风解表。

[适应证] 一般伤风或轻度感冒。

[方源]《中医方药手册》

[方名] 治感冒方　2△

[方药] 桑叶、菊花、杏仁、芦根各9克，薄荷（后下）3克。

[用法] 水煎服。日分2次温服。

[功效] 散风清热，理肺化痰。

[适应证] 风热感冒。

[方源]《药物治疗手册》

[方名] 治感冒方　3△

[方药] 霜桑叶、西河柳、薄荷各9克。

[用法] 水煎服。每日1剂，日分2次温服。

[功效] 散风清热，理肺止咳。

[适应证] 风热感冒。

[方源]《药物治疗手册》

[方名] 治感冒方　4△

[方药] 桑叶、象贝母、香豉、桅子皮、梨皮各3克，杏仁4.5克，沙参6克。

[用法] 水煎服。每日1剂，日分2次温服。

[功效] 祛风清热。

[适应证] 风热感冒。

[方源]《中医方药手册》

[方名] 治感冒方　5△
[方药] 桑叶、沙参各6克，杏仁4.5克，象贝母、豆豉、栀子皮、梨皮各3克。
[用法] 水煎服。每日1剂，日分2次温服。
[功效] 发散风热，泻肺止咳。
[适应证] 风热感冒。
[方源]《中医处方手册》

[方名] 治感冒方　6△
[方药] 桑叶10克，菊花、连翘、北杏、桔梗、芦根各6克，薄荷、甘草各3克。
[用法] 水煎服。每日1剂，日分2次温服。
[功效] 祛风清热，化痰止咳。
[适应证] 风热感冒。
[方源]《药物治疗手册》

[方名] 治感冒方　7△
[方药] 炙桑白皮、紫苏子、赤茯苓、橘红、杏仁各6克，麻黄、炙甘草各3克。
[用法] 水煎服。每日1剂，日分2次温服。
[功效] 发汗解热，化痰止咳。
[适应证] 风寒感冒。
[方源]《中医方药手册》

[方名] 治感冒方　8△
[方药] 桑叶、菊花、杏仁、芦根各10克，甘草3克。
[用法] 水煎服。每日1剂，日分2次温服。
[功效] 散风清热，宣肺化痰。
[适应证] 风热感冒。
[方源]《药物治疗手册》

[方名] 治感冒方　9△
[方药] 桑叶茶30克。
[用法] 泡茶饮。每次15克，每日2次。
[功效] 发散风热，宣肺止咳。
[适应证] 风热感冒。
[方源] 中华世界综合医学杂志，2004，4（10）：32～38

[**方名**] 治感冒方　10△

[**方药**] 桑叶、杏仁、北沙参、浙贝母、香豆豉、梨皮各9克，山栀皮6克。

[**用法**] 水煎服。每日1剂，日分2次温服。

[**功效**] 散风清热，理肺止咳。

[**适应证**] 外感。

[**方源**]《新编中医方剂手册》

[**方名**] 治感冒方　11△

[**方药**] 桑叶、核桃仁、黑豆、葱白、生姜各等量。

[**用法**] 外用。煎汤熏头面。

[**功效**] 发散风热，理肺解表。

[**适应证**] 风热感冒。

[**方源**] 清·吴师机．理瀹骈文．北京：人民卫生出版社，1984

[**方名**] 治感冒方　12△

[**方药**] 桑叶、知母、寸冬各20克，板蓝根、生地各50克，桔梗、蝉蜕各15克。

[**用法**] 水煎服。每日1剂，分2次温服。

[**功效**] 滋阴祛风。

[**适应证**] 阴虚感冒。

[**方源**]《秘方全书》

[**方名**] 治感冒方　13△

[**方药**] 霜桑叶6克，焦山楂、炒麦芽各9克，竹茹4.5克，橘红2.4克，鲜芦根1枝（切碎）。

[**用法**] 水煎代茶饮。

[**功效**] 清热化湿，调和脾胃，清利头目。

[**适应证**] 外感属暑热伤脾者。

[**方源**]《中老年健康长寿小百科》

[**方名**] 治感冒方　14△　（三叶清热汤）

[**方药**] 桑叶、苏叶各15克，鲜荷叶连梗1块，红糖10克。

[**用法**] 以上3叶，洗净后加清水3碗，煎至1碗，后下红糖调味。口服。

[**功效**] 疏风清热，宣肺止咳。

[**适应证**] 风热感冒。

[**方源**]《民间偏方奇效方》

[**方名**] 治感冒方 15△

[**方药**] 桑叶 7.5 克，土黄菊花、枇杷叶各 5 克。

[**用法**] 水煎，频服。

[**功效**] 清肺热，化痰止咳。

[**适应证**] 感冒。

[**方源**] 《民间祖传秘方大全》

[**方名**] 治感冒方 16△ （桑菊感冒片）

[**方药**] 桑叶、菊花、连翘、杏仁、甘草。

[**用法**] 依法制成片剂，每次服 4～6 片，温开水送服。每日 2 次。

[**功效**] 散风清热，解表镇痛。

[**适应证**] 感冒头痛，流鼻涕较显著者。

[**方源**] 《药物治疗手册》

[**方名**] 治感冒方 17△

[**方药**] 桑叶 10 克。

[**用法**] 水煎服。每日 1 剂，日分 2 次温服。

[**功效**] 散风清热，解表止咳。

[**适应证**] 风热感冒，咳嗽。

[**方源**] ①《常用中草药手册》；②《药食两用中药应用手册》

[**方名**] 治感冒方 18△ （桑姜感冒注射液）

[**方药**] 桑叶、干姜、菊花、紫苏、连翘、苦杏仁。

[**用法**] 药依法制成注射液，每支 2 毫升。每次 2～4 毫升，肌内注射，每日 1～2 次。

[**功效**] 散风清热，祛痰止咳。

[**适应证**] 感冒。症见咳嗽，头痛，咽喉肿痛。

[**方源**] 《精选千家妙方续》（中成药卷）

[**方名**] 治感冒方 19△

[**方药**] 霜桑叶 500 克。

[**用法**] 桑叶洗净，切碎，加水煮，蒸馏，收集饱和芳香水。每服 30 毫升，日 2 次。

[**功效**] 祛风清热。

[**适应证**] 风热感冒。

[**方源**] ①《中华古医药宝典·验方大全》；②《传世偏方验方》；③《秘方全书》

[方名] 治感冒方 20△

[方药] 桑叶 7.4 克，枇杷叶、土黄菊花各 5 克。

[用法] 水煎服。

[功效] 清热泻肺。

[适应证] 预防感冒。

[方源]《民间祖传秘方大全》

[方名] 治感冒方 21△

[方药] 桑枝 9 克，紫苏叶 6 克，葱白 5 克，生姜 2 片。

[用法] 先煎桑枝 20 分钟，后下其余 3 味，再煎沸 5～8 分钟。每日 1 剂，连服 3 天。

[功效] 清热宣肺。

[适应证] 预防感冒。

[按语] 本方作为预防感冒药，服药 3 天，观察 8 天。结果：服药组 1 522 人中，患感冒 60 人，占 3.94%。无服药对照组 1 417 人，患感冒 105 人，占 7.41%。服药组与对照组比较，发病率显著降低。

[方源]《百病效验良方》

[方名] 治感冒方 22△

[方药] 桑叶、芦根各 20 克，金银花、连翘、菊花各 30 克，生石膏、滑石各 20～30 克，甘草、黄芩、蝉蜕、薄荷（后下）各 15 克，柴胡 10 克。

[用法] 水煎服。每日 1 剂，分 2 次服。

[功效] 清热解毒，辛凉透表。

[适应证] 病毒性感冒。

[方源]《秘方全书》

[方名] 治感冒方 23△

[方药] 桑叶、菊花各 6 克，白茅根、淡竹叶各 30 克，薄荷 3 克。

[用法] 用沸水冲泡 10 分钟。频饮，或放冷作饮料大量饮，连服 2～3 天。

[功效] 疏散风热。

[适应证] 风热感冒。

[方源] ①《中华古医药宝典·验方大全》；②《传世偏方验方》

[方名] 治感冒方 24△

[方药] 桑叶、苏叶各 9 克，荆芥、防风、羌活、独活、杏仁各 10 克，豆豉 12 克，前胡、陈皮、焦枳壳、薄荷（后下）各 6 克，鲜姜 2 片。

[用法] 水煎服。日分 2 次温服。

[**功效**] 发散风寒。

[**适应证**] 风寒感冒。

[**方源**] ①《中华古医药宝典·验方大全》；②《传世偏方验方》；③《秘方全书》

[**方名**] 治感冒方　25△

[**方药**] 桑叶二钱五分*，杏仁、桔梗、苇根各二钱，连翘一钱五分，菊花一钱，薄荷（后下）、甘草各八分。

[**用法**] 上八味，用水二杯，煮取一杯，日三服。

[**功效**] 疏风清热，宣肺止咳。

[**适应证**] 风热感冒。

[**方源**] 清·吴瑭（鞠通）. 温病条辨. 沈阳：辽宁科学技术出版社，1984

[**方名**] 治感冒方　26△

[**方药**] 桑叶、菊花、金银花各 10 克。

[**用法**] 水煎服。每日 1 剂，日分 2 次温服。

[**功效**] 散风热，宣肺化痰。

[**适应证**] 风热感冒。

[**方源**] 江西《草药手册》

[**方名**] 治感冒方　27△

[**方药**] 霜桑叶、杭白菊、瓜蒌皮各 9 克，苦桔梗、净连翘、光杏仁、枇杷叶各 6 克，炒黄芩、京赤芍各 4.5 克，薄荷叶 2.4 克，生甘草 1.5 克，大贝母 9 克。

[**用法**] 水煎服。每日 1 剂，日分 2 次温服。

[**功效**] 疏散风热，化痰止咳。

[**适应证**] 风热感冒。症见头痛，恶寒发热，浑身骨痛，大便数日不行，小便赤，口不渴，咳嗽不爽。

[**方源**]《全国名医验案类编》

[**方名**] 治感冒方　28△

[**方药**] 桑叶、桑白皮、生竹茹、广郁金（生打）各 4.5 克，杏仁 6 克（去尖），连翘、瓜蒌皮、枇杷叶各 9 克，生苡仁、冬瓜子各 12 克，嫩芦根 30 克，通草 3 克。

[**用法**] 水煎服。每日 1 剂，日分 2 次温服。

[**功效**] 疏散风热，宣肺化痰。

[**适应证**] 风热感冒。

[**方源**]《全国名医验案类编》

---

　*　古今单位折算，请参考本书末附录一（古今计量单位折算表）。古籍的单位需折算，下同

[方名] 治感冒方 29[△] （二皮汤）

[方药] 桑白皮、地骨皮各 12 克，葶苈子、紫菀各 9 克，赤茯苓 18 克，牵牛 6 克，桔梗 3 克，苏子 4.5 克，天津红 4 枚。

[用法] 水煎服，日分 2 次服。共 1 剂。

[功效] 发散风热，泻肺除痰。

[适应证] 外感属伤寒误遏者。症见恶寒恶风，发热口渴，头痛、背痛，咳喘烦躁，小便热赤。

[按语] 本症乃旅行遇雨，感冒发热，中医误用白虎汤，以致表邪内陷，寒热如疟，西医误以金鸡纳霜止疟，而病遂剧。

[方源]《全国名医验案类编》

[方名] 治感冒方 30[△]

[方药] 桑白皮、杏仁各 4.5 克。

[用法] 水煎服。每日 1 剂，日分 2 次温服。

[功效] 散风热，宣肺化痰。

[适应证] 感冒。症见外感发热头痛，恶风自汗，鼻塞涕浊，喉痛，咳嗽，痰稠黄，口渴，舌红，苔薄白微黄，脉浮数。

[方源]《药物治疗手册》

[方名] 治感冒方 31[△]

[方药] 桑叶、连翘各 6 克，荆芥 5 克，防风 2 克。

[用法] 水煎服。每日 1 剂，日分 2 次温服。

[功效] 发散风热，宣肺止咳。

[适应证] 风热感冒。

[方源]《常见病验方研究参考资料》

[方名] 治感冒方 32[△] （桑叶粥）

[方药] 冬桑叶 10 克，粳米 50 克。

[用法] 先将冬桑叶水煎取汁，备用；另将淘洗干净的粳米入锅，加水 1 000 毫升，先用旺火烧开，文火熬煮成稀粥，加入桑叶汁，稍煮即成。日服 2~3 次，温热食用。

[功效] 疏风清热，宣肺止咳。

[适应证] 风热感冒初起。

[方源]《药食两用中药应用手册》

[方名] 治感冒方 33[△]

[方药] 桑叶、菊花各 15 克。

[用法] 洗净后，用开水冲泡，加适量白糖。

[**功效**] 辛凉解表，清热解毒。

[**适应证**] 外感初起头晕、头痛、喉痒、咳嗽。

[**方源**]《药食两用中药应用手册》

[**方名**] 治感冒方 34△

[**方药**] 桑叶、菊花、杏仁、桔梗各9克，连翘12克，薄荷、甘草各4.5克，芦根15克。

[**用法**] 水煎服，日分2次温服。共1剂。

[**功效**] 疏散风热，泻肺止咳。

[**适应证**] 风热感冒。

[**方源**]《新编中医方剂手册》

[**方名**] 治感冒方 35△

[**方药**] 桑叶、薄荷各3克，山栀皮、生枳壳各4.5克，青连翘、光杏仁各6克，象贝母、瓜蒌皮、茯苓、薏苡仁各9克，生甘草2.4克，枇杷叶2张（去毛）。

[**用法**] 水煎服。每日1剂，日分2次温服。共3剂。

[**功效**] 清热解表，宣肺止汗。

[**适应证**] 外感属冬温伴战汗者。症见身热不解，头眩，夜烦，咳嗽少痰，便实溺黄，大汗淋漓，形色若有脱象。

[**按语**] 本症乃冬旱气温，劳苦受之，即发。

[**方源**]《全国名医验案类编》

[**方名**] 治感冒方 36△

[**方药**] 冬桑叶10克，竹叶15～30克，菊花10克，白茅根10克，薄荷6克。

[**用法**] 洗净，入茶壶内，用沸水浸泡10分钟，代茶饮。

[**功效**] 祛风清热，清肺润燥。

[**适应证**] 风热感冒，发热头痛。

[**按语**] 方中主药桑叶甘凉轻清，善清肺热及在表之风热。

[**方源**]《药食两用中药应用手册》

[**方名**] 治感冒方 37△ （桑菊薄荷饮）

[**方药**] 霜桑叶、白池菊、薄荷各10克。

[**用法**] 水煎服。每日1剂，日分2次温服。

[**功效**] 辛凉解表。

[**适应证**] 风热感冒。症见身热，微恶风，汗泄不畅，咳嗽，痰黄稠，咽痛，鼻塞，流黄浊涕。

[**按语**] 本方不宜用于寒证。

[方源]《实用中医手册》

[方名] 治感冒方　38△

[方药] 幼嫩桑叶（去掉叶柄）适量。

[用法] 将桑叶洗净，切丝，放入开水锅内焯一下，用凉开水过凉，沥干水分，加入精盐、味精、蒜泥、香油拌匀即可食用。

[功效] 辛凉解表。

[适应证] 风热感冒初起。

[按语] 本品不宜用于寒证。

[方源]《药食两用中药应用手册》

[方名] 治感冒方　39△

[方药] 冬桑叶、白池菊各6克，大青叶9克，金银花、天花粉各15克。

[用法] 先用活水芦根、生绿豆各30克煎汤代水。然后将上药煎服。共2剂。

[功效] 清热解毒，化痰止咳。

[适应证] 外感属风温时毒者。症见壮热便闭，头面赤肿，咳嗽痰多，谵语昏狂，口大渴。舌鲜红。

[按语] 本症乃吸受风温，误服辛热之品所致。

[方源]《全国名医验案类编》

[方名] 治感冒方　40△

[方药] 桑叶、枇杷叶、旱莲草各60克，积雪草、梅叶冬青各150克。

[用法] 加水6 000毫升，煎至1 000毫升。每日3次，每次20~25毫升。

[功效] 清热解表。

[适应证] 风热感冒。症见外感头痛身热，鼻塞流涕，四肢疲懒无力。

[按语] 方中主药桑叶，性甘、苦、寒，归肺、肝经。具疏散风热，清肺润燥，清肝明目功效。宜用于风热证，不宜用于风寒证。

[方源] 江西《草药手册》

[方名] 治感冒方　41△

[方药] 桑叶、薄荷叶各10片，淡竹叶15片，野菊花15克，金银花、铁扫帚、桔梗各6克，白前4.5克。

[用法] 水煎服。每日1剂，日分2次温服。

[功效] 散风热，理肺止咳。

[适应证] 风热感冒。

[方源] 江西《草药手册》

[方名] 治感冒方 42△

[方药] 板蓝根、生地各50克，桑叶、寸冬、知母各20克，桔梗、蝉蜕各15克。

[用法] 水煎服。每日1剂，日分3次温服。

[功效] 养阴清热。

[适应证] 阴虚外感。

[方源]《中华古医学宝典·验方大全》（最新版）

[方名] 治感冒方 43△ （桑叶银花豆豉粥）

[方药] 桑叶、金银花、豆豉各9克，粳米60克，白糖适量。

[用法] 煮粥食。

[功效] 发散风热，宣肺止咳。

[适应证] 风热感冒。

[方源]《常见病中医自诊和调治》

[方名] 治感冒方 44△ （风热感冒冲剂）

[方药] 桑叶、桑枝、板蓝根、连翘、薄荷、荆芥穗、芦根、牛蒡子、菊花、苦杏仁、六神曲。

[用法] 依法制成颗粒剂（冲剂）。每次1袋，开水冲服。每日3次；7岁以上儿童服成人1/2量，3~7岁服成人1/3量。

[功效] 清热解毒，宣肺利咽。具有解热、抗病毒、抑菌、抗炎、止咳、祛痰等功效。

[适应证] 风热感冒。症见发热，鼻塞，头痛，咳嗽、多痰。此外，尚可用于咳嗽，流感、急性扁桃体炎，急性咽喉炎，流行性腮腺炎，急性支气管炎，肺炎，麻疹，流行性乙型脑炎初期等具有风热表证者。

[按语]（1）本方组成药物较多，宗旨为辛凉解表。桑叶清宣肺中之风热为方中主药；桑枝、薄荷、荆芥疏风解表；板蓝根、连翘、菊花清热解毒；杏仁化痰止咳；牛蒡子清利咽喉；六神曲健胃消食；芦根清肺胃热。诸药合用，共奏辛凉解表，疏风宣肺之功。（2）注意事项：①饮食宜清淡，不宜用辛辣油腻，多饮热开水，避风寒。②本品含蔗糖，糖尿病患者忌服。

[方源]①《国家非处方药手册》；②《卫生部部颁标准》（第1册）

[方名] 治感冒方 45△ （桑菊饮）

[方药] 桑叶、菊花、连翘、薄荷油、苦杏仁、桔梗、甘草、芦根。

[用法] 依法制成多剂型中成药。①桑菊感冒片：每次4~8片，温开水送服；每日2~3次。②桑菊感冒颗粒（冲剂）：每袋11克。每次1~2袋，开水冲服；每日2~3次（糖尿病患者忌服此剂型）。③桑菊感冒丸（浓缩丸）：每100粒重15克。每次25~30粒，温开水送服；每日2~3次。④桑菊感冒散：每袋9克，每次9克，开水泡

服，或每次 4.5 克，温开水吞服；每日 2～3 次。⑤桑菊感冒糖浆：每瓶 100 毫升。每次 15～20 毫升，口服；每日 3 次（糖尿病患者忌服此剂型）。⑥桑菊感冒合剂：每次 15～20 毫升，口服；每日 3 次。用时摇匀。

[功效] 疏风清热，宣肺止咳。主要有解热，抗炎，发汗，抗菌，抑制肠蠕动亢进等功效。

[适应证] 风热感冒初起。症见头痛，咳嗽，咽痛。此外，尚可用于冬春流行性感冒，风疹，麻疹的前驱期，急性支气管炎初起等患者。

[按语]（1）本方为吴鞠通桑菊饮，为辛凉解表剂，是风热表证常用方。《温病条辨》还用本方治疗"感燥而咳者"，临床可用于秋季干咳无痰的燥咳。（2）方中桑叶、菊花、薄荷油为疏风清热，宣肺止咳；杏仁、桔梗宣肺止咳，清利咽喉；连翘清热透邪，生津止渴；芦根清热生津，清肺热、胃热；甘草和诸药，共奏疏风清热，宣肺止咳之功。（3）注意事项：①忌黏腻荤腥，饮食宜清淡。②偶可引起过敏反应，对本品有过敏症状者停用。

[方源] ①《国家非处方药手册》；②《卫生部部颁标准》（第 2 册）；③《卫生部部颁标准》第 5 册

（2）咳 嗽

[方名] 治咳嗽方 1△

[方药] 桑白皮 500 克，糯米 120 克。

[用法] 桑白皮浸米泔 3 天，净刮上黄皮，锉细，入糯米，焙干，捣为末。每次 3～6 克，米饮调服。

[功效] 宣肺散瘀，化痰止咳。

[适应证] 咳嗽甚者。

[方源]《中药大辞典》

[方名] 治咳嗽方 2△ （二母宁嗽丸）

[方药] 浙贝母、知母、桑白皮（蜜炙）、石膏、栀子（炒）、黄芩、茯苓、瓜蒌仁（炒）、陈皮、枳实（麦炒）、甘草（蜜炙）、五味子（蒸）。

[用法] 上药依法制成蜜丸和颗粒剂。①二母宁嗽丸，每丸重 9 克。每次 1 丸，温开水送服；每日 2 次。②二母宁颗粒（冲剂），每袋 10 克。每次 10 克，开水冲服；每日 2 次。

[功效] 清热润燥，化痰止咳。

[适应证] 风热咳嗽。症见燥热蕴肺，痰黄而黏不易咳出，胸闷气促，久咳不止，声哑喉痛。

[按语]（1）方中二母即浙贝母、知母，清肺热止咳。桑白皮清泻肺热止咳平喘；石膏、黄芩、栀子清理肺热；瓜蒌仁润肺；五味子敛肺，止咳定喘，并能生津化燥痰；

消积化痰除痞；陈皮理气化痰；茯苓健脾利湿以杜绝生痰之源（脾为生痰之源，肺为贮痰之源）；甘草和中且调和诸药。诸药合用，共奏清肺润燥，顺气止咳之功。（2）注意事项：①风寒咳嗽，或痰量多而持续咳痰的患者不宜服。②忌食辛辣之物。

[方源] ①《国家非处方药手册》；②《卫生部部颁标准》（第 1 册）；③明·龚信纂辑，龚庭贤续编. 古今医鉴. 北京：中国中医药出版社，1998

[方名] 治咳嗽方 3$^{\triangle}$ （川贝止咳露）

[方药] 川贝母、枇杷叶、桑白皮、百部、前胡、桔梗、薄荷脑。

[用法] 依法制成露剂。每次 15 毫升，口服；每日 3 次。7 岁以上儿童服 1/2 量，3～7 岁儿童服 1/3 量。

[功效] 止咳祛痰。

[适应证] 风热咳嗽，燥咳。

[按语] （1）本方中川贝母清热、润燥、化痰止咳；枇杷叶清泻肺热、化痰下气；桑白皮、前胡止咳平喘；薄荷脑宣散风热；桔梗宣肺止咳化痰；百部润肺止咳。（2）注意事项：①忌生冷、油腻饮食。②本品含蔗糖，糖尿病患者不宜。

[方源] ①《国家非处方药手册》；②《卫生部部颁标准》（第 12 册）

[方名] 治咳嗽方 4$^{\triangle}$ （伤风止咳糖浆）

[方药] 桑叶、荆芥、紫苏叶、薄荷、菊花、苦杏仁、桔梗、连翘、芦根、甘草。

[用法] 依法制成糖浆剂。每次 10～20 毫升，饭后服用，每日 3 次。

[功效] 解表散热，清肺止咳。

[适应证] 风热咳嗽。

[按语] 注意事项：①忌食辛辣、油腻食物及温性中药。②本品不宜与甘遂、芫花、大戟、海藻及其制剂同用。

[方源]《国家非处方药应用指南》

[方名] 治咳嗽方 5$^{\triangle}$ （复方川贝片）

[方药] 川贝母、桑白皮、五指毛桃、枇杷叶、苦杏仁、甘草、桔梗、百部、陈皮、化橘红、重楼、百合、麦冬、天花粉、薄荷脑、紫苏子、麻黄。

[用法] 依法制成片剂。每次 2～4 片，饭后服用，每日 3 次。

[功效] 润肺祛痰，止咳定喘。

[适应证] 燥痰阻肺所致的咳嗽。症见痰多黏稠难咳，胸闷，气喘，口渴潮热。常用于慢性支气管炎，支气管哮喘，肺部感染等。

[按语] 注意事项：①孕妇、高血压、心脏病患者慎用。②糖尿病患者忌用。③忌食辛辣、油腻、高盐食物。④本品不宜与乌头、大戟、甘遂、芫花及其制剂同用。

[方源]《国家非处方药应用指南》

[方名] 治咳嗽方 6[△] （咳速停胶囊）

[方药] 桑白皮、枇杷叶、吉祥草、麻黄、罂粟壳、桔梗、百尾笋、黄精。

[用法] 依法制成胶囊剂及糖浆剂。①咳速停胶囊：每次 2 ~ 4 粒，温开水送服；每日 3 次。②咳速停糖浆：每次 10 ~ 20 毫升，饭后服，每日 3 次。

[功效] 清肺化痰，止咳平喘。

[适应证] 痰热壅肺所致的咳嗽。症见咳痰黏稠，胸闷气喘，咽干。常用于支气管炎，支气管哮喘等。

[按语] 注意事项：①孕妇及小儿忌用。②心脏病患者慎用。③不可超量服用，不可长期服用。④忌辛辣、油腻和高盐饮食。

[方源]《国家非处方药应用指南》

[方名] 治咳嗽方 7[△] （百梅止咳糖浆）

[方药] 百部、岗梅、桑白皮、枇杷叶、陈皮、甘草、薄荷油、东风橘、氯化铵。

[用法] 依法制成糖浆剂及冲剂。①百梅止咳糖浆：每次 10 毫升，口服；每日 3 ~ 4 次。②百梅止咳颗粒（冲剂）：每次 10 克，饭后服；每日 3 次。

[功效] 清肺祛痰止咳。

[适应证] 痰热壅肺的咳嗽。症见痰多黏稠，咳痰不爽，咽痒，鼻流清涕，恶风，常用于感冒，慢性支气管炎。

[按语] 注意事项：①孕妇慎用。②忌食辛辣、油腻的食物。③本品不宜与海藻、大戟、芫花、甘遂及其制剂同用。

[方源]《国家非处方药应用指南》

[方名] 治咳嗽方 8[△] （复方止咳胶囊）

[方药] 桑白皮、连翘、桔梗、陈皮、百部、远志、甘草。

[用法] 依法制成胶囊剂。每次 4 粒，饭后服用；每日 3 次。

[功效] 清热解毒，化痰止咳。

[适应证] 痰热蕴肺的咳嗽。症见发热，咳嗽痰黄黏稠，咳吐不利，胸闷，气喘。常用于支气管炎、支气管哮喘。

[按语] 注意事项：①不宜食辛辣、油腻食物及高盐食物。②本品不宜与海藻、大戟、芫花、甘遂及其制品同用。

[方源]《国家非处方药应用指南》

[方名] 治咳嗽方 9[△] （咳青胶囊）

[方药] 桑白皮、枇杷叶、罂粟壳、吉祥草、虎耳草、矮地茶。

[用法] 依法制成胶囊剂。每次 2 ~ 3 粒，饭后服用；每日 3 次。

[功效] 清肺化痰，止咳平喘。

[适应证] 痰热壅肺所致的咳喘。症见咳喘、痰少黏稠，不易咳出，胸闷。常用于

慢性支气管炎、支气管哮喘等。

[按语] 注意事项：①孕妇及小儿慎用。②不可超量服用，不可久服。③不宜食辛辣、油腻和高盐饮食。

[方源]《国家非处方药应用指南》

[方名] 治咳嗽方 10[△]　（石椒草咳喘颗粒）

[方药] 石椒草、桑白皮、通关藤、虎杖、天冬、苦杏仁、臭灵丹、百部、石菖蒲、陈皮。

[用法] 依法制成颗粒剂。每次 8～16 克，饭后服；每日 3 次。

[功效] 清肺化痰，止咳平喘。

[适应证] 肺热痰阻所致的咳喘。症见气喘，痰黄黏稠难咳，口干咽痛。常用于急、慢性支气管炎等。

[按语] 注意事项：①忌食辛辣、油腻、高盐饮食。②不宜与温性中药同用。

[方源]《国家非处方药应用指南》

[方名] 治咳嗽方 11[△]　（健肺丸）

[方药] 桑白皮、人参、法半夏、瓜蒌仁、炒白芥子、炒苦杏仁、炙枇杷叶、炒紫苏子、麦冬、川贝、五味子。

[用法] 依法制成丸剂。每次 1～1.5 克，饭后服；每日 3 次。

[功效] 补气润肺，化痰止咳。

[适应证] 肺虚阴亏所致的咳嗽。症见咳嗽不止，痰多质黏，喘促气息，胸闷口干。常用于慢支、支哮、百日咳等。

[按语] 注意事项：①孕妇禁用。②忌食辛辣、油腻、高盐食物。③本品不宜与乌头、藜芦及其制剂同用。

[方源]《国家非处方药应用指南》

[方名] 治咳嗽方 12[△]　（清燥救肺汤 1）

[方药] 桑叶 9 克，生石膏、瓜蒌仁各 12 克，光杏仁 6 克，原麦冬、南沙参、柿霜（分冲）各 4.5 克，生甘草 2.1 克。

[用法] 先用鲜枇杷叶（去毛筋）、鸭梨各 30 克，2 味煎汤代水。然后将上药煎服。

[功效] 清热润燥，宣肺止咳。

[适应证] 燥咳属温燥伤肺者，症见初起头痛，身热，干咳无痰，即咳嗽多稀而黏，气逆而喘，咽喉干痛，鼻干唇燥，胸闷胁痛，心烦口渴。

[方源]《全国名医验案类编》

[方名] 治咳嗽方 13[△]　（清燥救肺汤 2）

[方药] 霜桑叶、夏枯草、瓜蒌皮各 6 克，川贝母、淡竹茹、丝瓜络各 9 克，鸭梨

皮 15 克，水芦根 30 克，紫苏子 3 克，苏薄荷、生甘草各 1.5 克，肥知母 4.5 克。

　　[**用法**] 水煎服。每日 1 剂，日分 2 次温服。共 2 剂。

　　[**功效**] 清热润燥，宣肺止咳。

　　[**适应证**] 燥咳。症见干咳喉痒，胸胁刺痛，头胀肌热，鼻流浊涕。

　　[**方源**]《全国名医验案类编》

　　[**方名**] 治咳嗽方　**14**△　（清燥救肺汤 3）

　　[**方药**] 冬桑叶、生石膏、甜杏仁（杵）各 9 克，生桑白皮、地骨皮各 15 克，原麦冬、毛西参各 3 克，生甘草 1.5 克，枇杷露（分冲）、鸭梨皮各 30 克。

　　[**用法**] 水煎服。每日 1 剂，日分 2 次温服。共 2 剂。

　　[**功效**] 清热润燥，宣肺止咳。

　　[**适应证**] 燥咳头晕。症见燥咳恶心，气逆头眩，鼻中气如火热，咽干神烦，夜寝盗汗，汗出即醒，醒则气咳，咳则甚晕。

　　[**方源**]《全国名医验案类编》

　　[**方名**] 治咳嗽方　**15**△　（暑咳饮）

　　[**方药**] 冬桑叶、济银花、青连翘、甜杏仁、瓜蒌皮各 6 克，桑白皮、牛蒡子各 4.5 克，川贝母、桔梗、滁菊花各 3 克，鲜枇杷叶（去毛、抽筋）30 克。

　　[**用法**] 水煎服。每日 1 剂，日分 2 次温服。共 2 剂。

　　[**功效**] 宣肺清暑，化痰止咳。

　　[**适应证**] 暑咳。症见头身发热，咳嗽痰黏，气逆胸闷，两手厥冷。

　　[**方源**]《全国名医验案类编》

　　[**方名**] 治咳嗽方　**16**△　（清金保肺汤 1）

　　[**方药**] 桑白皮、地骨皮各 15 克，京川贝 12 克，款冬花、生苡仁各 9 克，野百合 4.5 克，麦冬 3 克。

　　[**用法**] 先用鲜枇杷叶（去毛筋）、鲜白茅根各 60 克，煎汤代水。然后将上药煎服。

　　[**功效**] 清热润燥，宣肺止咳。

　　[**适应证**] 妇女燥咳头晕者。

　　[**方源**]《全国名医验案类编》

　　[**方名**] 治咳嗽方　**17**△　（清金润燥汤 2）

　　[**方药**] 桑白皮、地骨皮各 15 克，陈阿胶 9 克（烊冲），青子芩 6 克，苦桔梗 4.5 克，甘草 3 克。

　　[**用法**] 水煎服。每日 1 剂，日分 2 次温服。连服 7 剂。

　　[**功效**] 宣肺润燥，清热止咳。

[适应证] 燥咳属秋燥泄泻者。症见身热微咳，焦急不堪。舌苔淡白而薄，杂露红点。

[方源]《全国名医验案类编》

[方名] 治咳嗽方　18△　（桑菊饮加减）

[方药] 冬桑叶、鲜芦根各9克，白菊花，苦杏仁（去皮尖）各6克，贝母、桔梗、淡竹叶各4.5克，生甘草3克，苏薄荷1.2克（后下）。

[用法] 水煎服。每日1剂，日分2次温服。共3剂。

[功效] 疏风清热，宣肺止咳。

[适应证] 咳嗽热渴者。

[方源]《全国名医验案类编》

[方名] 治咳嗽方　19△　（风温咳嗽煎）

[方药] 冬桑叶4.5克，苦桔梗3克，牛蒡子6克，瓜蒌皮、北沙参、光杏仁、鲜竹茹各9克，枇杷叶5片。

[用法] 水煎服。每日1剂，日分2次温服。共5剂。

[功效] 疏风清热，化痰止咳。

[适应证] 风温咳嗽。症见咽喉肿痛，发热，咳嗽音哑不畅，痰黏胸痹。

[方源]《全国名医验案类编》

[方名] 治咳嗽方　20△

[方药] 桑白皮、红花各3克。

[用法] 水煎服。每日1剂，日分2次温服。

[功效] 宣肺散瘀，化痰止咳。

[适应证] 产后咳嗽。

[方源]《常见病验方研究参考资料》

[方名] 治咳嗽方　21△

[方药] 桑白皮、杏仁各9克。

[用法] 水煎服。每日1剂，日分2次温服。

[功效] 宣肺清热，化痰止咳。

[适应证] 咳嗽。

[方源]《常见病验方研究参考资料》

[方名] 治咳嗽方　22△　（桑椹子膏）

[方药] 桑椹子膏适量。

[用法] 口服。每次2茶匙，每日2次，温开水送服。

[**功效**] 疏风清热，宣肺止咳。

[**适应证**] 久咳。

[**方源**] ①《常见症验方研究参考资料》；②《药食两用中药应用手册》

[**方名**] 治咳嗽方　23[△]

[**方药**] 桑白皮、紫菀、法半夏、枇杷叶、沙参、麦冬各9克，百部6克，竹叶、甘草各3克。

[**用法**] 水煎服。每日1剂，日分2次温服。

[**功效**] 润燥止咳。

[**适应证**] 新久咳嗽，干咳无痰，或痰黏不爽等。

[**方源**]《中医方药手册》

[**方名**] 治咳嗽方　24[△]

[**方药**] 炙桑白皮、紫苏子、赤茯苓、橘红各9克，杏仁6克，麻黄、炙甘草各3克。

[**用法**] 水煎。每日1剂，日分2次温服。

[**功效**] 化痰止咳。

[**适应证**] 咳嗽多痰。

[**方源**]《中医方药手册》

[**方名**] 治咳嗽方　25[△]　（九仙散）

[**方药**] 桑白皮、人参、款冬花、桔梗、五味子、阿胶（烊化）、贝母各1.5克，乌梅1个，炙罂粟壳6克，生姜1片，大枣1枚。

[**用法**] 水煎服。每日1剂，日分2次温服。

[**功效**] 补肺清热，化痰止咳。

[**适应证**] 久咳肺虚者。症见咳甚则气喘自汗。脉虚数。

[**方源**]《中医方药手册》

[**方名**] 治咳嗽方　26[△]　（清燥救肺汤4）

[**方药**] 冬桑叶9克，生石膏7.5克，麦冬3.2克，枇杷叶、胡麻仁、甘草各3克，阿胶2.4克（烊化），人参、杏仁各2.1克，沙参5克。

[**用法**] 水煎服。每日1剂，日分2次温服。

[**功效**] 清热润燥，宣肺止咳。

[**适应证**] 支气管炎属咳嗽无痰或少痰者。

[**方源**]《中医方药手册》

[**方名**] 治咳嗽方　27[△]　（补肺汤）

[**方药**] 桑白皮、熟地、五味子各6克，紫菀、黄芪各9克，人参3克。

[用法] 水煎服。每日 1 剂，日分 2 次温服。

[功效] 补肺清热，化痰止咳。

[适应证] 久咳。症见气短，声祛，咳而无力，痰清稀，自汗身倦。舌质淡，脉细弱。

[方源]《中医处方手册》

[方名] 治咳嗽方　28△　（桑果汁）

[方药] 100％桑果汁 250 毫升。

[用法] 口服。每次 125 毫升，每日 2 次。

[功效] 疏风清热，宣肺止咳。

[适应证] 久咳。

[方源] 中华世界综合医学杂志，2004，4（10）：32～38

[方名] 治咳嗽方　29△　（桑叶茶）

[方药] 桑叶茶 30 克。

[用法] 泡茶饮。每次 15 克，每日 2 次。

[功效] 疏风清热，泻肺止咳。

[适应证] 热咳。

[方源] 中华世界综合医学杂志，2004，4（10）：32～38

[方名] 治咳嗽方　30△

[方药] 桑叶、杏仁、牛蒡子各 9 克，桔梗、薄荷叶各 5 克。

[用法] 水煎服。每日 1 剂，日分 2 次温服。

[功效] 祛风清热，化痰止咳。

[适应证] 风热咳嗽

[方源]《内科良方》

[方名] 治咳嗽方　31△

[方药] 桑叶 25 克，杏仁、冰糖各 15 克。

[用法] 水煎服。每日 1 剂，日分 2 次温服。

[功效] 祛风清热，化痰止咳。

[适应证] 风热咳嗽。

[方源]《内科良方》

[方名] 治咳嗽方　32△

[方药] 桑叶、连翘各 9 克，平地木 15 克。

[用法] 水煎服。每日 1 剂，日分 2 次温服。

［功效］疏风清热，宣肺止咳。

［适应证］风热咳嗽。

［方源］《常见病中医自诊和调治》

［方名］治咳嗽方 **33**[△]　（桑叶芦根饮）

［方药］桑叶、银花各9克，芦根30克。

［用法］水煎服。每日1剂，日分2次温服。

［功效］宣肺清热，化痰止咳。

［适应证］风热咳嗽。

［方源］《常见病中医自诊和调治》

［方名］治咳嗽方 **34**[△]　（桑叶麦冬煎）

［方药］桑叶、枇杷叶（包煎）、麦门冬各9克。

［用法］水煎服。每日1剂，日分2次温服。

［功效］疏风清热，化痰止咳。

［适应证］风热咳嗽。

［方源］《常见病中医自诊和调治》

［方名］治咳嗽方 **35**[△]

［方药］桑叶、沙参、麦冬、玉竹、天花粉、生扁豆各9克，甘草3克。

［用法］水煎服。每日1剂，日分2次温服。

［功效］滋阴润肺，化痰止咳。

［适应证］内伤咳嗽属肺阴耗损者。

［方源］《常见病中医自诊和调治》

［方名］治咳嗽方 **36**[△]

［方药］桑叶、枇杷叶（包）各9克，大黄3克。

［用法］水煎服。每日1剂，日分2次温服。

［功效］清肺化痰，通腑泄热。

［适应证］内伤咳嗽属痰热壅肺者。症见咳嗽痰黄、口干、便秘等。

［方源］《常见病中医自诊和调治》

［方名］治咳嗽方 **37**[△]

［方药］桑白皮、地骨皮、丹皮、山栀各9克。

［用法］水煎服。每日1剂，日分2次温服。

［功效］清肺平肝，顺气降火。

［适应证］内伤咳嗽属肝火犯肺者。

［**方源**］《常见病中医自诊和调治》

［**方名**］治咳嗽方　38△
［**方药**］桑叶、杏仁、象贝母、山栀、豆豉各9克，南沙参12克，梨皮1个。
［**用法**］水煎服。每日1剂，日分2次温服。
［**功效**］清肺润燥，疏风清热，化痰止咳。
［**适应证**］咳嗽。症见咳嗽痰少，咽干而痛，唇干鼻燥。
［**方源**］清·吴瑭（鞠通）. 温病条辨. 沈阳：辽宁科学技术出版社，1984

［**方名**］治咳嗽方　39△
［**方药**］桑叶7.5克，苇根、杏仁、桔梗各6克，连翘4.5克，菊花3克，薄荷（后下）、甘草各2.4克。
［**用法**］水煎服。每日1剂，日分2次温服。
［**功效**］疏风清热，宣肺止咳。
［**适应证**］热咳。
［**方源**］清·吴瑭（鞠通）. 温病条辨. 沈阳：辽宁科学技术出版社，1984

［**方名**］治咳嗽方　40△
［**方药**］嫩桑叶60克。
［**用法**］水煎服。每日1剂，日分2次温服。
［**功效**］宣肺清热，化痰止咳。
［**适应证**］肺热咳嗽。
［**方源**］《一味中药巧治病》

［**方名**］治咳嗽方　41△
［**方药**］桑叶、人参、炙枇杷叶各10克，杏仁、麦冬各12克，石膏20克，阿胶、炒胡麻仁各9克，甘草3克。
［**用法**］水煎服。每日1剂，日分2次温服。
［**功效**］清热润燥，宣肺止咳。
［**适应证**］病情较重的咳嗽属燥热伤肺者。症见干咳无痰，或咳嗽痰少难咯，鼻咽干燥，咳甚胸痛或见恶寒身热。舌尖红，苔薄干或黄或白，脉浮数。
［**方源**］《常见病自我诊疗》

［**方名**］治咳嗽方　42△　（桑杏贝梨饮）
［**方药**］桑叶、杏仁、川贝母各10克，雪梨1个。
［**用法**］水煎取汁，入冰糖3克调味服。
［**功效**］清肺润燥止咳。

[**适应证**] 咳嗽属燥热伤肺者。

[**方源**] 《常见病自我诊疗》

[**方名**] 治咳嗽方　43△

[**方药**] 桑叶、菊花、川贝各9克，连翘、桔梗、杏仁各10克，葛根12克，薄荷（后下）、甘草各10克。

[**用法**] 水煎服。每日1剂，日分2次温服。

[**功效**] 疏风清热，宣肺止咳。

[**适应证**] 咳嗽属风热犯肺者。症见咳嗽，咯痰黄稠，或见发热微寒，口干咽痛，鼻塞黄浊涕。舌尖红，苔薄白干或薄黄，脉浮数。

[**方源**] 《常见病自我诊疗》1

[**方名**] 治咳嗽方　44△

[**方药**] 白前、桑白皮、紫苏、陈橘皮（汤浸去白）各三分，杏仁（汤浸去皮尖双仁炒）、紫菀（去苗土）、甘草（炙微赤锉）各半两，麦门冬（去心）一两。

[**用法**] 上八味为散。每服三钱，水一中盏，入生姜半分，煎至六分，去滓。不拘时温服。

[**功效**] 宣肺清热，止咳平喘。

[**适应证**] 暴咳。

[**方源**] 明·朱橚.普济方.北京：人民卫生出版社，1959

[**方名**] 治咳嗽方　45△　（桑菊饮加减）

[**方药**] 桑叶、桑白皮、菊花、连翘、法半夏、桔梗，芦根、杏仁、贝母、炒米壳、冬花各10克，薄荷（后下）6克，黄芩15克。

[**用法**] 水煎服。上药用水浸泡20分钟，温火水煎20分钟，日分3~4次温服。

[**功效**] 宣肺清热，祛风止咳。

[**适应证**] 咳嗽。属外感咳嗽。

[**按语**] 采用本方治疗外感咳嗽200例。治疗结果：显效率达83%。

[**方源**] 新疆中医药，2004，22（6）：27

[**方名**] 治咳嗽方　46△　（化痰止咳膏滋）

[**方药**] 桑白皮、五味子、当归、青皮、甘草、川贝、法半夏、茯苓各6克，杏仁3克。

[**用法**] 以上9味药用水煎成汁去渣，用冰糖适量熬成糊状收膏。每日3次，每次6克，温开水送服。

[**功效**] 化痰止咳。

[**适应证**] 咳嗽属痰湿型。症见咳嗽痰多。

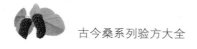

［方源］《民间偏方奇效方》

［方名］治咳嗽方 47△ （顽咳膏）
［方药］桑白皮、杏仁、川贝、法半夏、青皮、五味子、当归、茯苓、甘草各12克，乳香、没药各6克，丁香3克。
［用法］外用。用香油150毫升将前9味药熬枯去渣，再将乳香、没药、丁香掺入后加黄丹120克收膏。摊贴于背部第4、5胸椎体处两侧。
［功效］清肺，化痰，止咳。
［适应证］咳嗽属痰湿蕴肺型。久咳。
［方源］《民间偏方奇效方》

［方名］治咳嗽方 48△ （桑菊杏仁茶）
［方药］桑叶、菊花、杏仁各10克，白砂糖适量。
［用法］将前3味水煎取汁，调入白砂糖，代茶饮。
［功效］疏风清热，宣肺止咳。
［适应证］咳嗽属风热型。症见发热恶寒，咽痛喉燥，咳急音哑，咳痰不爽，痰黏稠黄，或咳时汗出，常伴流涕色黄。
［按语］方中桑叶以降霜以后取得为佳，能疏风清热，清肝明目。
［方源］《民间偏方奇效方》

［方名］治咳嗽方 49△ （清燥救肺汤5）
［方药］桑叶、沙参、枇杷叶、麦冬、杏仁、阿胶、胡麻仁各9克，石膏15克，甘草4.5克。
［用法］水煎，每日1剂。日分2次温服。
［功效］清燥润肺。
［适应证］外感咳嗽，干咳无痰。
［方源］《新编中医方剂手册》

［方名］治咳嗽方 50△
［方药］桑白皮、前胡、杏仁、瓜蒌仁、桔梗各9克，知母6克，甘草3克。
［用法］水煎服。每日1剂，日分3次温服。
［功效］清热化痰止咳。
［适应证］咳嗽痰稠。
［方源］《新编中医方剂手册》

［方名］治咳嗽方 51△
［方药］桑白皮、百部、桔梗、射干、牛蒡子、麦冬、甘草各15克，枇杷叶、杏

仁、川朴、法半夏、马勃、薄荷、大枣各 10 克，玄参 30 克，大贝母 20 克。

[用法] 水煎服。每日 1 剂，水煎 3 次，混合药液，分 3～4 次温服。

[功效] 清热解毒，化痰止咳。

[适应证] 顽固性咳嗽（急、慢性咽喉疾患所致），上呼吸道感染性咳嗽。

[方源]《百病效验良方》

[方名] 治咳嗽方　52△

[方药] 桑白皮、黄芩、前胡各 15 克，杏仁、甘草各 10 克，细辛 5 克。

[用法] 水煎服。每日 1 剂，日分 2 次温服。

[功效] 祛风止咳。

[适应证] 外感咳嗽。

[按语] 用本方治疗外感咳嗽 252 例，有效率达 91%。

[方源]《百病效验良方》

[方名] 治咳嗽方　53△

[方药] 桑白皮、黄芩、山栀、桔梗、麦冬、贝母、瓜蒌仁、橘红、茯苓、甘草各 30 克。

[用法] 水煎服。每日 1 剂，分 2 次服。

[功效] 清肝泻火，润肺化痰。

[适应证] 肝火犯肺之咳嗽。

[方源]《秘方全书》

[方名] 治咳嗽方　54△

[方药] 桑白皮、杏仁、白前、车前子各 6 克。

[用法] 水煎服。每日 1 剂，日分 2 次温服。

[功效] 宣肺止咳。

[适应证] 肺热咳嗽。

[方源]《药物治疗手册》

[方名] 治咳嗽方　55△

[方药] 桑白皮、佛耳草、地棉草各 15 克，紫草根 24 克，白茅根 30 克，半边莲、白花蛇舌草各 60 克，南沙参 12 克，白药子、百部各 9 克。

[用法] 水煎。每日 1 剂，日分 2 次温服。

[功效] 止血，镇咳。

[适应证] 咳嗽痰稠有血者。

[方源] 浙江中医学院学报，1990，14（3）：54～56

[**方名**] 治咳嗽方　56[△]

[**方药**] 桑白皮、紫草根、佛耳草、地耳草、海浮石各 15 克，半边莲、黄毛耳草、兔耳风各 30 克，虎耳草、百部各 9 克。

[**用法**] 水煎服。每日 1 剂，日分 2 次服。

[**功效**] 止血，镇咳。

[**适应证**] 咳嗽痰血。

[**方源**] 浙江中医学院学报，1990，14（3）：54～56

[**方名**] 治咳嗽方　57[△]　（桑白皮茶）

[**方药**] 桑白皮 30 克。

[**用法**] 先把桑白皮的一层表皮轻轻刮去，洗净，切成细块。置保温瓶中，以沸水适量，冲泡，盖闷 15 分钟。代茶频饮。每日 1 剂。

[**功效**] 清泻肺热，止咳平喘。

[**适应证**] 肺热咳嗽。

[**方源**] 《药食两用中药应用手册》

[**方名**] 治咳嗽方　58[△]　（清燥救肺汤 6）

[**方药**] 桑叶、枇杷叶、阿胶（烊冲）、杏仁、胡麻仁各 10 克，北沙参、麦冬各 12 克，生石膏 20 克，甘草 8 克。

[**用法**] 水煎服。每日 1 剂，日分 2 次温服。

[**功效**] 清肺养阴止咳。

[**适应证**] 燥咳化火。症见身热，干咳无痰，甚或咳血，气逆而喘，胸满胁痛，心烦口渴，咽干鼻燥，或兼腹部灼热，大便干结。苔薄白或薄黄而燥。舌质红，脉细数。

[**方源**] 《实用中医手册》

[**方名**] 治咳嗽方　59[△]

[**方药**] 桑白皮、杏仁各 10 克，党参 30 克，鲜姜 6 克，大枣 7 枚，牛奶 200 毫升，粳米 100 克。

[**用法**] 先将杏仁浸泡去皮尖，细研，后入牛奶搅和滤取汁。另煎桑白皮、党参、姜、枣，去渣澄清，后下米煮作粥，临熟时下杏仁汁，搅匀。空腹任意食用。

[**功效**] 清泻肺热，止咳平喘，下气宽胸。

[**适应证**] 肺热咳嗽。

[**方源**] 《李时珍祖传秘经》

[**方名**] 治咳嗽方　60[△]

[**方药**] 桑白皮、地骨皮、黄芩、知母、丹皮、丝瓜络、贝母各 10 克，枇杷叶 12 克，沙参、黛蛤散各 15 克。

[**用法**] 水煎服。每日1剂，日分2次温服。

[**功效**] 清肺平肝，降火止咳。

[**适应证**] 咳嗽属肝火犯肺型者。症见咳逆阵作，咳时面赤，咽干，常感痰滞咽喉，咯之难出，量少质黏，胸胁胀痛，咳时引痛，口干，遇恼怒咳嗽即发。舌苔薄黄少津，脉弦数。

[**方源**]《实用中医手册》

[**方名**] 治咳嗽方 **61**△

[**方药**] 桑叶、菊花、淡豆豉、杏仁、桔梗、牛蒡子、黄芩各10克，连翘、黛蛤散（布包）各12克，芦根15克，全瓜蒌30克，薄荷3克（后下）。

[**用法**] 水煎服。每日1剂，日分2次温服。

[**功效**] 疏风清热，肃肺止咳。

[**适应证**] 咳嗽属风热犯肺型。症见咳嗽频剧，气粗或咳声嘎哑，喉燥咽痛，咯痰不爽，痰黏稠或黄稠，咳时汗出，常伴恶风，身热，头痛口渴等风热表证。舌苔薄黄，脉浮数或浮滑。

[**方源**]《实用中医手册》

[**方名**] 治咳嗽方 **62**△

[**方药**] 桑叶、麦冬、天花粉、地骨皮、丹皮、川贝母各10克，炙百合、枇杷叶各12克，藕节7克，竹茹5克。

[**用法**] 水煎服。每日1剂，日分2次温服。

[**功效**] 滋阴润肺，化痰止咳。

[**适应证**] 咳嗽属肺阴亏耗型。症见干咳，咳声短促，痰少而黏，或痰中带血，口干咽燥，或午后潮热颧红，手足心热，盗汗。舌质红，少苔，脉细数。

[**方源**]《实用中医手册》

[**方名**] 治咳嗽方 **63**△

[**方药**] 桑叶、杏仁、浙贝母、炒栀子各10克，北沙参、梨皮各15克。

[**用法**] 水煎服。每日1剂，日分2次温服。

[**功效**] 宣肺润燥止咳。

[**适应证**] 燥咳属邪在肺卫。症见发热，微恶风寒，头痛，少汗，干咳无痰，咽干鼻燥，口渴。苔白而干，舌边尖红，脉浮数。

[**方源**]《实用中医手册》

[**方名**] 治咳嗽方 **64**△ （清燥救肺汤7）

[**方药**] 霜桑叶、麦冬、黑芝麻、杏仁各10克，炙枇杷叶12克，沙参、白茅根、芦根各15克，生石膏30克（先下）。

[用法] 水煎服。每日 1 剂，日分 2 次温服。

[功效] 疏风清肺，润燥止咳。

[适应证] 咳嗽属津伤较重型。

[方源]《实用中医手册》

[方名] 治咳嗽方　65△

[方药] 桑叶、杏仁、淡豆豉、浙贝母、山栀、枇杷叶各 10 克，沙参、茅根、芦根各 15 克。

[用法] 水煎服。每日 1 剂，日分 2 次温服。

[功效] 疏风清肺，润燥止咳。

[适应证] 咳嗽属风燥伤肺轻症型。

[方源]《实用中医手册》

[方名] 治咳嗽方　66△　（桑射汤）

[方药] 炙桑叶、射干、蝉蜕、赤芍、杏仁、甘草各 9 克，桔梗 6 克，金银花 15 克。

[用法] 水煎服。每日 1 剂，日分 2 次温服。

[功效] 清热润喉，宣肺止咳。

[适应证] 咽喉源性咳嗽。

[按语] 本症是诸多咳嗽证中的一种特殊症状，其一是部位之特殊发生于咽喉及声门下，其二是病因之特殊常与变态反应有关，其三是症状之特殊即咽喉作痒则咳，遇油烟或风刺激则加重，无痰。

[方源]《中国特色医疗新技术》

[方名] 治咳嗽方　67△

[方药] 桑白皮、黛蛤散（包）、制半夏、葶苈子、杏仁、车前子、炙冬葵子、地龙各 10 克，黄连 3 克，全瓜蒌 30 克。

[用法] 水煎服。每日 1 剂，日分 2 次温服。

[功效] 清热润肺，化痰止咳。

[适应证] 顽固性咳嗽。

[方源] 中国中医药信息杂志，2010，8（3）：49

[方名] 治咳嗽方　68△　（强力枇杷露）

[方药] 枇杷叶、桑白皮、罂粟壳、百部、白前、桔梗、薄荷脑。

[用法] 依法制成口服液，每瓶 120 毫升。每次 15 毫升，口服，每日 3 次。

[功效] 敛肺养阴，止咳祛痰。

[适应证] 久咳劳嗽。

[方源]《精选千家妙方续》（中成药卷）

[方名] 治咳嗽方 69[△]　（止咳青果丸）

[方药] 西青果、桑白皮（蜜制）、紫苏子（妙）、麻黄、苦杏仁（去皮炒）、法半夏、白果仁、紫苏叶、黄芩、浙贝母、石膏等。

[用法] 依法制成蜜丸，每丸重3克。每次2丸，温开水送服。每日2次。

[功效] 宣肺化痰，止咳定喘。

[适应证] 咳嗽属风寒束肺者。症见咳嗽痰盛，胸膈满闷，气促作喘，口燥咽干。

[方源]《精选千家妙方续》（中成药卷）

[方名] 治咳嗽方 70[△]　（枇杷止咳颗粒）

[方药] 枇杷叶、桑白皮、百部、白前、桔梗、薄荷脑、罂粟壳。

[用法] 依法制成颗粒剂（冲剂）。每次3克，开水冲服。每日3次。

[功效] 化痰止咳。

[适应证] 咳嗽。

[方源]《精选千家妙方续》（中成药卷）

[方名] 治咳嗽方 71[△]　（益肺胶囊）

[方药] 桑白皮、红参、蛤蚧、苦参（炒）、知母、川贝母、茯苓。

[用法] 依法制成胶囊，每粒0.1克。每次4粒，温开水送服。每日3次。

[功效] 补肾益肺，清热化痰，止咳平喘。

[适应证] 久病咳喘，胸满多痰。

[方源]《精选千家妙方续》（中成药卷）

[方名] 治咳嗽方 72[△]　（咳喘顺丸）

[方药] 桑白皮、紫苏子、瓜蒌仁、茯苓、苦杏仁、法半夏、款冬花、前胡、紫菀、陈皮、甘草。

[用法] 依法制成片剂，每克相当于生药1.5克。每次5克，温开水送服。每日3次。7天为1疗程。

[功效] 止咳平喘。

[适应证] 外感所致咳喘。

[方源]《精选千家妙方续》（中成药卷）

[方名] 治咳嗽方 73[△]　（复方勒马回颗粒）

[方药] 水蔓菁、桑白皮、百部、板蓝根、麻黄、桔梗、北沙参、甘草。

[用法] 依法制成颗粒剂。每次10克，温开水冲服。每日3次。

[功效] 化痰止咳。

［**适应证**］ 咳嗽多痰。

［**方源**］《精选千家妙方续》（中成药卷）

［**方名**］ 治咳嗽方 74[△]

［**方药**］ 桑叶、薄荷（后下）、贝母、橘红、紫苏、杏仁、槟榔、麻黄、法半夏、乌梅、官桂、甘草各等分。

［**用法**］ 用水二盏，姜五片，煎至一盏，食后服。

［**功效**］ 化痰止咳。

［**适应证**］ 咳嗽

［**方源**］ 明·朱橚.普济方.北京：人民卫生出版社，1959

［**方名**］ 治咳嗽方 75[△]

［**方药**］ 桑叶、沙参、麦冬、玉竹、甘草、天花粉、扁豆各 30 克。

［**用法**］ 水煎服。每日 1 剂，日分 2 次服。

［**功效**］ 养阴清肺。

［**适应证**］ 咳嗽。属肺阴亏耗者。

［**方源**］ 清·吴瑭（鞠通）.温病条辨.沈阳：辽宁科学技术出版社，1984

［**方名**］ 治咳嗽方 76[△] （桑菊饮加减）

［**方药**］ 桑叶、菊花、薄荷（后下）、桔梗各 10 克，芦根 15 克，甘草 6 克。

［**用法**］ 上 6 味，水煎取汁。每日 1 剂，日分 2 次服。

［**功效**］ 疏风宣肺，清热止咳。

［**适应证**］ 风热咳嗽。

［**方源**］《新编诊疗常规》

［**方名**］ 治咳嗽方 77[△]

［**方药**］ 桑白皮、栀子、黄芩、连翘各 10 克，鱼腥草 15 克，甘草 3 克。

［**用法**］ 水煎取汁。每日 1 剂，分 2 次服。

［**功效**］ 清肺泻火，化痰止咳。

［**适应证**］ 痰火咳嗽。

［**方源**］《新编诊疗常规》

［**方名**］ 治咳嗽方 78[△] （七星散）

［**方药**］ 桑根白皮、款冬花、紫菀、代赭石、细辛、伏龙肝各一两。

［**用法**］ 治下筛，作七星聚，聚如扁豆者，以竹筒口当药上，一吸咽之，令药入腹中，先食日三丸，服四日，日复作七星聚，以一脔肉炙熟，以转展药聚上，令药悉遍在肉上，仰卧，且嚼肉，细细咽汁，令药力歆歆割割然，毒气入咽中，药力尽总咽，即取

瘥止。未瘥。作之如初。牛、羊、鹿肉皆可，勿用猪肉。

[功效] 宣肺清热，化痰止咳。

[适应证] 咳嗽。属三十年咳嗽者。

[方源] 唐·孙思邈. 千金方. 北京：人民卫生出版社，1982

[方名] 治咳嗽方　79[△]　（桑杏汤加减）

[方药] 桑叶、杏仁、沙参、麦冬、梨皮各10克，浙贝、甘草各6克，香豉3克。

[用法] 水煎取汁。每日1剂，日分2次服。

[功效] 滋阴宣肺，润燥止咳。

[适应证] 肺燥咳嗽。

[方源]《新编诊疗常规》

[方名] 治咳嗽方　80[△]

[方药] 桑白皮、贝母、橘红、桔梗、黄芩、山栀、麦冬、知母、瓜蒌皮、茯苓、甘草各20克。

[用法] 水煎服。每日1剂，日分2次服。

[功效] 清肝泻火，润肺化痰。

[适应证] 咳嗽。属肝火犯肺者。

[方源]《中华古医药宝典·验方大全》

[方名] 治咳嗽方　81[△]

[方药] 向南嫩桑条，不拘多少，每条约寸许。

[用法] 上药纳于砂锅内，用水5碗，煎至1碗，渴则饮之，1月必愈。

[功效] 清热止咳。

[适应证] 风热咳嗽。

[方源]《仇远稗史》

[方名] 治咳嗽方　82[△]

[方药] 紫菀、桑根白皮、贝母、法半夏、五味子、射干、百部各五分，款冬花、皂荚、干姜、橘皮、细辛各四分，枣仁、白石英各八分，蜈蚣二枚。

[用法] 上十五味，末之，蜜丸。饮服十丸如梧子大，日再，稍稍加至二十。

[功效] 宣肺清热，化痰止咳。

[适应证] 咳嗽。属积年咳嗽，喉中哑声，一发不得坐卧者。

[方源] 唐·孙思邈. 千金方. 北京：人民卫生出版社，1982

[方名] 治咳嗽方　83[△]

[方药] 五味子、桔梗、紫菀、甘草、续断各二两，地黄、桑根白皮各五两，竹茹

三两，赤小豆一升。

[用法] 咀，以水九升，煮取二升九合，分为三服。

[功效] 宣化上焦。

[适应证] 咳嗽。属唾中有脓血，牵胸胁痛者。

[方源] 唐·孙思邈.千金方.北京：人民卫生出版社，1982

[方名] 治咳嗽方 84△

[方药] 紫苏、桑白皮、青皮、五味子、杏仁、麻黄、甘草各等量。

[用法] 为细末。每服二钱，水一盏，煎至七分，温服。

[功效] 宣肺除寒，祛风止咳。

[适应证] 风寒咳嗽。

[方源] 宋·许叔微.本事方.北京：中国中医药出版社，1959

[方名] 治咳嗽方 85△

[方药] 桑叶、沙参、麦冬、玉竹、天花粉、生扁豆、甘草各 40 克。

[用法] 水煎服。每日 1 剂，日分 2 次服。

[功效] 养阴清肺，化痰止咳。

[适应证] 肺阴亏虚所致的咳嗽。

[方源] 清·吴瑭（鞠通）.温病条辨.沈阳：辽宁科学技术出版社，1984

[方名] 治咳嗽方 86△ （蜡煎散）

[方药] 桑白皮（炒）、桔梗、杏仁（汤浸去皮尖麦炒）、紫苏叶各一两，款冬花、紫菀（洗去土焙干）、甘草（炙）各三分。

[用法] 上为粗末。每服四钱，水一大盏，黄蜡少许，同煎至七分，去滓。食后临卧温服。

[功效] 顺肺气、利咽膈、止咳嗽，化痰涎。

[适应证] 咳嗽。属气痰咳。

[方源] 明·朱橚.普济方.北京：人民卫生出版社，1959

[方名] 治咳嗽方 87△ （八味款冬花散）

[方药] 款冬花（洗焙）、紫菀茸、五味子、甘草（炙）各七钱半，桑白皮（炒）、麻黄（去节）、杏仁（汤洗去皮尖玫炒）、紫苏各一两。

[用法] 为粗末。每服五钱，水一盏半，入黄蜡皂角子大，煎至一盏，去滓。食后热服。

[功效] 宣肺气，祛寒热，止涎咳。

[适应证] 咳嗽。属肺寒痰不稠，涎咳不已。

[方源] 明·朱橚.普济方.北京：人民卫生出版社，1959

[方名] 治咳嗽方 88△

[方药] 生射干、款冬花各二两，桑白皮、紫菀、细辛、附子、甘草各二分，饴糖、干姜各五两，竹沥、白蜜各一升。

[用法] 以射干先内白蜜并竹沥中，煎五六沸，去之，咀六物，以水一升，合浸一宿，煎之七上七下，去滓，乃合饴、姜汁煎如铺，服如酸枣一丸，日三，剧者夜二。不知加之，以知为度。

[功效] 宣化上焦。

[适应证] 咳嗽。属咳嗽上气者。

[方源] 唐·孙思邈. 千金方. 北京：人民卫生出版社，1982

[方名] 治咳嗽方 89△

[方药] 橘红、紫苏叶、桑白皮、杏仁、五味子、半夏（汤泡七次）、贝母、白术（炒）各一两，甘草（炙）半两。

[用法] 上为散。每服四钱，水一盏半，生姜五片，煎至八分，去滓。不枸时，温服。

[功效] 宣肺清热，祛风止咳。

[适应证] 风热咳嗽。

[方源] 明·朱橚. 普济方. 北京：人民卫生出版社，1959

[方名] 治咳嗽方 90△ （八宝散）

[方药] 麻黄（去节）、桔梗、罂粟壳、甘草（炙）、五味子、陈皮、桑白皮、杏仁（去皮尖）各半两。

[用法] 上为粗末。每服三钱，用水一盏，姜三片，白糖一块，煎至七分，去滓。食后临卧服。

[功效] 宣肺祛风，化痰止咳。

[适应证] 伤风咳嗽。

[按语] 八宝散原方有马兜铃对身体有害而被禁用。建议加入杏仁，保持八宝散原名。

[方源] 宋·朱端章. 卫生家宝. 北京：中国科学技术出版社，1994

[方名] 治咳嗽方 91△ （杏仁煎）

[方药] 杏仁、姜汁、砂糖、蜜各一升，桑根白皮五两，贝母、通草各四两，紫菀、五味子各三两。

[用法] 上咀，以水九升，煮取三升，去滓。内杏仁脂，入姜汁蜜糖和搅，微火煎取四升。初服三合，日二夜一，后稍加。

[功效] 宣肺祛寒，润喉止咳。

[适应证] 暴咳。症见风寒咳嗽，失声语不出。

[方源] 唐·孙思邈. 千金方. 北京：人民卫生出版社，1982

[方名] 治咳嗽方 92[△] （紫苏饮子）

[方药] 紫苏子叶、桑白皮、青皮、五味子、杏仁、麻黄、甘草（炙）、陈皮各五分，人参、法半夏各三分。

[用法] 上咀，每服五钱，水二盏，生姜三片，煎至七分，温服。面色白而不泽，则为脱气脱血，脱津脱液，脱精脱神，不宜服。

[功效] 宣肺补脾，祛寒止咳。

[适应证] 咳嗽。属脾肺虚寒，涎痰咳嗽。

[方源] 明·朱橚. 普济方. 北京：人民卫生出版社，1959

[方名] 治咳嗽方 93[△] （十全丸）

[方药] 南星（炮）、半夏（姜制）、罂粟壳（炙）、桑白皮（炙）、生姜（焙）、珍珠粉、石膏（煅）、白矾各一两，款冬花（焙）、螺青（为衣）各半两。

[用法] 上为末。用生姜汁打糊，丸如梧桐子大，螺青为衣。每服三丸，姜汤送下。

[功效] 祛痰止咳。

[适应证] 咳嗽。属痰咳。

[方源] 宋·朱端章. 卫生家宝. 北京：中国科学技术出版社，1994

[方名] 治咳嗽方 94[△] （人参煎丸）

[方药] 人参（去芦）、贝母（去心）、紫菀（去根洗焙干）、桑白皮（自取者）、款冬花（去梗）、枳壳（麦炒）、百合、茯苓、地黄（生干）各半两，杏仁（去皮尖别研）、真酥（别研）二钱，甘草一钱。

[用法] 上净称，捣为末。入杏仁、真酥和匀，炼蜜丸如梧桐子大，每服三十丸，茶青送下，食后临卧时服。

[功效]

[适应证] 咳嗽。属痰盛喘咳。

[方源] 明·朱橚. 普济方. 北京：人民卫生出版社，1959

[方名] 治咳嗽方 95[△] （贝母煎）

[方药] 贝母（去心）、紫菀（去苗土）、杏仁（去皮尖双仁麦炒研）、桑根白皮各一两，五味子、百部、甘草（炙）、白前各半两。

[用法] 上锉，用水七盏，煎至四盏，去滓。入生地黄汁五合，麦门冬汁、白蜜各三合，酥二两，银石器内，慢火煎成。贮不津器内。每服一匙，随时含化咽津。

[功效] 宣肺祛风，润咽止咳。

[适应证] 暴咳。症见咳嗽，胸膈不利，痰涎喘急。

[方源] 宋·王怀隐等．太平圣惠方．北京：人民卫生出版社，1958

[方名] 治咳嗽方　96△　（贝母汤）

[方药] 贝母（去心）、桑白皮（锉）、五味子、甘草（炙锉）各半两，知母一分，款冬花二两，杏仁（去皮尖炒）三两。

[用法] 上为散。每服四钱，水一盏，入生姜五片，煎至六分，去滓。食后温服之。

[功效] 宣肺祛寒，润喉止咳。

[适应证] 暴咳。症见暴发咳嗽，久不愈。

[方源] 元·许国桢．御药院方．北京：人民卫生出版社，1992

[方名] 治咳嗽方　97△　（养肺汤）

[方药] 人参、桑白皮、紫菀、赤茯苓、杏仁（不去皮）、陈皮、款冬花、半夏曲、桔梗、甘草（炙）各等分。

[用法] 上为粗末。每服三钱，姜四片，乌梅半个，水煎，食后服。寒者加桂。

[功效] 宣肺祛湿，化痰止咳。

[适应证] 咳嗽。属风痰咳。

[按语] 秋伤于湿，冬必咳嗽，湿在肺经，为之风痰咳。

[方源] 宋·扬士瀛．仁斋直指方．福州：福建科学技术出版社，1989

[方名] 治咳嗽方　98△

[方药] 黑桑椹800克，苍术600克，枸杞子、地骨皮各400克。

[用法] 苍术泔浸3日，竹刀刮去皮，阴干；黑桑椹取汁去渣，将苍术浸汁晒干，如此反复9次，捣为细末；枸杞子、地骨皮亦研为细末；共为蜜丸，如梧桐子大。每服100丸，温水下。

[功效] 健脾燥湿，化痰止咳。

[适应证] 内伤咳嗽痰湿蕴肺。

[方源] ［朝鲜］许浚．东医宝鉴．北京：人民卫生出版社，1982

[方名] 治咳嗽方　99△　（泻白散）

[方药] 桑白皮（炒）、地骨皮（焙）各一两，甘草（炒）半两，粳米100粒。

[用法] 前三味为末。每服一二钱，入粳米，水煎，食后温服。

[功效] 泻肺养血，止咳平喘。

[适应证] 肺热咳嗽。

[按语] 方中桑白皮、地骨皮皆能泻火从小便去，甘草泻火而缓中，粳米清肺而养血，此乃泻肺诸方之准绳也。

[方源] 宋·钱乙．小儿药证直诀．沈阳：辽宁科学技术出版社，1997

[**方名**] 治咳嗽方　100△

[**方药**] 霜桑叶适量。

[**用法**] 煎汤服。每日 1 剂，日分 2 次温服。

[**功效**] 疏风清热。

[**适应证**] 劳热咳嗽。

[**方源**] 明·李时珍．本草纲目．北京：中国中医药出版社，1998

（3）急性气管、支气管炎

[**方名**] 治急性气管、支气管炎方　1△

[**方药**] 桑枝二两。

[**用法**] 上药细切炒香，水煎空心服。

[**功效**] 清热疏风。

[**适应证**] 急性气管炎，肺气咳嗽。

[**方源**] 明·李时珍．本草纲目．北京：中国中医药出版社，1998

[**方名**] 治急性气管、支气管炎方　2△　（泻白散）

[**方药**] 桑白皮（炒）一两，地骨皮（焙）一两，甘草半两。

[**用法**] 每服一二钱，入粳米百粒，水煎，饭后温服。

[**功效**] 清肺泻火养血。

[**适应证**] 急性气管炎，肺燥咳嗽。

[**方源**] 明·李时珍．本草纲目．北京：中国中医药出版社，1998

[**方名**] 治急性气管、支气管炎方　3△

[**方药**] 冬桑叶 9 克，生石膏 7.5 克，麦冬 3.6 克，枇杷叶 2.4 克，沙参 5 克。

[**用法**] 水煎服。每日 1 剂，日分 2 次温服。

[**功效**] 润燥止咳。

[**适应证**] 急性气管炎，咳嗽无痰或少痰者。

[**方源**]《中医方剂手册》

[**方名**] 治急性气管、支气管炎方　4△　（泻白散）

[**方药**] 桑白皮、地骨皮各 9 克，生甘草 3 克，粳米 1 撮。

[**用法**] 水煎服。每日 1 剂，日分 2 次温服。

[**功效**] 泻肺清热，止咳平喘。

[**适应证**] 急、慢性支气管炎属肺热者。症见咳嗽，痰黄而稠，甚则气急欲喘，午后发热。舌质红，舌苔黄，脉细数等。

[**方源**]《中医方药手册》

[方名] 治急性气管、支气管炎方 5△

[方药] 桑白皮、金银花、车前草各 25～50 克。

[用法] 水煎服。每日 1 剂，日分 2 次温服。

[功效] 泻肺清热，止咳平喘。

[适应证] 急性支气管炎。

[方源]《内科良方》

[方名] 治急性气管、支气管炎方 6△

[方药] 桑叶、连翘各 12 克，菊花、杏仁、桔梗各 10 克，鲜芦根 30 克，甘草 3 克。

[用法] 水煎服。每日 1 剂，日分 2 次温服。

[功效] 泻肺清热，止咳平喘。

[适应证] 急性支气管炎。

[方源]《内科良方》

[方名] 治急性气管、支气管炎方 7△

[方药] 桑叶、菊花、桔梗、前胡、黄芩各 10 克，甘草 6 克。

[用法] 水煎服。每日 1 剂，日分 2 次温服。

[功效] 泻肺清热，止咳平喘。

[适应证] 急性支气管炎。

[方源]《常见病自我诊疗》

[方名] 治急性气管、支气管炎方 8△

[方药] 桑叶、肺经草、五匹风各 15 克，款冬花、菊花、紫菀、连翘、杏仁各 12 克，清明菜 30 克。

[用法] 水煎服。每日 1 剂，日分 2 次温服。

[功效] 泻肺清热，止咳平喘。

[适应证] 急性气管炎属燥热咳嗽者。

[方源]《百病良方》（第 2 集）

[方名] 治急性气管、支气管炎方 9△

[方药] 桑白皮、杏仁、黄芩、桔梗、山栀各 15 克，法半夏、川贝母各 10 克。

[用法] 水煎服。每日 1 剂，日分 2 次温服。

[功效] 止咳化痰，涤肺平喘。

[适应证] 急性支气管炎。

[方源] 陕西中医，1998（10）：437

[**方名**] 治急性气管、支气管炎方 10△

[**方药**] 桑白皮 30 克，地骨皮 20 克，猪肺 250 克，大枣 4 枚。

[**用法**] 将桑白皮、地骨皮洗净，用布包。大枣去核洗净。猪肺用清水反复灌洗干净，切块，挤干水，再放锅中爆干水分，取出再放入清水中漂洗净。把全部用料一齐放入锅中，加清水适量，武火煮沸后，文火煮 1~2 小时，调味即可。随量饮用。

[**功效**] 清热泻肺，养阴止咳。

[**适应证**] 急性支气管炎、肺炎属肺热伤阴者。症见咳嗽痰黄，甚则喘促，午后发热，口干咽燥，大便干燥。舌质红，舌苔黄，脉细数。

[**方源**] 《疾病饮食疗法》（一）（修订版）

[**方名**] 治急性气管、支气管炎方 11△

[**方药**] 桑叶、芦根、磨盘根、鱼腥草各 30 克。

[**用法**] 水煎服。每日 1 剂，日分 2 次温服。

[**功效**] 清热除湿，化痰止咳。

[**适应证**] 急性支气管炎。

[**方源**] 《民间祖传秘方大全》

[**方名**] 治急性气管、支气管炎方 12△

[**方药**] 桑白皮、枇杷叶各 15 克，天门冬、陈皮各 10 克，紫苏叶 6 克。

[**用法**] 水煎服。每日 1 剂，日分 2 次温服。

[**功效**] 泻肺清热，化痰止咳。

[**适应证**] 急性支气管炎。

[**方源**] ①《常用中草药手册》；②《中国民间本草偏方大全》（三）

[**方名**] 治急性气管、支气管炎方 13△

[**方药**] 桑叶、菊花、杏仁、桔梗各 9 克，连翘 12 克，薄荷、甘草各 4.5 克，芦根 15 克。

[**用法**] 水煎服。每日 1 剂，日分 3 次温服。

[**功效**] 清热解表，宣肺止咳。

[**适应证**] 急性支气管炎有轻度发热者。

[**方源**] 《新编中医方剂手册》

[**方名**] 治急性气管、支气管炎方 14△

[**方药**] 桑白皮、杏仁、知母、浙贝母、枇杷叶各 10 克，麻黄 6~10 克，生石膏 30 克（先下），生甘草 6 克。

[**用法**] 水煎服。每日 1 剂，日分 2 次温服。

[**功效**] 散寒清热，止咳化痰。

[**适应证**] 急性支气管炎属外寒里热型。症见咳嗽声重音嘎，痰浓或黄不易咯出，甚则咳引胸痛，常伴鼻塞咽痛，发热，口渴喜饮等。

[**方源**]《实用中医手册》

[**方名**] 治急性气管、支气管炎方　15[△]

[**方药**] 桑叶、沙参、浙贝母、杏仁、麦冬各 10 克，山栀 6～10 克，芦根 15～24 克，玄参 30 克，梨皮 1 个。

[**用法**] 水煎服。每日 1 剂，日分 2 次温服。

[**功效**] 清肺润燥，疏风清热。

[**适应证**] 急性支气管炎属温燥咳嗽型。症见咳嗽少痰，或痰黏稠不易咳出，或痰中挟有血丝，口干咽痛，唇鼻干燥，初起可有恶寒，发热等表证。舌尖红，苔薄黄少津，脉细数或浮数。

[**方源**]《实用中医手册》

[**方名**] 治急性气管、支气管炎方　16[△]

[**方药**] 桑叶、生石膏各 20 克，沙参、麦冬、杏仁各 15 克，甘草 10 克，白糖或鲜梨汁适量。

[**用法**] 将生石膏加水 500 毫升，煮 10 分钟后加余药共煎，滤去渣，加白糖或梨汁，代茶频服，每日数次。

[**功效**] 清热润肺止咳。

[**适应证**] 急性支气管炎咳嗽者。

[**方源**]《偏方秘方大全》

[**方名**] 治急性气管、支气管炎方　17[△]

[**方药**] 桑白皮、枇杷叶（刷去毛）各 20 克。

[**用法**] 水煎服。每日 1 剂，连服 3～5 天。

[**功效**] 清泻肺热，化痰止咳。

[**适应证**] 急性支气管炎咳嗽，吐痰黄稠者。

[**方源**]《偏方秘方大全》

[**方名**] 治急性气管、支气管炎方　18[△]

[**方药**] 桑叶、杏仁各 10 克，生石膏 30 克，甘草 3 克。

[**用法**] 水煎服。每日 1 剂，日分 2 次温服。

[**功效**] 疏风清热，宣肺止咳。

[**适应证**] 急性支气管炎。症见咳嗽痰稠，咳而不爽，口渴咽痛，身热，或见头痛、恶风，汗出等。

[**方源**]《神方奇药治百病》

［**方名**］治急性气管、支气管炎方　**19**[△]　（麻子汤）

［**方药**］麻子一升，桑白皮一斤，干地黄四两，生姜三两，桂心、人参各二两，阿胶、紫菀各一两。

［**用法**］咀，以酒一斗五升，水一斗五升，合煮取四升。分五服。

［**功效**］宣肺，祛寒，止咳。

［**适应证**］急性支气管炎，属肺咳。

［**方源**］唐·孙思邈．千金方．北京：人民卫生出版社，1982

［**方名**］治急性气管、支气管炎方　**20**[△]　（补肺汤1）

［**方药**］黄芪五两，桑白皮、桂心、干地黄、茯苓、白石英、厚朴、干姜、紫菀、橘皮、当归、五味子、远志、麦门冬各三两，甘草、钟乳、人参各二两，大枣二十枚。

［**用法**］咀，以水一斗四升，煮取四升。分五服，日三夜二。

［**功效**］补肺，祛寒，止咳。

［**适应证**］急性支气管炎，属肺咳。

［**方源**］唐·孙思邈．千金方．北京：人民卫生出版社，1982

［**方名**］治急性气管、支气管炎方　**21**[△]　（补肺汤2）

［**方药**］桑白皮一斤，麦门冬四两，生姜、五味子、钟乳各三两，款冬花、桂心各二两，大枣十枚，粳米五合。

［**用法**］上九味，咀，以水一斗二升，先煮粳米、枣，令熟，内诸药，煎取二升。分三服。温服之。

［**功效**］补肺，祛寒，止咳。

［**适应证**］急性支气管炎，属肺咳。

［**方源**］唐·孙思邈．千金方．北京：人民卫生出版社，1982

［**方名**］治急性气管、支气管炎方　**22**[△]　（补肺汤3）

［**方药**］桑白皮、款冬花、竹叶、橘皮、桂心、茯苓、紫菀各二两，白石英、钟乳各三两，天门冬四两，生姜五两，五味子、苏子各一升，杏仁五十枚，大枣十枚，粳米二合。

［**用法**］咀，以水一斗二升，先煮桑白皮、粳米、大枣，米熟去滓，内诸药，煮取五升，分六服。

［**功效**］补肺祛寒，化痰止咳。

［**适应证**］急性支气管炎。属肺咳。

［**方源**］唐·孙思邈．千金方．北京：人民卫生出版社，1982

［**方名**］治急性气管、支气管炎方　**23**[△]　（补肺汤4）

［**方药**］法半夏六两，桑白皮五两，麻黄、干姜、桂心各三两，紫菀、甘草、人

参、五味子、杏仁各二两，细辛一两半，射干、款冬花各一两，苏子一升。

[用法] 咀，以水一斗二升，煮取三升半。分五服，日三夜二。

[功效] 补肺，祛寒，止咳。

[适应证] 急性支气管炎，属肺咳。

[方源] 唐·孙思邈. 千金方. 北京：人民卫生出版社，1982

[方名] 治急性气管、支气管炎方　24[△]　（补肺汤5）

[方药] 桑根白皮一斤，五味子三两，干姜、桂心、款冬花各二两，麦门冬一升，大枣一百枚，粳米二合。

[用法] 咀，以水一斗，先煮桑根白皮五沸，下药，煮取三升，分三服。

[功效] 补肺，祛寒，止咳。

[适应证] 急性支气管炎，属肺咳。

[方源] 唐·孙思邈. 千金方. 北京：人民卫生出版社，1982

[方名] 治急性气管、支气管炎方　25[△]

[方药] 桑白皮15克，款冬花、百部、瓜蒌皮各12克，桔梗、紫菀各10克，甘草6克。

[用法] 水煎服。每日1剂，日分2次温服。

[功效] 宣肺理气，化痰止咳。

[适应证] 急性支气管炎。

[方源] 《中华古医药宝典·中医祖传秘笈》

[方名] 治急性气管、支气管炎方　26[△]　（固本强肺汤）

[方药] 桑白皮、川贝母、淡黄芩、杏仁、僵蚕、五味子、当归、白茯苓、远志、甘草各10克，炒葶苈子6~15克，炙麻黄、水蛭、陈皮、木香（后下）、蜂房各6克，冰糖30克。

[用法] 水煎3次，分3次服。42剂为1疗程。

[功效] 固摄肾真，疏利气机，强肺止咳。

[适应证] 哮喘型支气管炎。

[方源] 《中华古医药宝典·中医祖传秘笈》

[方名] 治急性气管、支气管炎方　27[△]

[方药] 桑枝、麦冬、千斤拔、陈皮各10克，黄荆子、灯笼草各6克，枇杷叶15克。

[用法] 水煎服。每日1剂，日分2次温服。

[功效] 清热泻肺，养阴平喘。

[适应证] 急性支气管炎。

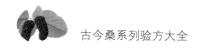

[方源] 江西《草药手册》

[方名] 治急性气管、支气管炎方 28[△]

[方药] 桑白皮、沙参、麦冬、法半夏、紫菀、枇杷叶各 10 克, 百部 6 克, 竹叶、甘草各 3 克。

[用法] 水煎服。每日 1 剂, 日分 2 次温服。

[功效] 润燥止咳。

[适应证] 急性支气管炎, 咳嗽无痰或少痰者。

[方源]《中医方药手册》

(4) 慢性支气管炎

[方名] 治慢性支气管炎方 1[△]

[方药] 贝母、知母各 360 克, 桑白皮、栀子、茯苓、瓜蒌皮、橘红各 240 克, 黄芩 270 克, 枳实 180 克, 五味子、甘草各 120 克。

[用法] 共研细末, 炼蜜为丸, 每丸重 9 克。每次 1 丸, 温开水送服。

[功效] 祛痰镇咳, 宣肺养阴。

[适应证] 慢性支气管炎有肺热表现者。症见咳嗽咳痰, 痰黏而黄, 咽干口燥, 胸满气短。

[方源]《中医方药手册》

[方名] 治慢性支气管炎方 2[△]

[方药] 白果 15 克, 桑白皮 12 克, 麻黄、杏仁各 10 克, 款冬花、法半夏、苏子、黄芩各 9 克, 甘草 6 克。

[用法] 上 9 味, 水煎取汁。每日 1 剂, 日分 2 次服。

[功效] 宽肺清热。

[适应证] 慢性支气管炎。属外寒内热者。

[方源] ①《中华古医药宝典·验方大全》; ②《传世偏方验方》; ③《秘方全书》

[方名] 治慢性支气管炎方 3[△]

[方药] 桑白皮、半夏、冬花、荆芥、麦冬、生石膏、苏叶各 384 克, 青果、茯苓、百合、紫菀、柴胡、甘草各 576 克, 川贝母 672 克, 杏仁 288 克, 陈皮 192 克, 桂枝、麻黄各 48 克, 秦艽、汉防己、大黄 36 克, 薄荷冰 14.4 克。

[用法] 共研细末, 炼蜜为丸, 每丸重 9 克。每次 1 丸, 温开水送服。

[功效] 泻肺清热, 止咳化痰。

[适应证] 慢性支气管炎咳嗽多痰者。

[方源]《中医方药手册》

[**方名**] 治慢性支气管炎方 4[△] （三桑汤）

[**方药**] 桑椹子、桑白皮、桑寄生各 12 克。

[**用法**] 水煎服。每日 1 剂，日分 2 次温服。

[**功效**] 益气养阴，补益肺肾，补中有清，寓清于补。

[**适应证**] 慢性支气管炎属肝肾不足者。

[**方源**] 《常见病中医自诊和调治》

[**方名**] 治慢性支气管炎方 5[△]

[**方药**] 桑白皮、杏仁各 10 克，百合 15 克，款冬花 30 克。

[**用法**] 水煎取汁，冷却后加蜂蜜、生姜汁少许，口服。

[**功效**] 清热宣肺，止咳化痰。

[**适应证**] 慢性支气管炎。

[**方源**] 《实用食疗秘方大全》

[**方名**] 治慢性支气管炎方 6[△]

[**方药**] 生桑叶 120 克，红参须 12 克，大枣 30 克。

[**用法**] 水煎服。每日 1 剂，日分 2 次温服。

[**功效**] 清热润肺，补气止咳。

[**适应证**] 慢性支气管炎。

[**方源**] 《实用食疗秘方大全》

[**方名**] 治慢性支气管炎方 7[△]

[**方药**] 桑叶、桑白皮、生苡仁、山萸肉各 15 克，黄芩 12 克，枇杷叶、杏仁、竹茹、核桃仁各 9 克，生甘草 6 克。

[**用法**] 水煎服。每日 1 剂，日分 2 次温服。

[**功效**] 清肺豁痰，固肾止咳。

[**适应证**] 老年慢性支气管炎（老慢支）

[**方源**] 《老年病中医治疗学》

[**方名**] 治慢性支气管炎方 8[△] （华盖散）

[**方药**] 桑白皮、陈皮、紫苏子、茯苓各 10 克，麻黄 3～6 克，杏仁 9 克，甘草 3 克。

[**用法**] 水煎服。每日 1 剂，日分 2 次温服。

[**功效**] 宣肺化痰，辛温解表。

[**适应证**] 慢性支气管炎属风寒犯肺，肺气不宣，小便不利者。

[**方源**] 《新编中医方剂手册》

[方名] 治慢性支气管炎方 9△

[方药] 桑白皮、地骨皮、杏仁、牛蒡子、桔梗各 10 克，桑叶、菊花各 12 克，连翘、金银花各 15 克。

[用法] 水煎服。每日 1 剂，日分 2 次温服。

[功效] 祛风，清热，宣肺。

[适应证] 慢性支气管炎属风热犯肺型。症见咳嗽气粗，甚则气喘，痰黄黏稠，不易咯出，多半发热恶寒，汗出口渴等。

[方源]《实用中医手册》

[方名] 治慢性支气管炎方 10△ （补元御风汤）

[方药] 桑白皮、黄芩、杏仁、川贝母、僵蚕、当归、鹿角霜、陈皮、白茯苓、甘草各 10 克、潞党参 15 克，熟地、山药各 30 克，鸡内金、炙麻黄、蝉蜕、葶苈子各 6 克。

[用法] 水煎 3 次，分 3 次服。24 天为 1 疗程。

[功效] 补元御风，健脾化痰。

[适应证] 慢性支气管炎。

[方源]《中华古医药宝典·中医祖传秘笈》

[方名] 治慢性支气管炎方 11△ （枇杷止咳胶囊）

[方药] 桑白皮、枇杷叶、百部、白前、桔梗、罂粟壳、薄荷脑。

[用法] 依法制成胶囊，每粒 0.25 克。口服，每次 2 粒，每日 3 次。

[功效] 止咳化痰。

[适应证] 慢性支气管炎。

[方源]《精选千家妙方续》中成药卷

（5） 支气管哮喘

[方名] 治支气管哮喘方 1△ （咳平胶囊）

[方药] 桑白皮、梧桐根、白花蛇舌草、虎耳草、麻黄、枇杷叶。

[用法] 依法制成胶囊剂。每次 2~3 粒，饭后服；每日 3 次。

[功效] 清肺化痰，止咳平喘。

[适应证] 肺热痰壅所致的咳喘。症见咳喘，痰少黏稠，不易咳出，胸闷。常用于上呼吸道感染，支气管炎，支气管哮喘等。

[按语] 注意事项：①孕妇、高血压、心脏病患者慎用。②忌食辛辣、油腻和高盐饮食。

[方源]《国家非处方药应用指南》

［**方名**］治支气管哮喘方　2△

［**方药**］冬桑叶、川贝母各2.4克，嫩桑枝、白池菊各3克，双钩藤、丝瓜络、瓜蒌仁、淡竹茹各4.5克，枇杷露、旋覆露合成30克（分冲）。

［**用法**］水煎服。每日1剂，日分2次温服。

［**功效**］化痰平喘。

［**适应证**］哮喘属风热夹痰者。症见喉间痰声辘辘，气喘汗出，时有寒热口渴，唯瞳神灵活。

［**方源**］《全国名医验案类编》

［**方名**］治支气管哮喘方　3△

［**方药**］桑白皮15克，杏仁6克，桔梗9克。

［**用法**］水煎服。每日1剂，日分2次温服。

［**功效**］清肺热，止咳平喘。

［**适应证**］支气管哮喘属热喘者。

［**方源**］《常见病验方研究参考资料》

［**方名**］治支气管哮喘方　4△

［**方药**］蜜炙桑白皮60克，陈皮12克。

［**用法**］水煎服。每日1剂，日分2次温服。

［**功效**］宣肺补气，利水平喘。

［**适应证**］支气管哮喘伴腹胀浮肿者。

［**方源**］《常见病验方研究参考资料》

［**方名**］治支气管哮喘方　5△

［**方药**］霜桑叶、冰糖、花生各15克。

［**用法**］同煮至花生烂熟，去桑叶食服。

［**功效**］止咳平喘。

［**适应证**］支气管哮喘。

［**方源**］《常见病验方研究参考资料》

［**方名**］治支气管哮喘方　6△

［**方药**］桑白皮、法半夏、款冬花、麻黄各9克，白果、苏子各6克，杏仁、黄芩各4.5克，甘草3克。

［**用法**］水煎服。每日1剂，日分2次温服。

［**功效**］清热定喘化痰。

［**适应证**］支气管哮喘因感冒而气喘咳嗽者。症见风寒外来，痰热内蕴，咳嗽哮喘，痰多胸痛，恶寒发热。

[**方源**]《中医方药手册》

[**方名**] 治支气管哮喘方 7△ （桑白皮定喘酒）
[**方药**] 桑白皮200克，米酒1 000克。
[**用法**] 将桑白皮切碎，用米酒浸7天。每服20毫升，每日3次。
[**功效**] 清泻肺热，止咳定喘。
[**适应证**] 支气管哮喘属肺热咳喘者。
[**方源**]《中老年健康长寿小百科》

[**方名**] 治支气管哮喘方 8△
[**方药**] 桑叶茶30克。
[**用法**] 每次25克，每日2次，开水泡茶饮。
[**功效**] 止咳平喘。
[**适应证**] 支气管哮喘。
[**方源**] 中华世界综合医学杂志，2004，4（10）：32～38

[**方名**] 治支气管哮喘方 9△
[**方药**] 桑白皮、地骨皮各10克，甘草3克，粳米1撮。
[**用法**] 水煎服。每日1剂，日分2次温服。
[**功效**] 清泻肺热，止咳平喘。
[**适应证**] 热证哮喘。
[**方源**]《内科良方》

[**方名**] 治支气管哮喘方 10△
[**方药**] 桑白皮、杏仁、麻黄、法半夏、苏子各10克，瓜蒌皮15克，生石膏30克（先煎）。
[**用法**] 水煎服。每日1剂，日分2次温服。
[**功效**] 止咳平喘。
[**适应证**] 热证哮喘。
[**方源**]《内科良方》

[**方名**] 治支气管哮喘方 11△
[**方药**] 桑白皮15克。
[**用法**] 水煎服。每日1剂，日分2次温服。
[**功效**] 泻肺平喘。
[**适应证**] 热喘。
[**方源**]《一味中药巧治病》

[**方名**] 治支气管哮喘方 12△

[**方药**] 霜桑叶 30 克。

[**用法**] 煎汤代茶饮。

[**功效**] 化痰平喘。

[**适应证**] 痰喘。

[**方源**]《一味中药巧治病》

[**方名**] 治支气管哮喘方 13△

[**方药**] 桑白皮、金钱草各 60 克，淫羊藿 70 ~ 80 克，桔梗 30 克，猪肺 1 个。

[**用法**] 先将上述 4 味中药煎熬 3 次，取汁 2 500 毫升，入猪肺炖 1 小时，加白糖适量。每服 200 毫升，首次服药时间在半夜 12 时，其后每 8 小时服 1 次，1 周为 1 疗程。1 个疗程服 3 剂。

[**功效**] 补肺补气，止咳平喘。

[**适应证**] 支气管哮喘。

[**方源**]《常见病自我诊疗》

[**方名**] 治支气管哮喘方 14△

[**方药**] 蜜炙桑白皮、麻黄、生姜、蜜炙甘草、石膏、茶叶、苦杏叶、罂粟壳。

[**用法**] 依法制成片，每片重 0.25 克，每瓶 50 片。每次 6 ~ 8 片，每日 2 ~ 3 次，温开水送服。

[**功效**] 清热化痰定喘。

[**适应证**] 老年咳嗽痰喘。

[**方源**]《老年病最新专方专药 789》

[**方名**] 治支气管哮喘方 15△

[**方药**] 桑白皮 24 克，甜杏仁 12 克，白果 12 克，罗汉果 250 克，猪瘦肉 90 克。

[**用法**] 将桑白皮、甜杏仁、罗汉果洗净；白果去壳，用清水泡 1 小时；猪瘦肉洗净，切块。把全部用料一齐放入锅内，加清水适量，武火煮沸后，文火煮 3 小时即可。随量饮用。

[**功效**] 清肺热，止咳喘。

[**适应证**] 支气管哮喘属肺有虚热者。症见咳嗽气促，痰白黏稠，量少难咯，午后身热，两颧潮红。舌质嫩红，舌苔薄白，脉沉细数。

[**方源**]《疾病饮食疗法》（一）（修订版）

[**方名**] 治支气管哮喘方 16△

[**方药**] 桑白皮（炒）、苏叶、陈皮、人参、生姜各 15 克，云苓、木香各 10 克。

[**用法**] 水煎服。每日 1 剂，日分 2 次温服。

［**功效**］补气平喘。

［**适应证**］气喘。

［**方源**］《实用食疗秘方大全》

［**方名**］治支气管哮喘方 17△

［**方药**］丹参、地龙各 30 克，川芎 15 克，桃仁、桑白皮、紫菀、苏子、麻黄、杏仁、葶苈子各 10 克。

［**用法**］水煎服。每日 1 剂，日分 2 次温服。

［**功效**］清肺热，化痰瘀，解痉平喘。

［**适应证**］支气管哮喘属痰气互结，气滞血郁者。

［**方源**］湖北中医杂志，1999，21（9）：393

［**方名**］治支气管哮喘方 18△

［**方药**］葶苈子、桑白皮各 15 克，大枣 6 枚。

［**用法**］水煎服。每日 1 剂，日分 2 次温服。

［**功效**］清泻肺热，止咳平喘。

［**适应证**］支气管哮喘属热哮者。

［**方源**］宋·赵佶．圣济总录．北京：人民卫生出版社，1962

［**方名**］治支气管哮喘方 19△

［**方药**］桑白皮、炙紫菀、麦冬各 15 克，炒白果 20 克，炙麻黄、款冬花、百部、陈皮、地龙、黄芩、桃仁、枳壳各 10 克，细辛 5 克。

［**用法**］水煎服。每日 1 剂，日分 3 次温服。

［**功效**］止咳平喘。

［**适应证**］支气管哮喘。

［**按语**］用本方治疗 32 例，总有效率 96.87%。

［**方源**］《当代妙方》

［**方名**］治支气管哮喘方 20△

［**方药**］霜桑叶、霜苘麻叶、御米壳（蜜炒）各 30 克。

［**用法**］3 味为末，蜜丸弹子大。每服 1 丸，白汤化下。每日 1 服。

［**功效**］化痰平喘。

［**适应证**］支气管哮喘。属痰喘。

［**方源**］明·朱橚．普济方．北京：人民卫生出版社，1959

［**方名**］治支气管哮喘方 21△

［**方药**］桑白皮、京半夏、炒白果各 30 克，甜杏仁 24 克，人参 15 克，沉香、肉桂

各 12 克，黄芪、山药、紫皮胡桃各 60 克，蛤蚧 2 对（去头足），甘草 15 克。

[用法] 共研细末，密封备用。每次 4～6 克，每日 3 次，温开水送服。

[功效] 宣肺补气，止咳定喘。

[适应证] 支气管哮喘。

[方源] 唐·孙思邈. 千金方. 北京：人民卫生出版社，1982

[方名] 治支气管哮喘方 22△

[方药] 桑白皮、杏仁各 10 克，党参 30 克，鲜姜 6 克，大枣 7 枚，牛奶 200 毫升，粳米 100 克。

[用法] 先将杏仁浸泡去皮尖，研细，后入牛奶搅和滤取汁，另煎桑白皮、党参、姜、枣，去渣澄清，后下粳米，加水煮成粥，临服时加杏仁汁，搅匀。空腹随量食用。

[功效] 清热泻肺，止咳平喘，下气宽胸。

[适应证] 支气管哮喘。

[方源]《偏方大全》

[方名] 治支气管哮喘方 23△

[方药] 桑白皮、黄柏、当归、熟地、川芎、白芍各 6 克。

[用法] 水煎服。每日 1 剂，日分 2 次温服。

[功效] 宣肺补气，利水平喘。

[适应证] 支气管哮喘属产后咳喘者。

[方源] 清·沈金鳌. 妇科玉尺. 上海：上海科学技术出版社，1984

[方名] 治支气管哮喘方 24△ （泻白散）

[方药] 桑白皮、地骨皮、粳米各 12 克，甘草 4.5 克。

[用法] 水煎服。每日 1 剂，日分 2 次温服。

[功效] 清肺泻热，定喘止咳。

[适应证] 支气管哮喘。也适用于支气管炎、渗出性胸膜炎的咳嗽气促、低热不退者。

[方源]《新编中医方剂手册》

[方名] 治支气管哮喘方 25△ （定喘汤）

[方药] 桑白皮、白果、麻黄、苏子、杏仁、款冬花、法半夏各 9 克，甘草 3 克。

[用法] 水煎服。每日 1 剂，日分 2 次温服。

[功效] 泻肺平喘，清热化痰。

[适应证] 支气管哮喘合并感染。

[方源]《新编中医方剂手册》

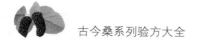

[**方名**] 治支气管哮喘方　26△

[**方药**] 桑白皮、百合、陈皮、白芥子各 12 克，莱菔子 24 克，葶苈子、瓜蒌仁、款冬花各 16 克，麦冬、苏子、远志各 15 克，麻黄、杏仁、川贝各 10 克，大枣 5 枚。

[**用法**] 水煎服。每日 1 剂，日分 2～3 次温服。3 天为 1 疗程。发热加柴胡 10 克，大便干结加火麻仁 30 克。

[**功效**] 泻肺平喘。

[**适应证**] 喘息性支气管炎。

[**按语**] 用本方治疗喘息性支气管炎 128 克，痊愈 98 例，显效 16 例，好转 6 例，无效 8 例。

[**方源**]《百病效验良方》

[**方名**] 治支气管哮喘方　27△

[**方药**] 桑白皮 150 克，蚯蚓 100 克。

[**用法**] 将蚯蚓炒成焦黄色，与桑白皮共研成末。每服 5 克，温开水送服。每日 3 次。忌食辛辣食物。

[**功效**] 宣肺化痰，平喘止咳。

[**适应证**] 痰黄而黏的哮喘。

[**方源**] ①《民间千家妙方》；②《秘方全书》；③《中华古医药宝典·验方大全》

[**方名**] 治支气管哮喘方　28△

[**方药**] 桑白皮、黄芩、栀子、杏仁、贝母、苏子各 10 克，麻黄、葶苈子、大黄各 6 克，海蛤粉 15 克，冬瓜子 30 克。

[**用法**] 水煎服。每日 1 剂，日分 2 次温服。

[**功效**] 清泻痰热，宣肺平喘。

[**适应证**] 哮喘属痰热郁肺者。症见喘咳气涌，胸部胀痛，痰多黏稠色黄，伴有胸中烦热，身热有汗，渴喜冷饮，面红咽干，尿黄便结。苔黄或腻，脉滑数。

[**方源**]《实用中医手册》

[**方名**] 治支气管哮喘方　29△

[**方药**] 桑白皮、杏仁、苏子、半夏、款冬花、黄芩、知母、贝母各 10 克，麻黄 9 克，甘草 6 克，葶苈子、白果各 5 克，瓜蒌 30 克。

[**用法**] 水煎服。每日 1 剂，日分 2 次温服。

[**功效**] 宣肺散寒，清泄里热。

[**适应证**] 哮喘属表寒里热者。症见喘逆上气，胸胀或痛，息粗，鼻煽，痰吐稠黏色黄，伴有形寒身热身痛，烦闷口渴。舌薄白或薄黄，舌质红，脉浮数或浮滑。

[**方源**]《实用中医手册》

［**方名**］治支气管哮喘方　30△

［**方药**］桑白皮 6～10 克，人参 6～9 克，麦冬、五味子、贝母、百合各 10 克，炙枇杷叶 12 克，玉竹 15 克，沙参 30 克。

［**用法**］水煎服。每日 1 剂，日分 2 次温服。

［**功效**］宣肺养阴，止咳平喘。

［**适应证**］哮喘属肺阴虚者。症见喘促短气，气怯声低，喉有鼾声，咳声低弱，痰吐稀薄，自汗畏风或咳呛痰少黏腻，烦热口渴，咽喉不利，颜面潮红。舌质淡或红，舌苔剥，脉软弱或细数。

［**方源**］《实用中医手册》

［**方名**］治支气管哮喘方　31△

［**方药**］桑白皮、蜜麻黄、苦杏仁、白果肉、款冬花、法半夏、紫苏子、黄芩。

［**用法**］水煎服。每日 1 剂，日分 2 次温服。

［**功效**］宣肺平喘，清热祛痰。

［**适应证**］支气管哮喘。

［**方源**］《中国特色医疗新技术》

［**方名**］治支气管哮喘方　32△

［**方药**］桑白皮、白茅根各 1 握。

［**用法**］水煎服。每日 1 剂，日分 2 次温服。

［**功效**］宣肺清热，止哮平喘。

［**适应证**］支气管哮喘。

［**方源**］《偏方大全》

［**方名**］治支气管哮喘方　33△

［**方药**］桑白皮、苏子、法半夏各 9 克，白果、杏仁、茯苓各 12 克，生石膏 24 克，地龙 30 克，炙麻黄、桔梗各 6 克。

［**用法**］水煎服。每日 1 剂，日分 3 次温服。

［**功效**］宣肺清热，止咳平喘。

［**适应证**］热喘。

［**方源**］《偏方秘方大全》

［**方名**］治支气管哮喘方　34△

［**方药**］桑白皮、光杏仁、象贝、地龙干、大麦冬、苏子、甜葶苈各 9 克，白果肉 7 克，旋覆花、炙麻黄各 4.5 克，北沙参、枇杷叶各 12 克。

［**用法**］水煎服。每日 1 剂，日分 2 次温服。

［**功效**］宣肺除烦，止咳平喘。

[适应证] 支气管哮喘。症见哮喘，反复发作，喘发时入夜不能平卧，胸闷气急，咳嗽痰少。

[方源]《偏方秘方大全》

[方名] 治支气管哮喘方 35△

[方药] 桑白皮、莲肉各 30 克，川贝母 15 克，猪肚 1 个。

[用法] 将前 3 味药研末，入猪肚内，加入老酒两杯拌和，缝好，置锅内，隔水炖熟，五更服。

[功效] 扶正平喘。

[适应证] 哮喘属气虚者。

[方源]《神方奇药治百病》

[方名] 治支气管哮喘方 36△

[方药] 桑白皮 10 克，竹茹 15～30 克，鲜芦根 100 克，生姜 3 克。

[用法] 将芦根洗净切段，与桑白皮、竹茹、生姜一同入锅，水煎 40 分钟，取汁候温饮服。每日 1 剂。

[功效] 清热化痰，降逆平喘。

[适应证] 哮喘属风热者。

[方源]《神方奇药治百病》

[方名] 治支气管哮喘方 37△

[方药] 桑白皮（炙）、瓜蒌仁（打）各 12 克，前胡、杏仁、石斛、沙参、苏子（炙，包）、桂附八味丸（吞）各 9 克，薄荷（后下）4.5 克，川贝 3 克。

[用法] 水煎取汁。每日 1 剂，日分 3 次服。

[功效] 补肾纳气。

[适应证] 支气管哮喘。

[方源]《偏方秘方大全》

[方名] 治支气管哮喘方 38△ （固本治哮汤）

[方药] 蛤蚧（去头足）、炙麻黄、炒葶苈子、制南星、细辛、沉香、甘草各 6 克，桑白皮、五味子、黄芩、淡豆豉、广地龙、紫菀、杏仁各 10 克，钟乳石 15 克，生龙骨 20 克，太子参、海浮石（先煎）各 30 克，皂角 3 克。

[用法] 水煎 3 次，分 3 次服。42 剂为 1 疗程。

[功效] 补肾纳气，降逆消痰，止咳平喘。

[适应证] 支气管哮喘。

[方源]《中华古医药宝典·中医祖传秘笈》

［方名］治支气管哮喘方　39△　（定喘汤）

［方药］桑白皮、款冬花、制半夏各 10 克，白果、杏仁各 9 克，麻黄、苏子、黄芩各 6 克，甘草 3 克。

［用法］上 9 味，水煎取汁。每日 1 剂，日分 2 次服。

［功效］宣肺清热，化痰平喘。

［适应证］热哮。

［方源］《新编诊疗常规》

［方名］治支气管哮喘方　40△

［方药］麻黄、甘草各 6 克，桑白皮、杏仁、黄芩各 9 克，生石膏 30 克。

［用法］上 6 味，水煎取汁。每日 1 剂，日分 2 次服。

［功效］清热宣肺，化痰定喘。

［适应证］热喘。

［方源］《新编诊疗常规》

（6）支气管扩张

［方名］治支气管扩张方　1△

［方药］桔梗、桑白皮、汉防己、瓜蒌、贝母、当归、枳壳各 1.5 克，黄芪 2.1 克，杏仁、百合、甘草 0.9 克，生姜 3 片。

［用法］水煎服。每日 1 剂，日分 2 次温服。

［功效］宣肺清热，止血化痰。

［适应证］支气管扩张咯血。

［方源］《中医方药手册》

［方名］治支气管扩张方　2△　（镇中止血汤）

［方药］桑白皮（吴萸汁炒）12 克，代赭石（先煎）60 克，太子参、生地各 90 克，百合、白芨各 15 克，阿胶（烊化）、侧柏炭各 10 克，藕节 70 克。

［用法］水煎服。每日 1 剂，日分 2 次温服。

［功效］宣肺清热，行气止血。

［适应证］支气管扩张咯血。

［方源］《常见病自我诊疗》

［方名］治支气管扩张方　3△　（桑皮白芨猪肺汤）

［方药］桑白皮 50 克，白芨 30 克，猪肺 250 克。

［用法］将猪肺洗净，同桑白皮、白芨一齐入瓦罐，加酒少许，加水适量，煮熟调味即可。饮汤食猪肺。

[**功效**] 清肝泻肺止血。

[**适应证**] 支气管扩张咯血属肝火犯肺者。

[**方源**]《常见病自我诊疗》

[**方名**] 治支气管扩张方 4△ （桑皮阿胶粥）

[**方药**] 桑白皮、阿胶各15克，糯米100克，红糖8克。

[**用法**] 将桑白皮洗净，入砂锅取汁2次；糯米洗净，入砂锅，加清水煮10分钟，倒入药汁、阿胶，然后加红糖煮成粥即可。待温空腹食下。

[**功效**] 滋阴润肺，通络止血。

[**适应证**] 适用于支气管扩张咯血属阴虚肺热者。症见咳嗽少痰，痰中带血，或反复咯血，口干咽燥，潮热盗汗。舌红苔少，脉细数。

[**方源**]《常见病自我诊疗》

[**方名**] 治支气管扩张方 5△ （泻白散合黛蛤散）

[**方药**] 桑白皮15克，地骨皮12克，海蛤壳、紫珠草各20克，青黛、甘草各6克，栀子10克。

[**用法**] 水煎服。每日1剂，日分2次温服。

[**功效**] 清肝泻肺，凉血止血。

[**适应证**] 支气管扩张咯血属肝火犯肺者。症见咳嗽阵作，痰中带血，咳时胸胁引痛，烦躁易怒。舌红苔薄黄，脉弦数。

[**方源**]《常见病自我诊疗》

[**方名**] 治支气管扩张方 6△

[**方药**] 桑白皮15克，仙鹤草、苇茎、北杏仁各12克，牡丹皮、桔梗各10克，生地30克。

[**用法**] 水煎服。每日1剂，日分2次温服。

[**功效**] 清热泻肺，宁络止血。

[**适应证**] 支气管扩张咯血。

[**方源**]《常见病自我诊疗》

[**方名**] 治支气管扩张方 7△

[**方药**] 桑叶、枇杷叶、款冬花、前胡、金银花、黄芩各10克，杏仁12克。

[**用法**] 水煎服。每日1剂，日分2次温服。

[**功效**] 清热解毒，宣肺化痰。

[**适应证**] 支气管扩张继发感染。

[**方源**]《常见病自我诊疗》

[方名] 治支气管扩张方 8△

[方药] 桑叶、沙参、侧柏叶各15克，杏仁、茜草、天花粉各12克，川贝母、栀子各10克，梨皮、藕节各20克。

[用法] 水煎服。每日1剂，日分2次温服。

[功效] 清热润肺，宁络止血。

[适应证] 支气管扩张咯血属燥热伤肺者。症见喉痒咳嗽，痰中带血，口干鼻燥，或身热。舌质红，舌苔薄黄，脉数。

[方源]《常见病自我诊疗》

[方名] 治支气管扩张方 9△

[方药] 桑叶120克，柿叶90克，绿茶适量。

[用法] 桑叶、柿叶洗净晒干，研为细末，瓷罐备储。每次6克，以茶叶煎汁，候冷送服，每日2~3次。

[功效] 清热泻火，凉血止血。

[适应证] 支气管扩张咯血。也适用于肺结核咯血，以及便血、尿血、鼻血、齿龈出血、子宫出血、紫癜等。

[方源]《老年人健康生活大全》

[方名] 治支气管扩张方 10△

[方药] 桑白皮、百部、百合、海浮石、海蛤粉各12克，黄芩10克。

[用法] 水煎服。每日1剂，日分2次温服。

[功效] 宣肺清热，通络止血。

[适应证] 支气管扩张。症见慢性咳嗽，咯浓痰，反复咯血或痰中带血及反复肺部感染。

[方源]《中国精典文库》

[方名] 治支气管扩张方 11△

[方药] 桑白皮、寸麦冬、细生地、白茅根各15克，葶苈子、生藕节、光杏仁（杵）各12克，黄芩、苏子（包）、阿胶珠（蛤粉炒）各10克，生甘草8克。

[用法] 水煎服。每日1剂，日分2次温服。

[功效] 宣肺滋阴，凉血止血。

[适应证] 支气管扩张咯血。

[方源]《中国特色医疗新技术》

[方名] 治支气管扩张方 12△

[方药] 桑白皮、炒山栀、地骨皮、全瓜蒌、侧柏叶、生大黄（后下）各10克，花蕊石、黛蛤散（布包）各20克，三七粉3克。

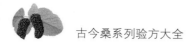

[**用法**] 水煎服。每 6 小时煎服 1 剂。

[**功效**] 清肝泻肺，祛痰止血。

[**适应证**] 支气管扩张咯血。

[**方源**]《中华当代优秀医学论文荟萃》

（7）肺　炎

[**方名**] 治肺炎方　1△

[**方药**] 桑白皮 10 克，枇杷叶 3 片（去毛切碎）。

[**用法**] 水煎服。每日 1 剂，日分 2 次温服。

[**功效**] 清热宣肺，止咳平喘。

[**适应证**] 肺炎喘咳。

[**方源**] 江西《草药手册》

[**方名**] 治肺炎方　2△

[**方药**] 桑白皮、金银花、连翘、芦根、板蓝根、黄芩、知母各 8 克，天花粉、泽泻各 6 克，薄荷 3 克（后下）、甘草 2 克。

[**用法**] 水煎服。每日 1 剂，日分 2 次温服。

[**功效**] 宣肺清热，解毒祛瘀。

[**适应证**] 中毒性肺炎。

[**方源**]《内科良方》

[**方名**] 治肺炎方　3△

[**方药**] 桑白皮、葶苈子各 10 克。

[**用法**] 水煎服。每日 1 剂，日分 2 次温服。

[**功效**] 宣肺清热，解毒祛邪。

[**适应证**] 麻疹并发肺炎。

[**方源**]《内科良方》

[**方名**] 治肺炎方　4△

[**方药**] 桑叶、前胡、杏仁、川贝母、桔梗各 9 克，菊花、葛根各 12 克，金银花、麦冬各 15 克，生石膏 30 克，甘草 3 克。

[**用法**] 水煎服。每日 1 剂，日分 2 次温服。

[**功效**] 祛风清热，化痰止咳。

[**适应证**] 大叶性肺炎属风温犯肺者。

[**方源**]《内科良方》

[**方名**] 治肺炎方　5[△]

[**方药**] 桑白皮、金银花各 15 克，桑叶 10 克，黄芩 12 克，山豆根、生石膏、枇杷叶、芦根各 30 克。

[**用法**] 水煎服。每日 1 剂，日分 2 次温服。

[**功效**] 宣肺清热，祛痰止咳。

[**适应证**] 大叶性肺炎属肺卫郁热者。

[**方源**] 《内科良方》

[**方名**] 治肺炎方　6[△]

[**方药**] 鲜桑叶 200 克，红参须 20 克，红枣 50 克。

[**用法**] 以 3 碗水煎成 1 碗服用。

[**功效**] 清肺润燥。

[**适应证**] 慢性肺炎

[**方源**] 《药食两用中药应用手册》

[**方名**] 治肺炎方　7[△]　（桑皮白虎汤）

[**方药**] 桑白皮、黄芩、麻黄各 9 克，杏仁 12 克，生石膏 24 克，银花、丹皮、甘草各 6 克。

[**用法**] 水煎服。每日 1 剂，日分 2 次温服。

[**功效**] 泻火清热，宣肺化痰。

[**适应证**] 肺炎。

[**方源**] ①《常见病自我诊疗》；②《神方奇药治百病》

[**方名**] 治肺炎方　8[△]

[**方药**] 桑白皮 6 克，麻黄、桂枝、细辛、干姜各 4.5 克，杏仁 12 粒（去皮）。

[**用法**] 水煎服。每日 1 剂，日分 2 次温服。

[**功效**] 泻肺利水平喘。

[**适应证**] 肺炎。属水饮停肺，胀满喘急者。

[**方源**] 明·倪朱漠．本草汇言．上海：上海科学技术出版社，2005

[**方名**] 治肺炎方　9[△]　（桑参饮）

[**方药**] 新鲜桑叶 100 克，红参须 10 克，红枣 30 克。

[**用法**] 水煎服。每日 1 剂，日分 2 次温服。

[**功效**] 补肺益气化痰。

[**适应证**] 较轻的肺炎。

[**方源**] 《老年病中医治疗学》

[**方名**] 治肺炎方 10△

[**方药**] 桑白皮、地骨皮各 15 克，知母 9 克。

[**用法**] 水煎服。每日 1 剂，日分 2 次服。

[**功效**] 养阴泻肺。

[**适应证**] 肺炎。

[**方源**]《民间祖传秘方大全》

[**方名**] 治肺炎方 11△

[**方药**] 桑白皮、葶苈子各 10 克，杏仁 9 克，麻黄、甘草 4.5 克，生石膏 18 克。

[**用法**] 水煎服。每日 1 剂，水煎 2 次，分服。

[**功效**] 辛凉宣泄，泻肺平喘。

[**适应证**] 肺炎。

[**方源**]《新编中医方剂手册》

[**方名**] 治肺炎方 12△

[**方药**] 桑白皮，东风橘各 15 克。

[**用法**] 水煎服。每日 1 剂，日分 2 次温服。

[**功效**] 清热解毒，宣肺化痰。

[**适应证**] 大叶性肺炎。

[**方源**]《常用中草药手册》

[**方名**] 治肺炎方 13△

[**方药**] 桑叶、杏仁、桔梗、牛蒡子、豆豉、前胡、荆芥各 10 克，菊花、金银花、连翘各 12 克，薄荷 3 ~ 10 克，芦根 15 ~ 30 克。

[**用法**] 水煎服。每日 1 剂，日分 2 次温服。

[**功效**] 辛凉解表，宣肺退热。

[**适应证**] 肺炎。属风温肺卫型。症见恶寒发热，头身疼痛，咳嗽胸闷。舌苔薄黄，脉浮数。

[**方源**]《实用中医手册》

[**方名**] 治肺炎方 14△

[**方药**] 桑白皮、杏仁、象贝母、黄芩、知母、前胡各 10 克，麻黄 3 ~ 9 克，连翘 15 克，金银花、芦根各 15 ~ 30 克，生石膏 30 ~ 45 克。

[**用法**] 水煎服。每日 1 剂，日分 2 次温服。

[**功效**] 清热解毒，宣肺化痰。

[**适应证**] 肺炎。属肺热壅盛型。症见高热面赤，咳喘痰黄，气急胸痛。舌红苔黄，脉洪滑数或洪数。

[方源]《实用中医手册》

[方名] 治肺炎方　15[△]

[方药] 桑白皮、地骨皮、陈皮各 10 克，太子参、麦冬、炙紫菀、茯苓各 12 克，沙参、百合各 15 克，黄芪 9 克，川贝粉 3 克（冲）。

[用法] 水煎服。每日 1 剂，日分 2 次温服。

[功效] 益气养阴，清热化痰。

[适应证] 肺炎。属气阴两伤型。症见身热起伏，神倦乏力，咳轻痰少，食纳不香。舌质红苔薄，脉细无力。

[方源]《实用中医手册》

[方名] 治肺炎方　16[△]

[方药] 桑白皮、地骨皮、麦冬、知母、瓜蒌皮各 12 克，杏仁、炙杷叶各 10 克，沙参 15 克，玄参、芦根各 30 克，川贝粉 3 克（冲）。

[用法] 水煎服。每日 1 剂，日分 2 次温服。

[功效] 滋阴清热，润肺化痰。

[适应证] 肺炎。属阴伤燥热型。症见身热颧红，干咳少痰，痰黏难出，口干咽燥。舌质红少津，脉细数。

[方源]《实用中医手册》

[方名] 治肺炎方　17[△]

[方药] 大力子、天门冬各 150 克，桑白皮、莲藕节各 100 克，百部、龙胆草、天花粉各 50 克，枇杷叶、栀子、地骨皮、黄芩、浮海石、石膏各 25 克，羚羊角 10 克（研细末，吞），蜜麻黄 7.5 克，生桔梗 4 克，薄荷 3.5 克（后下），黑枣 2 枚，甘草 5 克。

[用法] 水煎服。每日 1 剂，上药加清水 12 碗煎成 1 碗，分 3 次服。

[功效] 清热解毒，降火泻肺。

[适应证] 重型肺炎。

[按语] 本方药量很重，但肺炎重者，必用重药，否则无济于事，已有患者多人服用痊愈，真是奇方。

[方源]《中国民间本草偏方大全》（三）

[方名] 治肺炎方　18[△]

[方药] 桑白皮 15 克，麦冬 9 克，地骨皮、石膏各 30 克。

[用法] 连煎 2 次，2 次煎液混合后分 2 次服。每日 1 剂。

[功效] 宣肺清热，化痰止咳。

[适应证] 感染性肺炎。

[**方源**]《中国民间本草偏方大全》（三）

[**方名**] 治肺炎方　19△
[**方药**] 桑白皮 9 克，桔梗、贝母各 6 克，炒杏仁 3 克。
[**用法**] 水煎服。1～4 岁，每日 1 剂；5 岁，每日 2 剂。日分 2 次温服。
[**功效**] 宣肺清热，化痰止咳。
[**适应证**] 肺炎。
[**方源**]《中国民间本草偏方大全》（三）

[**方名**] 治肺炎方　20△
[**方药**] 桑白皮、杏仁各 10 克，生石膏（先下）、板蓝根各 30 克，炙麻黄、葶苈子各 5 克。
[**用法**] 水煎服。每日 1 剂，日分 2 次温服。
[**功效**] 宣肺清热，化痰止咳。
[**适应证**] 肺炎属痰热咳嗽者。
[**方源**]《中国民间本草偏方大全》（三）

[**方名**] 治肺炎方　21△
[**方药**] 桑叶、菊花、银花、连翘、豆豉、荆芥各 9 克，牛蒡子 6 克，桔梗、薄荷（后下）各 3 克。
[**用法**] 水煎服。每日 1 剂，日分 2 次温服。
[**功效**] 辛凉透表，清热解毒。
[**适应证**] 肺炎初期（未分证）
[**方源**]《偏方秘方大全》

[**方名**] 治肺炎方　22△　（鱼腥草桑白皮汤）
[**方药**] 鱼腥草 50 克，桑白皮、东风橘各 25 克，白糖少许。
[**用法**] 上 3 味水煎取汁，冲少许白糖。每日 1 剂，日分 2 次温服。
[**功效**] 清肺解毒。
[**适应证**] 大叶肺炎。
[**方源**]《中国民间偏方大全》

（8）肺水肿

[**方名**] 治肺水肿方　1△
[**方药**] 桑白皮、杏仁、桔梗、人参、五味子、当归、郁金、葶苈子，麦冬 15 克，黄芪 30 克，血竭 3 克。

[**用法**] 水煎服。每日 1 剂，日分 2 次温服。

[**功效**] 扶阳固脱，宣肺渗湿。

[**适应证**] 肺水肿属喘脱证。症见呼吸极度困难，鼻煽气促，张口抬肩，烦躁不安，唇指紫暗，脉浮大无根，或微微欲绝。

[**方源**]《实用中医手册》

[**方名**] 治肺水肿方　2△

[**方药**] 桑白皮适量。

[**用法**] 水煎服。每日 1 剂，日分 2 次温服。

[**功效**] 去肺中水气。

[**适应证**] 肺水肿。

[**方源**] 明·李时珍. 本草纲目. 北京：中国中医药出版社，1998

（9）肺气肿

[**方名**] 治肺气肿方　1△

[**方药**] 桑白皮、甜杏仁各 30 克，猪肺 500 克，黄酒 1 匙，细盐少许。

[**用法**] 将猪肺洗净切片，同桑白皮、甜杏仁共入锅中，加水适量煮开，加黄酒、细盐再改文火炖 2 小时，弃渣吃肺喝汤。每日 2 次，2 天食完。

[**功效**] 清肺化痰，理气平喘。

[**适应证**] 慢性支气管炎肺气肿。

[**方源**]《内科良方》

[**方名**] 治肺气肿方　2△　（培土生金汤）

[**方药**] 桑白皮、茯苓、炒鸡内金各 15 克，莱菔子、焦山楂、焦建曲、当归各 12 克，陈皮、法半夏、连翘、杏仁、黄芩、川贝母各 10 克。

[**用法**] 水煎服。每日 1 剂，日分 2 次温服。

[**功效**] 消食化痰，清热平喘。

[**适应证**] 肺气肿（肺胀）。也可用于支气管炎，支气管哮喘等。

[**方源**] 中国医药学报，1995（5）：8

[**方名**] 治肺气肿方　3△

[**方药**] 桑叶、枇杷叶、川贝、甘草、青黛、沙参、麦冬、生蛤壳、生石膏、天花粉各 9 克。

[**用法**] 水煎服。每日 1 剂，日分 2 次温服。

[**功效**] 养阴泻火，止咳平喘。

[**适应证**] 慢性肺气肿并发感染（喘咳）者。

[方源]《林德康诊馀录》

[方名] 治肺气肿方 4△ （消膈汤）
[方药] 桑白皮 30 克，白附子、南星各 6 克。
[用法] 上药锉散，加生姜 3 片水煎。临睡前服。
[功效] 宣肺消膈，止咳化痰。
[适应证] 肺气肿（肺胀）。症见咳吐唾不利，膈热，口中苦气。
[按语] 注意事项：白附子有毒，不可久服，孕妇忌用。
[方源] 元·危亦林．世医得效方．北京：中国中医药出版社，1996

[方名] 治肺气肿方 5△
[方药] 桑白皮、半夏、苏子、贝母、栀子、黄芩、知母各 10 克，海蛤粉、海浮石、芦根各 15 克，葶苈子 5 克。
[用法] 水煎服。每日 1 剂，日分 2 次温服。
[功效] 清肺化痰，降逆平喘。
[适应证] 肺气肿属痰热壅肺型。症见喘急胸满，咳吐痰黄，或黏白稠厚，身热微恶寒，有汗不多，口渴便干。舌质红，舌苔黄腻，脉滑数。
[方源]《实用中医手册》

[方名] 治肺气肿方 6△
[方药] 桑白皮、杏仁、贝母、补骨脂、炙甘草、车前草各 10 克，黄芪 10～15 克，益母草 15 克，茯苓 15～30 克，人参粉 3 克（冲），蛤蚧（去尾）3～6 克。
[用法] 水煎服。每日 1 剂，日分 2 次温服。
[功效] 补益肺肾，止咳平喘。
[适应证] 阻塞性肺气肿属肺肾气虚型。症见咳喘胸满，短气声微，咯痰清稀，动则气促。常易感冒，或见面色晦暗，或见面目浮肿。舌质淡，苔白，脉沉弱。
[方源]《实用中医手册》

[方名] 治肺气肿方 7△
[方药] 桑白皮 6 克，麻黄、桂枝、细辛、干姜各 4.5 克，杏仁 14 粒（去皮）。
[用法] 水煎服。每日 1 剂，日分 2 次温服。
[功效] 宣肺行水，消胀止喘。
[适应证] 肺气肿。
[方源]《中国民间本草偏方大全》（三）

[方名] 治肺气肿方 8△
[方药] 桑白皮、瓜蒌仁、杏仁、苏子、茯苓、法半夏 9 克，橘红 4.5 克，当归、

麻黄各 6 克，鹅管石 12 克，梨汁 1 杯（或以梨膏 15 克代之）。

[**用法**] 水煎服。每日 1 剂，日分 2 次服。

[**功效**] 理气宽胸，泻肺平喘。

[**适应证**] 肺气肿。

[**方源**]《中华古医药宝典·中医祖传秘笈》

[**方名**] 治肺气肿方　9△

[**方药**] 桑白皮、紫菀、五味子各 12 克，北芪、熟地黄各 10 克，党参、沙参、麦冬各 9 克。

[**用法**] 水煎服。每日 1 剂，日分 2 次服。

[**功效**] 益气养阴，舒肺止喘。

[**适应证**] 肺气肿属肺虚型。症见喘促气短，气怯声低，咳声低弱，痰稀色白，自汗侵风，经常感冒。舌质淡红，脉细弱。或咳痰少质黏，烦热而渴，咽喉不利，面色潮红。舌红苔少，脉细数。

[**方源**] ①《传世偏方验方》；②《秘方大全》；③《中华古医药宝典·验方大全》

[**方名**] 治肺气肿方　10△

[**方药**] 桑白皮、黄芩、全荞麦、杏仁、半夏、苏子、贝母、黄连、山栀各 9 克，款冬花 12 克。

[**用法**] 上 10 味，水煎服。每日 1 剂，日分 2 次温服。

[**功效**] 清泻痰热，降气止喘。

[**适应证**] 肺气肿。属痰热结肺者。

[**方源**] ①《秘方全书》；②《中华古医药宝典·验方大全》

[**方名**] 治肺气肿方　11△　（桑皮杏仁粥）

[**方药**] 桑白皮 10 克，甜杏仁 10 粒，牛乳 100 毫升，生姜 3 克，大枣 5 枚，粳米 50 克。

[**用法**] 杏仁用水浸泡，去皮尖，加入牛乳绞取汁液，大枣去核，生姜切片，备用。先煮桑白皮、姜、枣、煎取汤液，加米煮粥，临熟时加入杏仁汁，再继续煮至粥成。每日 1 剂，分 2 次服。

[**功效**] 止咳平喘，补肝养胃，防癌抗癌。

[**适应证**] 肺气肿、肺心病、肺癌的辅助治疗。

[**方源**]《秘方全书》

（10）慢性肺原性心脏病

[**方名**] 治肺心病方　1△

[**方药**] 炙桑白皮、麦冬、瓜蒌皮、冬瓜仁各 12 克，党参、车前子、炒丹参各 15

克，葶苈子、五味子、川贝母、沉香各 9 克。

　　[用法] 水煎服。每日 1 剂，日分 2 次温服。

　　[功效] 化痰清热平喘。

　　[适应证] 肺心病属肺虚夹痰夹热者。

　　[方源]《内科良方》

　　[方名] 治肺心病方　2△

　　[方药] 桑白皮、党参、天冬、浙贝母、百合、黄芪、仙鹤草各 15 克，麦冬、五味子、西洋参、守宫、北杏各 10 克。

　　[用法] 水煎服。每日 1 剂，日分 2 次温服。

　　[功效] 益气养阴，化痰止咳，行水消肿。

　　[适应证] 慢性肺源性心脏病（肺心病）合并胸腔积液，属气阴两虚者。症见气促，咳嗽，少痰，咳声低微，痰血，神疲乏力，纳少气短，口干不多饮。舌质红，舌苔薄，脉细数。

　　[方源]《常见病自我诊疗》

　　[方名] 治肺心病方　3△

　　[方药] 桑白皮、葶苈子各 12 克，桂枝、泽泻各 10 克，制附片、麦冬各 20 克，茯苓、白术各 30 克，党参 60 克。

　　[用法] 水煎服。每日 1 剂，日分 2 次温服。

　　[功效] 温阳利水，散结化痰。

　　[适应证] 慢性肺心病急性发作期属水气凌心型（心功能不全）。症见咳嗽气急，发热畏寒，面色苍白，不能平卧，张口抬肩，心悸浮肿，口唇指甲青紫。舌质淡，苔白腻，脉沉弱。

　　[方源]《百病良方》（第 2 集）

　　[方名] 治肺心病方　4△　　（平喘消咳汤）

　　[方药] 桑白皮、杏仁、陈皮、白术、茯苓、陈皮各 15 克，泽泻、山药、黄芪各 20 克，丹参 30 克，制附子、法半夏、生姜各 10 克。

　　[用法] 水煎 2 次，取汁合为 200 毫升。每日 1 剂，日分 3 次温服。

　　[功效] 平喘消痰，补气助阳，渗湿利水。

　　[适应证] 慢性肺源性心脏病。

　　[方源] 中医药信息，1999，16（2）：26

　　[方名] 治肺心病方　5△

　　[方药] 桑白皮、人参、制附子、麦冬、白茅根、葶苈子、丹参、川芎、黄芪各 30 克。

　　[用法] 水煎取汁，过滤至 400 毫升，装入瓶内备用。根据病情，轻者每次服 80

毫升，重者每次服 100 毫升，均加热后服，每隔 8 小时 1 次。10 天为 1 疗程。

[功效] 益气养心，温阳滋阴，活血通络。

[适应证] 慢性肺源性心脏病属心功能衰竭者。

[方源] 吉林中医药，1999，19（6）：24

[方名] 治肺心病方 6[△] （补益肺肾汤）

[方药] 桑白皮、葶苈子、黄芩、车前子、麦冬、五味子、杏仁、丹参、川芎、党参各 15 克，麻黄、甘草各 10 克，黄芪、石膏各 30 克。

[用法] 水煎服。每日 1 剂，日分 2 次温服。

[功效] 补益肺肾，清热化痰，活血化瘀。

[适应证] 慢性肺心病发作期。

[方源] 辽宁中医杂志，1998（9）：418

[方名] 治肺心病方 7[△] （补肺汤加减）

[方药] 桑白皮、麦冬各 12 克，葶苈子、紫菀、玄参、白术、当归各 10 克，川芎、法半夏、陈皮各 9 克，五味子 6 克，党参、熟地各 15 克，茯苓 20 克，黄芪 30 克。

[用法] 水煎至 300 毫升。每日 1 剂，日分 2 次温服。

[功效] 补气健脾，养阴生津。

[适应证] 肺心病。

[方源] 吉林中医药，1999（16）：16

[方名] 治肺心病方 8[△]

[方药] 桑白皮、炙麻黄、炙甘草、杏仁、黄芩、莱菔子（包）各 10 克，全瓜蒌、生石膏（先煎）各 30 克。

[用法] 水煎服。每日 1 剂，日分 2 次温服。

[功效] 清热化痰。

[适应证] 肺心病属痰热壅肺型。症见咳嗽喘满，不能平卧，痰黄或白黏不易咯出，或身热口渴，大便干燥。苔黄或黄腻，脉弦滑或弦大。

[方源] 《实用中医手册》

[方名] 治肺心病方 9[△]

[方药] 桑白皮、黄芩、瓜蒌皮、淫羊藿、巴戟天、白术、补骨脂、桃仁、丹参、金银花、葶苈子各 15 克，茯苓 20 克，制附子 10 克（先煎）。

[用法] 水煎服。每日 1 剂，日分 2 次温服。

[功效] 扶正祛邪，清热平喘。

[适应证] 肺心病。

[方源] 《中国特式医疗新技术》

［方名］治肺心病方　10△

［方药］桑椹子、老南瓜皮各 30 克，白果 12 克。

［用法］水煎服。每日 1 剂，日分 2 次温服。

［功效］止咳定喘。

［适应证］肺心病咳喘者。

［方源］《偏方秘方大全》

（11）　肺脓肿（肺痈）

［方名］治肺脓肿方　1△

［方药］桑叶（阴干）、黄明胶（炙）各 30 克。

［用法］共研末。每服 9 克，生地汁调下。

［功效］清热解毒。

［适应证］肺脓肿（肺痈）

［方源］《常见病验方研究参考资料》

［方名］治肺脓肿方　2△

［方药］桔梗、桑白皮、汉防己、全瓜蒌、贝母、当归、枳壳各 1.5 克，黄芪 2.1 克，杏仁、百合、甘草各 0.9 克，生姜 3 片。

［用法］水煎服。每日 1 剂，日分 2 次温服。

［功效］清热解毒。

［适应证］肺脓肿（肺痈），咳吐臭痰脓血。

［方源］《中医方药手册》

［方名］治肺脓肿方　3△

［方药］桑叶 15 克，人参、贝母、百合、阿胶（烊化）各 9 克，紫菀、甘草各 6 克，款冬花 3 克，犀角 1.5 克，杏仁 10 枚，金银花、熟地各 30 克。

［用法］水煎服。每日 1 剂，日分 2 次温服。

［功效］清热解毒。

［适应证］肺脓肿（肺痈）

［按语］本方之秘诀为："肺痈扶桑清肺汤，银熟一两阿胶三，桑叶五钱菀草二，参贝百合用三钱，杏仁十枚款钱重，犀角五分冲服安。"

［方源］清·张元凯等．孟河四家医集——青囊秘传．南京：江苏科学技术出版社，1985

［方名］治肺脓肿方　4△　（泻肺汤）

［方药］桑白皮、甜葶苈各 30 克。

[**用法**] 将桑白皮锉烧，甜葶苈隔纸焙，研为粗末。每次 9 克，加水 120 毫升煎至 80 毫升，去渣，食后温服，以利为度。

[**功效**] 泻肺解毒。

[**适应证**] 肺痈喘急，坐卧不安者。

[**方源**] 清·梅启照.梅氏验方新编.无锡利用造纸厂（线装铅印），1934

[**方名**] 治肺脓肿方 5 △

[**方药**] 桑白皮、麦冬各 12 克，党参、五味子、百部、半夏各 10 克，黄芩 6 克，当归、生黄芪各 15 克，生苡仁 30 克。

[**用法**] 共研细末。每服 10 克，生姜水送服。每日 3 次。

[**功效**] 清热解毒。

[**适应证**] 肺脓肿（肺痈）。

[**方源**]《药物治疗手册》

[**方名**] 治肺脓肿方 6 △

[**方药**] 桑叶、淡豆豉、桔梗、川贝母、知母、黄芩、郁金、丝瓜络各 10 克，金银花、连翘各 12 克，瓜蒌皮 15 克，芦根 30 克，薄荷 3 克（后下）。

[**用法**] 水煎服。每日 1 剂，日分 2 次温服。

[**功效**] 清肺，解表。

[**适应证**] 肺脓肿初期。症见恶寒发热，咳嗽，咯白色黏沫痰，痰量由少渐多，胸痛，咳时胸痛尤甚，呼吸不利，口干鼻燥。舌苔薄白或薄黄，脉浮数。

[**方源**]《实用中医手册》

[**方名**] 治肺脓肿方 7 △

[**方药**] 桑叶、生甘草、天花粉各 6 克，桔梗、杏仁各 5 克，麦冬、玉竹、白扁豆、金银花、百合、川贝母、红藤、山药、太子参各 10 克。

[**用法**] 水煎服。每日 1 剂，日分 2 次温服。

[**功效**] 养阴补肺。

[**适应证**] 肺痈恢复期。症见身热渐退，咳嗽减轻，咯出脓血渐少，鼻味亦减，痰液转为清稀，精神渐振，食纳好转。或有病情时轻时重，迁延不愈。

[**方源**]《实用中医手册》

[**方名**] 治肺脓肿方 8 △

[**方药**] 桑白皮、柳枝、槐枝、侧柏叶、橘皮各 64 克，川椒、白芷、没药、赤芍、肉桂、当归、黄芪、血竭、菖蒲、白芨、川芎、白薇、木香、防风、厚朴、桔梗、柴胡、党参、苍术、黄芩、胆草、合欢皮、乳香、茯苓各 15 克，云母、焰硝、甘草各 128 克。

[**用法**] 外用。麻油熬，黄丹收，加松香 32 克搅匀。用时取适量、贴敷患处表面

皮肤，外以纱布盖上，胶布固定。每日换药 1 次。

[**功效**] 清肺化痰，清瘀排脓，兼以补虚。

[**适应证**] 肺脓肿。

[**方源**]《偏方秘方大全》

[**方名**] 治肺脓肿方　9△　（清燥救肺汤）

[**方药**] 冬桑叶 15 克，麦冬、石膏、杏仁、党参、阿胶、胡麻仁、枇杷叶各 10 克，甘草 3 克。

[**用法**] 水煎取汁。每日 1 剂，日分 2 次服。

[**功效**] 清肺润肺，益气养阴。

[**适应证**] 肺痈恢复期。

[**方源**]《新编诊疗常规》

（12）胸腔积液

[**方名**] 治胸腔积液方　1△

[**方药**] 桑白皮、葶苈子、黑白丑、陈皮各 15 克，甘遂 1 克，大戟 2.5 克，茯苓 30 克，大枣 10 枚。

[**用法**] 水煎服。每日 1 剂，日分 2 次温服。

[**功效**] 宣肺清热，泻水遂饮。

[**适应证**] 胸腔积液。症见胸闷、气急、咳嗽、不能平卧。

[**方源**]《内科良方》

[**方名**] 治胸腔积液方　2△

[**方药**] 桑白皮、沙参、麦冬、鳖甲各 20 克，石斛、葶苈子、地骨皮、青蒿、秦艽各 15 克，生地 30 克。

[**用法**] 水煎服。每日 1 剂，日分 2 次温服。

[**功效**] 泻肺清热，滋阴行水。

[**适应证**] 胸腔积液属阴虚内热者。

[**方源**]《内科良方》

[**方名**] 治胸腔积液方　3△

[**方药**] 桑白皮、全瓜蒌、贝母各 20 克，桔梗、柴胡、酒白芍、黄芩各 15 克。

[**用法**] 水煎服。每日 1 剂，日分 2 次温服。

[**功效**] 理肺清热，祛痰利水。

[**适应证**] 胸腔积液属痰热内蕴者。

[**方源**]《内科良方》

[方名] 治胸腔积液方　4[△]

[方药] 桑椹子、生地各 25 克，桂枝 10 克，陈皮、麦冬、杏仁、百合、白术各 15 克，薏苡仁、党参各 10 克，茯苓、黄芪各 40 克，大枣 10 枚。

[用法] 水煎服。每日 1 剂，日分 2 次温服。

[功效] 健脾补肾，行气祛痰。

[适应证] 胸腔积液属脾肾两虚者。

[方源]《内科良方》

[方名] 治胸腔积液方　5[△]

[方药] 桑白皮、地骨皮、桔梗、百部、杏仁、陈皮、云苓各 12 克，葶苈子、白术各 10 克，芦根 30 克，甘草 6 克。

[用法] 水煎服。每日 1 剂，日分 2 次温服。

[功效] 理肺清热，降气祛痰。

[适应证] 胸腔积液。

[按语] 用本方治疗胸腔积液患者 8 例，平均治愈时间为 21 天，均未出现后遗症。

[方源]《当代妙方》

[方名] 治胸腔积液方　6[△]

[方药] 桑白皮、柴胡、玄参、半夏、枳壳、陈皮各 15 克，瓜蒌皮 25 克、白芥子 10 克，甘草 5 克。

[用法] 水煎服。每日 1 剂，日分 2 次温服。

[功效] 理肺清热，利气祛痰。

[适应证] 渗出性胸膜炎（胸腔积液，痰饮）。

[方源]《千家妙方》

[方名] 治胸腔积液方　7[△]　（活血利水汤）

[方药] 桑白皮、丹参、茯苓、大腹皮各 30 克，猪苓 25 克，泽泻 20 克，白术 15 克，葶苈子、枳壳、郁金各 10 克。

[用法] 水煎服。每日 1 剂，日分 2 次温服。

[功效] 泻肺清热，行气活血，健脾利水。

[适应证] 渗出性胸膜炎（胸腔积液）。

[方源] 吉林中医药，1999（4）：13

[方名] 治胸腔积液方　8[△]

[方药] 桑白皮、辽参、川贝、金石斛、丝瓜络、怀牛膝各 9 克，地骨皮、鳖甲各 12 克，炙百合 15 克，酒百部、杏仁、冬虫夏草各 6 克，五味子、柴胡各 4.5 克。

[用法] 水煎服。每日 1 剂，日分 2 次温服。

[**功效**] 泻肺清热，降气祛痰。

[**适应证**] 结核性胸膜炎（渗出性胸膜炎，胸腔积液）。也适用于肺结核辅助治疗。

[**按语**] 胸腔积液的特点如下：①心力衰竭、肝硬化、肾病综合征等合并的胸腔积液为漏出液。②结核性胸膜炎积液为渗出液，白细胞增多，以淋巴细胞为主。③肺炎伴随的胸腔积液为渗出液，白细胞增多，以中性粒细胞为主。④癌性胸腔积液增长迅速，多为血性，积液性质介于渗出液与漏出液之间。

[**方源**]《民间祖传秘方大全》

[**方名**] 治胸腔积液方　9△

[**方药**] 桑白皮、川椒目、杏仁、苏子、白术、法半夏各10克，茯苓、瓜蒌皮各15克，桂枝3~6克。

[**用法**] 水煎服。每日1剂，日分2次温服。

[**功效**] 泻肺祛痰，理气逐水。

[**适应证**] 胸腔积液。症见咳嗽胸痛，呼吸困难，咳逆气喘，息促不能平卧，或仅能偏卧于停饮的一侧，病侧胁间胀满，甚则可见病侧胸廓隆起。舌苔薄白腻，脉沉弦或弦滑。

[**方源**]《实用中医手册》

[**方名**] 治胸腔积液方　10△

[**方药**] 桑白皮、柴胡、黄连各15克，黄芩、桔梗、枳壳、泽泻各20克，葶苈子、全瓜蒌、茯苓各30克，法半夏、木香各10克。

[**用法**] 水煎服。每日1剂，日分2次温服。

[**功效**] 宣肺清热，行气利水。

[**适应证**] 结核性渗出性胸膜炎。

[**方源**]《偏方秘方大全》

[**方名**] 治胸腔积液方　11△

[**方药**] 桑白皮、冬瓜仁各18克，麦冬、玉竹、薏苡仁各15克，全瓜蒌、知母各12克，川贝6克，牡蛎24克，车前草、芦根各30克。

[**用法**] 水煎服。每日1剂，日分2次温服。

[**功效**] 清肺养阴，利水除湿。

[**适应证**] 胸腔积液（渗出性胸膜炎）。

[**方源**]《偏方秘方大全》

[**方名**] 治胸腔积液方　12△

[**方药**] 桑叶9克，蒲公英、瓜蒌皮、石苇、佛耳草、生薏苡仁、熟薏苡仁各12克，茯苓、陈皮、前胡各6克，桔梗、生甘草各4.5克。

[用法] 水煎服。每日 1 剂，日分 2 次温服。

[功效] 宣肺清热，祛湿除痰。

[适应证] 胸腔积液。症见痰液黏腻，咳甚胸痛，伴低热等。

[方源]《偏方秘方大全》

[方名] 治胸腔积液方 13△

[方药] 桑白皮、云苓、冬瓜皮、泽泻、猪苓各 15 克，川椒目、杏仁、枳壳各 10 克，桂枝、葶苈子各 9 克，全瓜蒌 30 克。

[用法] 水煎服。每日 1 剂。30 天为 1 疗程。

[功效] 补肝益肾，通阳利水。

[适应证] 癌性胸腔积液。

[方源]《当代妙方》

[方名] 治胸腔积液方 14△

[方药] 葶苈子、车前子、云苓、白术、百部、桑白皮各 10 克，大枣 6 枚。

[用法] 水煎温服，每日 1 剂。

[功效] 泻肺逐饮。

[适应证] 胸膜炎饮停胁下。

[方源]《实用中医手册》

（13） 自发性气胸

[方名] 治自发性气胸方 1△

[方药] 桑白皮、葶苈子各 15 克，枳实、桂枝、杏仁各 12 克，桃仁、红花各 10 克，薤白 30 克。

[用法] 水煎服。每日 1 剂，日分 2 次温服。

[功效] 宣肺清热，活血涤痰。

[适应证] 自发性气胸。

[按语] 气胸是指肺泡和脏层胸膜破裂，空气经裂口（隙孔）进入胸膜腔，大量气胸可导致伤侧肺受压萎陷。气胸可分自发性气胸和创伤性气胸两大类。本方为自发性气胸药物治疗。有关创伤性气胸的治疗，见外科疾病。

[方源]《百病良方》（第 3 集）

（14） 咳血（咯血）

[方名] 治咳血方 1△ （清肺宁络止血汤）

[方药] 冬桑叶、白茅根、黑芝麻、紫菀各 4.5 克，毛西参、阿胶各 3.6 克，生苡

仁、鲜生地各9克，百草霜3克，黑炮姜0.6克。

[用法] 水煎服。每日1剂，日分2次温服。共4剂。

[功效] 宣肺清热，通络止血。

[适应证] 温病咯血。症见不时咯血，甚则呕血，身热脘痞。

[按语] 本症乃温邪劫伤肺络，后因初夏劳力而致病。

[方源] 《全国名医验案类编》

[方名] 治咳血方 2[△]

[方药] 桑白皮、地骨皮、茜草各9克，青黛、黄芩各6克，藕节30克。

[用法] 水煎服。每日1剂，日分2次温服。

[功效] 宣肺清热，凉血止血。

[适应证] 支气管扩张咯血。

[方源] 《内科良方》

[方名] 治咳血方 3[△] （独圣膏）

[方药] 晚桑叶适量。

[用法] 将晚桑叶微焙，捣罗为细粉，冷腊茶调如膏，入麝香少许。夜卧含化咽津，每次9克。

[功效] 清热通络止血。

[适应证] 咯血。

[按语] 每次咳血只一服止。后用补肺药。

[方源] 宋·赵佶. 圣济总录. 北京：人民卫生出版社，1962

[方名] 治咳血方 4[△]

[方药] 桑白皮、百部各12克，青黛、海蛤粉、黄芩各15克，紫菀、款冬花、桔梗、杏仁各10克。

[用法] 水煎服。每日1剂，日分2次温服。

[功效] 宣肺清热，通络止血。

[适应证] 咯血。

[方源] 浙江中医杂志，1989，24（3）：97

[方名] 治咯血方 5[△] （桑叶止血散）

[方药] 晚桑叶适量。

[用法] 将晚桑叶焙干研末。每次吞服9克。

[功效] 清热通络止血。

[适应证] 咯血。每日1剂，日分2次温服。

[方源] 清·不著撰人. 增补神效集. 北京：中医古籍出版社，1990

[**方名**] 治咳血方 6$^\triangle$

[**方药**] 桑叶、麦冬、阿胶（烊化）各 10 克，石膏 15 克，胡麻仁、杏仁、枇杷叶各 6 克，人参 3 克。

[**用法**] 水煎服。

[**功效**] 润肺泻热，镇咳止血。

[**适应证**] 肺虚咯血。

[**方源**]《药物治疗手册》

[**方名**] 治咳血方 7$^\triangle$

[**方药**] 桑白皮、黄芩各 12 克，黛蛤散（布包）15 克，紫草 30 克，大黄（后下）10 克，丹皮炭 6 克。

[**用法**] 水煎服。每日 1 剂，日分 3 次温服。7 天为 1 疗程。

[**功效**] 清肺热，降肺火，宁肺络，凉血止血。

[**适应证**] 咯血。

[**方源**]《中华当代优秀医学论文荟萃》

（15）咳嗽吐血

[**方名**] 治咳嗽吐血方 1$^\triangle$

[**方药**] 桑根白皮一斤，糯米四两。

[**用法**] 桑根白皮用米泔浸三宿，刮去黄皮；锉细，入糯米，焙干为末。每服一钱，米饮下。

[**功效**] 镇咳止血。

[**适应证**] 咳嗽吐血。

[**方源**] 明·李时珍. 本草纲目. 北京：中国中医药出版社，1998

[**方名**] 治咳嗽吐血方 2$^\triangle$ （风热咳血方）

[**方药**] 冬桑叶、枇杷叶（去毛）、川贝母、丝瓜络各 9 克，杭菊、橘皮、橘络、广郁金、莱菔子各 4.5 克，旋覆花、新绛屑各 3 克。

[**用法**] 水煎服。每日 1 剂，日分 2 次温服。

[**功效**] 疏风清热，通络止血。

[**适应证**] 风热咳血。症见咳声不扬，颧红气促，右胁隐痛，痰中夹血。

[**方源**]《全国名医验案类编》

[**方名**] 治咳嗽吐血方 3$^\triangle$

[**方药**] 桑白皮 10~15 克。

[**用法**] 水煎服。每日 1 剂，日分 2 次温服。

［**功效**］清肺热，止吐血。

［**适应证**］肺热咳嗽吐血。

［**方源**］《药物治疗手册》

［**方名**］治咳嗽吐血方　4△

［**方药**］桑白皮（炒）、桔梗、白前各90克，甘草（炙）30克。

［**用法**］上药加水1 200毫升，煮至200毫升。每日1剂，日分3次服。

［**功效**］理肺，镇咳，止血。

［**适应证**］咳嗽吐血。

［**方源**］唐·王焘．外台秘要．北京：人民卫生出版社，1996

［**方名**］治咳嗽吐血方　5△　（补肺散）

［**方药**］桑白皮（为末）半两，雌黄（研细）、蒲黄（炒熟）各三钱，猪肺一具。

［**用法**］前三味和均，入白面少许，水调灌入猪肺内，用绳子缚肺口，煮熟任意吃之，立效。

［**功效**］补肺止血。

［**适应证**］咳嗽吐血。

［**方源**］元·罗天益．卫生宝鉴．北京：人民卫生出版社，1963

［**方名**］治咳嗽吐血方　6△

［**方药**］晚桑叶适量。

［**用法**］焙研，凉茶服三钱，只一服止，后用补肝肺药。

［**功效**］疏风清热止血。

［**适应证**］吐血不止。

［**方源**］宋·赵佶．圣济总录．北京：人民卫生出版社，1962

（16）石棉肺（硅沉着病）

［**方名**］治石棉肺方　1△

［**方药**］桑寄生、狗脊、丹参、太子参、黄芪各15～20克，夏枯草、川贝母、蝉蜕各10～12克，赤芍、白术、陈皮、枳壳、郁金各12～15克，生地黄、法半夏、生甘草各8～10克。

［**用法**］水煎服。每日1剂，日分2次温服。3个月为1疗程。

［**功效**］宣肺解毒。

［**适应证**］石棉肺（石棉沉着病，硅沉着病）。

［**按语**］用本方治疗石棉肺患者65例，经用药1～3个疗程，显效54例，好转8例，无效3例。一般服药20～30天即可收到明显的疗效。

[**方源**]《当代妙方》

（17）矽　肺

[**方名**] 治矽肺方　1△

[**方药**] 桑白皮、藤白薇、钓线风各 10 克，九龙草、白芨、矮地茶各 15 克，麦冬 20 克，白参 1 克（另包磨服）。

[**用法**] 水煎服。每日 1 剂，日分 3 次温服。

[**功效**] 泻肺清热，降气化瘀。

[**适应证**] 矽肺。

[**按语**] 矽肺是一种严重的职业病。多发生于从事水泥、玻璃、耐火材料、金属矿山、开凿隧道等现场工作者。由于长期吸入矽粉尘而发病。

[**方源**] 湖南中医杂志，1985（3）

[**方名**] 治矽肺方　2△　（桑杏汤加减）

[**方药**] 桑叶、杏仁、沙参、浙贝、豆豉、麦冬、玄参、山栀皮各 10 克，瓜蒌皮 15 克。

[**用法**] 水煎服。每日 1 剂，日分 2 次温服。

[**功效**] 润肺，化痰，止咳。

[**适应证**] 矽肺属风燥伤肺型。症见咳嗽无痰，咳声作呛，胸痛气短。舌质淡，舌薄，脉浮灵敏。

[**按语**] 矽肺是由于长期吸入大量的二氧化矽粉尘而致的一种以肺部慢性弥散性结节纤维化病变为特征的职业病。本病在矿工、隧道工、铸工、采石工以及从事玻璃、搪瓷、陶瓷、耐火材料的工种多见。可通过 X 胸片确诊。

[**方源**]《实用中医手册》

[**方名**] 治矽肺方　3△

[**方药**] 桑寄生、莪术、地骷髅、鹅管石、夏枯草各 15 克，丹参、郁金、赤芍各 10 克，陈皮 6 克，海蛤壳 20 克。

[**用法**] 水煎服。每日 1 剂，日分 2 次温服。

[**功效**] 活血化痰，软坚散结。

[**适应证**] 矽肺。属血瘀肺络型。症见咳嗽有痰，痰中带血，胸痛不移。舌苔白腻，舌质红，脉沉细。

[**方源**]《实用中医手册》

（18）肺纤维化

[**方名**] 治肺纤维化方　1△　（补气通肺合剂）

[方药] 桑白皮、炙麻黄、党参、黄芪、沙参、丹参、当归、川芎、白果、黄芩、半夏、麦冬、甘草。

[用法] 水煎过滤取汁装瓶，每瓶250毫升，消毒。每日1瓶，早晚分服。每周服6天，2个月为1观察期。

[功效] 益气养阴，活血祛痰。

[适应证] 肺纤维化。

[按语] 本病诊断标准系按照1994年中华医学会呼吸病分会制定的特发性肺纤维化诊断及有关文献资料，制订临床诊断标准：①以进行性加重的呼吸困难为主症，或伴有干咳；②肺部罗音，特征性velcro罗音；③杵状指和/或紫绀；④X线示肺部弥漫性网状、结节状、斑点状高密度影，或呈蜂窝肺；⑤肺功能示限制性通气障碍和/或弥漫性功能障碍，动脉血气是低氧血症，或运动后低氧血症；⑥肺活体组织检查肺间质病变。凡具有①②④⑤项者，即可做出肺纤维化的临床诊断。

[方源] 中国中医药信息杂志，2001，8（2）：11

附：肺　痿

[方名] 治肺痿方　1△

[方药] 桑叶（阴干）、黄明胶（炙）各30克。

[用法] 共研细末。每服9克，生地汁调下。

[功效] 理肺清热，降气散血。

[适应证] 肺痿咯血。

[方源] 《民间祖传秘方大全》

[方名] 治肺痿方　2△

[方药] 桑叶、知母、川贝母、银柴胡、地骨皮、胡麻仁、枇杷叶、阿胶（烊化）各10克，沙参、麦冬、生石膏（先下）各30克，杏仁6克。

[用法] 水煎服。每日1剂，日分3次温服。

[功效] 益气养阴，清热祛痰。

[适应证] 肺痿属阴虚燥火内盛型。症见咳吐浊唾涎沫，干咳少痰，咽痒气逆，常伴消瘦，脉虚数等。

[按语] 肺痿，指肺叶痿弱不用，为肺脏的虚损性疾患。病变机理为肺虚，津气亏损，失于濡养，以致肺叶枯痿。

[方源] 《实用中医手册》

2. 循环系统疾病

（19） 高血压病

[**方名**] 治高血压病方 1[△] （桑寄生降压汤）

[**方药**] 桑寄生 10～120 克。

[**用法**] 水煎取汁，加糖适量口服。

[**功效**] 补肝肾，散风热，降血压。

[**适应证**] 高血压病。

[**方源**] ①《常见病验方研究参考资料》；②《药物治疗手册》

[**方名**] 治高血压病方 2[△] （桑麻降压丸）

[**方药**] 桑叶、黑芝麻各 250 克，丹皮、栀子各 120 克。

[**用法**] 依法制成蜜丸，如梧子大。每日早、晚各服 6～9 克，温开水送服。

[**功效**] 滋补肝肾，润燥降压。

[**适应证**] 高血压病。

[**方源**]《常见病验方研究参考资料》

[**方名**] 治高血压病方 3[△] （桑麻降压散）

[**方药**] 桑叶 500 克，黑芝麻 250 克。

[**用法**] 共研细末，加糖适量。每次 9～15 克，开水冲服，每日 2～3 次。

[**功效**] 滋补肝肾，润燥降压。

[**适应证**] 高血压病。

[**方源**]《常见病验方研究参考资料》

[**方名**] 治高血压病方 4[△]

[**方药**] 桑寄生、杜仲、益母草、夜交藤、朱茯神各 9 克，天麻、钩藤、牛膝各 6 克，生石决明 15 克，山栀、黄芩各 4.5 克。

[**用法**] 水煎服。每日 1 剂，日分 2 次温服。

[**功效**] 祛风镇痛，降血压。

[**适应证**] 高血压病头眩头痛者。

[方源]《中医方药手册》

[方名] 治高血压病方 5△ （桑菊降压汤）
[方药] 霜桑叶、菊花各 10 克。
[用法] 水煎服。每日 1 剂，日分 2 次温服。
[功效] 清热散风，平肝明目，降血压。
[适应证] 高血压病属肝阳上亢，头昏目眩者。
[方源]《中老年健康长寿小百科》

[方名] 治高血压病方 6△
[方药] 霜桑叶、干菊花各 5 克，枸杞子 6 克，决明子 3 克。
[用法] 将决明子放入铁锅内炒香；霜桑叶晒干后捣碎，与干菊花、枸杞子、决明子一起放入茶杯，用沸水冲泡 15 分钟，即可饮用。
[功效] 清肝明目，降血压。
[适应证] 高血压病。也适用于高脂血症，头昏头胀，肝火目赤等。
[方源]《中老年健康长寿小百科》

[方名] 治高血压病方 7△ （桑果汁）
[方药] 100% 桑果汁 250 毫升。
[用法] 每日 2 次，每次 125 毫升，口服。
[功效] 滋补肝肾，降血压。
[适应证] 高血压病。
[方源] 中华世界综合医学杂志，2004，4（10）：32~38

[方名] 治高血压病方 8△ （桑叶茶）
[方药] 桑叶茶 30 克。
[用法] 每日 2 次，每次 15 克，开水泡茶饮。
[功效] 清热散风，平肝降压。
[适应证] 高血压病。
[方源] 中华世界综合医学杂志，2004，4（10）：32~38

[方名] 治高血压病方 9△
[方药] 桑寄生、川杜仲各 12 克，玄参 15 克。
[用法] 水煎服。每日 1 剂，日分 2 次温服。
[功效] 补肝肾，降血压。
[适应证] 高血压属阴阳两虚者。
[方源]《内科良方》

[**方名**] 治高血压病方　10[△]

[**方药**] 桑叶 10 克，金银花、菊花各 15 克，山楂 30 克。

[**用法**] 研末，开水泡代茶饮，连服 10 ~ 15 天。

[**功效**] 清热散风，降血压。

[**适应证**] 高血压属血热瘀滞者。

[**方源**]《内科良方》

[**方名**] 治高血压病方　11[△]

[**方药**] 黑桑椹 30 克，生地、熟地各 24 克，生龙骨、生牡蛎、牛膝、枸杞子、白芍各 15 克。

[**用法**] 水煎服。每日 1 剂，日分 2 次温服。

[**功效**] 滋补肝肾，降血压。

[**适应证**] 高血压属阴虚阳亢者。

[**方源**]《内科良方》

[**方名**] 治高血压病方　12[△]

[**方药**] 桑椹子、旱莲草、女贞子各 12 克，莲须 10 克，山药、牛膝各 9 克，龟板 30 克（先煎）。

[**用法**] 水煎服。每日 1 剂，日分 2 次温服。

[**功效**] 补肝肾，益阴精，降血压。

[**适应证**] 高血压病属肝肾阴虚者。症见头晕目眩等。

[**方源**]《常见病中医自诊和调治》

[**方名**] 治高血压病方　13[△]

[**方药**] 桑枝 9 克，磁石 15 克，钩藤、夏枯草各 20 克。

[**用法**] 外用。水煎取汁，浸泡双足。每日 1 次，每次 30 ~ 45 分钟。

[**功效**] 育阴潜阳，降血压。

[**适应证**] 高血压病属肝肾阴虚者。

[**方源**]《常见病中医自诊和调治》

[**方名**] 治高血压病方　14[△]　（野桑白皮降压汤）

[**方药**] 野桑树根皮 60 克。

[**用法**] 水煎服。每日 1 剂，日分 2 次温服。

[**功效**] 补肝肾，降血压。

[**适应证**] 高血压病。

[**方源**]《一味中药巧治病》

[**方名**] 治高血压病方 15[△] （二桑降压汤）

[**方药**] 桑叶、桑枝各 20 克。

[**用法**] 水煎服。每日 1 剂，日分 2 次温服。

[**功效**] 清热散风，平肝降压。

[**适应证**] 高血压病并眼底出血者。

[**方源**]《实用食疗秘方大全》

[**方名**] 治高血压病方 16[△] （桑艾降压汤）

[**方药**] 桑枝 10 克（鲜品 50 克），艾叶 10 克（鲜品 12 克）。

[**用法**] 水煎服。每日 1 剂，日分 3 次温服。

[**功效**] 清热祛风，温经降压。

[**适应证**] 高血压病。

[**方源**]《实用食疗秘方大全》

[**方名**] 治高血压病方 17[△]

[**方药**] 桑寄生、野菊花、草决明各 15～20 克，川芎、白术各 20～30 克，泽泻 30～50 克，钩藤 40～60 克，全蝎 5～10 克。

[**用法**] 水煎 3 次后合并药液，分 2～3 次温服。每日 1 剂。10 剂为 1 疗程。

[**功效**] 清热通络，降血压。

[**适应证**] 高血压病。

[**方源**]《当代妙方》

[**方名**] 治高血压病方 18[△] （七子汤）

[**方药**] 桑椹子、枸杞子、菟丝子、沙苑子各 12 克，金樱子 9 克，女贞子 15 克，决明子 24 克。

[**用法**] 水煎服。每日 1 剂，日分 2 次温服。

[**功效**] 滋补肝肾，清热熄风，降血压。

[**适应证**] 高血压病。

[**方源**]《千家妙方》

[**方名**] 治高血压病方 19[△] （莲椹降压汤）

[**方药**] 莲须、桑椹子、女贞子、钩藤、地龙、旱莲草各 10 克，山药、牛膝各 15 克，生牡蛎（先煎）、龟板（或鳖甲）（先煎）各 25 克。

[**用法**] 水煎服。每日 1 剂，日分 2 次温服。

[**功效**] 滋阴养肝，降血压。

[**适应证**] 高血压病属肝肾阴虚者。

[**方源**]《千家妙方》

[方名] 治高血压病方 20[△]　（定元益肾汤）

[方药] 桑寄生、夏枯草、元参、赤芍、稀莶草各 15 克，丹皮、黄芩、葛根各 20 克，地骨皮 30 克，汉防己、当归各 10 克。

[用法] 水煎服。每日 1 剂，日分 2 次温服。

[功效] 滋补肝肾，活血通络，熄风降压。

[适应证] 高血压病。

[方源]《老年病中医治疗学》

[方名] 治高血压病方 21[△]　（清肝汤）

[方药] 桑寄生、葛根、钩藤、白薇、黄芩、茺蔚子、白蒺藜、牛膝、泽泻、川芎、野菊花各 12 克，磁石 30 克（先煎）。

[用法] 水煎服。每日 1 剂，日分 2 次温服。

[功效] 清肝平阳，止眩降压。

[适应证] 高血压病属肝阳上亢者。

[方源]《首批国家级名老中医效验秘方精选》

[方名] 治高血压病方 22[△]　（桑椹山楂粥）

[方药] 桑椹子 15 克，山楂、粳米各 30 克。

[用法] 将桑椹子、山楂、粳米洗净，把全部用料一齐放入锅中，加清水适量，文火煮成粥，调味即可，适量食用。

[功效] 补益肝肾，活血化瘀，通络降压。

[适应证] 高血压病。

[按语] 方中桑椹子所含的亚油酸是不饱和脂肪酸，有降低胆固醇的吸收，防止动脉粥样硬化的作用。桑椹子与山楂合用，既可活血散瘀以止痛，又能消食减肥以降脂，与粳米煮粥，共成防治高血压病理想的食疗粥品。

[方源]《疾病饮食疗法》（二）（修订版）

[方名] 治高血压病方 23[△]

[方药] 桑叶 12 克，菊花、银花各 15 克，山楂 24 克。

[用法] 水煎服。每日 1 剂，日分 2 次温服。

[功效] 清热祛风，活血化瘀，补肝降压。

[适应证] 高血压病属肝热瘀阻者。症见头痛眩晕，失眠多梦。

[方源]《疾病饮食疗法》（二）（修订版）

[方名] 治高血压病方 24[△]　（夏桑菊降压汤 1）

[方药] 夏枯草 15 克，桑叶 12 克，菊花 15 克。

[用法] 水煎服。每日 1 剂，日分 2 次温服。

[功效] 清热降压。

[适应证] 高血压病属肝阳上亢者，症见头痛眩晕，口苦心烦，夜睡不安，烦躁易怒，舌红苔等。

[方源]《疾病饮食疗法》（二）（修订版）

[方名] 治高血压病方 25[△] （寄生玉竹老母鸡汤）

[方药] 桑寄生、玉竹各30克，红枣4枚，生姜4片，老母鸡半只（约500克）。

[用法] 将老母鸡活宰，去毛、肠杂、肥油，取半只，斩块；起油锅，用姜爆鸡备用。其他3味中药洗净，把全部用料一齐放入锅内，加水适量，武火煮沸后，文火煮3小时，调味即可。随量饮用。

[功效] 养血祛风，补虚柔肝，降血压。

[适应证] 高血压病属血虚者。症见面色苍白，眩晕，心悸，肢体麻木，或时有筋脉拘挛，关节酸痛，下肢痿软等。本方亦可用于中风后遗症属血虚者，慢性风湿性关节炎者。

[方源]《疾病饮食疗法》（二）（修订版）

[方名] 治高血压病方 26[△]

[方药] 桑叶、菊花、地龙各15克，桑寄生、草决明、川牛膝各30克，钩藤45克。

[用法] 水煎服。每日1剂，日分2次温服。

[功效] 平肝清热，通络降压。

[适应证] 高血压病。

[方源]《百病良方》（第1集）

[方名] 治高血压病方 27[△] （三桑汤加味）

[方药] 桑叶、菊花、夏枯草、半夏各15克，桑枝、桑寄生、牛膝各20克，钩藤、明矾各30克，茺蔚子10克。

[用法] 外用。水煎2次，滤渣取汁共2 000毫升。每日1剂，早、晚加温至40℃浴足30分钟，然后用大拇指按摩涌泉穴10分钟。疗程为1个月。血压稳定后，可改为2～3天浴足1次。

[功效] 补肾平肝，调节阴阳，疏通经络，祛风化痰，镇静安神，醒脑明目。

[适应证] 老年高血压病。

[方源] 云南中医中药杂志，1998，19（2）：19

[方名] 治高血压病方 28[△] （复方降压饮）

[方药] 桑叶、桑寄生、白蒺藜、青葙子、夏枯草、广地龙、决明子、川牛膝各15克，菊花12克，钩藤18克（后下）。

［用法］水煎服。每日 1 剂，日分 2 次温服。

［功效］滋补肝肾，清肝散风，降脂降压。

［适应证］高血压病。

［按语］方中桑叶清肝散风以止眩，桑寄生滋补肝肾以治本，配其余药物，共奏滋补肝肾，清肝散风，降脂降压之功效。

［方源］中国中医药信息杂志，1994（4）

［方名］治高血压病方　29△

［方药］桑枝、菊花、熟地、怀牛膝、枸杞子、山萸肉、旱莲草、决明子、钩藤、泽泻各 10 克。

［用法］水煎服。每日 1 剂，日分 2 次温服。

［功效］平肝补肾，育阴降压。

［适应证］高血压病属肾阴虚者。

［方源］中医杂志，1986（2）：91

［方名］治高血压病方　30△

［方药］桑白皮、桑寄生、杜仲、罗布麻、钩藤、丹参、川芎、赤芍、丹皮各 15 克，柳树叶 30 克，全蝎 5 克，水蛭 3 克，羚羊角粉 0.3 克（吞服），蟋蟀 2 对。

［用法］水煎服。每日 1 剂，日分 2 次温服。

［功效］平肝熄风，降压降脂。

［适应证］原发性高血压病。

［按语］用本方治疗原发性高血压病 55 例，停用其他药物，中药每日 1 剂，1 个月为 1 疗程。3 个疗程统计结果，显效 43 例，好转 9 例，无效 3 例，总有效率为 94.54%（无效 3 例均为间断服药）。

［方源］上海中医药杂志，1995（7）：17

［方名］治高血压病方　31△　（桑根降压煎）

［方药］桑根 200 克。

［用法］于餐前 30 分钟，水煎温服。每日 1 剂。10 天为 1 疗程，疗程间隔为 3 ~ 5 天。

［功效］镇惊止眩，舒筋止痛，平肝潜阳，降血压。

［适应证］高血压病。

［方源］中医药信息，1997（4）：27

［方名］治高血压病方　32△　（五皮降压饮）

［方药］桑白皮 50 克，大腹皮 30 克，茯苓皮 15 克，陈皮 9 克，生姜皮 6 克。

［用法］水煎服。每日 1 剂，日分 2 次温服。

［**功效**］　滋补肝肾，降血压。

［**适应证**］　高血压危象。

［**方源**］　安徽中医学院学报，1995（3）：22

［**方名**］　治高血压病方　33△

［**方药**］　桑白皮、菟丝子、生地、熟地、茯苓、泽泻、山药、牛膝各15克，黄芪30克，制附子、炒杜仲各12克，丹皮、肉桂各9克。

［**用法**］　水煎服。每日1剂，日分2次服。

［**功效**］　滋阴补肾，益气升阳，降血压。

［**适应证**］　老年高血压病属阴阳两虚者。

［**按语**］　加减法：偏阴虚火旺者，去肉桂、制附子，加黄柏9克，知母12克，龟板30克；偏气虚者，用黄芪40克；夜尿多者，加益智仁20克，桑螵蛸12克，石菖蒲15克；兼血虚者，加丹参24克，赤芍12克。

［**方源**］　陕西中医，1998（1）：9

［**方名**］　治高血压病方　34△　（苦辛酸降汤）

［**方药**］　桑叶、秦皮、石斛、夏枯草、钩藤（后下）各15克，刺蒺藜、白芍各20克，草决明25克，珍珠母30克，橘红（后下）5克。

［**用法**］　水煎服。每日1剂，日分2次温服。

［**功效**］　平肝熄风，清降阳明，降压降脂。

［**适应证**］　高血压病。

［**方源**］　《高血压病良方》

［**方名**］　治高血压病方　35△　（凉肝汤）

［**方药**］　桑寄生9克，百合、生地、菊花、草决明、夏枯草、白芍各12克。

［**用法**］　水煎服。每日1剂，日分2次温服。

［**功效**］　凉肝滋阴，熄风止眩。

［**适应证**］　高血压病。症见头晕胀痛，每因劳累或情绪波动而加重，偶有心悸耳鸣。

［**方源**］　《高血压病良方》

［**方名**］　治高血压病方　36△　（脾肾双补汤）

［**方药**］　桑寄生、玉米须、生龙骨（先煎）、磁石（先煎）各30克，制首乌24克，川芎、淫羊藿、杜仲各9克。

［**用法**］　水煎服。每日1剂，日分2次温服。

［**功效**］　平肝滋肾潜阳。

［**适应证**］　高血压病属肾阴阳两虚者。症见头晕眼花，耳鸣盗汗，腰酸腰痛，遗精阳痿，夜尿增多。舌淡嫩红，苔白厚或腻，脉弦滑。

[方源]《高血压病良方》

[方名] 治高血压病方 37△ （补阴和阳方）
[方药] 桑寄生、杜仲、巴戟天各 9～12 克，仙灵脾 9～15 克，怀牛膝、制龟板各 12～15 克，熟地 15～24 克，珍珠母 15～30 克，山萸肉 6～9 克，炙甘草 6 克。
[用法] 水煎服。每日 1 剂，日分 2 次温服。
[功效] 滋肝肾，补阴阳，降血压。
[适应证] 原发性高血压病属肝肾不足，阴阳两虚者。
[方源]《高血压病良方》

[方名] 治高血压病方 38△
[方药] 丹参、钩藤各 20 克，桑寄生、泽泻、益母草各 15 克，杜仲、黄芩、酸枣仁各 10 克，石决明 25 克（先煎 30 分钟），甘草 5 克。
[用法] 水煎服。每日 1 剂，日分 2 次温服。
[功效] 活血安神，平肝熄风，降压降脂。
[适应证] 高血压病。
[方源]《高血压病良方》

[方名] 治高血压病方 39△ （涤痰汤）
[方药] 桑枝 30 克，石决明 15 克，代赭石、白杏仁、杭菊各 12 克，竹沥（分 2 次冲服）、法半夏各 10 克，生紫菀、郁金、陈胆星、秦艽各 6 克，橘红、枳壳各 4.5 克，沉香屑 1.5 克。
[用法] 水煎服。每日 1 剂，日分 2 次温服。
[功效] 疏通经络，降压降脂。
[适应证] 高血压病。症见头晕，耳鸣，胸闷，痰多，肢麻。
[方源]《高血压病良方》

[方名] 治高血压病方 40△ （平降汤 1）
[方药] 桑寄生、夏枯草、生地、玄参、麦冬各 12 克，白芍 20 克，钩藤 25 克，石决明 30 克，菊花、生牛膝、龙胆草各 10 克。
[用法] 水煎服。每日 1 剂，日分 2 次温服。
[功效] 清热养阴，熄风潜阳。
[适应证] 高血压病。症见头晕头痛，面红肢软，口干便秘。苔白，脉弦有力。
[方源]《高血压病良方》

[方名] 治高血压病方 41△ （三龙汤）
[方药] 地龙、桑枝各 15 克，桑叶 9 克，龙胆草 6 克，牡蛎（先煎）、煅龙骨、灵

磁石（先煎）各 30 克。

[用法] 水煎服。每日 1 剂，日分 2 次温服。

[功效] 清肝热，镇肝潜阳。

[适应证] 高血压病属肝阳上亢者。症见头痛晕眩，面热目赤，颈项强急，心悸失眠。舌质红，脉弦数。

[方源]《高血压病良方》

[方名] 治高血压病方 42△ （消降汤）

[方药] 桑白皮、地骨皮各 30 克。

[用法] 先用水泡浸 30 分钟，再放火上煎 30 分钟。每剂药煎 3 次，3 次药液混合。每日 1 剂，日分 3 次温服（上午 8 时，下午 3 时，晚上 8 时）。

[功效] 降血压。

[适应证] 原发性高血压病。属肝阳或痰火上扰者。症见头痛眩晕，口渴烦躁，胸闷心悸，四肢麻木。脉弦。

[方源]《高血压病良方》

[方名] 治高血压病方 43△ （养肝化痰汤）

[方药] 桑寄生、夏枯草各 15 克，山栀、白芍、杭菊、女贞子、白芍各 10 克，当归、橘皮、炙甘草各 6 克，丹皮 100 克。

[用法] 水煎服。每日 1 剂，日分 2 次温服。

[功效] 清热化痰，养肝熄风。

[适应证] 高血压病。症见头痛头晕，恶心呕吐，躁动不安，甚至昏迷，四肢抽动，喉有痰。苔黄，脉弦。

[方源]《高血压病良方》

[方名] 治高血压病方 44△ （龟甲养阴煎）

[方药] 龟板、鳖甲各 25 克，桑椹子、山萸肉、阿胶（烊化）各 15 克，女贞子、旱莲草、枸杞子各 20 克。

[用法] 水煎服。每日 1 剂，煎 3 次混合药液，分 2 次服。

[功效] 滋阴补肾，除眩降压。

[适应证] 高血压病属肾精不足，髓失所养者。

[方源]《高血压病良方》

[方名] 治高血压病方 45△ （莲椹汤）

[方药] 莲须、桑椹子、女贞子、旱莲草各 12 克，山药、牛膝各 15 克，龟板（先煎）、生牡蛎（先煎）各 30 克。

[用法] 水煎服。每日 1 剂，日分 2～3 次温服。

[功效] 滋阴补肾，平肝潜阳。

[适应证] 高血压病。症见眩晕，精神不振，记忆力减退，耳鸣，失眠，心悸，盗汗，腰膝无力。脉细数。

[按语] 本方系邓铁涛经验方。

[方源]《高血压病良方》

[方名] 治高血压病方　46△　（姚氏降压洗剂）

[方药] 桑枝、磁石、石决明、党参、黄芪、当归、枳壳、蔓荆子、白蒺藜、白芍、炒杜仲、牛膝各6克，独活18克。

[用法] 外用。水煎，浸泡双脚1小时，一般使用1~3次血压即可降至正常；血压降至正常就不再浸泡。

[功效] 潜阳活血，通络降压。

[适应证] 原发性高血压病。

[按语] 临床采用本方治疗原发性高血压病20例，均获满意效果。

[方源]《高血压病良方》

[方名] 治高血压病方　47△

[方药] 桑寄生、黄精、制首乌、泽泻各20克，山楂、草决明、丹参、豨莶草各15克，菊花10克。

[用法] 水煎服。每日1剂，日分2次温服。

[功效] 补肝固肾，平肝祛湿，降压降脂。

[适应证] 高血压病属肝肾阴虚、瘀浊阻滞者。本方也适用于高脂血症的治疗。

[按语] 双降汤是用补泻并施，标本兼顾的组方原则而拟定的。方用桑寄生、黄精、制首乌补肝肾固精气；配泽泻、豨莶草清利下焦湿浊；草决明、菊花平肝潜阳，平冲降逆；山楂健脾渗湿，消食导滞；更用丹参活血，斡旋阴阳。诸药相配，补中有和，补而不腻，固而不涩，行而不散，共奏补益肝肾，行滞通脉，泻浊洁腑，降压降脂之功效。

[方源]《高血压病良方》

[方名] 治高血压病方　48△

[方药] 菟丝子30克，桑寄生、续断、山萸肉、五味子各15克，阿胶10克（烊化），茯神25克。

[用法] 水煎服。每日1剂，日分2次温服。

[功效] 补肾填精，养髓安神。

[适应证] 高血压病属肾精不足，脑髓失养者。

[方源] ①新中医，1995（11）：49；②《高血压病良方》

［方名］治高血压病方　49△　（还精煎）

［方药］桑椹子、女贞子、菟丝子、沙苑子、生地黄、熟地黄、制首乌、锁阳、菊花、钟乳石等。

［用法］水煎服。每日1剂，日分2次温服。

［功效］补精气，降血压。

［适应证］高血压病。

［方源］《高血压病良方》

［方名］治高血压病方　50△

［方药］桑枝、桑叶、芜蔚子各15克。

［用法］外用。水煎。睡前泡脚。

［功效］清热化痰，熄风降压。

［适应证］高血压病。

［方源］①《药食两用中药应用手册》；②《中华古医药宝典·验方大全》

［方名］治高血压病方　51△

［方药］桑寄生、桑椹子、女贞子、生地、熟地、杭白芍、山药、茯苓、丹皮、酸枣仁、杜仲、沙参、柏子仁、甘草。

［用法］水煎服。每日1剂，日分2次温服。

［功效］滋补肝肾，止眩降压。

［适应证］高血压病。

［方源］福建中医药，1994，25（1）：20～21

［方名］治高血压病方　52△　（平降汤2）

［方药］桑寄生、怀牛膝、钩藤（后下）、夏枯草各15克，益母草、草决明各30克，泽泻60克，明天麻10克。

［用法］水煎服。每日1剂，日分2次温服。

［功效］平肝潜阳，止眩降压。

［适应证］高血压病。

［按语］用本方治疗高血压病患者100例，20剂为1疗程，连服2个疗程。结果：临床治愈74例，显效20例，无效6例。全部案例均随诊1～5年，其中80例血压基本稳定。

［方源］山东中医杂志，1990，9（6）：15

［方名］治高血压病方　53△

［方药］桑寄生、天麻、杜仲、益母草、杭白芍、生山楂、夜交藤各10克，川牛膝12克，钩藤（后下）、草决明各30克。

［**用法**］水煎服。每日 1 剂，日分 2 次温服。

［**功效**］平肝潜阳，止眩降压。

［**适应证**］高血压病属肝阳上亢者。

［**按语**］用本方治疗原发性高血压病 1 期患者 53 例，14 天为 1 疗程，用 1～3 个疗程后，痊愈 9 例，显效 24 例，好转 16 例，无效 4 例，总有效率 92.5%。

［**方源**］北京中医，1998（2）

［**方名**］治高血压病方 54[△]（苓桂寄生肾气汤）

［**方药**］桑寄生 30 克，茯苓、汉防己、牛膝、杜仲各 20 克，白术 15 克，制附子、肉桂、泽泻、甘草各 10 克。

［**用法**］水煎服。每日 1 剂，日分 2 次温服。

［**功效**］健脾益肾，温阳化湿，止眩降压。

［**适应证**］高血压病。

［**按语**］用本方治疗高血压病 40 例，显效 22 例，好转 15 例，无效 3 例。

［**方源**］实用中医内科杂志，1996，10（3）：20

［**方名**］治高血压病方 55[△]（凉血化瘀降压汤）

［**方药**］丹皮 60～80 克，钩藤 30 克，川芎、玄参、牛膝、丹参、白芍、龙骨各 25 克，桑寄生 20 克。

［**用法**］水煎服。每日 1 剂，日分 2 次温服。

［**功效**］益肾平肝，凉血熄风，化瘀降压。

［**适应证**］高血压病。

［**按语**］用本方治疗高血压病患者 32 例，其中 1 期 12 例，2 期 12 例，3 期 8 例。结果：显效 18 例，好转 10 例，无效 4 例，总有效率为 87.5%。

［**方源**］上海中医药杂志，1996（8）：14

［**方名**］治高血压病方 56[△]（抗凝降压胶囊）

［**方药**］桑寄生、仙灵脾、杜仲、制首乌，茺蔚子、大黄、地龙、水蛭等。

［**用法**］依法制成胶囊。每次 4 粒，温开水送服，每日 3 次。6 周为 1 疗程。

［**功效**］温肾活血，通络降压。

［**适应证**］高血压病属肾虚血瘀者。症见头晕耳鸣，头痛头胀，胸闷气短，腰膝酸软，肢体麻木。舌质暗红。

［**按语**］用本方治疗肾虚血瘀型高血压病 86 例，显效 38 例，好转 34 例，无效 14 例。

［**方源**］中医药信息，1996（2）：27～28

［**方名**］治高血压病方 57[△]（夏桑菊降压汤 2）

[**方药**] 桑叶 10 克，野菊花 9 克，夏枯草 15 克。

[**用法**] 水煎服。每日 1 剂，日分 2 次温服。

[**功效**] 平肝清热，降血压。

[**适应证**] 高血压病。

[**方源**]《中国民间百草良方》

[**方名**] 治高血压病方　**58**△　（降压系列方 1）

[**方药**] 桑寄生、生地黄、豨莶草、小蓟各 12 克，钩藤 15 克，珍珠母 30 克（先煎），炒黄芩、夏枯草、海藻、罗布麻叶各 10 克。

[**用法**] 水煎服。每日 1 剂，日分 2 次温服。忌辛辣物。

[**功效**] 平肝镇静，止眩降压。

[**适应证**] 高血压病。

[**方源**] 新中医，1989（2）：30

[**方名**] 治高血压病方　**59**△　（降压系列方 2）

[**方药**] 桑寄生、钩藤、制首乌、丹参各 12 克，小蓟 15 克，怀牛膝、白蒺藜、天仙藤、夏枯草、丹皮各 10 克，地龙 6 克，牡蛎 30 克（先煎）。

[**用法**] 水煎服。每日 1 剂，日分 2 次温服。

[**功效**] 平肝潜阳，止眩降压。

[**适应证**] 高血压病。

[**方源**] 新中医，1989（2）：30

[**方名**] 治高血压病方　**60**△　（降压汤）

[**方药**] 桑寄生、钩藤各 15 克，山茱萸、枸杞子、丹参各 12 克，怀牛膝 10 克，生地黄、白芍、毛冬青各 30 克。

[**用法**] 水煎服。每日 1 剂，日分 2 次温服。7 天为 1 疗程。

[**功效**] 潜阳活血，通络降压。

[**适应证**] 高血压病。

[**方源**] 新中医（增刊），1997，29：29

[**方名**] 治高血压病方　**61**△　（降压方）

[**方药**] 桑寄生、丹参各 15 克，白芍、益母草、汉防己各 10 克，生石决明、罗布麻叶、豨莶草各 30 克。

[**用法**] 水煎服。每日 1 剂，日分 2 次温服。

[**功效**] 滋养肝肾，通络降压。

[**适应证**] 高血压病。

[**方源**] 湖北中医杂志，1984（2）：24

[方名] 治高血压病方 62[△] （降压调肝汤）

[方药] 桑寄生、钩藤、旱莲草、夏枯草、野菊花、决明子、地龙、怀牛膝各 10 克，谷精草 15 克。

[用法] 水煎服。每日 1 剂，日分 2～3 次服。

[功效] 凉肝潜阳，降压平眩。

[适应证] 高血压病。症见头痛目眩，昏晕欲仆，烦躁失眠。舌质红，脉弦劲。

[方源] 中医杂志，1986，27（2）：13

[方名] 治高血压病方 63[△]

[方药] 桑寄生、仙茅、仙灵脾、当归、巴戟天、黄柏、知母、牛膝、生地、熟地。

[用法] 水煎服。每日 1 剂，日分 2 次温服。

[功效] 阴平阳秘，调理肝肾。

[适应证] 高血压病属妇女更年期阴阳俱虚者。

[方源]《焦树德临床经验辑要》

[方名] 治高血压病方 64[△]

[方药] 桑寄生、生地、生白芍、玄参、生石决明（先下）、生牡蛎（先下）、生赭石（先下）、天麻、钩藤、牛膝、夏枯草、菊花。

[用法] 水煎服。每日 1 剂，日分 2 次温服。

[功效] 养阴潜阳，柔肝熄风。

[适应证] 高血压病属阴虚肝旺者。

[方源]《焦树德临床经验辑要》

[方名] 治高血压病方 65[△] （化瘀清热汤）

[方药] 桑枝、杭菊各 10～15 克，葛根、丹参各 10～15 克，丹皮、赤芍、红花、地龙各 10～12 克，柴胡 6～10 克，薄荷 6 克。

[用法] 水煎服。每日 1 剂，日分 2 次温服。

[功效] 清散瘀热。

[适应证] 高血压病属瘀热者。症见血压升高，舌下静脉曲张。舌暗红苔黄，脉涩或弦数。

[按语] 用本方治疗 41 例。其中，1、2 期获显效者分别为 16 例、14 例，好转者分别为 2 例、7 例，无效者分别为 0 例、2 例；总有效率为 95%。治疗期间未见有任何不良反应。

[方源] 中医杂志，1981，22（3）：30

[方名] 治高血压病方 66[△] （桑仲汤）

[方药] 桑寄生、杜仲、夜交藤各 30 克，白芍、代赭石（先煎）、钩藤（后下）、

酸枣仁各 20 克，淫羊藿、牛膝各 15 克。

[用法] 水煎服。每日 1 剂，1 个月为 1 疗程。

[功效] 养心安神、平肝降压。

[适应证] 高血压病。

[方源] 新中医，1995（4）

[方名] 治高血压病方　**67**△

[方药] 桑寄生、石决明、茯苓各 15 克，天麻、山茱萸、钩藤、炙甘草、丹皮、鸡内金（冲）各 10 克，杜仲、白术各 12 克，熟地 20 克。

[用法] 水煎服。每日 1 剂，日分 2 次温服。

[功效] 滋补肝肾，调理脾胃。

[适应证] 高血压病。

[方源] 中医药信息，1996（4）：22

[方名] 治高血压病方　**68**△

[方药] 桑寄生、钩藤、天麻、牛膝、葛根。

[用法] 水煎服。每日 1 剂，日分 2 次温服。

[功效] 补益肝肾，止眩降压。

[适应证] 高血压病。

[按语] ①原方未标出剂量，应用时可用常量。②用本方治疗 1、2 期高血压病 33 例，总有效率达 90.9%，而且可以改善头痛、眩晕、心悸、失眠、腰膝酸软等症状。

[方源] 南京中医药大学学报，1996，12（1）

[方名] 治高血压病方　**69**△　　（陈氏降压方）

[方药] 桑寄生、杜仲、熟附子、鹿角片、生龙骨、生牡蛎、熟地、山萸肉、山药、茯苓、泽兰、丹参。

[用法] 水煎服。每日 1 剂。

[功效] 温阳益阴，活血降压。

[适应证] 高血压病。

[按语] 原方未标出剂量，应用时可用常量。

[方源] 上海中医药杂志，1996（9）：33

[方名] 治高血压病方　**70**△

[方药] 桑寄生、杜仲、女贞子、白芍、钩藤、丹参、熟枣仁各 12 克，石决明、龟板各 20 克，牛膝 9 克，橘红 6 克。

[用法] 水煎服。每日 1 剂，日分 2 次温服。

[功效] 滋补肝肾，活血降压。

［**适应证**］ 高血压病。
［**方源**］《精选千家妙方》

［**方名**］ 治高血压病方　71△　（补肾方）
［**方药**］ 桑寄生、黄芪各 15 ~ 30 克，泽泻、淫羊藿各 15 ~ 24 克，杜仲 12 ~ 18 克，水蛭 6 ~ 15 克，益母草 9 ~ 18 克。
［**用法**］ 水煎服。每日 1 剂，日分 2 次温服。
［**功效**］ 益肾降压。
［**适应证**］ 老年人高血压病。症见头晕头痛，耳鸣耳聋，记忆力减退，腰膝酸软，尿后余沥，神疲乏力，夜尿频多，心悸失眠，五心烦热，便秘，畏寒肢冷。舌质淡或有瘀点，脉沉细或涩。
［**方源**］ 中国医药学报，1999，14（5）：26 ~ 28

［**方名**］ 治高血压病方　72△
［**方药**］ 桑寄生、杜仲、夜交藤、钩藤（后下）各 12 克，生石决明 15 克（先煎），天麻、牛膝、黄芩、朱茯神、益母草各 9 克。
［**用法**］ 水煎服。每日 1 剂，日分 2 次温服。
［**功效**］ 平肝潜阳，熄风止眩，降血压。
［**适应证**］ 高血压病。
［**方源**］《新编中医方剂手册》

［**方名**］ 治高血压病方　73△
［**方药**］ 桑寄生、杜仲、川怀牛膝各 15 克，石决明（先煎）、益母草各 30 克，天麻、钩藤（后下）、菊花、夏枯草各 10 克。
［**用法**］ 水煎服。每日 1 剂，日分 2 次温服。
［**功效**］ 平肝潜阳，活血化瘀，通脉降压。
［**适应证**］ 高血压病。
［**方源**］ 陕西中医，1997，18（3）：105

［**方名**］ 治高血压病方　74△
［**方药**］ 川芎 20 ~ 40 克，泽泻 30 ~ 80 克，桑寄生 20 克，白术、草决明、全蝎各 10 克。
［**用法**］ 水煎服。每日 1 剂，12 剂为 1 疗程。
［**功效**］ 平肝潜阳，活血利水。
［**适应证**］ 高血压病。
［**按语**］ 用本方治疗高血压病 80 例。男 48 例、女 32 例。1 期 32 例，2 期 38 例，3 期 10 例。经治疗后，显效（症状消失）54 例，好转（症状减轻）24 例。总有效

率 97.5%。

[**方源**] 陕西中医, 1997, 18 (3): 105

[**方名**] 治高血压病方 75[△] （脾肾双补汤）

[**方药**] 石决明 35 克。罗布麻、豨莶草各 30 克, 桑寄生、丹参各 15 克, 白芍、枸杞子各 10 克。

[**用法**] 水煎服。每日 1 剂, 日分 2 次温服。

[**功效**] 滋肝益肾, 导滞散浊。

[**适应证**] 原发性高血压病。

[**方源**]《中华古医药宝典·中医祖传秘笈》

[**方名**] 治高血压病方 76[△]

[**方药**] 桑叶 12 克, 山楂 15 克, 菊花、银花各 30 克。

[**用法**] 用沸水冲泡 4 次, 每次 10～15 分钟, 代茶饮。

[**功效**] 清热熄风。

[**适应证**] 高血压病。

[**方源**]《药食两用中药应用手册》

[**方名**] 治高血压病方 77[△]

[**方药**] 桑寄生 30 克, 苦丁茶、草决明各 15 克, 钩藤 12 克, 荷叶 10 克。

[**用法**] 水煎服。每日 1 剂, 日分 2 次温服。

[**功效**] 降血压。

[**适应证**] 高血压病, 头晕目眩。

[**方源**]《药物治疗手册》

[**方名**] 治高血压病方 78[△]

[**方药**] 桑寄生 30 克, 臭梧桐、钩藤各 10 克。

[**用法**] 水煎服。每日 1 剂, 日分 2 次温服。

[**功效**] 降血压。

[**适应证**] 轻度高血压, 头晕头痛。

[**方源**]《药物治疗手册》

[**方名**] 治高血压病方 79[△]

[**方药**] 桑寄生 30 克, 夏枯草 15 克, 生白芍 10 克, 黄芩 6 克。

[**用法**] 水煎服。每日 1 剂, 日分 2 次温服。

[**功效**] 降血压。

[**适应证**] 高血压, 头晕, 头痛。

[**方源**]《药物治疗手册》

[**方名**] 治高血压病方　80△
[**方药**] 桑叶、钩藤、夏枯草、菊花各 10 克。
[**用法**] 水煎服。每日 1 剂，日分 2 次温服。
[**功效**] 降血压。
[**适应证**] 高血压病。
[**方源**]《药物治疗手册》

[**方名**] 治高血压病方　81△
[**方药**] 桑寄生、夏枯草、菊花、炒杜仲各 15 克，钩藤 20 克，生牡蛎、珍珠母各 30 克，白蒺藜、槐花、地龙、木香、天麻各 10 克。
[**用法**] 水煎服。每日 1 剂，日分 2 次温服。
[**功效**] 平肝泻火，降血压。
[**适应证**] 高血压病属肝火亢盛型。症见头晕，胀痛较甚，面红目赤，口苦，烦躁，便秘，尿黄，时有失眠。脉弦数或弦滑。
[**方源**]《实用中医手册》

[**方名**] 治高血压病方　82△　（柔肝熄风汤）
[**方药**] 桑寄生 15 克，枸杞子、杭菊花、夏枯草、刺蒺藜、制首乌、赤芍、白芍、玄参、怀牛膝各 12 克，全当归、钩藤各 9 克，珍珠母 24 克。
[**用法**] 水煎服。每日 1 剂，日分 2 次温服。
[**功效**] 柔肝熄风，清热降压。
[**适应证**] 高血压病。
[**方源**] 中国中医药报，1990 – 6 – 22

[**方名**] 治高血压病方　83△　（桑决合剂）
[**方药**] 桑寄生 60 克，决明子 30 克。
[**用法**] 煎水 150 毫升，早晚分服。30 天为 1 疗程。
[**功效**] 补肝肾，止眩晕，降血压。
[**适应证**] 高血压病。
[**按语**] 用本方治疗高血压病 65 例，疗效标准按 1994 年冠心病、高血压病普查预防座谈会修订方案的规定。结果：显效 48 例，好转 13 例，无效 4 例，总有效率为 93.8%。
[**方源**] 江西中医药，1989（3）：33

[**方名**] 治高血压病方　84△　（桑夏汤）
[**方药**] 桑寄生、夏枯草、酸枣仁各 30 克，川芎、牛膝、山楂、地龙各 15 克。

［用法］水煎服。每日1剂，日分2次温服。

［功效］益肾平肝降压。

［适应证］高血压病。

［按语］用本方治疗高血压病146例，显效96例，好转40例，无效10例，总有效率为93.15%。

［方源］实用中西医结合杂志，1994，7（10）：624

［方名］治高血压病方　**85**△　（降压汤）

［方药］桑寄生、泽泻、红花、山楂、枣仁（炒）各12克，丹皮、夏枯草、沙参、龙胆草各15克，制首乌、枸杞子、菟丝子、女贞子、益母草、昆布各20克。

［用法］水煎服。每日1剂，日分2次温服。

［功效］平肝清热，温肾降压。

［适应证］高血压动脉硬化症。

［按语］治疗33例，痊愈24例，显效5例，无效4例。

［方源］山东中医杂志，1986（2）：16

［方名］治高血压病方　**86**△

［方药］桑白皮、枳壳、丹参、牡蛎、白芍、乌药各24克，黄芩30克，丹皮60克，石决明12克，当归9克，独活、磁石、牛膝各3克。

［用法］水煎服。每日1剂，日分2次温服。

［功效］原发性高血压病。

［适应证］用本方治疗原发性高血压病66例，基本治愈42例，显效23例，无效1例，总有效率为98.5%。

［方源］实用中西医结合杂志，1997，10（7）：614

［方名］治高血压病方　**87**△

［方药］桑寄生、天麻、杜仲、山栀、黄芩、益母草、夜交藤、茯神各9克，钩藤、川牛膝各12克，石决明18克（先煎）。

［用法］水煎服。每日1剂，日分2次温服。

［功效］平肝熄风，清热活血，补益肝肾，止眩降压。

［适应证］原发性高血压属肝阳上亢、肝风内动者。症见头晕目眩，头痛耳鸣，震颤失眠。舌质红，脉弦数。

［按语］吴氏用本方治疗原发性高血压66例，并对其内皮素（ET）和降钙素基因相关肽（CGRP）进行了观察。结果：治疗组疗前ET高于正常人（$P < 0.01$），CGRP低于正常人（$P < 0.01$），治疗后均明显改善（$P < 0.01$）。说明本方能调整高血压病患者的ET、CGRP代谢失衡状态，从而使血管扩张，紧张度下降，达到治疗目的。

［方源］中药药理与临床，1997，13（6）：45

[方名] 治高血压病方 **88**△ （通络平肝汤）

[方药] 桑寄生、杜仲、钩藤各 15 克，丹参 20 克，生地 30 克，牛膝、夏枯草各 12 克，地龙 10 克，泽泻 9 克，菊花、川芎各 6 克，石决明 25 克。

[用法] 水煎服。每日 1 剂，日分 2 次温服。

[功效] 平肝益肾，滋阴潜阳，通络降压。

[适应证] 高血压病属阴虚阳亢者。

[按语] 治疗 30 例，显效 19 例，好转 11 例。

[方源] 时珍国医国药，1999，10（9）

[方名] 治高血压病方 **89**△

[方药] 桑寄生、怀牛膝、枸杞子、杜仲、车前子各 15 克，钩藤、石决明各 12 克，丹参、制首乌各 15 克。

[用法] 水煎服。每日 1 剂，日分 2 次温服。

[功效] 平肝滋阴，通络降压。

[适应证] 高血压病。

[方源] 湖北中医杂志，1987（5）：20

[方名] 治高血压病方 **90**△ （血压健胶囊）

[方药] 桑寄生、杜仲、黄芪、法半夏、川芎等。

[用法] 依法制成胶囊。每次 3 粒，温开水送服。每日 3 次，1 个月为 1 疗程。

[功效] 平肝益肾，健脾降压。

[适应证] 高血压病属气虚痰浊型。症见头痛头重，胸闷多痰，神疲乏力，腰膝酸软。舌质淡或淡胖有齿痕。舌苔白腻或白滑，脉滑或细滑。

[按语] 用本方治疗高血压病 90 例，显效 61 例，好转 21 例，无效 8 例，总有效率为 91.11%。

[方源] 新中医，1998，30（1）：35～36

[方名] 治高血压病方 **91**△

[方药] 桑寄生、生黄芪、仙灵脾、肉苁蓉、杜仲、生地、枸杞子、女贞子、牛膝等。

[用法] 依法制成流浸膏。每次 10 毫升，温开水送服，每日 3 次。

[功效] 补益肾气，调理阴阳。

[适应证] 高血压病属老年肾虚者。

[方源] 中国中医药科技，1999，6（6）：394～395

[方名] 治高血压病方 **92**△

[方药] 桑寄生、杜仲各 20 克，益母草 60 克，甘草 5 克。

[**用法**] 水煎服。每日 1 剂，日分 2 次温服。

[**功效**] 滋养肝肾，通脉降压。

[**适应证**] 高血压病，对产后血压高尤其有效。

[**方源**]《名中医治病绝招》

[**方名**] 治高血压病方 93△　（益肾降压流浸膏）

[**方药**] 桑寄生、淫羊藿、女贞子、生黄芪、泽泻等。

[**用法**] 依法制成或流浸膏。每次 10 毫升，温开水送服，每日 3 次，30 天为 1 疗程。

[**功效**] 补益肾气，行气降压。

[**适应证**] 老年性高血压病。

[**方源**] 山东中医学院学报，1994，18（5）：304

[**方名**] 治高血压病方 94△　（益心健脑汤）

[**方药**] 桑寄生、葛根各 15 克，丹参 20～4 克，黄芪 30～60 克，山楂 9～15 克，川芎 6～9 克。

[**用法**] 将药浸泡 30 分钟左右，煎两次，取汁约 300～400 毫升，每日 1 剂，分 2～3 次温服。

[**功效**] 补气活血，益心健脑。

[**适应证**] 高血压病属气虚血瘀者。本方尚适用于冠心病、脑栓塞、脑动脉硬化以及心律失常、高脂血症等。

[**方源**]《当代名医证治汇萃》

[**方名**] 治高血压病方 95△

[**方药**] 桑寄生、益母草、车前子、夏枯草、草决明、钩藤、丹皮各常量，泽泻 50～100 克。

[**用法**] 水煎服。每日 1 剂，9 天为 1 疗程。一般治疗 1～3 个疗程。服本药期间停服一切西药。

[**功效**] 滋补肝肾，降压降脂。

[**适应证**] 高血压病。

[**按语**] 朱文玉用自拟泽泻降压汤治疗高血压病 104 例，显效率 62.5%，好转率 35.6%，总有效率 98.1%。其中 36 例随诊 1～5 年，有 22 例血压基本稳定，10 例复发者再服本方亦获效。

[**方源**] 中国中西医结合杂志，1984（9）：527

[**方名**] 治高血压病方 96△

[**方药**] 桑寄生、夏枯草、仙灵脾、女贞子、磁石（先煎）各 15 克，罗布麻、钩

藤各 12 克，丹皮、川芎、海藻、地龙、辛荑、银杏叶、木香、白蒺藜、栀子、杜仲、路路通各 9 克，西红花 6 克，鸡血藤 20 克。

[**用法**] 水煎服。每日 1 剂，日分 3 次温服。

[**功效**] 滋补肝肾，通脉降压。

[**适应证**] 高血压病。

[**方源**] 中国中医药科技，2000，7（2）

[**方名**] 治高血压病方 **97**△ （平压散）

[**方药**] 桑枝、黄连各 10 克，沙参、红花、钩藤、牛膝、当归各 15 克，制首乌、枸杞子、女贞子、墨旱莲、益母草各 20 克，黄芪 45 克。

[**用法**] 共为细末，每包 5 克。每次 1 包，开水冲服，每日 2～3 次。

[**功效**] 补益肝肾，活血化浊，健脾降压。

[**适应证**] 原发性高血压。

[**按语**] 用本方治疗原发性高血压 300 例，1 个月为 1 疗程，1 疗程后统计疗效，显效 220 例，占 73.3%，好转 70 例，占 23.3%，无效 10 例，占 3.3%，总有效率 96.7%。

[**方源**] 辽宁中医杂志，1997，24（10）：461

[**方名**] 治高血压病方 **98**△ （活血潜降汤）

[**方药**] 桑寄生 15 克，川牛膝、丹参、泽泻各 20 克，钩藤 30 克，益母草，地龙、生地、山药、枸杞子各 10 克，川贝母 6 克，制附片 3 克，茶叶适量。

[**用法**] 水煎服。每日 1 剂，日分 2 次温服。

[**功效**] 熄风祛痰，活血化瘀，潜阳降压。

[**适应证**] 高血压病。

[**按语**] 用本方治疗高血压病 102 例，显效 39 例，好转 53 例，无效 10 例，总有效率 90.2%。其中，有 53 例胆固醇增高，治疗后至正常者 18 例，好转 14 例，总有效率 60%。

[**方源**] 江苏中医，1988（8）：6

[**方名**] 治高血压病方 **99**△

[**方药**] 桑寄生、菊花、枸杞子、制首乌、女贞子、苦丁茶各 10 克，生地 12 克，磁石、牡蛎各 30 克。

[**用法**] 水煎服。每日 1 剂，日分 2 次温服。

[**功效**] 通脉降压。

[**适应证**] 高血压病。

[**方源**] ①《传世偏方验方》；②《中华古医药宝典·验方大全》

[**方名**] 治高血压病方 100[△]　（降压延寿汤）

[**方药**] 桑叶、菊花、钩藤、石决明、怀牛膝、丹参、丹皮、茯苓、泽泻、制首乌、生地黄、熟地黄、白芍、枸杞子、菟丝子、杜仲各 10～15 克。

[**用法**] 水煎服。每日 1 剂，日分 2 次温服。

[**功效**] 平肝熄风，降血压。

[**适应证**] 高血压病。

[**按语**] 用本方治疗高血压病 87 例，3 个月为 1 疗程，原有症状消失，血压、血脂降至正常者为显效，53 例；症状减轻，血压、血脂接近正常者为好转 25 例，无效 9 例。

[**方源**] 新中医，1990（11）：22

[**方名**] 治高血压病方 101[△]　（降压汤）

[**方药**] 桑寄生 24 克，女贞子 20 克，牡丹皮、槐花、牛膝各 15 克，熟地、生石决明、夏枯草各 30 克。

[**用法**] 水煎服。每日 1 剂，日分 2 次温服。

[**功效**] 滋阴潜阳，止眩降压。

[**适应证**] 高血压病。

[**方源**]《河南省名老中医经验集锦》

[**方名**] 治高血压病方 102[△]　（潜熄片合剂）

[**方药**] 桑椹子、珍珠母、天麻各 12 克，钩藤 15 克，菊花 10 克。

[**用法**]（1）煎剂：每日水煎服 1 剂，珍珠母敲碎先煎 1 小时，再入其他 4 药，武火煎沸后文火煮 1 小时，每剂煎 2 次，分早、晚服完。（2）片剂：珍珠母先熬，余药熬成浸膏，作糖衣片，20 天为 1 疗程。服药时间停用其他药物，忌辛辣刺激性食物。

[**功效**] 滋肝益肾，缓晕宁神。

[**适应证**] 高血压病。

[**方源**] 中国中西医结合杂志，1992，12（7）：409

[**方名**] 治高血压病方 103[△]

[**方药**] 桑椹子、女贞子、莲须各 12 克，淮山、牛膝各 15 克，生牡蛎（先煎）、龟板（先煎）各 25 克，钩藤、地龙、旱莲草各 10 克。

[**用法**] 水煎服。每日 1 剂，日分 2 次温服。

[**功效**] 补血养阴，通脉降压。

[**适应证**] 高血压病。

[**方源**]①《偏方秘方大全》；②《中华古医药宝典·中医祖传秘笈》

[**方名**] 治高血压病方 104[△]　（调络饮）

[**方药**] 桑寄生、桑枝、桂枝、生地、丹皮、白芍、黄芩、菊花、杜仲、牛膝、甘

草各 15 克，生石决明、夏枯草各 30 克。

[用法] 水煎服。每日 1 剂，日分 2 次温服。

[功效] 调和脉络，降压清眩。

[适应证] 缓进型高血压病。症见头晕目眩，甚则头痛目胀，每因烦劳恼怒而加剧，脉弦数有力，严重时手足麻木。

[按语] 本方是王乐善名老中医验方。

[方源]《国家级名老中医验方大全》

[方名] 治高血压病方　105△

[方药] 桑寄生、钩藤、牛膝各 30 克，杜仲 20 克，代赭石 40 克，醋 100 毫升。

[用法] 外用。将药放入砂锅内，加水 2 000 毫升，煎煮 15 分钟后，再加醋煮沸，待药汁稍温后泡足，每晚 1 次，1 剂用 3 日。

[功效] 平肝，降压。

[适应证] 高血压病。

[方源]《神方奇药治百病》

[方名] 治高血压病方　106△

[方药] 桑叶、黄芩、钩藤、槐角各 15 克，夏枯草、茺蔚子各 17 克，草决明 30 克，生石膏 60 克。

[用法] 水煎取汁，加蜜收成膏。每日 1 剂，日分 3 次服，温开水送下。

[功效] 镇肝熄风，清热化痰。

[适应证] 高血压病。

[方源]《秘方全书》

[方名] 治高血压病方　107△

[方药] 黑芝麻、胡桃肉各 20 克，桑叶 10 克。

[用法] 水煎，去桑叶，分 2~3 次渣汤同服。每日 1 剂。

[功效] 通脉降压。

[适应证] 高血压病。

[方源] ①《中华古医药宝典·验方大全》；②《传世偏方验方》

[方名] 治高血压病方　108△

[方药] 桑叶、白芍各 300 克，生地黄 500 克，黄羊角 800 克，钩藤 200 克，甘草 80 克。

[用法] 为末，炼蜜为丸，每丸重 15 克，每服 1 丸，日服 2 次。

[功效] 通脉降压。

[适应证] 高血压病。

［**方源**］《中华古医药宝典·验方大全》

［**方名**］治高血压病方　109△　（桑叶荷叶粥）
［**方药**］桑叶 10 克，新鲜荷叶 1 张，粳米 100 克，砂糖适量。
［**用法**］先将桑叶、荷叶洗净，加水煎煮，去渣取汁，加入淘洗干净的粳米同煮成粥，加入砂糖调匀即成。供早晚餐温热食用。
［**功效**］祛风清热，凉血降压。
［**适应证**］高血压病。
［**方源**］《药食两用中药应用手册》

［**方名**］治高血压病方　110△　（双鱼戏桑枝）
［**方药**］鲫鱼 2 条（约 500 克），赤小豆 30 克，桑枝 6 克，食盐、姜各 3 克。
［**用法**］将鲫鱼去鳞及肠杂，洗净，沥干水分。把赤小豆、桑枝、姜同下砂锅，加入适量清水，煮至赤小豆绽开，去桑枝，加入鲫鱼，以盐调味，滚熟即成。佐餐食用。
［**功效**］滋肝补肾，熄风降压。
［**适应证**］高血压病。
［**方源**］《药食两用中药应用手册》

［**方名**］治高血压病方　111△　（桑椹枸杞猪肝粥）
［**方药**］桑椹、枸杞各 12 克，猪肝、粳米各 100 克。
［**用法**］将桑椹、枸杞用水洗净；猪肝洗净切片；粳米洗净。把粳米放入锅内，加清水 1 000 毫升，置武火上烧沸，煮熟调味即成。每日 1 剂。
［**功效**］补肝肾，降血压。
［**适应证**］高血压病属肝肾阴虚型。
［**方源**］《药食两用中药应用手册》

（20）动脉粥样硬化

［**方名**］治动脉粥样硬化方　1△　（桑菊饮加减）
［**方药**］桑叶 12 克，菊花、金银花各 15 克，山楂 24 克。
［**用法**］水煎服。每日 1 剂，日分 2 次温服。
［**功效**］清肝热，化瘀积。
［**适应证**］动脉粥样硬化。
［**方源**］《中药大辞典》

［**方名**］治动脉粥样硬化方　2△　（桑枝蚕砂煎）
［**方药**］嫩桑枝 30 克，蚕砂 15 克。

［用法］水煎服。每日 1 剂，日分 2 次温服。

［功效］清热祛风，通络化积。

［适应证］动脉粥样硬化引起肢臂酸痛者。

［方源］《实用食疗秘方大全》

［方名］治动脉粥样硬化方　3△

［方药］桑寄生、杜仲、黄芩各 5 克，当归、钩藤各 10 克，枳实、怀牛膝各 3 克。

［用法］水煎服。每日 1 剂，日分 2 次温服。

［功效］滋补肝肾，活血化瘀。

［适应证］动脉粥样硬化。

［方源］《实用食疗秘方大全》

［方名］治动脉粥样硬化方　4△

［方药］桑寄生、红花、桃仁、山楂、炒枣仁、生甘草各 8～15 克，丹皮、夏枯草、龙胆草、广木香、泽泻各 10～15 克，女贞子、枸杞子、菟丝子、全当归、昆布各 20～25 克，黄芪 30～50 克。

［用法］水煎 3 次后合并药液，分 2～3 次温服。每日 1 剂，15 天为 1 疗程。

［功效］补肝清热，活血化积。

［适应证］动脉粥样硬化。

［按语］用本方治疗动脉粥样硬化 67 例，经用药 1～3 个疗程，临床治愈 58 例，显效 6 例，无效 3 例。

［方源］《当代妙方》

［方名］治动脉粥样硬化方　5△　　（桑麻葵丸）

［方药］桑叶、黑芝麻、葵瓜子各等量。

［用法］共研细末，炼蜜为丸。早、晚各服 10 克，温开水送服。

［功效］滋阴润燥，补肾平肝。

［适应证］动脉粥样硬化属阴虚阳亢者。

［方源］《疾病饮食疗法》（二）（修订版）

［方名］治动脉粥样硬化方　6△

［方药］桑叶 10 克。

［用法］将桑叶洗净，加水煮沸，放入适量茶叶，待温后加入食盐或糖少许，去渣饮汁。

［功效］清肝热，化瘀积。

［适应证］动脉粥样硬化。

［方源］《疾病自然疗法》

[**方名**] 治动脉粥样硬化方 7△ （桑叶菊花山楂茶）

[**方药**] 桑叶 12 克，山楂 15 克，菊花、银花各 30 克。

[**用法**] 用沸水冲泡 4 次，每次 10～15 分钟，代茶饮。

[**功效**] 清肝化痰。

[**适应证**] 动脉粥样硬化症。

[**方源**] 《药食两用中药应用手册》

[**方名**] 治动脉粥样硬化方 8△ （山楂桑椹汤）

[**方药**] 鲜山楂、鲜桑椹各 30 克（干品 10 克）。

[**用法**] 上 2 味用温开水浸泡，冲洗干净，入锅加水适量，文火煮 20 分钟即成。上下午分服，食果饮汤。

[**功效**] 补肝益肾，滋阴养血，消食降脂，软化血管。

[**适应证**] 动脉粥样硬化症属阴亏血虚型。症见头晕耳鸣，目暗昏花，须发早白，口干，便秘，失眠，健忘，遗精等。

[**按语**] 脾胃虚寒，大便稀溏者不宜用本方。

[**方源**] 《药食两用中药应用手册》

（21）低血压症

[**方名**] 治低血压症方 1△ （桑果汁）

[**方药**] 100% 桑果汁 250 毫升。

[**用法**] 每次 125 毫升，口服，每日 2 次。

[**功效**] 滋补肝肾，养阴补血。

[**适应证**] 低血压症属肝肾阴虚者。

[**按语**] 低血压症是指动脉血压低于正常，收缩压在 90 毫米汞柱以下及舒张压在 60 毫米汞柱以下。根据中医辨证，低血压多属虚证、寒症，由于气血衰虚，以致不能使血压升及正常。低血压的病因为脏腑先有亏损、气血不足，导致血不上升，遂见血压降低。本方药为新鲜桑椹汁，具有滋补肝肾，养阴补血之功效，因而临床治疗低血压症获得显著疗效。此外，本方对高血压患者有降压作用，而对低血压者又有升压作用，这可能与本方药对植物神经具有双向调节作用有关。

[**方源**] 中华世界综合医学杂志，2004，4（10）：32～38

（22）冠状动脉硬化性心脏病

[**方名**] 治冠心病方 1△

[**方药**] 桑椹子、沙参、麦冬、生地、茯苓、炒枣仁、川芎各 12 克，檀香、厚朴、远志、菖蒲各 10 克，赤芍 20 克。

[**用法**] 水煎服。每日 1 剂，日分 2 次温服。

[**功效**] 滋养心阴，活血通脉，理气宽胸。

[**适应证**] 冠心病心绞痛属心阴不足、气滞血瘀型。

[**方源**]《老年病中医治疗学》

[**方名**] 治冠心病方 2$^{\triangle}$ （桑椹山楂粥）

[**方药**] 桑椹子 15 克，山楂、粳米各 30 克。

[**用法**] 将桑椹子、山楂、粳米洗净，一齐放入锅内，加清水适量，文火煮成粥，调味即可。随量食用。

[**功效**] 养血滋阴，活血祛瘀。

[**适应证**] 冠心病属阴虚阳亢兼有血瘀者。症见胸翳不舒，心悸烦闷，时有心前区刺痛，纳差乏味。舌质紫暗，脉涩。

[**方源**]《疾病饮食疗法》（二）（修订版）

[**方名**] 治冠心病方 3$^{\triangle}$ （桑寄生散）

[**方药**] 桑寄生 39 克。

[**用法**] 制成冲剂 1 包。每次半包，温开水冲服，每日 2 次。疗程 4~6 周。

[**功效**] 滋补肾阴，通脉止痛。

[**适应证**] 冠心病心绞痛。

[**按语**] 上海第二医学院用本方治疗冠心病心绞痛 54 例。结果：显效 13 例，好转 28 例，总有效率 76%，心电图改善率为 44%。

[**方源**]《中药临床新用》

[**方名**] 治冠心病方 4$^{\triangle}$

[**方药**] 桑寄生、菟丝子各 15 克，五灵脂 12 克（包煎）、乌梢蛇、蒲黄各 10 克，鸡血藤 18 克，熟附子 20 克（先煎 30 分钟），黄芪、丹参各 30 克。

[**用法**] 水煎取汁 300 毫升。每日 1 剂，日分 3 次温服。15 天为 1 个疗程。

[**功效**] 温阳益气，活血通脉，逐瘀降脂。

[**适应证**] 冠状动脉硬化性心脏病心功能衰竭者。

[**按语**] 冠心病全称为冠状动脉硬化性心脏病，是常见的心血管疾病。临床上以心慌、心前区刺痛或闷痛为主要表现。甚则出现心律失常、心肌梗塞等危重病征。本病是由各种原因使冠状动脉壁形成粥样斑块，导致血管腔的狭窄、梗阻、硬化，影响心脏血液循环，使心肌缺血缺氧所引起。中医认为本病的发生与七情内伤，饮食不节、肾气不足、寒邪内侵有关。

[**方源**] 实用中医杂志，1999，15（8）：28

[**方名**] 治冠心病方 5$^{\triangle}$

[**方药**] 桑寄生、黄精、山萸肉、枸杞子、杜仲、全瓜蒌、制半夏各 10 克，石菖

蒲 6 克。

[用法] 水煎服。每日 1 剂，日分 2 次温服。

[功效] 滋补肾阴，化湿涤痰。

[适应证] 冠状动脉硬化性心脏病。

[方源] 浙江中医杂志，1998（8）：346

[方名] 治冠心病方　6△

[方药] 桑寄生、天麻、茯苓各 9 克，川芎、知母各 4.5 克，炙甘草、菊花各 3 克，酸枣仁 15 克。

[用法] 水煎服。每日 1 剂，日分 2 次温服。

[功效] 补肝宁心，通脉止痛。

[适应证] 冠心病心绞痛属心肝失调者。症见心前区绞痛，心悸，气短，多梦。

[方源]《偏方秘方大全》

[方名] 治冠心病方　7△

[方药] 党参、酸枣仁各 15~30 克，黄芪 18~30 克，桑寄生、麦冬各 12~15 克，五味子 3~6 克，益母草 30 克。

[用法] 水煎服。每日 1 剂，1 个月为 1 疗程，用 1~3 个疗程。

[功效] 行气宁心，解痉止痛。

[适应证] 冠心病。

[方源]《中华古医药宝典·中医祖传秘笈》

（23）风湿性心瓣膜病

[方名] 治风心病方　1△　（加味温阳风心汤）

[方药] 桑枝 24 克，熟附片（先煎）、云苓各 30 克，生黄芪 60 克，北五味子、薤白、巴戟天各 12 克，夏枯草 15 克，桂枝、白芍、白术、山萸肉、炮干姜、威灵仙、全蝎、乌梢蛇各 9 克，蜈蚣 2 条，甘草 3 克。

[用法] 水煎服。每日 1 剂，日分 2 次温服。

[功效] 温阳行水，祛风活络。

[适应证] 风湿性心瓣膜病。

[方源]《千家妙方》

[方名] 治风心病方　2△

[方药] 太子参、当归各 12 克，桑寄生、防风、续断、麦冬、白术、山药各 15 克，生地、熟地、茯苓、白芍各 20 克，生薏仁 30 克，山萸肉、泽泻、车前子（包煎）、黄柏（酒泡 2 小时）、苍术、蕲蛇、羌活、独活各 10 克，炙甘草 5 克，五味子、

川芎、炙附子（先煎）各6克。

　　[**用法**] 水煎服，每日1剂。

　　[**功效**] 补气养血，补肝益肾，祛风除湿。

　　[**适应证**] 风湿性心瓣膜病。

　　[**方源**]《中华古医药宝典·中医祖传秘笈》

（24）心肌病

　　[**方名**] 治心肌病方　1[△]　（玉竹寄生汤加减）

　　[**方药**] 桑寄生12克，玉竹、徐长卿、生黄芪、生地各15克，麦冬、秦艽、白薇各9克，甘草6克。

　　[**用法**] 水煎服。每日1剂，日分2次温服。

　　[**功效**] 益气养阴，疏风利湿通络。

　　[**适应证**] 风湿性心肌炎。

　　[**方源**]《千家妙方》

（25）心律失常

　　[**方名**] 治心律失常方　1[△]　（桑果红酒）

　　[**方药**] 桑果红酒适量。

　　[**用法**] 每服30毫升，每日1~2次。

　　[**功效**] 补肝益肾，养血安神。

　　[**适应证**] 心律失常。症见胸闷心悸。脉结代。

　　[**方源**] 中华世界综合医学杂志，2004，4（10）：32~38

　　[**方名**] 治心律失常方　2[△]　（桑籽油）

　　[**方药**] 桑籽油适量。

　　[**用法**] 每服20毫升，每日1~2次。

　　[**功效**] 补肝益肾，养血安神。

　　[**适应证**] 心律失常。症见胸闷心悸。脉结代。

　　[**方源**] 中华世界综合医学杂志，2004，4（10）：32~38

　　[**方名**] 治心律失常方　3[△]

　　[**方药**] 桑寄生、丹参、鳖甲、苦参、茵陈各20克，赤芍、夏枯草各15克，仙灵脾、白蔻各6克，生龙、牡蛎各30克，佩兰10克。

　　[**用法**] 水煎服。每日1剂，日分2次温服。

　　[**功效**] 平肝活血，养阴理痰。

[**适应证**] 心房颤动。

[**方源**]《内科良方》

[**方名**] 治心律失常方 4△ （复脉汤）

[**方药**] 桑枝、熟地各 15 克，炙甘草、党参、麦冬各 12 克，火麻仁、炒枣仁、阿胶珠、天麻各 10 克，桂枝、防风各 6 克，羌活 5 克。

[**用法**] 水煎服。每日 1 剂，日分 2 次温服。

[**功效**] 养血益气，祛风镇惊。

[**适应证**] 房颤，房朴。

[**方源**]《老年病中医治疗学》

[**方名**] 治心律失常方 5△ （桑椹桂圆兔肉汤）

[**方药**] 桑椹子、枸杞子各 15 克，桂圆肉 20 克，兔肉 250 克。

[**用法**] 将兔肉洗净切块，用开水拖去血水，连同洗净的桑椹、桂圆肉、枸杞子一起放入锅内，加清水适量，武火煮沸后，文火煮 2~3 小时，调味即可。随量饮用。

[**功效**] 滋阴补血，养心安神。

[**适应证**] 心律不齐属阴亏血少者。症见面色无华，，心悸健忘，失眠多梦，头晕眼花，口干便秘，脉结代等。

[**方源**]《疾病饮食疗法》（二）（修订版）

[**方名**] 治心律失常方 6△ （桑寄生注射液）

[**方药**] 桑寄生注射液（每 2 毫升含生药 4 克）。

[**用法**] 每次 2~4 毫升，肌内注射，每日 2 次；或每次 12 毫升，静脉注射，每日 1 次；或每次 18 毫升，静脉滴注，每日 1 次。14 天为 1 个疗程。

[**功效**] 滋补肝肾，祛风补血。

[**适应证**] 心律失常。

[**按语**] 据报道，用桑寄生注射液治疗心律失常 37 例，对房性早搏或室性早搏疗效较佳，对阵发性房颤亦有一定疗效。

[**方源**]《中药临床新用》

[**方名**] 治心律失常方 7△

[**方药**] 桑寄生 15 克，太子参、丹参各 18 克，苦参 24 克，珍珠母 20 克，灵磁石 50 克，炙甘草 6 克。

[**用法**] 水煎服。每日 1 剂，日分 3 次温服。

[**功效**] 补肝益肾，除风益血。

[**适应证**] 阵发性心动过速。

[**方源**] 浙江中医杂志，1988，21（3）：101

［**方名**］治心律失常方 8△ （益心健脑汤）

［**方药**］桑寄生、葛根各 15～30 克，丹参 20～40 克，黄芪 30～60 克，山楂 9～15 克。

［**用法**］水煎服。每日 1 剂，日分 3 次温服。

［**功效**］调理气血，调和脉络，益心健脑。

［**适应证**］心律失常。也适用于高血压病，高脂血症，脑血栓形成，脑动脉硬化等病症。

［**按语**］本方是周次清名老中医验方。

［**方源**］《国家级名老中医验方大全》

［**方名**］治心律失常方 9△

［**方药**］丹参、苦参各 30 克，茵陈 25 克，黄芪、山楂、川芎各 20 克，枣仁（炒）15 克，桑寄生、法半夏各 10 克。

［**用法**］水煎取汁。每日 1 剂，日分 3 次温服。

［**功效**］安神宁心。

［**适应证**］室性早搏。

［**方源**］①《传世偏方验方》；②《中华古医药宝典·验方大全》；③《秘方全书》

［**方名**］治心律失常方 10△

［**方药**］桑寄生、太子参、丹参、甘松各 10～20 克。

［**用法**］水煎服。每日 1 剂，日分 3 次温服。

［**功效**］益气、安神、调脉。

［**适应证**］早搏。

［**方源**］①《中华古医药宝典·验方大全》；②《秘方全书》

附：心 悸

［**方名**］治心悸方 1△

［**方药**］桑椹子 15 克。

［**用法**］上药煮水，代茶饮。

［**功效**］安神宁心。

［**适应证**］心悸。

［**方源**］①《传世偏方验方》；②《中华古医药宝典·验方大全》；③《秘方全书》

［**方名**］治心悸方 2△

［**方药**］桂圆肉 50 克，枸杞子 24 克，桑椹子 18 克，白糖适量。

［**用法**］前 3 味水煎取汁，再加入白糖服用。每日 1 剂，分 3 次服。

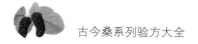

［**功效**］ 安神宁心。

［**适应证**］ 各种原因引起的心悸。

［**方源**］ ①《传世偏方验方》；②《中华古医药宝典·验方大全》；③《秘方全书》

（26）水 肿

［**方名**］ 治水肿方 1△ （桑枝木瓜牛膝乌龟汤）

［**方药**］ 嫩桑枝、乌龟各 500 克，宣木瓜 120 克，牛膝 30 克。

［**用法**］ 将乌龟活宰，去肠杂，与洗净的桑枝、木瓜、牛膝同入锅，加水适量煮汤。随量饮用。

［**功效**］ 补肾祛风，健脾消肿。

［**适应证**］ 水肿属风湿脚气夹肾虚者。症见两足肿痛，行履不能，日夜呻吟，食入即呕。

［**按语**］ 本症乃思伤脾，色伤肾，脾肾气虚，风湿下袭两足而发。

［**方源**］《全国名医验案类编》

［**方名**］ 治水肿方 2△ （桑椹楮皮酒）

［**方药**］ 桑椹子、楮皮、糯米各适量。

［**用法**］ 先将楮皮细切，以水二斗，煮取一斗，去滓。入桑椹子重煮五升，以好糯米五升酿为酒。每服一升。

［**功效**］ 益血行水消肿。

［**适应证**］ 水肿属水胀者。

［**方源**］ 明·朱橚.普济方.北京：人民卫生出版社，1959

［**方名**］ 治水肿方 3△ （木香丸）

［**方药**］ 桑根白皮（炒）一两半，木香、海蛤、槟榔（锉）、汉防己、诃黎勒皮、郁李仁（去皮少炒）各一两，肉桂、旋覆花各半两。

［**用法**］ 为末，炼蜜为丸，捣二三百杵，丸如梧桐子大。每用水煎大腹皮汤，下二十丸，日四五服。

［**功效**］ 宣肺理气，平喘消肿。

［**适应证**］ 水肿属水气肿满，上气喘促者。

［**方源**］ 宋·王怀隐，等.太平圣惠方.北京：人民卫生出版社，1958

［**方名**］ 治水肿方 4△

［**方药**］ 鳖甲（去裙醋炙）、诃黎勒皮（煨）、郁李仁（研）、赤茯苓（去皮）各一两半，桑白皮（炒）、吴朱萸（汤浸焙干炒）各一两，槟榔（锉）四枚。

［**用法**］ 粗捣筛。每服三钱，水一盏半煎至一盏，去滓，食前温服，如人行五里时

再服。

[**功效**] 软坚化痰，通便利水。

[**适应证**] 水肿。属水气，心下痞紧，喘息气急，大肠秘涩。

[**方源**] 明·朱橚. 普济方. 北京：人民卫生出版社，1959

[**方名**] 治水肿方 5△ （调荣饮）

[**方药**] 华阴细辛、桑白皮、莪术、辣桂、赤芍药、延胡索、当归、川芎、白芷、槟榔、大腹皮、瞿麦穗、赤茯苓、陈皮、葶苈子（炒香）、大黄（煨）各一钱，甘草（炙）一分半。

[**用法**] 锉散。每服三钱，姜四片，水煎食前服。

[**功效**] 活血化痰，利水消肿。

[**适应证**] 水肿。属瘀血留滞，血化为水，四肢浮肿，名曰血分者。

[**方源**] 宋·杨士瀛. 仁斋直指方. 福州：福建科学技术出版社，1989

[**方名**] 治水肿方 6△

[**方药**] 炙桑白皮、大腹皮、猪苓、苏叶（后下）、防风、汉防己、陈皮各9克，麻黄6克，丹皮、云苓、车前子（包）各12克。

[**用法**] 水煎服。每日1剂，日分2次温服。

[**功效**] 利水消肿。

[**适应证**] 风水水肿。

[**方源**]《内科良方》

[**方名**] 治水肿方 7△

[**方药**] 槟榔末半两，甘草（炙锉）一分，生姜一两，桑根白皮（锉）一两半，商陆（切）一两。

[**用法**] 除槟榔外，用水二大盏，煎取一大盏，去滓，五更初，分作二服。每服调下槟榔一分，至平明当利，如未利即再服之。

[**功效**] 利水消肿。

[**适应证**] 水肿。属膀胱石水，腹肿，膀胱紧急如鼓，大小便涩。

[**方源**] 明·朱橚. 普济方. 北京：人民卫生出版社，1959

[**方名**] 治水肿方 8△

[**方药**] 汉防己、桑白皮（锉）、黄芪（锉）、桂心各一两，赤茯苓二两，甘草（炙锉）半两。

[**用法**] 为散。每服五钱，以水一大碗煎至五分，去滓，温服。日三服。

[**功效**] 利水消肿。

[**适应证**] 水肿属皮水。

[方源] 明·朱橚. 普济方. 北京：人民卫生出版社，1959

[方名] 治水肿方　9△
[方药] 羌活、白术各半两，桑白皮、陈皮、关木通（去皮）、黄芪（去芦）各三分，木香一分，黑牵牛（炒）五两、（生）五两。
[用法] 为末，炼蜜为丸如弹子大。每服三十丸，灯芯汤下。
[功效] 利水消肿。
[适应证] 水肿属通身肿满者。
[方源] 宋·陈言. 三因极一病证方论. 北京：人民卫生出版社，1957

[方名] 治水肿方　10△　　（桑白皮饮）
[方药] 桑白皮30克。
[用法] 先把桑白皮的一层表皮轻轻刮去，冲洗干净，切成短节。同时用砂壶盛水煮沸，随即投下桑白皮，煮 3～4 沸，即行离火，用盖盖紧，稍闷几分钟，即可斟在茶杯里，代茶频饮。每日 1 剂。
[功效] 泻肺平喘，行水消肿。
[适应证] 水肿属水湿浸渍型。症见全身浮肿，按之没指，小便短少。舌苔白腻。
[方源] 《民间偏方奇效方》

[方名] 治水肿方　11△
[方药] 桑白皮9克（蜜水炒），楮白皮、猪苓各6克，陈皮3克，生姜3片。
[用法] 水煎服。每日 1 剂，日分 2 次温服。
[功效] 驱风利水。健脾消肿。
[适应证] 水肿属风水身肿者。
[方源] 宋·赵佶. 圣济总录. 北京：人民卫生出版社，1986

[方名] 治水肿方　12△
[方药] 桑枝60克（炒香）。
[用法] 加水 1 000毫升，煎至200 毫升，空腹服。
[功效] 补气利水，通络消肿。
[适应证] 水气脚气。
[方源] 宋·赵佶. 圣济总录. 北京：人民卫生出版社，1986

[方名] 治水肿方　13△
[方药] 桑白皮 10 克，紫苏 6 克，赤小豆 15 克。
[用法] 水煎服。每日 1 剂，空腹服。
[功效] 健脾利水，利气消肿。

[**适应证**] 肾炎水肿属水湿壅盛，气机阻滞者。症见全身水肿，气急喘促，小便不通等。

[**方源**] 宋·赵佶. 圣济总录. 北京：人民卫生出版社，1962

[**方名**] 治水肿方　14[△]　（桑白皮鲤鱼汤）

[**方药**] 桑白皮、茶叶各 30 克，葱白 8 根，鲤鱼 250 克。

[**用法**] 鲤鱼活宰，剥鳞，去肠杂，加前 3 味药，同煎 15 分钟后，去渣，温服药汁与鲤鱼肉。

[**功效**] 驱风健脾，行水消肿。

[**适应证**] 水肿属风水者。

[**方源**] ①浙江中医杂志，1988，21（3）：101；②《内科良方》

[**方名**] 治水肿方　15[△]　（五皮汤）

[**方药**] 桑白皮、生姜皮各 9 克，大腹皮 12 克，茯苓皮 25 克，陈皮 6 克。

[**用法**] 水煎服。每日 1 剂，日分 2 次温服。

[**功效**] 理气化湿，利水消肿。

[**适应证**] 水肿属头面、肢体浮肿，胸腹胀满。

[**按语**] 加减法：上半身肿或伴发热恶寒，可加苏叶、杏仁、防风；下半身肿或小便不利，可加白茅根、车前子、汉防己；胸腹胀满，可加枳壳、莱菔子、厚朴；气急，可加葶苈子、杏仁。

[**方源**] 明·朱橚. 普济方. 北京：人民卫生出版社，1959

[**方名**] 治水肿方　16[△]

[**方药**] 桑、槐、柳、桃、椿枝各等量。

[**用法**] 外用。同煎汤，先饮酒 3 杯，药汤洗之。

[**功效**] 祛风除湿，利水消肿。

[**适应证**] 脚气水肿。

[**方源**]《民间千家妙方》

[**方名**] 治水肿方　17[△]

[**方药**] 桑白皮、白术、生姜各 50 克，制附子、丹参、续断、牛膝各 30 克，细辛、肉桂各 25 克，五加皮（炙）20 克，清酒 1 500 毫升。

[**用法**] ①将上述药材捣细如麻豆大，装入纱布袋内。②放入瓷瓶中，倒入清酒浸泡，闭封。③春夏 5 日，秋冬 7 日开封，去掉药袋，过滤装瓶备用。每次 10 毫升，将酒温热空腹服用。每日 3 次。

[**功效**] 散寒逐湿，降利冲逆。

[**适应证**] 脚气冲心。

[按语] 本方中，桑白皮：宣肺利水，以抑脚气之冲逆。白术、生姜：和胃化湿，以祛肿胀、呕吐之患。制附子、肉桂、细辛：温阳散寒止痛，启先天生发之机，扶正以祛邪，通经除痹弱。五加皮、续断、牛膝：补肝肾，强筋骨，引药下行，并可祛湿，以治腿足酸软等症。丹参：调血脉，养血舒筋，以疗挛急，萎枯。此酒散寒逐湿，温阳行痹，补肝肾，强筋骨，降利冲逆。主治因脚气引起的腿脚软弱无力，或麻木、挛急、肿胀、发热、萎枯、呕吐等。

[方源]《民间千家妙方》

[方名] 治水肿方　18△

[方药] 桑白皮、郁李仁各30克，赤茯苓60克，木香、防己、大腹皮各45克，苏子、槟榔、青皮各2.5克。

[用法] 共研细末，每次取10~15克，加姜3片，水煎服。

[功效] 泻肺降气，行水消肿。

[适应证] 水肿属脚气盛发，上气喘促。症见两脚浮肿，小便赤涩，腹胁胀痛，气急坐卧不得。

[方源] 明·张介宾．景岳全书．北京：人民卫生出版社，1991

[方名] 治水肿方　19△

[方药] 桑白皮10~15克。

[用法] 水煎服。每日1剂，日分2次温服。

[功效] 利水消肿。

[适应证] 皮肤水肿。

[方源]《药物治疗手册》

[方名] 治水肿方　20△

[方药] 桑寄生10~15克。

[用法] 水煎服，或煎水代茶饮。

[功效] 利水消肿。

[适应证] 浮肿。

[方源]《药物治疗手册》

[方名] 治水肿方　21△

[方药] 桑叶、赤小豆、杏仁、天花粉、丹皮、芦根各10克，生苡仁、连翘、白花蛇舌草、金银花各12克，甘草6克，麻黄粉0.6克（冲服）。

[用法] 水煎服。每日1剂，日分2次温服。

[功效] 宣肺解毒，利湿消肿。

[适应证] 水肿属湿毒侵淫者。症见眼睑浮肿，延及全身，小便不利，身发疮痍，

甚者溃烂，恶风发热。舌质红，苔薄黄，脉浮数或滑数。

[**方源**]《实用中医手册》

[**方名**] 治水肿方 22△

[**方药**] 桑寄生、黄芪、泽泻、苡仁、山药各30克，党参、白术、茯苓各20克，杜仲12克。

[**用法**] 水煎服。每日1剂，日分2次温服。

[**功效**] 健脾固肾，利水消肿。

[**适应证**] 水肿。

[**方源**]《中国特色医疗新技术》

[**方名**] 治水肿方 23△

[**方药**] 桑白皮、赤小豆、白术、陈皮各9克，乌鲤鱼1尾，葱白5根。

[**用法**] 用水600毫升同煎。先吃鱼，后服药汁，不拘时限。

[**功效**] 利水消肿。

[**适应证**] 水气四肢浮肿。

[**方源**] 清·喻昌. 医门法律. 上海：上海科学技术出版社，1959

[**方名**] 治水肿方 24△

[**方药**] 大腹皮（锉）、桑根白皮（锉）、芎䓖各三两，汉防己、羌活、青橘皮（汤浸去白焙）、槟榔、川大黄（碎微炒）各一两，甘草（微炒锉）半两，桂一两。

[**用法**] 为散。每服五钱，以水一大盏煎至五分，去滓，不计时温服。

[**功效**] 行气利水消肿。

[**适应证**] 水肿属风水。

[**方源**] 宋·王怀隐，等. 太平圣惠方. 北京：人民卫生出版社，1958

[**方名**] 治水肿方 25△

[**方药**] 金银花、白茅根各30克，连翘、板蓝根、旱莲草各15克，桑叶、淡豆豉、小蓟各10克，桔梗9克，薄荷（后下）6克。

[**用法**] 水煎取汁，每日1剂，分2次服。

[**功效**] 宣肺清热，利水消肿。

[**适应证**] 水肿属风热型。

[**方源**]《新编诊疗常规》

[**方名**] 治水肿方 26△

[**方药**] 桑根白皮（锉）二两，鳖甲（涂酥炙令黄去裙襕），大腹皮、诃黎勒皮、赤茯苓、川大黄（锉炒）各一两半，吴茱萸（汤浸七次炒干）、郁李仁（汤浸去皮微

炒）各半两。

[**用法**] 为散，每服五钱，水煎，去滓，温服。

[**功效**] 利水消肿。

[**适应证**] 水肿。症见心下痞紧，上气喘急，卧眠不安，大肠秘涩。

[**方源**] 宋·王怀隐，等．太平圣惠方．北京：人民卫生出版社，1958

[**方名**] 治水肿方　27[△]　（桑根白皮散）

[**方药**] 桑根白皮（锉）、汉防己、泽漆、紫苏茎叶各一两，赤茯苓二两。

[**用法**] 为散。每服四钱，以酒一大盏，入炒焦熟黑豆五十粒，煎至 5 分，去滓，不计时候温服。

[**功效**] 利水消肿。

[**适应证**] 水肿。属石水，四肢瘦，腹大，胸中满闷，食即喘急。

[**方源**] 宋·王怀隐，等．太平圣惠方．北京：人民卫生出版社，1958

[**方名**] 治水肿方　28[△]

[**方药**] 猪苓（去皮）、桑根白皮（锉）、麻黄（去根节）、陈橘皮（汤浸去白）、百合、赤茯苓、槟榔各一两。滑石二两。

[**用法**] 为散。每服五钱，水一大盏，煎至五分，去滓。不计时候温服。

[**功效**] 利水消肿。

[**适应证**] 水肿。属水气，肿满喘急，小便涩。

[**方源**] 宋·王怀隐，等．太平圣惠方．北京：人民卫生出版社，1958

[**方名**] 治水肿方　29[△]

[**方药**] 桑枝、赤小豆各适量。

[**用法**] 桑枝烧灰淋汁煮赤小豆，空心食令饱，饥即食尽，不得吃饮。

[**功效**] 利水消肿。

[**适应证**] 水肿，坐卧不得，头面身体悉肿。

[**方源**] 清·梅启照．梅氏验方新编．北京：无锡利用造纸厂线装铅印本，1934

[**方名**] 治水肿方　30[△]

[**方药**] 大腹皮（锉）一两，桑根白皮（锉）三分，前胡（去芦头）、槟榔、赤茯苓各一两，陈橘皮（汤浸去白）一两，汉防己一两，赤芍一两，甘草（炙锉）半两。

[**用法**] 为散。每服五钱，水一盏，煎至五分，去滓温服。日三四服。

[**功效**] 利水消肿。

[**适应证**] 水肿。属水气，腹满喘促，小便涩。

[**方源**] 宋·赵佶．圣济总录．北京：人民卫生出版社，1962

[**方名**] 治水肿方 31[△]

[**方药**] 苍术（米泔浸切炒干）、桑根白皮、赤茯苓（去皮）、杏仁（去皮尖双仁炒）各一两半，商陆根二两半，连皮大腹槟榔四枚，嫩楮枝（切）三合。

[**用法**] 咀。如麻豆大，每服五钱，水一盏半，煎至一盏，去滓，食前温服，日三服。

[**功效**] 疏风，利水，消肿。

[**适应证**] 水肿。属风水，头重面肿。

[**方源**] 宋·赵佶. 圣济总录. 北京：人民卫生出版社, 1962

[**方名**] 治水肿方 32[△]

[**方药**] 陈橘皮（汤浸焙云白）一两。桑根白皮（锉）二两半，楮白皮（炙锉）一两半。

[**用法**] 粗捣筛。每服三钱，水一盏半，生姜一枣大，拍碎同煎，至一盏，去滓温服。日三服。

[**功效**] 疏风，利水，消肿。

[**适应证**] 水肿。属风水，遍身肿。

[**方源**] 宋·赵佶. 圣济总录. 北京：人民卫生出版社, 1962

[**方名**] 治水肿方 33[△]

[**方药**] 泽漆叶（微炒）五两，桑根白皮（炙黄，锉）、郁李仁（汤浸，去皮，炒熟）各三两，杏仁（汤浸，去皮尖，双仁炒）、人参（去芦头）各一两半，白术、陈橘皮（汤浸，去白，炒干）各一两。

[**用法**] 粗捣筛。每服五钱匕，用水一盏半，生姜一枣大，拍破，煎至八分，去滓。温服。以利黄水三升及小便利为度。

[**功效**] 利水消肿。

[**适应证**] 水肿。属水肿盛满，气急喘嗽。

[**方源**] 宋·赵佶. 圣济总录. 北京：人民卫生出版社, 1962

[**方名**] 治水肿方 34[△]

[**方药**] 海蛤（研）三分，桑根白皮（切）、葶苈子（隔纸炒）、赤茯苓（去皮）各一两，郁李仁（汤浸去皮）、陈橘皮（汤浸去白，焙）、汉防己各半两。

[**用法**] 为末。炼蜜为丸如小豆大，每日服二十丸，渐加至三十丸，米饮下，早晚各一服。

[**功效**] 利水消肿。

[**适应证**] 水肿。属石水，四肢细小，腹独肿大。

[**方源**] 宋·赵佶. 圣济总录. 北京：人民卫生出版社, 1962

［方名］治水肿方 35△

［方药］枳实（炒）、桑白皮（锉炒）、升麻、甘草（炙锉）、知母（焙）、紫苑、白术、黄芪、赤茯苓（去皮）、秦艽（去苗土）、黄芩（去黑心）、麦门冬（去心焙干）各等分。

［用法］粗捣筛。每服三钱，水一盏，葱白两茎，同煎至七分，去滓温服。

［功效］利水消肿。

［适应证］水肿。属水气浮肿。

［方源］宋·赵佶．圣济总录．北京：人民卫生出版社，1962

［方名］治水肿方 36△

［方药］槟榔五枚，桑白皮（锉炙）、汉防己、陈橘皮（汤浸去白炒）、郁李仁（研）各一两半，吴茱萸（汤浸洗焙干炒）半两。

［用法］粗捣筛。每服三钱，水一盏半，煎至一盏，去滓。食前温服，如人行五里时再服。

［功效］利水消肿。

［适应证］水肿。属水气，四肢不和，面目浮肿，小便涩气急促。

［方源］明·朱橚．普济方．北京：人民卫生出版社，1959

［方名］治水肿方 37△ （桑白皮饮）

［方药］桑白皮（锉炒）、赤芍药、郁李仁（研）、百合各一两半，大腹皮五枚。

［用法］粗捣筛。每服三钱，水一盏半，煎至一盏，去滓。食前温服，如人行五里再服。

［功效］利水消肿。

［适应证］水肿。属水气，面目浮肿，腹痛短气，小便不利。

［方源］明·朱橚．普济方．北京：人民卫生出版社，1959

［方名］治水肿方 38△

［方药］海蛤、桑白皮、泽泻、猪苓（去皮）、滑石（净）、葵菜子各一两。

［用法］为细末。每服二钱，水一盏，入灯芯十根，通草二两，煎至七分，食前温服。

［功效］行水消肿。

［适应证］水肿。属水气，四肢肿满，元气不足，遍身壮热，小便不通。

［方源］明·朱橚．普济方．北京：人民卫生出版社，1959

［方名］治水肿方 39△

［方药］汉防己、桑根白皮（锉）、苍术（锉炒）、羌活、郁李仁（去皮尖）各一两。

［用法］上为散。每服五钱，水一盏煎至五分，去滓。温服，如人行十里再服之。

［功效］疏风，利水，消肿。

［适应证］水肿。属风水面肿，脉浮而紧者。

［方源］明·朱橚．普济方．北京：人民卫生出版社，1959

［方名］治水肿方 40△ （桑枝煎）

［方药］桑枝二两，大腹槟榔一两。

［用法］上二味细切如豆，以水一大升，煎取二大合。如欲得多造，准此增加。每服肚空时吃，饭后食茶汤或热汤半大升，亦无禁忌也。

［功效］利水消肿。

［适应证］水肿。属水气或风气。

［方源］明·朱橚．普济方．北京：人民卫生出版社，1959

［方名］治水肿方 41△

［方药］麻黄（去根节）、桑根白皮（锉）、石膏、白术、附子、汉防己各二两。

［用法］上为末。每服五钱，水一盏半，入枣三枚，生姜半分，煎至五分，去滓，不拘时候，温服。

［功效］温阳利水。

［适应证］水肿。属风水，遍身肿满，骨节酸痛，脚膝皮肤不仁。

［方源］明·朱橚．普济方．北京：人民卫生出版社，1959

［方名］治水肿方 42△ （消水肿归气饮子）

［方药］苏叶（连嫩枝）一两二钱，大腹皮三钱，桑白皮、茯苓皮、姜皮、陈皮、地骨皮、五加皮、茯苓、桔梗、麦门冬、甘草、五味子、草果各二钱，分为六服。

［用法］为末。每服七八钱重，水二中盏，姜三片，煎至八分，食前临卧，日进连滓四服，肿消药尽，六服全安。大忌生冷、油腻、酒醋、咸鸡鸭子、面食、硬饭、蔬菜等物，只吃白粥，十日、半月、二十日宜。若不忌品，其病复发，慎之。

［功效］利水消肿。

［适应证］水肿。属面虚肿浮，四肢肿大，甚者入腹胁，致胸满气喘，微咳，泄，眠卧不能，只六服，尽退肿。

［方源］明·朱橚．普济方．北京：人民卫生出版社，1959

［方名］治水肿方 43△

［方药］桑根白皮五两，紫苏、生姜各四两，楮皮三两，橘皮一两，大豆二小升。

［用法］上切，以水九升煮取六升，去滓，其药必须暖，不过三剂必当瘥，百日来唯禁大酢。

［功效］利水消肿。

[**适应证**] 水肿。属风水，毒气，遍身肿。

[**方源**] 明·朱橚. 普济方. 北京：人民卫生出版社，1959

[**方名**] 治水肿方　44△

[**方药**] 汉防己、桑根白皮、赤茯苓（去皮）、羌活（去芦头）各一两，苍术（米泔浸一宿）、郁李仁（去皮尖）各一两半。

[**用法**] 咀。如麻豆大，每服五钱，水盏半，煎至一盏，去滓温服，不拘时候，日三服。

[**功效**] 疏风利水消肿。

[**适应证**] 水肿。属风水，面肿骨痛，恶风喘急。

[**方源**] 明·朱橚. 普济方. 北京：人民卫生出版社，1959

[**方名**] 治水肿方　45△　（桑根白皮饮）

[**方药**] 桑根白皮（切）二升，桂心一尺，生姜三两，人参一两。

[**用法**] 切，以水三升，煮桑根白皮得一升，绞去滓，内桂心等各味，合同饴一十两煮之，煎得七合，五更服，须臾当下水。不尽，第二日再服。忌生葱。

[**功效**] 利水消肿。

[**适应证**] 水肿。属面目手足肿。

[**按语**] 古今计量单位折算法：古代的一升，相当于现今的200毫升；古代的一合，相当于现今的20毫升；古代的一两，相当于现今的15克。

[**方源**] 明·朱橚. 普济方. 北京：人民卫生出版社，1959

[**方名**] 治水肿方　46△

[**方药**] 牵牛子（炒）四两，桑根白皮（锉）、白术、木香、肉桂（去皮）、陈橘皮（汤浸去白）各半两。

[**用法**] 为末。五更初，以生姜茶调二钱服之。至明，更吃生姜茶粥，头转三两行自愈。临用时，相度虚实，增减服之。

[**功效**] 利水消肿。

[**适应证**] 水肿。属水气肢体浮肿，大小便涩。

[**方源**] 明·朱橚. 普济方. 北京：人民卫生出版社，1959

[**方名**] 治水肿方　47△

[**方药**] 桑白皮、猪苓（去皮）、紫苏叶各三两，楮白皮（锉）二两，陈橘皮一两。

[**用法**] 为散。每服五钱，水一大盏，入生姜半分，煎至六分，去滓，不拘时候，温服。

[**功效**] 疏风解毒，利水消肿。

[**适应证**] 水肿。属风水毒气，遍身肿满。
[**方源**] 明·朱橚. 普济方. 北京：人民卫生出版社，1959

[**方名**] 治水肿方　48$^\triangle$
[**方药**] 桑根白皮（锉）、白术、生姜（切）、陈橘皮各三两，赤小豆一升、鲤鱼（去鳞肠肚）二斤。
　[**用法**] 细锉，水一斗都煮令熟，出鱼量力食之。兼食小豆，勿著盐，便以任性食之。
　[**功效**] 疏风，利水，消肿。
　[**适应证**] 水肿。属风水，腹脐俱肿，腰不得转动。
　[**按语**] 古今计量单位折算法：古代一斗，相当于现今的 2 000 毫升；古代的一升，相当于现代的 200 毫升；古代的一斤，相当现代的 250 克；古代的一两，相当于现今的 15 克。
　[**方源**] 明·朱橚. 普济方. 北京：人民卫生出版社，1959

[**方名**] 治水肿方　49$^\triangle$　　（桑根皮散）
[**方药**] 桑根白皮（锉炒）、杏仁（去皮尖双仁炒）、陈橘皮（汤浸去白）、甘遂（煨令微黄）、泽泻各一两，赤茯苓二两，黄芩半两，赤小豆一升，水五升煮取二升。
　[**用法**] 为散。每服三钱，以小豆汁一中盏煎至六分，去滓，五更初温服。如人行十里当利，如未利即再服。
　[**功效**] 利水消肿。
　[**适应证**] 水肿。属皮水，头面四肢浮肿，心跳呼吸不利，喘促烦闷，大小便涩。
　[**方源**] 明·朱橚. 普济方. 北京：人民卫生出版社，1959

[**方名**] 治水肿方　50$^\triangle$
[**方药**] 桑木白汁适量。
[**用法**] 外用。桑木白汁涂之。
[**功效**] 疏风利湿消肿。
[**适应证**] 水肿。属阴肿。
　[**按语**] 阴肿者，即阴户风肿、阴户肿痛、阴中肿。系指妇女阴户漫肿而胀，甚或两拗肿痛，或男子阴茎肿胀痛的病症。
　[**方源**] 唐·孙思邈. 千金方. 北京：人民卫生出版社，1982

[**方名**] 治水肿方　51$^\triangle$
[**方药**] 赤小豆五升，桑白皮（切）二升，鲤鱼重四斤，白术八两。
[**用法**] 咀，以水三斗，煮至鱼烂，去鱼食取尽，并取汁四升许细细饮下，鱼勿用盐。

［功效］利水消肿。

［适应证］水肿。属大肠水，乍虚乍实，上下来去。

［方源］唐·孙思邈．千金方．北京：人民卫生出版社，1982

［方名］治水肿方　52△

［方药］桑白皮、穀白皮（口树白皮）、泽漆叶各三升，大豆五升，防己、白术、射干各四两。

［用法］咀，以水一斗五升，煎取六升，去滓，内好酒三升，更煮取三升，日二服，夜一服，余者明日再服。

［功效］利水消肿。

［适应证］消肿。属膀胱石水，四肢瘦，腹肿。

［按语］《集验》无泽漆、防己、射干，只四味。

［方源］唐·孙思邈．千金方．北京：人民卫生出版社，1982

［方名］治水肿方　53△

［方药］桑白皮六两，射干、黄芩、茯苓、白术各四两，泽泻三两，防己二两，泽漆一升，大豆三升。

［用法］咀，以水五斗，煮大豆，取三斗，去豆澄清，取汁一斗，下药，煮取三升，空腹分三服。

［功效］利水消肿。

［适应证］水肿。属膀胱石水。

［方源］唐·孙思邈．千金方．北京：人民卫生出版社，1982

［方名］治水肿方　54△　（大豆茯苓散）

［方药］桑白皮五升，大豆三升，茯苓、白术各五两，防风、橘皮、法半夏、生姜各四两，当归、汉防己、麻黄、猪苓、鳖甲各三两，大戟一两，葵子一升。

［用法］前二味以水二斗，煮取一斗，去滓。内后十三味，煮取五升。一服八合，日三服。每服相去如人行十里久。

［功效］祛风，利水，消肿。

［适应证］水肿。属风水肿。

［方源］唐·孙思邈．千金方．北京：人民卫生出版社，1982

［方名］治水肿方　55△

［方药］桑柴灰汁适量。

［用法］外用，用温桑灰淋汁渍，冷复温之，常令热。神秘。

［功效］祛风除寒，利水消肿。

［适应证］水肿。属疮伤风水肿。

[按语] 唐·孙思邈曰："凡因疮而肿者，皆中水及中风寒所作。其肿入腹则杀人。"

[方源] 明·李时珍．本草纲目．北京：中国中医药出版社，1998

[方名] 治水肿方 56△ （褚澄汉防己煮散）

[方药] 汉防己、泽漆叶、石韦、泽泻、桑根白皮、白术、丹参、赤茯苓、橘皮、通草各三两，郁李仁五合，生姜十两。

[用法] 治下筛，为粗散。以水一升半，煮取三方寸匕，取八合，去滓。顿服，日三，取小便利为度。

[功效] 利水消肿。

[适应证] 水肿。属水肿上气者。

[方源] 唐·孙思邈．千金方．北京：人民卫生出版社，1982

[方名] 治水肿方 57△ （徐王煮散）

[方药] 桑白皮六两，防己、羌活、人参、丹参、牛膝、牛角鳃、升麻、防风、秦艽、谷皮、紫菀、杏仁、生姜屑、石斛、附子各三两，橘皮、白术、泽泻、茯苓、猪苓、黄连、郁李仁各一两。

[用法] 治下筛，为粗散。以水一升五合，煮三寸匕，取一升，顿服。日再，不能，旦一服。二三月以前可服，主利多而小便涩者，用之大验。

[功效] 利水消肿。

[适应证] 水肿。

[方源] 唐·孙思邈．千金方．北京：人民卫生出版社，1982

[方名] 治水肿方 58△

[方药] 茯苓四两，猪苓、白术各三两，桑白皮、泽泻、防己、橘皮、玄参、黄芩、杏仁各二两，大豆三升，猪肾一具。

[用法] 咀，以水一斗八升，煮猪肾、大豆、桑白皮、泽泻取一斗，澄清去滓，入余药煮取三升，分三服。

[功效] 利水消肿。

[适应证] 水肿。属四肢肿满者。

[按语] 古今计量单位折算法：古代一斗，相当于现今的2 000毫升；古代一升，相当于现今的200毫升；古代一两，相当于现今的15克。

[方源] 唐·孙思邈．千金方．北京：人民卫生出版社，1982

[方名] 治水肿方 59△ （桑皮饮）

[方药] 桑白皮（炒）、青皮、陈皮、槟榔、枳壳、赤茯苓、广木香、当归、川芎、石苇（炙去毛）、羌活各一两，牵牛（炒末）、法半夏、葶苈子（炒香）、甘草（炙）

各一分半。

[用法] 锉。每服三钱，姜四片，水煎服。

[功效] 宣肺，利水，消肿。

[适应证] 水肿。属肺间积水，头面浮肿。

[方源] 宋·杨士瀛. 仁斋直指方. 福州：福建科学技术出版社，1989

[方名] 治水肿方　60$^\triangle$

[方药] 辣桂、赤茯苓、桑白皮（炒）、当归、川芎、赤芍药、蓬莪术、京三棱、槟榔、苍术、大腹皮、瞿麦穗、青皮、陈皮、甘草（炒）各半两，葶苈（炒香）、大黄（湿纸裹煨炒）各一分。

[用法] 锉散。每服三钱，姜五片，水煎服。

[功效] 利水消肿。

[适应证] 水肿。属血分。

[按语] 水气滞于经络，血脉不行，四肢浮肿，则曰血分。

[方源] 宋·杨士瀛. 仁斋直指方. 福州：福建科学技术出版社，1989

[方名] 治水肿方　61$^\triangle$　（神秘汤）

[方药] 桑白皮、陈皮、生姜、紫苏、茯苓、人参各半两。

[用法] 咀。水三升，煎至一升，去滓，分作三顿服。

[功效] 利水消肿，化痰止咳。

[适应证] 水肿。属喘咳吐痰，肿满，脾肺虚损。

[方源] 元·罗天益. 卫生宝鉴. 北京：人民卫生出版社，1963

[方名] 治水肿方　62$^\triangle$

[方药] 赤小豆、桑白皮（炙）、当归（去芦炒）、泽泻、商陆、连翘仁、赤芍药、汉防己、猪苓（去皮）、泽漆各半两。

[用法] 咀。每服四钱，水一盏，姜三片，煎八分温服。

[功效] 利水消肿。

[适应证] 水肿。属血气俱热，逐生疮疥，变为肿满。

[方源] 《医方集成》

[方名] 治水肿方　63$^\triangle$

[方药] 桑白皮10克，连翘、杏仁各9克，麻黄、生姜、甘草各6克，赤小豆30克，大枣12枚。

[用法] 先将前6味用布包煎，煮取汁液，用药汁与后2味同煎，直至将赤小豆煮烂熟。吃豆枣，喝汤汁。每日1剂，日分2次服。连服3天。

[功效] 疏风清热，利湿解毒。

[**适应证**] 水肿属水湿浸渍者。

[**方源**] ①《传世偏方验方》；②《中华古医药宝典·验方大全》

[**方名**] 治水肿方 **64**[△] （十珍散）

[**方药**] 莞花（醋浸焙）、赤茯苓、桑白皮（炒）、泽泻、葶苈子（炒）、黑牵牛（炒）各三钱，川椒（并目）二钱，甘遂、雄黄、大戟各一钱。

[**用法**] 为末。头夜不食，五更温酒下三钱匕，小便利则愈。

[**功效**] 利水消肿。

[**适应证**] 水肿。

[**按语**] 须审度其肿，先从头肿起倍莞花，先腰肿倍茯苓，先手肿倍桑皮，先阴肿倍泽泻，先足肿倍葶苈，先眼肿倍牵牛，先腹肿倍川椒，先胁肿倍甘遂，先肾肿倍雄黄，先口肿倍大戟。并准原分两加，应加之一味一倍。如在先小便不通者，先服通小便方。小便通，病不退，再用本方。更须审病强弱，久近冷热，不可轻投。

[**方源**] 明·朱橚. 普济方. 北京：人民卫生出版社，1959

[**方名**] 治水肿方 **65**[△]

[**方药**] 磁石（挟铁石者醋淬十次细研水飞过为度）、桑白皮（另杵为末）、羌活、陈皮（去白）、木香、泽泻、附子（炮去皮焙干）、槟榔、白术、赤茯苓（去皮）、苁蓉、诃子（炮去皮用）、官桂（去皮）、黄芪（研为细末）、鳖甲（醋炙令黄）、乌头（炮）、橘红各半两。

[**用法**] 等分各半两，为末，用羊石子或猪石子（去脂膜），生研细，和末再杵一二千下，如硬再入酒糊丸，如梧桐子大，焙干。空心日午，温酒下二十丸至三十丸。忌房事，并盐及诸毒物，须至百日。

[**功效**] 利水消肿。

[**适应证**] 诸水肿。

[**方源**] 明·朱橚. 普济方. 北京：人民卫生出版社，1959

[**方名**] 治水肿方 **66**[△]

[**方药**] 麻黄 8 克，防风 9 克，桑白皮、桔梗、黄柏各 10 克，汉防己、泽泻各 12 克，野菊花、山药、茯苓各 15 克，白茅根 18 克。

[**用法**] 水煎服。

[**功效**] 宣肺化痰，泻水消肿。

[**适应证**] 肺水。

[**方源**] 现代中西医结合杂志，2002（14）：1 363

[**方名**] 治水肿方 **67**[△]

[**方药**] 黄芪、党参各 187 克，土茯苓、白茅根、当归各 15 克，桑白皮 12 克，熟

地 10 克，桑螵蛸 6 克，大枣 20 克，黑大豆 30 克。

　　[**用法**] 水煎服。

　　[**功效**] 健脾胃，消脾水。

　　[**适应证**] 脾水。

　　[**方源**] 现代中西医结合杂志，2002（14）：1363

　　[**方名**] 治水肿方　68△

　　[**方药**] 桑椹子适量。

　　[**用法**] 酿酒服。

　　[**功效**] 利水气消肿。

　　[**适应证**] 水肿。

　　[**方源**] 明·李时珍．本草纲目．北京：中国中医药出版社，1998

　　[**方名**] 治水肿方　69△

　　[**方药**] 桑叶适量。

　　[**用法**] 煎浓汁服。

　　[**功效**] 疏风清热。

　　[**适应证**] 脚气水肿。

　　[**方源**] 明·李时珍．本草纲目．北京：中国中医药出版社，1998

　　[**方名**] 治水肿方　70△

　　[**方药**] 桑柴灰、赤小豆各适量。

　　[**用法**] 桑柴灰煮赤小豆食。

　　[**功效**] 大下水胀。

　　[**适应证**] 水肿。

　　[**方源**] 明·李时珍．本草纲目．北京：中国中医药出版社，1998

（27）心力衰竭

　　[**方名**] 治心力衰竭方　1△　（强心汤）

　　[**方药**] 桑叶、杏仁、白术各 10 克；茯苓、熟酸枣仁、葶苈子、甘草各 15 克，远志、桂枝各 5 克，大枣 30 克。

　　[**用法**] 水煎服。每日 1 剂，日分 3 次温服。

　　[**功效**] 泻肺平喘，强心安神，温阳利水。

　　[**适应证**] 急性心力衰竭。

　　[**按语**] 急性心力衰竭以急性左心衰竭最常见，主要表现为急性肺水肿。症见突感胸闷，呼吸困难，被迫端坐，咳嗽，咯出大量白色或粉红色泡沫样痰；焦虑恐惧，烦躁

不安，面色苍白，口唇紫绀，大汗淋漓，四肢湿冷，两肺满布湿啰音，心尖部可闻及舒张期奔马律，脉搏细弱，血压下降，可因休克或窒息而致死。

[**方源**] 河北中医，1998（1）：49

[**方名**] 治心力衰竭方 2△

[**方药**] 桑白皮、葶苈子、大枣、枳实、红参、麦冬、前胡。

[**用法**] 水煎服。每日 1 剂，日分 2 次温服。

[**功效**] 宣肺补虚，利水化痰。

[**适应证**] 左心衰竭所致肺郁血。症见喘促气憋，椅息不得卧，咳血，甚则咯粉红色泡状痰，心悸，烦躁。舌质暗淡，脉弦滑。

[**方源**]《中国特色医疗新技术》

[**方名**] 治心力衰竭方 3△

[**方药**] 桑白皮、麻黄、桂枝、石膏、甘草、大腹皮、茯苓、桃仁。

[**用法**] 水煎服。每日 1 剂，日分 3 次温服。

[**功效**] 宣肺平喘，活血化瘀，利水消肿。

[**适应证**] 肺心病急性发作期所致右心衰。症见喘、咳、短气不得卧，心悸，烦躁，胸闷，语言断续无力，前轻后重，面色苍青而暗，口唇红干，指甲青紫，颈脉怒张而动，下肢浮肿，肝肿大，尿量减少。以体循环瘀血为主。

[**方源**]《中国特色医疗新技术》

[**方名**] 治心力衰竭方 4△ （葶苈子桑白皮汤）

[**方药**] 葶苈子、桑白皮、车前子（包）、生黄芪、太子参、丹参各 30 克，泽泻、麦冬各 15 克，五味子、当归各 10 克。

[**用法**] 水煎服。每日 1 剂，日分 2 次服。

[**功效**] 温阳益气，强心利水。

[**适应证**] 慢性充血性心力衰竭。属阳虚者。

[**方源**]《中华古医药宝典·中医祖传秘笈》

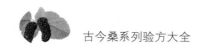

3. 消化系统疾病

（28） 食道炎（噎膈）

[方名] 治食道炎方　1△

[方药] 老桑枝（系指多年老桑，数被剪伐嫩枝，其枝头长成如拳者是）适量。

[用法] 上药烧红，存性为末。好酒送下，即愈。

[功效] 益气，补肾，化痰。

[适应证] 噎膈。

[按语] 噎膈系指吞噬困难为主的疾病。多因忧思气结生痰，痰气交阻于胸膈，或肾阴亏损，阴虚火旺，痰热交阴所致。

[方源] 周·姚僧垣．集验方．天津：天津科学技术出版社，1986

（29） 胃痛（胃脘痛）

[方名] 治胃痛方　1△　（桑果汁）

[方药] 100％桑果汁250毫升。

[用法] 每服125毫升，每日2次。

[功效] 益肝健脾，化痰行滞。

[适应证] 胃脘痛。

[方源] 中华世界综合医学杂志，2004，4（10）：32～38

[方名] 治胃痛方　2△　（桑叶茶）

[方药] 桑叶茶30克。

[用法] 每次15克，开水泡服，每日2次。

[功效] 健脾化瘀止痛。

[适应证] 胃脘痛。

[方源] 中华世界综合医学杂志，2004，4（10）：32～38

[方名] 治胃痛方　3△

[方药] 桑叶适量。

[**用法**] 桑叶捣烂，开水冲服。

[**功效**] 健脾化瘀止痛。

[**适应证**] 胃脘痛。

[**方源**]《一味中药巧治病》

（30）幽门痉挛（反胃）

[**方名**] 治幽门痉挛方　1△

[**方药**] 桑白皮、芽茶、炒飞罗面各45克，川椒90克。

[**用法**] 川椒去目，隔纸焙，与它药共为细末，炼蜜做饼。每次3克，细嚼，米汤送下。

[**功效**] 舒郁理气，和胃降逆。

[**适应证**] 反胃。

[**按语**] 反胃是指饮食入胃，宿谷不化，经过良久，由胃反出的病症。由多种原因导致脾胃虚实，不能腐熟水谷，饮食不化，停滞胃中，终至尽吐而出。相当于西医学的幽门痉挛、水肿或器质性狭窄（如溃疡瘢痕、胃癌等）引起胃排空障碍，出现反胃症状。

[**方源**] 明·龚信纂辑，龚庭贤续编．古今医鉴．北京：中国中医药出版社，1998

[**方名**] 治幽门痉挛方　2△

[**方药**] 桑寄生一盏。

[**用法**] 捣汁服之。

[**功效**] 舒郁理气，和胃降逆。

[**适应证**] 膈气。

[**方源**]《濒湖集简方》

（31）胃、十二指肠溃疡

[**方名**] 治胃、十二指肠溃疡方　1△　（桑叶养胃汤）

[**方药**] 桑叶、玉竹、麦冬各10克，沙参15克，生扁豆12克，甘草6克。

[**用法**] 水煎服。每日1剂，日分2次温服。

[**功效**] 养阴益胃。

[**适应证**] 适用于胃、十二指肠溃疡属胃阴亏虚者。症见胃脘隐痛或灼痛，口燥咽干，或口渴，饥不欲食，嘈杂，大便干结。舌质红，少津，脉弦细。

[**方源**]《常见病自我诊疗》

（32）上消化道出血（吐血，黑便）

[方名] 治上消化道出血方 1△ （桑白皮散）

[方药] 桑白皮、生姜屑各六两，小蓟根五两，柏叶、鸡苏各四两，干地黄七两，青竹茹（新者）一升，地松三两。

[用法] 捣散，煮桑白皮饮和一方寸匕，日再，渐渐加至二三匕，以竹沥下亦得。

[功效] 和胃宁心，健脾止血。

[适应证] 吐血。

[按语] 古今计量单位折算法：古代的一两，相当于现今的 15 克；古代的一升，相当于现今的 200 毫升；古代的一方寸匕，相当于现今的草本药末 2 克、金属药末 4 克。

[方源] 明·朱橚.普济方.北京：人民卫生出版社，1959

[方名] 治上消化道出血方 2△ （鸡苏七味汤）

[方药] 鸡苏五两，生地黄（切）、青竹茹各一升，桑白皮、生姜各六两，小蓟根（切）、生葛根（切）各六合。

[用法] 切，以水九升，煮取三升去滓。分温三服。服约相去如人行十里久。若一剂得力，欲重合服，至四五剂尤佳。隔三四日，服一剂。

[功效] 和胃宁心，健脾止血。

[适应证] 吐血。

[按语] 古今计量单位折算法：古代的一两，相当于现今的 15 克；古代的一升，相当于现今的 200 毫升；古代的一合，相当于现今的 20 毫升。

[方源] 清·撰人未解.经验良方（清刻本）.1911

[方名] 治上消化道出血方 3△

[方药] 桑白皮（去粗皮）、精猪肉各适量。

[用法] 用桑白皮炖精猪肉，淡食数次。奇效。

[功效] 养胃止血。

[适应证] 上消化道出血（吐血）。

[方源]《摘玄方》

[方名] 治上消化道出血方 4△ （独圣散）

[方药] 晚桑叶不计多少。

[用法] 微焙为细末。每服三钱，冷腊茶调如膏。入麝香少许，夜卧含化咽津。只服一止。

[功效] 清热止血。

[**适应证**] 吐血。

[**方源**] 宋·赵佶. 圣济总录. 北京：人民卫生出版社，1962

[**方名**] 治上消化道出血方 5[△]

[**方药**] 泽兰、糖各一斤，生姜五两，桑根白皮、桂心、人参各三两，远志二两，麻仁一升。

[**用法**] 咀，以醇酒一斗五升，煎取七升。未食服一升，日三夜一，勿劳累。

[**功效**] 和胃安神，健脾止血。

[**适应证**] 吐血。

[**方源**] 唐·孙思邈. 千金方. 北京：人民卫生出版社，1982

[**方名**] 治上消化道出血方 6[△]

[**方药**] 桑寄生、葛根各三两，蒲黄，瓜蒌根、犀角、甘草各二两。

[**用法**] 咀，以水七升，煮取三升，分三服。

[**功效**] 止血消瘀。

[**适应证**] 吐血。属酒客温疫，中热毒，干呕心烦者。

[**方源**] 唐·孙思邈. 千金方. 北京：人民卫生出版社，1982

（33）黄　疸

[**方名**] 治黄疸方 1[△] （桑皮冰糖水）

[**方药**] 桑白皮 10 克，冰糖适量。

[**用法**] 加水炖服。

[**功效**] 化痰散结，利胆退黄。

[**适应证**] 黄疸。

[**方源**]《常见病验方研究参考资料》

[**方名**] 治黄疸方 2[△]

[**方药**] 生桑白皮 6 克，连翘根、杏仁、赤小豆各 9 克。

[**用法**] 水煎取汁。每日 1 剂，日分 2 次温服。

[**功效**] 解表邪，消内热，退黄疸。

[**适应证**] 黄疸。属表邪不解，瘀热在里者。

[**方源**]《中医方药手册》

[**方名**] 治黄疸方 3[△]

[**方药**] 柴胡三两，赤茯苓二两，桑白皮（制）、川芎各一两，甘草（炙）五钱。

[**用法**] 锉碎。每服三钱，生姜，枣子、水一盏，煎服。

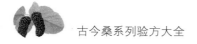

[**功效**] 清热退黄。

[**适应证**] 黄疸发热。

[**方源**] 元·危亦林．世医得效方．北京：中国中医药出版社，1996

（34）脂肪肝

[**方名**] 治脂肪肝方 1[△] （桑白皮饮）

[**方药**] 桑白皮适量。

[**用法**] 切丝。每次30克，煎汤代茶饮。

[**功效**] 清热化湿，益肝消脂。

[**适应证**] 脂肪肝属湿热蕴结者。

[**方源**]《常见病中医自诊和调治》

（35）肝硬化腹水

[**方名**] 治肝硬化腹水方 1[△]

[**方药**] 桑白皮、紫苏叶、木瓜、陈皮各12克，泽泻、大腹皮、麦冬各12～15克，白术、茯苓各15～30克，木香、槟榔、砂仁各9克。

[**用法**] 水煎服。每日1剂，日分2次温服。

[**功效**] 舒肝行气，健脾利水。

[**适应证**] 肝硬化腹水。

[**方源**] 广西中医药，1998（2）：14

[**方名**] 治肝硬化腹水方 2[△]

[**方药**] 桑白皮、葶苈子、制附子、桂枝、白术、杞子、泽泻、杜仲各10克，党参、山药、茯苓各15克，车前子20克，大腹皮30克。

[**用法**] 水煎服。每日1剂，日分2次温服。

[**功效**] 滋补肝肾，通阳利水。

[**适应证**] 肝硬化腹水属肝肾阳虚湿甚者。症见腹大胀满不舒，入暮尤甚，神疲怯寒，气短懒言，面色苍黄，乏力嗜睡，肢冷或浮肿，脘闷纳呆，小便不利，大便稀溏。舌质胖嫩，舌苔薄白，脉弦细而无力。

[**方源**] 中国中医急症，2002，11（5）：407

[**方名**] 治肝硬化腹水方 3[△]

[**方药**] 桑白皮、当归、延胡索各10克，茯苓、郁金、赤芍各15克，莪术、大黄各6克、葶苈子5克（布包）。

[**用法**] 水煎服。每日1剂，日分2次温服。

[功效] 滋补肝肾，健脾利水。

[适应证] 肝硬化腹水属肝脾血瘀者。症见腹大坚满，脉络怒张，胁腹刺痛，面色暗黑，面颈胸背有血痣，呈丝纹状，手掌赤痕，唇色紫褐，饮水不欲下咽，大便色黑。舌质紫红，或有紫斑，脉弦细。

[方源]《实用中医手册》

[方名] 治肝硬化腹水方 4△

[方药] 白术、赤茯苓（去皮）、射干各一两，桑白皮（锉）、楮白皮（炙锉），汉防己（锉）各一两半，泽漆茎叶（炙锉）、大豆（炒）各半两。

[用法] 粗捣筛。每服五钱，水二盏，煎至七分，去滓温服，日三夜二。

[功效] 行血，利水，消肿。

[适应证] 肝硬化腹水。属单腹胀，腹壁青筋恕张，胁下胀痛，腹大如鼓，下肢浮肿，小便利。

[方源] 宋·王怀隐，等．太平圣惠方．北京：人民卫生出版社，1958

[方名] 治肝硬化腹水方 5△

[方药] 桑白皮六两，泽漆五两，白术、赤茯苓、射干、黄芩各四两，泽泻、汉防己各三两。

[用法] 咀。每服三钱。以水三盏煮大豆一撮，至一盏半去滓，下药煎，至七分，去滓温服。日二夜一服。甚效。

[功效] 行血，利水，消肿。

[适应证] 肝硬化腹水。属单腹胀，胁下胀痛，腹壁青筋显怒，腹大如鼓，小便不利。

[方源] 明·朱橚．普济方．北京：人民卫生出版社，1959

（36） 腹中癥瘕

[方名] 治腹中癥瘕方 1△

[方药] 九肋鳖甲三两，桑柴灰一斗，酒三升。

[用法] 浸一夜，煮令烂如胶漆。每服一匙。

[功效] 软坚散结。

[适应证] 腹中癥瘕（腹内痞块）。

[按语] 癥瘕系指腹内痞块，一般以隐于腹内，按之有形，坚硬不移，痛有定处者为癥；聚散无常，椎之游走不定，痛无定处为瘕。

[方源] 明·李时珍．本草纲目．北京：中国中医药出版社，1998

（37） 肠道寄生虫病

[**方名**] 治肠道寄生虫病方　1△

[**方药**] 桑根白皮三升。

[**用法**] 上药切，以水七升，煮取二升。宿勿食，空腹顿服之。

[**功效**] 驱除绦虫，调理脾胃。

[**适应证**] 绦虫病（寸白虫症）。

[**按语**] 绦虫病由猪绦虫或牛绦虫寄生于人体小肠所引起的疾病。其病因是人吃了未煮熟的含有囊虫的猪肉或牛肉，虫吸附在肠壁上，颈节逐渐分裂，形成体节，约经2~3个月发育为成虫。症见腹痛，腹胀，乏力，消瘦。

[**方源**] 唐·孙思邈. 千金方. 北京：人民卫生出版社，1982

[**方名**] 治肠道寄生虫病方　2△

[**方药**] 桑白皮二两。

[**用法**] 上药粗捣筛，分三服，每服一盏半，煎至八分，去渣，空腹顿服。

[**功效**] 驱除蛔虫，调理脾胃。

[**适应证**] 蛔虫病。

[**按语**] 蛔虫病是感染蛔虫虫卵所致的一种肠道寄生虫病。症见食欲异常，脐周疼痛，时作时止，便虫等。

[**方源**] 宋·赵佶. 圣济总录. 北京：人民卫生出版社，1982

（38） 腹胀、腹痛

[**方名**] 治腹胀、腹痛方　1△　（消胀汤）

[**方药**] 生桑白皮、竹沥、半夏各15克，光杏仁12克，带节麻黄、生石膏、生姜皮各3克，苏子6克，煨香红枣2枚。

[**用法**] 水煎服。每日1剂，日分2次温服。

[**功效**] 清热除湿，健脾消胀。

[**适应证**] 腹胀属暑湿化胀者。症见腹胀满，咳呕痰多，胸闷口渴，溺短涩热，便溏不爽。

[**按语**] 本症乃受暑挟湿，湿热未尽，引起腹胀。

[**方源**] 《全国名医验案类编》

[**方名**] 治腹胀、腹痛方　2△

[**方药**] 桑根白皮、枣肉、昆布各二两，人参、吴茱萸、白术、葶苈各一两，芍药、桂心、杏仁、茯苓各五分，海藻、橘皮、白前各三分，苏子五合。

[用法] 末之，蜜丸。饮服如梧桐子大十丸，日二，加至十五丸，以利小便为度。

[功效] 下气清胀。

[适应证] 积气。

[按语] 积气系指与精神因素如忧思、恼怒等有关的疾病，以腹胀时隐时现，痛处游走不定为特征。或出现气上冲肺息奔，令咽喉气闷往来之候。

[方源] 唐·孙思邈．千金方．北京：人民卫生出版社，1982

[方名] 治腹胀、腹痛方　3△

[方药] 桑椹 10 克，白术 6 克。

[用法] 水煎服。每日 1 剂，日分 2 次温服。

[功效] 健脾胃，助消化，消腹胀。

[适应证] 消化不良，腹胀。

[方源]《药食两用中药应用手册》

[方名] 治腹胀、腹痛方　4△

[方药] 桑椹适量。

[用法] 桑椹绢包风干，过伏天，为末。每晚三钱，热酒下，取汗。

[功效] 滋肝补肾，温阳除寒。

[适应证] 阴证腹痛。

[按语] 阴证乃八纲中的里证、寒证、虚证。阴证腹痛症见面色苍白或暗晦，蜷卧肢冷，静而少言，语声低微，呼吸微弱，气短乏力，饮食减少，口淡无味，腹痛喜按，大便溏薄，小便清长。舌质淡而胖嫩，舌苔润滑，脉沉缓无力。

[方源] 明·李时珍．本草纲目．北京：中国中医药出版社，1998

（39）腹　泻

[方名] 治腹泻方　1△　（桑叶茶）

[方药] 桑叶茶 50 克。

[用法] 每次 25 克，开水泡饮，每日 2 次。

[功效] 清热解毒，补脾固肠。

[适应证] 腹泻。

[按语] 本品对便秘者能通便，而对腹泻者又能止泻，可能与该产品对人体具双向性免疫调节作用有关。

[方源] 中华世界综合医学杂志，2004，4（10）：32～38

[方名] 治腹泻方　2△

[方药] 桑叶 3 克，川椒 0.24 克，炮姜 0.18 克。

[**用法**] 水煎服。每日 1 剂，日分 2 次温服。

[**功效**] 湿中行气，补脾固肠。

[**适应证**] 寒泻。

[**方源**]《民间祖传秘方大全》

[**方名**] 治腹泻方 3△

[**方药**] 桑白皮八两，大麻子五两，白术、干姜各三两，禹余糧二两，黄连一两，大枣二十枚。

[**用法**] 咀，以水一斗二升，煮取二升，分四服。

[**功效**] 补脾止泻。

[**适应证**] 泄泻。症见腹胀善噫，食则欲呕，泄澼溏下，口干，四肢重，好怒，不欲闻人声，忘误，喉痹。此乃脾胃俱虚也。

[**方源**] 唐·孙思邈．千金方．北京：人民卫生出版社，1982

（40） 便 秘

[**方名**] 治便秘方 1△ （桑椹煎）

[**方药**] 鲜桑椹 30 ~ 60 克。

[**用法**] 水煎服。每日 1 剂，日分 2 次温服。

[**功效**] 润肠通便。

[**适应证**] 习惯性便秘。

[**方源**]《中药大辞典》

[**方名**] 治便秘方 2△ （桑叶茶）

[**方药**] 桑叶茶 50 克。

[**用法**] 每次 25 克，开水泡饮，每日 2 次。

[**功效**] 润肠通便。

[**适应证**] 功能性便秘。

[**方源**] 中华世界综合医学杂志，2004，4（10）：32 ~ 38

[**方名**] 治便秘方 3△ （桑果汁）

[**方药**] 100% 桑果汁 250 毫升。

[**用法**] 每次 125 毫升，口服，每日 2 次。

[**功效**] 润肠通便。

[**适应证**] 功能性便秘。

[**方源**] 中华世界综合医学杂志，2004，4（10）：32 ~ 38

[**方名**] 治便秘方 4[△]（桑椹醪）

[**方药**] 鲜桑椹 1 000 克，糯米 500 克，酒曲适量。

[**用法**] 将桑椹洗净，捣烂以纱布挤汁，将药汁与糯米按常法煮焖或干饭，待凉，加入酒曲，拌匀，发酵成为酒酿。每日佐餐食用。

[**功效**] 润肠通便。

[**适应证**] 便秘。

[**方源**]《偏方大全》（第三版）

[**方名**] 治便秘方 5[△]（桑椹膏）

[**方药**] 桑椹膏适量。（中成药）

[**用法**] 每次 6～9 克，开水化服，每日 3 次。

[**功效**] 润肠通便。

[**适应证**] 习惯性便秘。

[**方源**]《一味中药巧治病》

[**方名**] 治便秘方 6[△]（鲜桑椹汁）

[**方药**] 鲜桑椹 50 克。

[**用法**] 绞汁，温开水冲服，早晚各 1 次，连服数天。

[**功效**] 润肠通便。

[**适应证**] 习惯性便秘。

[**方源**] ①《一味中药巧治病》；②《内科良方》

[**方名**] 治便秘方 7[△]（二皮汤）

[**方药**] 桑根白皮、榆根白皮各一把。

[**用法**] 咀，以水三升，煮取一升半，分三服。

[**功效**] 润肠通便。

[**适应证**] 便秘。

[**方源**] 唐·孙思邈. 千金方. 北京：人民卫生出版社，1982

[**方名**] 治便秘方 8[△]（锁阳桑椹膏）

[**方药**] 锁阳、桑椹子各 15 克，白蜜 30 克。

[**用法**] 水煎锁阳、桑椹子，取浓汁加蜂蜜。每日 1 剂，日分 2 次温服。

[**功效**] 温阳通便。

[**适应证**] 便秘属冷秘者。症见大便难涩，排便困难，小便清长，四肢不温，喜热怕冷，腹中冷痛，或腰脊酸冷。舌淡苔白，脉沉迟。

[**方源**] ①《常见病自我诊疗》；②《秘方大全》

[方名] 治便秘方 9[△] （桑椹苁蓉汤）

[方药] 桑椹 30 克，肉苁蓉 15～20 克，黑芝麻 15 克，炒枳壳 9 克。

[用法] 放入锅中，加水适量煎煮 1 小时，去渣取汤。饮服，每日 1 剂。日分 2 次温服。

[功效] 滋阴润肠，理气通下。

[适应证] 阴虚血少之便秘。

[方源]《药食两用中药应用手册》

[方名] 治便秘方 10[△] （补血桑椹粥）

[方药] 桑椹子 20～30 克（或鲜者 30～60 克），糯米 100 克，冰糖少许。

[用法] 先将桑椹浸泡片刻，洗净后与米同入砂锅煮粥，粥熟后加冰糖稍煮即可，随量吃粥。

[功效] 补血润肠通便。

[适应证] 血虚便秘。

[方源]《民间验方奇效方》

[方名] 治便秘方 11[△] （桑椹蜜饯）

[方药] 鲜桑椹 1 000 克，蜂蜜 500 克。

[用法] 将桑椹洗净，与蜂蜜一起放入砂锅内，用文火煮沸，调匀，待冷却后装入瓶内备用。每次食 3～5 汤匙。

[功效] 滋肝益肾，养阴润肠。

[适应证] 肝肾阴虚，胃肠液少所致的便秘。

[方源]《药食两用中药应用手册》

[方名] 治便秘方 12[△] （桑椹蜜）

[方药] 桑椹子、蜂蜜各 30 克，五味子 10 克。

[用法] 将桑椹、五味子洗净，放入锅中，加清水 5 碗，武火煮沸后，文火煮至 1 碗。离火降温至 30～40℃后，去药渣，用两层纱布过滤，用蜂蜜调匀即可，随量饮用。

[功效] 生津敛汗，润肠通便。

[适应证] 产后便秘属阴虚津亏者。症见产后口干渴饮，大便燥结难排，活动则汗出或睡后汗出，汗衣衫，舌苔干等。

[方源]《疾病饮食疗法》（一）（修订版）

[方名] 治便秘方 13[△] （桑椹首乌老鸡汤）

[方药] 桑椹子、制首乌各 30 克，老鸡肉 250 克，大枣 4 枚。

[用法] ①将老鸡宰净，取鸡肉切块；桑椹子、制首乌、大枣（去核）洗净。②把全部用料一起放入锅中，加清水适量，武火煮沸后，文火煲约 2 小时，调味即可。随量

食用。

[**功效**] 补益肝肾，滋阴润燥。

[**适应证**] 阴亏血少之肠燥便秘。症见形体瘦弱、腰腿酸软，大便干结，排便困难，数天1次，或口渴多饮，肌肤干燥，头发早白等。

[**按语**] 本方调治之便秘症，多因年老体弱，肠燥津枯所致。汤中老鸡肉营养丰富，含蛋白质、脂肪、钙、磷、铁、镁、钾及维生素 A、维生素 B_1、维生素 B_2、维生素 C、维生素 E 等成分。其性味甘微温，功能益气养血、补肾益精。《开宝本草》谓其能："益气血，黑须发，悦颜色，久服长筋骨，延年不老。"桑椹子含葡萄糖，胡萝卜素、维生素（B_1、B_2、C）、苹果酸、烟酸等成分，功能补血滋阴，生津止渴，润肠通便。《世补斋医书》之首乌延龄丹，即以首乌与桑椹子等配伍而成，主治阴虚血少之腰酸耳鸣，头发早白。加大枣合成汤，共达补肾滋阴，润肠通便，养颜乌发之效。

[**方源**]《中老年人的健康顾问》

[**方名**] 治便秘方　14△

[**方药**] 桑白皮、陈皮、白术、当归各12克，柴胡、升麻各10克，甘草6克，党参24克，黄芪34克。

[**用法**] 水煎服。每日1剂，日分2次温服。

[**功效**] 补中益气，养阴通便。

[**适应证**] 老年性便秘。

[**方源**] 河北中医，1998（6）：338

[**方名**] 治便秘方　15△

[**方药**] 黑桑椹5 000克，冰糖2 000克。

[**用法**] 依法熬成膏，每次9～15克，每日2次。

[**功效**] 生津润肠通便。

[**适应证**] 老年肠枯便秘。

[**方源**] 金·刘完素．素问病机气宜保命集．北京：人民卫生出版社，2006

[**方名**] 治便秘方　16△　（三仙酒）

[**方药**] 桑椹、蜂蜜各60克，锁阳30克，白酒1 000克。

[**用法**] ①将桑椹捣烂，锁阳捣碎，两药一起倒入干洁的器皿中。②倒入白酒浸泡，密封。③7日后开封，过滤去渣。④将蜂蜜炼过，倒入药酒中，即可饮用。每服10～20毫升，将酒温热空腹服用。每日2次。

[**功效**] 补肾养肝，益精气，润燥通便。

[**适应证**] 肠燥便秘。

[**按语**] 本方中，桑椹：补肝肾，滋阴液。锁阳：补肾，滋阴，润燥。蜂蜜：滋阴，润燥，清热，并能调味及缓解药中热性。此酒有补肾养肝，益精血，润燥之功效。

主治大便秘结，腰酸，眩晕，体倦等症。颇适用于老人肝肾阴虚所致津液亏损，肠燥便秘者服用。无病者常服。亦有延年益寿之功。

[**方源**]《民间千家妙方》

[**方名**] 治便秘方　17△

[**方药**] 桑椹子、肉苁蓉、女贞子各 24 克，柏子仁、生地、麦冬、火麻仁各 15 克，杏仁、桃仁各 10 克，大黄 9 克，枳实、炙甘草各 6 克。

[**用法**] 共研细末，过筛，炼蜜为丸，每丸重 5 克，用无毒塑料薄膜剪成小方块包裹药丸。放低温干燥处保存。每日 2 次，每次 1 丸，温开水送服。5 天为 1 疗程，大便正常后，可改为每晚饭后 1 小时服 1 丸。

[**功效**] 润肠通便。

[**适应证**] 便秘。

[**按语**] 用本方治疗便秘 40 例，痊愈 28 例，好转 11 例，无效 1 例。

[**方源**]《百病效验良方》

[**方名**] 治便秘方　18△

[**方药**] 桑叶适量。

[**用法**] 上药煎浓汁服。

[**功效**] 清热通便。

[**适应证**] 便秘。

[**方源**] 明·李时珍．本草纲目．北京：中国中医药出版社，1998

4. 泌尿系统疾病

（41）急性肾炎

[方名] 治急性肾炎方　1△

[方药] 桑白皮 13 克，茯苓皮、冬瓜皮各 31 克，生姜皮、大腹皮、羌活各 16 克，淡竹叶、桂枝各 9 克，陈皮 6 克。

[用法] 水煎服。每日 1 剂，日分 2 次温服。

[功效] 通阳利尿，宣肺除湿。

[适应证] 急性肾炎属湿困者。

[按语] 加减法：湿热者去生姜皮，加大黄 9 克，葶苈子 6 克，赤小豆 31 克。

[方源]《内科良方》

[方名] 治急性肾炎方　2△

[方药] 桑叶、薄荷各 6 克，桔梗、竹茹各 10 克，连翘 12 克，汉防己 15 克，金银花、石膏、茅根各 30 克。

[用法] 水煎服。每日 1 剂，日分 2 次温服。

[功效] 解表利尿，滋肾降压。

[适应证] 急性肾炎伴肾性高血压风水偏热者。

[方源]《内科良方》

[方名] 治急性肾炎方　3△

[方药] 桑白皮、紫苏叶、葶苈子各 13 克，杏仁 10 克，浮萍 8 克，麻黄、桂枝各 5 克，防己 15 克。

[用法] 水煎服。每日 1 剂，日分 2 次温服。

[功效] 疏风发表，清肺利水。

[适应证] 急性肾炎。

[方源]《千家妙方》

[方名] 治急性肾炎方　4△　（风水汤）

[方药] 桑白皮、焦白术、陈皮、大腹皮各 10 克，蒲公英、莱菔子各 15 克，生黄

芪 20 克，沉香 2 克。

[用法] 水煎服。每日 1 剂，日分 2 次温服。

[功效] 解表利尿，行气除湿。

[适应证] 急性肾炎。

[方源]《千家妙方》

[方名] 治急性肾炎方 5△

[方药] 桑白皮、牛蒡子、黄芩、蝉蜕各 10 克，连翘、泽泻各 15 克，金银花、玄参、猪苓、茯苓各 20 克。地龙 30 克。

[用法] 水煎服。每日 1 剂，日分 2 次温服。

[功效] 疏风，清热，利水。

[适应证] 急性肾炎属风热水肿型。症见发热而不恶寒，咽喉疼痛，口干口渴，面部浮肿，尿少赤涩。舌尖红，苔薄黄，脉浮数或细数。

[方源]《实用中医手册》

[方名] 治急性肾炎方 6△

[方药] 桑白皮、陈皮、大枣各 10 克，大腹皮 12 克，茯苓皮、葶苈子各 15 克，生姜皮 6 克，麻黄、桂枝各 3 克，泽泻 30 克。

[用法] 水煎服。每日 1 剂，日分 2 次温服。

[功效] 辛温解表，宣肺利水。

[适应证] 急性肾炎属风寒水肿型。症见恶寒发热，咳嗽气短，面部浮肿，或有全身浮肿，皮色光泽。舌质淡，苔薄白，脉浮紧或沉细。

[方源]《实用中医手册》

[方名] 治急性肾炎方 7△

[方药] 桑白皮、蝉蜕、白术、防风各 10 克，连翘、泽泻各 15 克，车前子、赤小豆、薏苡仁各 30 克，麻黄 6 克。

[用法] 水煎服。每日 1 剂，日分 2 次温服。

[功效] 清热，祛痰，解毒。

[适应证] 急性肾炎属湿热或热毒水肿型。症见皮肤疮毒未愈，或虽已结痂，但湿毒内攻，或外感表证已解，湿郁化热，面部或全身浮肿，口干口苦，尿少色赤。舌质红，苔薄黄或黄腻，脉滑数或细数。

[方源]《实用中医手册》

[方名] 治急性肾炎方 8△

[方药] 桑白皮、瞿麦、黄柏、车前草、苏叶、荆芥各 10 克，地肤子 15 克，蝉蜕 10 只。

[**用法**] 水煎服。每日 1 剂，日分 2 次温服。

[**功效**] 疏风发表，宣肺除湿。

[**适应证**] 急性肾炎。

[**方源**]《偏方秘方大全》

[**方名**] 治急性肾炎方　9△

[**方药**] 桑白皮 20 克，丹皮、车前子各 30 克，冬瓜皮 40 克，石膏、茯苓皮、茅根各 50 克，麻黄、杏仁各 15 克，生姜皮、甘草各 10 克。

[**用法**] 水煎服。每日 1 剂，日分 3 次温服。

[**功效**] 宣降肺气，开郁破滞，温阳利水。

[**适应证**] 急性肾炎属阳水型。症见突然发热恶寒，咳嗽微喘，眼睑及全身浮肿，口渴，尿少，腰及肢体酸痛，尿中有大量蛋白、红细胞及白细胞。

[**方源**]《偏方秘方大全》

[**方名**] 治急性肾炎方　10△

[**方药**] 桑白皮、麻黄、杏仁、射干、紫菀、生姜、地骨皮各 10 克，生石膏 12 克，茯苓、车前子（包）各 15 克，冬瓜皮 30 克，生甘草 3 克。

[**用法**] 水煎服。每日 1 剂，日分 3 次温服。

[**功效**] 疏风发表，宣肺利水。

[**适应证**] 急性肾炎属风寒型。症见恶寒发热，咳嗽气喘，口渴，头面下颜、四肢浮肿，甚或伴有胸水，尿少色黄等。

[**方源**]《偏方秘方大全》

[**方名**] 治急性肾炎方　11△

[**方药**] 桑叶、杭菊、板蓝根、生石膏各 12 克，蒲公英 15 克，金银花 30 克，鲜茅根 60 克，连翘、射干、杏仁各 10 克，薄荷（后下）、生甘草各 3 克。

[**用法**] 水煎服。每日 1 剂，日分 3 次温服。

[**功效**] 疏风清热，宣肺利水。

[**适应证**] 急性肾炎属风热型。症见头痛发热，咽喉肿痛，咳喘，口渴喜饮，开始头面浮肿，继则四肢全身浮肿等。

[**方源**]《偏方秘方大全》

[**方名**] 治急性肾炎方　12△

[**方药**] 桑白皮、金银花、连翘各 15 克，麻黄、关木通、大腹皮各 10 克，茯苓皮、赤小豆各 30 克。

[**用法**] 水煎服。每日 1 剂，日分 2 次温服。

[**功效**] 清热解毒，利湿消肿。

[**适应证**] 急性肾炎。症见全身水肿，腹胀胸热，口干，尿短赤，或疮毒未愈。舌苔黄腻，脉沉细。

[**方源**]《神方奇药治百病》

[**方名**] 治急性肾炎方 13△

[**方药**] 桑叶、菊花、杏仁各 10 克，板蓝根 30 克。

[**用法**] 水煎服。每日 1 剂，日分 2 次温服。

[**功效**] 疏风散热，凉血解毒。

[**适应证**] 急性肾炎属风热伤络者。症见头痛发热，咽喉红肿疼痛，咳嗽气促，口渴喜饮，开始头面、四肢轻度浮肿，逐渐高度浮肿，尿少赤涩，大便干结。舌苔白心黄，舌质红，脉沉滑数。

[**方源**]《神方奇药治百病》

[**方名**] 治急性肾炎方 14△

[**方药**] 麻黄、桑白皮、五加皮、姜皮各 10 克，制附子 8 克，茯苓皮 20 克。

[**用法**] 水煎服。每日 1 剂，日分 3 次口服。

[**功效**] 疏风祛湿利水。

[**适应证**] 急性胃炎。属风寒犯肺，风水相搏型。症见发热，恶风寒，头面浮肿，继而全身皆肿，伴腹胀，便溏，尿少，纳呆，肢冷等。

[**方源**]《偏方秘方大全》

[**方名**] 治急性肾炎方 15△

[**方药**] 桑白皮 15 克，杏仁 10 克，麻黄、甘草、生薏仁、生姜各 9 克，生石膏 30 克。

[**用法**] 水煎服。每日 1 剂，日分 2 次服。

[**功效**] 宣降肺气，利水消肿。

[**适应证**] 急性肾炎。

[**方源**]《秘方全书》

[**方名**] 治急性肾炎方 16△

[**方药**] 地肤子 15 克，桑白皮、荆芥、苏叶、瞿麦、黄柏、车前子各 9 克，蝉蜕 10 只。

[**用法**] 上 8 味，水煎服。每日 1 剂，日分 2 次服。

[**功效**] 宣肺发汗，利水消肿。

[**适应证**] 急性肾炎。

[**方源**]《秘方全书》

[方名] 治急性肾炎方 17△ （桑白皮赤小豆鲫鱼汤）

[方药] 鲜桑白皮 60 克，赤小豆 30 克，鲫鱼 2 条，陈皮、姜皮各 6 克。

[用法] 鲫鱼去鳞及肠杂，洗净。把全部用料洗净放入锅内，加清水适量，武火煮沸后，文火煮 2 小时，用食盐、味精少许调味。佐餐食用。

[功效] 疏风清热，利水消肿。

[适应证] 急性肾炎水肿。

[方源]《药食两用中药应用手册》

[方名] 治急性肾炎方 18△ （桑白皮茶）

[方药] 桑白皮 30 克。

[用法] 先把桑白皮的一层表皮轻轻刮去，洗净，切成细块。置保温瓶中，以沸水适量冲泡，盖闷 15 分钟，代茶频饮，每日 1 剂。

[功效] 利水消肿。

[适应证] 急性肾炎。

[方源]《药食两用中药应用手册》

[方名] 治急性肾炎方 19△

[方药] 鲜鲤鱼尾约 250 克，桑白皮、茶叶各 30 克，葱白 8 根。

[用法] 加水同煎，温服汤汁与鱼肉。

[功效] 疏风清热利水。

[适应证] 急性肾炎风水泛滥，肺气失宣。

[方源]《内科良方》

（42） 慢性肾炎

[方名] 治慢性肾炎方 1△

[方药] 桑白皮、赤小豆各 30 克，麻黄 15 克，苡仁 9 克。

[用法] 水煎服。每日 1 剂，日分 2 次温服。

[功效] 清热利湿消肿。

[适应证] 慢性肾炎。

[方源] ①《常见病验方研究参考资料》；②《民间祖传秘方大全》

[方名] 治慢性肾炎方 2△

[方药] 桑白皮 6 克，连翘、杏仁、赤小豆各 9 克，麻黄、甘草各 3 克，生姜 2 片，大枣 1 枚。

[用法] 水煎服。每日 1 剂，日分 2 次温服。

[功效] 解表消肿。

[适应证] 慢性肾炎水肿，有发热恶寒症状者。

[方源]《中医方药手册》

[方名] 治慢性肾炎方 3[△] （温阳利水汤）

[方药] 桑椹子、枸杞子、菟丝子、香附各 15 克，泽泻、郁金、白茅根各 12 克，熟附片、车前子各 10 克，黄芪 20 克，苡仁、茯苓各 30 克。

[用法] 水煎服。每日 1 剂，日分 2 次温服。

[功效] 滋补肝肾，温阳利水。

[适应证] 慢性肾炎水肿。症见周身浮肿，按之凹陷，小便量少，大便清溏，腰酸肢软，形寒。脉弦细无力。

[方源] 新中医，1988（8）：1

[方名] 治慢性肾炎方 4[△]

[方药] 黄芪、石苇、桑白皮、芡实、丹参各 30 克，仙灵脾、鹿衔草、金樱子、党参、白术、白芍、黄精、连皮茯苓各 15 克，蝉蜕 10 克。

[用法] 水煎服。每日 1 剂，水煎 3 次，分 3 次服。

[功效] 益肾祛风，健脾补气，利湿化痰。

[适应证] 慢性肾炎。

[方源] ①《中华古医药宝典·验方大全》；②《秘方大全》

[方名] 治慢性肾炎方 5[△]

[方药] 桑白皮、制附子、泽泻、姜皮各 20 克，茯苓、白术、大腹皮、防己、椒目、玉米须各 30 克，白茅根 60 克，白芍、桂枝、益母草、路路通各 10 克，生姜 3 片。

[用法] 水煎服。每日 1 剂，20 日为 1 疗程。

[功效] 温阳利水，健脾补肾。

[适应证] 慢性肾炎。

[按语] 用本方治疗慢性肾炎 135 例，痊愈 40 例，显效 45 例，好转 47 例，无效 3 例。

[方源]《百病效验良方》

[方名] 治慢性肾炎方 6[△]

[方药] 桑寄生、黄芪、狗脊、金樱子、麦冬、白芍、怀牛膝、牡蛎、枳壳、佛手、槟榔、荠菜、益母草、车前草、猪苓、泽泻、金钱草。

[用法] 水煎取汁，浓缩为丸。每次 10 克，温开水送服，每日 3 次。

[功效] 益气养阴固肾。

[适应证] 慢性肾炎。

[方源]《世界优秀医学论文选要大全》

[方名] 治慢性肾炎方 7[△]

[方药] 桑白皮、茯苓、泽泻、丹皮、知母、前胡各 9 克，山药、黄柏各 12 克，生地 15 克，白茅根 30 克。

[用法] 水煎服。每日 1 剂，日分 2 次温服。

[功效] 补肝益肾，补虚养阴，清热除湿。

[适应证] 慢性肾炎。

[方源]《中国特色医疗新技术》

[方名] 治慢性肾炎方 8[△]

[方药] 桑白皮、秦艽、前仁各 9 克，生地、泽泻各 12 克，忍冬藤 15 克，钩藤 24 克，白茅根 30 克，甘草 3 克。

[用法] 水煎服。每日 1 剂，日分 2 次温服。

[功效] 清热利湿，通经活络。

[适应证] 慢性肾炎。

[方源]《中国特色医疗新技术》

[方名] 治慢性肾炎方 9[△] （六五地黄汤）

[方药] 桑椹子、干地黄各 25 克，炒山药 20 克，山萸肉 15 克，云苓、枸杞子、女贞子、车前子、地肤子各 15~25 克，牡丹皮 10~20 克。

[用法] 水煎服。每日 1 剂，日分 2 次温服。

[功效] 滋补肝肾，淡渗利水。

[适应证] 慢性肾炎属肝肾阴伤者。症见颧面潮红或暗红，五心烦热，腰膝酸软，头晕耳鸣，两目干涩，口燥咽干，夜热盗汗，或轻度肿胀，便秘尿赤。舌质稍红或暗红，苔薄黄或薄白，脉细数或沉滑数。

[按语] ①本方以六味地黄汤加桑椹子、枸杞子、女贞子、地肤子、车前子，故称六五地黄汤。②本方对阴虚型肾炎收效颇著；对气虚、阳虚型肾炎不宜用。③处方是马骥名老中医验方。

[方源]《国家级名老中医验方大全》

（43）肾病综合征

[方名] 治肾病综合征方 1[△]

[方药] 桑白皮、麦冬、白术、紫苏、槟榔、陈皮、枳壳各 10 克，赤茯苓、泽泻、大腹皮各 15 克，木香、砂仁（后下）各 6 克。

[用法] 水煎服。每日 1 剂，日分 2 次温服。

[功效] 行气利水。

[适应证] 肾病综合征属气滞水停型。症见全身浮肿，小便短小色黄，病程较长，

反复发作，腹胀明显，胸闷短气，恶心呕吐。舌质红，苔薄黄，脉弦滑。

[方源]《实用中医手册》

[方名] 治肾病综合征方　2△
[方药] 桑白皮、葶苈子、白术各 10 克，茯苓、猪苓、大枣各 15 克，麻黄、炙甘草各 6 克，生姜 3 片，生石膏 30 克（先煎）。
[用法] 水煎服。每日 1 剂，日分 2 次温服。
[功效] 散风清热，宣肺行水。
[适应证] 肾病综合征属风热犯肺型。症见小便不利，并多有恶风怕冷，发热，或咳喘，或咽喉红肿疼痛。舌质淡红或红，苔薄白或黄，脉浮滑或浮数。
[方源]《实用中医手册》

（44）紫癜性肾炎

[方名] 治紫癜性肾炎方　1△　（黑芝麻桑叶散）
[方药] 黑芝麻 500 克，桑叶 200 克。
[用法] 共为细末。每次 20 克，温开水送服，每日 3 次。
[功效] 补肝益肾，祛风散热。
[适应证] 紫癜性肾炎。
[方源]《神方奇药治百病》

（45）泌尿系统结石（石淋）

[方名] 治泌尿系统结石方　1△
[方药] 桑寄生、生地、川断、丹参、瞿麦、萹蓄、滑石、金钱草各 15 克，海金沙、杜仲、牛膝、制首乌、玉竹各 10 克。
[用法] 水煎服。每日 1 剂，日分 2 次温服。
[功效] 补肾利湿，行气化瘀，通淋排石。
[适应证] 肾结石。
[方源] 中国中医药信息杂志，2001，8（2）

[方名] 治泌尿系统结石方　2△
[方药] 桑寄生 50 克，石苇、冬葵子、海金沙各 25 克，瞿麦、川牛膝各 20 克，车前子 15 克，鸡内金 5 克。
[用法] 水煎服。每日 1 剂，日分 2 次温服。
[功效] 益肾利湿，化瘀消石。
[适应证] 泌尿系结石的歇止期。

[方源] ①《民间千家妙方》；②《中华古医药宝典·验方大全》；③《秘方全书》

[方名] 治泌尿系统结石方 3△
[方药] 桑寄生、牛膝、杜仲各 15 克，桃仁、赤芍、生地、续断、泽泻、海金沙（布仓）各 12 克，当归 18 克。
[用法] 水煎取汁。每日 1 剂，分 2 次服。
[功效] 补肾利湿，化瘀消石。
[适应证] 泌尿系结石。
[方源]《中国特色医疗新技术》

[方名] 治泌尿系统结石方 4△
[方药] 金钱草 30 克，滑石（包）24 克，紫贝齿（打）15 克，桑寄生、石苇、海金沙、冬葵子、肉苁蓉、川牛膝、甘枸杞、王不留行各 12 克，川杜仲、乳香、汉防己各 9 克。
[用法] 水煎服。每日 1 剂，分 2 次服。
[功效] 强肾正本，利水通淋，活血化瘀。
[适应证] 泌尿系结石。
[方源]《中华古医药宝典·中医祖传秘笈》

（46）尿路感染（热淋）

[方名] 治尿路感染方 1△
[方药] 桑叶、柳叶、椿叶、柏叶各 15 克。
[用法] 水煎服。每日 1 剂，分 2 次温服。
[功效] 祛风清热。
[适应证] 膀胱炎。
[方源] ①《内科良方》；②《偏方秘方大全》

[方名] 治尿路感染方 2△
[方药] 桑枝 30 克，大黄 10 克，覆盆子 6 克。
[用法] 水煎服。每日 1 剂，分 2 次温服。
[功效] 清热固肾。
[适应证] 急、慢性膀胱炎。
[方源]《偏方秘方大全》

[方名] 治尿路感染方 3△
[方药] 桑白皮、白僵蚕、阿胶各 9 克，熟地 12 克，当归、地肤子各 15 克，黄芪、

茅根各 30 克，肉桂 15 克，白果 5 粒。

　　[用法] 水煎服。每日 1 剂，分 2 次服。

　　[功效] 温肾健脾，利水消肿，填精养血。

　　[适应证] 慢性肾盂肾炎。

　　[方源] ①《中华古医药宝典·验方大全》；②《秘方全书》

（47）尿潴留（癃闭）

　　[方名] 治尿潴留方　1[△]

　　[方药] 桑白皮、大麦冬、生山栀、桔梗、白前、地骨皮各 9 克，赤茯苓 15 克，淡竹叶 30 克，淡黄芩 6 克。

　　[用法] 水煎服。每日 1 剂，日分 2 次温服。

　　[功效] 宣肺清热，化瘀散结。

　　[适应证] 癃闭属热盛肺燥，肃降无权。

　　[方源]《内科良方》

　　[方名] 治尿潴留方　2[△]　　（三白散）

　　[方药] 桑白皮、白术各 15 克，白牵牛子 60 克，陈皮 15 克。

　　[用法] 共研细末。每次 6 克，姜汤送服。

　　[功效] 泻肺清热，通利水道。

　　[适应证] 癃闭（尿潴留）。

　　[方源] 宋·陈师文，等．太平惠民和剂局方．北京：人民卫生出版社，1959

　　[方名] 治尿潴留方　3[△]

　　[方药] 桑白皮、黄芩、麦冬、茯苓、车前子、炒栀子各 12 克。

　　[用法] 水煎服。每日 1 剂，日分 2 次温服。

　　[功效] 消肺热，利水道。

　　[适应证] 癃闭（尿潴留）属肺热气壅者。症见小便量少不通，咽干，烦渴欲饮，呼吸短促，或有咳嗽。舌苔薄黄，脉数。

　　[按语] 癃闭是指小便量少，点滴而出，甚则小便闭塞为主症的一种疾患。其中又以小便不利，点滴而短少，病热较缓者称为癃；以小便闭塞，点滴不通，病势较急者称为闭。癃和闭虽然有区别，但都是指排尿困难，只有程度上不同，因此多合称为癃闭。

　　[方源]《实用中医手册》

　　[方名] 治尿潴留方　4[△]

　　[方药] 桑寄生 15 克，茯苓、淮山各 12 克，熟地、丹皮、泽泻、菟丝子、牛膝、车前子、续断、制附子（先煎半小时）各 9 克，肉桂 3 克（后下）。

[用法] 水煎服。每日 1 剂，日分 3 次温服。

[功效] 通阳化气，健脾利水。

[适应证] 老年尿潴留属肾阳虚衰型。症见突然大小便不通，伴腹胀、呕吐、头晕、腰胀痛等。

[方源]《偏方秘方大全》

[方名] 治尿潴留方 5△

[方药] 桑白皮半两，车前草一把。

[用法] 咀，以水三升煎取一升。顿服之。

[功效] 清热利湿，通利小便。

[适应证] 淋闭。症见卒不得小便。

[方源] 唐·孙思邈. 千金方. 北京：人民卫生出版社，1982

（48）肾衰竭（关格）

[方名] 治肾功能衰竭方 1△

[方药] 桑椹子、菟丝子、泽泻、车前子、地肤子各 12 克，白术、巴戟天、当归、山楂各 10 克，白茅根 15 克，茯苓皮 30 克。

[用法] 水煎服。每日 1 剂，日分 3 次温服。

[功效] 滋补肾阴，行水泄浊。

[适应证] 肾衰属阴虚水泛，阴损浊逆者。

[方源]《内科良方》

[方名] 治肾功能衰竭方 2△

[方药] 桑寄生、土茯苓、炒川断、泽泻各 15 克，六月雪 30 克，生晒参（另冲服）、晚蚕砂、制半夏、炒枳壳、生白术各 9 克，炒陈皮、炒竹茹各 6 克，川连 3 克。

[用法] 水煎服。每日 1 剂，日分 3 次温服。

[功效] 通关开格，行水泄浊。

[适应证] 慢性肾功能衰竭（尿毒症）。

[按语] 急、慢性肾功能衰竭是指小便不能，恶心呕吐为主要临床表现的危重病症，亦称尿毒症。属中医关格范畴。

[方源]《老年病中医治疗学》

[方名] 治肾功能衰竭方 3△ （益肾解毒汤）

[方药] 桑寄生、人参各 10 克，白术、杜仲、巴戟天、晚蚕砂、紫苏各 15 克，茯苓 20 克，菟丝子、黄芪、土茯苓各 30 克。

[用法] 水煎服。每日 1 剂，日分 3 次温服。

[功效] 益肾健脾，蠲除湿毒，通腑泄浊。

[适应证] 尿毒症（肾功能衰竭、关格）

[方源] 湖南中医杂志，1998，14（5）：11

[方名] 治肾功能衰竭方 4△ （滋阴益肾汤）

[方药] 桑寄生、生地、猪苓各15克，旱莲草、茯苓、牛膝、小叶石苇各12克，山萸肉、泽泻各10克，粉丹皮9克，白茅根、生益母草、黄芪各30克。

[用法] 水煎服。每日1剂，煎2次，2次汤液混匀，早晚各服1次。

[功效] 滋阴益肾，清热利湿，益气化瘀。

[适应证] 慢性肾功能衰竭——尿毒症之较轻者。临床表现具有：①眩晕耳鸣；②腰膝酸软；③五心烦热；④颜面或四肢浮肿；⑤舌淡红少苔或无苔；⑥脉细数。六项中具有四项以上者，即可确诊应用。

[按语] 本方是杜雨茂名老中医验方。

[方源]《国家级名老中医验方大全》

（49）尿失禁

[方名] 治尿失禁方 1△

[方药] 桑椹子、覆盆子、潼沙苑各6克，炒杜仲、菟丝子各10克，山药、生苡仁各12克，黄芪4.5克，柴胡、炒枳壳各2.4克，乌药1.8克。

[用法] 水煎取汁。每日1剂，分2次服。

[功效] 调气益肾。

[适应证] 尿失禁（尿道括约肌松弛）。

[方源]《千家妙方》

（50）乳糜尿（膏淋）

[方名] 治乳糜尿方 1△

[方药] 干霜桑叶1 000克。

[用法] 加水4 000毫升，煮沸30分钟，取汁过滤，灭菌装瓶备用，每瓶2 000毫升。每次200毫升，口服。每日3次，30天为1疗程。

[功效] 清热浊。

[适应证] 乳糜尿。

[方源]《一味中药治顽疾》

5. 血液系统疾病

（51） 血小板减少症

[方名] 治血小板减少症方 1△

[方药] 桑椹子、枸杞子各 15～30 克，女贞子 15～25 克，鸡血藤、阿胶（烊化）各 15 克，黄芪、旱莲草各 20～40 克，太子参、藕节、熟地黄、白芍各 20 克，大枣 30 克，田七粉 5 克（分冲），肉桂 2 克。

[用法] 水煎服。每日 1 剂。30 天为 1 疗程。

[功效] 滋补肝肾，止血填髓。

[适应证] 血小板减少性紫癜。

[按语] 用本方治疗血小板减少性紫癜 36 例，随访超过 2 年，治愈 26 例，好转 9 例，无效 1 例。总有效率为 97.20%。

[方源]《当代妙方》

[方名] 治血小板减少症方 2△

[方药] 桑椹子、枸杞子、熟地、山药、制首乌、党参、龟板、小蓟各 15 克，菊花、仙茅各 10 克，菟丝子、黄芪、鸡血藤各 30 克，大枣 5 枚。

[用法] 水煎服。每日 1 剂。日分 2 次温服。

[功效] 滋肾填精，潜阳补血。

[适应证] 血小板减少症。

[方源]《千家妙方》

[方名] 治血小板减少症方 3△

[方药] 桑椹子、肉苁蓉、菟丝子、首乌各 10 克，骨碎补 15 克，旱莲草、女贞子、熟地、山萸肉各 30 克，枸杞子 100 克。

[用法] 水煎服。每日 1 剂。

[功效] 滋补肾阴，补血填髓。

[适应证] 血小板减少性紫癜。

[方源]《偏方秘方大全》

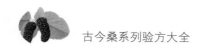

（52） 过敏性紫癜

[方名] 治过敏性紫癜方　1△

[方药] 桑枝、金银花、连翘、当归、生地、玄参、粉丹皮各9克。

[用法] 水煎服。每日1剂。日分2次温服。

[功效] 祛风清热，通络除湿。

[适应证] 过敏性紫癜。

[按语] 本症通常为血管外因素、血管因素及血小板因素所致的出血性疾病。属中医的"血症"及"发斑"范畴。并认为实证中以血热妄行和气滞血瘀多见，虚证中以气血（气阴）两虚为主要病机。

[方源]《常见病验方研究参考资料》

（53） 白细胞减少症

[方名] 升白细胞方　1△　（益气养血汤）

[方药] 桑椹子、枸杞子、黄芪各30克，鸡血藤15克，党参12克，川芎、熟地、白芍、白术各10克，茯苓8克，当归6克，炙甘草5克。

[用法] 水煎服。每日1剂。日分2次温服。

[功效] 健脾益气，养心和血，补肾。

[适应证] 白细胞减少症属血虚甚者。症见发病缓慢，可有头昏、乏力、易患感冒等。反复检查白细胞总数低于 4.0×10^9 个/升，中性粒细胞绝对值低于 1.8×10^9 个/升。

[方源] 中国中医药信息杂志，2001，8（2）

（54） 嗜酸性粒细胞增多症

[方名] 治嗜酸性粒细胞增多症方　1△　（桑菊饮加减）

[方药] 桑叶、蝉蜕各6克，菊花、桔梗、连翘、地龙干各10克，薄荷5克（后下），鲜芦根30克。

[用法] 水煎服。每日1剂，日分2次温服。

[功效] 疏风清热，宣肺止嗽。

[适应证] 嗜酸性粒细胞增多症属风热型者。症见畏寒恶风，咳嗽剧烈，喉痒咽干，咯痰不爽，痰黏稠或色黄，倦怠无力，发热汗出。舌苔薄黄，脉弦滑或浮数。

[按语] 周围血液中嗜酸性粒细胞绝对数大于400个/立方毫米时称嗜酸粒细胞增多症。本病常见于变态反应性疾病和肠寄生虫病，如支气管哮喘、荨麻疹、丝虫病、肺吸虫病、蠕虫蚴移行症等。

[方源]《实用中医手册》

［**方名**］治嗜酸性粒细胞增多症方 2△ （桑杏汤加减）

［**方药**］桑叶、蝉蜕、栀子各 6 克，杏仁、浙贝母、炙杷叶、乌梅各 10 克，沙参 12 克。

［**用法**］水煎服。每日 1 剂，日分 2 次温服。

［**功效**］疏风清肺，润燥止咳。

［**适应证**］嗜酸性粒细胞增多症属燥型者。症见喉痒干嗽，低热身痛，口鼻干燥，痰少而黏。舌红，苔薄或黄，脉浮数。

［**方源**］《实用中医手册》

［**方名**］治嗜酸性粒细胞增多症方 3△

［**方药**］桑白皮、苏子、杏仁、黄芩、白果、射干各 10 克，川贝、麻黄各 6 克，生石膏 30 克（先煎）。

［**用法**］水煎服。每日 1 剂，日分 2 次温服。

［**功效**］清泻肺热，降气平喘。

［**适应证**］内脏蠕虫蚴移行症（热带嗜酸粒细胞增多症）。症见发热汗出，咳嗽胸闷，哮喘时作，夜间加重，痰黄稠不易咯出，口渴喜饮，大便不畅，小便短赤。舌苔黄腻，脉滑数。

［**按语**］本病以嗜酸粒细胞显著增多，阵发性咳嗽和哮喘发作，以及游走性肺部病变为特征。由动物或某些人类蠕虫蚴感染而致，如动物丝虫蚴，动物与人蛔虫蚴等。嗜酸粒细胞可高达 20% ~ 90%。

［**方源**］《实用中医手册》

［**方名**］治嗜酸性粒细胞增多症方 4△ （清金化痰汤加减）

［**方药**］桑白皮、黄芩、桔梗、贝母、杏仁、苏子、五味子、牛蒡子、乌梅、全瓜蒌、款冬花、知母各 10 克，栀子、蝉蜕各 6 克，佩兰 15 克。

［**用法**］水煎服。每日 1 剂，日分 2 次温服。

［**功效**］清热，化痰，肃肺。

［**适应证**］嗜酸性粒细胞增多症属痰热型者。症见咳嗽气急，痰黄黏稠，咯痰不爽或痰中带血，胸闷口苦，咽痛口干，夜喘重，微汗出。苔黄腻，脉滑数。

［**方源**］《实用中医手册》

（55）真性红细胞增多症

［**方名**］治真性红细胞增多症方 1△

［**方药**］桑叶 12 克，车前子、黄柏、知母各 10 克，夏枯草、菊花、川牛膝、川芎各 15 克，丹参、泽泻各 30 克。

［**用法**］水煎服。每日 1 剂，日分 2 次服。

[**功效**] 泻肝清热。

[**适应证**] 真性红细胞增多症伴颅压增高、高血压者。

[**方源**]《百病良方》（第 3 集）

（56） 缺铁性贫血

[**方名**] 治缺铁性贫血方 1△ （三至益元酒）

[**方药**] 桑椹子、女贞子、墨旱莲、熟地黄。

[**用法**] 上药依法制成酒剂。每次 50 毫升，口服，每日 2 次。

[**功效**] 滋补肝肾。

[**适应证**] 贫血属肝肾阴虚者。症见面色无华，头晕眼花，潮热心烦，失眠多梦，须发早白。本品也适用于绝经期综合征，毛发异常等。

[**按语**] 注意事项：①孕妇及乙醇过敏者忌用。②肝、肾功能不全者禁用。③忌食生冷、辛辣及油腻食物。

[**方源**]《国家非处方药应用指南》

[**方名**] 治缺铁性贫血方 2△ （阿珍养血口服液）

[**方药**] 阿胶、水溶性珍珠粉、桑椹子、制首乌、当归、明党参、蜂蜜、地肤子、佛手、麦芽。

[**用法**] 依法制成口服液，每支 10 毫升。每次 10 毫升，饭后服。每日 2 次。

[**功效**] 养血润肤。

[**适应证**] 贫血属血虚不荣者。症见面色无华，肌肤干燥，头晕心悸。本品也适用于干燥综合征。

[**按语**] 注意事项：①忌食辛辣、油腻食物。②本品不宜与藜芦及其制剂同用。

[**方源**]《国家非处方药应用指南》

[**方名**] 治缺铁性贫血方 3△ （虫草双参酒）

[**方药**] 冬虫夏草、人参、黄芪、桑寄生、山茱萸、淫羊藿、枸杞子、黄精、制首乌、生地黄、丹参、鸡血藤、三七、藏红花、牡丹皮、杜仲、川牛膝、山楂、茯苓、甘草。

[**用法**] 依法制成酒剂。每次 15 毫升，饭后服，每日 2 次。

[**功效**] 补气益肾，活血化瘀。

[**适应证**] 贫血属气虚肾亏，血瘀阻络者。症见面色无华，头晕目眩，气短懒言，腰膝酸软，倦怠疲乏，阳痿，肢体麻木疼痛。本品尚可用于免疫功能低下，性功能减退等。

[**按语**] 注意事项：①孕妇、乙醇过敏者及心脏病、肝病、肾功能不全者忌用。②忌生冷、辛辣、油腻食物。

[**方源**]《国家非处方药应用指南》

[方名] 治缺铁性贫血方 4[△]　（补血桂圆桑椹粥）

[方药] 桑椹子 30 克，桂圆肉 15 克，糯米 100 克，蜂蜜适量。

[用法] 桑椹子与桂圆肉一同入锅，加水煎取药汁，入糯米煮粥，粥成调入蜂蜜即可服食。

[功效] 滋补肝肾，养血，补血。

[适应证] 贫血属血虚型。症见面色苍白，头晕心悸。

[方源]《民间偏方奇效方》

[方名] 治缺铁性贫血方 5[△]　（桑椹膏）

[方药] 鲜桑椹子、蜂蜜各适量。

[用法] 将鲜桑椹研碎，用纱布挤汁，药汁用文火熬至一半时，加适量蜂蜜调匀，再煎片刻成膏状，此谓桑椹膏。每次 1～2 汤匙，温开水调服。

[功效] 滋补肝肾，滋阴养血，安魂定神。

[适应证] 贫血。

[方源] ①《偏方大全》（第三版）；②《李时珍祖传秘经》

[方名] 治缺铁性贫血方 6[△]

[方药] 桑椹子 10～15 克。

[用法] 水煎服。每日 1 剂，日分 2 次温服。

[功效] 补肝肾，养血。

[适应证] 缺铁性贫血（血虚症）。

[方源]《药物治疗手册》

[方名] 治缺铁性贫血方 7[△]

[方药] 鲜桑椹 1 000 克，糯米 500 克。

[用法] 将鲜桑椹洗净捣汁（或以干品 300 克水煎取汁），再将药汁与糯米共同烧煮，做成糯米干饭，待冷，加酒曲适量，拌匀，发酵成为酒酿。每日随量佐餐食用。

[功效] 滋阴补血。

[适应证] 缺铁性贫血（血虚症）。

[方源]《民间千家妙方》

[方名] 治缺铁性贫血方 8[△]

[方药] 桑椹子 60 克，龙眼肉 30 克。

[用法] 水煎服。加水共煮后，稍凉加入蜂蜜适量，每次服 1 汤匙，每日 2 次。

[功效] 养血补血。

[适应证] 贫血。

[方源]《药食两用中药应用手册》

[方名] 治缺铁性贫血方 9$^\triangle$ （桑椹粥）

[方药] 桑椹子、白糖各 30 克，粳米 100 克。

[用法] 将桑椹用水浸泡半小时，去柄，洗净。把粳米放入清水中淘洗干净，桑椹、粳米加水煮，先用武火烧沸，再改为文火熬至粳米开花，粥液黏稠时，加入白糖，拌匀，片刻后离火即成桑椹粥。佐餐服用。

[功效] 滋阴养血，益气和中。

[适应证] 妇女产后失血所致的贫血。

[方源] 《药食两用中药应用手册》

（57） 再生障碍性贫血

[方名] 治再生障碍性贫血方 1$^\triangle$

[方药] 桑椹子、枸杞子、制首乌、女贞子、旱莲草、龟板胶（烊化）、地骨皮、黄芪、当归各 10 克，熟地 12 克。

[用法] 水煎服。每日 1 剂，日分 2 次温服。

[功效] 滋阴养肾。

[适应证] 再生障碍性贫血属肾阴虚型。症见发热，头晕耳鸣，腰酸腿软，手足心热，失眠遗精，口干，女性月经过多，或崩漏不止，或鼻衄，面色苍白。舌质红，苔少，脉细数。

[方源] 《实用中医手册》

（58） 变态反应性亚败血症

[方名] 治变态反应性亚败血症方 1$^\triangle$

[方药] 桑枝、鸡血藤、生石膏、苡仁各 30 克，秦艽 15 克，赤芍 12 克，制首乌（先煎）、地龙、知母各 10 克，羚羊角 5 克，甘草 6 克。

[用法] 水煎服。每日 1 剂，日分 2 次温服。

[功效] 清热凉血，滋阴解毒。

[适应证] 变态反应性亚败血症。症见长期发热（间歇型发热），反复出现一过性皮疹，关节痛，肝脾肿大，白细胞增多，血沉增快，血培养阴性。

[按语] ①变态反应性亚败血症又名过敏性周期热。由于临床表现类似败血症，但血培养始终未证实有细菌，故有"败血症"之称。"变态反应"则因关节疼痛、皮疹起伏无常等特殊反应得名。②本症用本方治疗时，每次送中药粉 6 克（中药粉处方为：蜈蚣、全蝎各 30 克，白花蛇、乌梢蛇各 20 克，共研细粉。）

[方源] 《百病良方》（第 3 集）

6. 风湿性疾病

（59）风湿性关节炎

[方名] 治风湿性关节炎方 1△ （风湿液）

[方药] 独活、桑寄生、羌活、防风、秦艽、木瓜、鹿角胶、鳖甲胶、当归、白芍、川芎、红花、牛膝、红曲、白术、甘草。

[用法] 依法制成水溶液。每次 10～15 毫升，饭后服；每日 2～3 次。

[功效] 补养肝肾，养血通络，祛风除湿。

[适应证] 风湿性关节炎属肝肾血亏、风寒湿阻者。症见关节疼痛，四肢麻木，酸软无力。

[按语] 注意事项：①儿童、孕妇、月经期妇女忌用。②忌食辛辣、油腻食物。③本品不宜与藜芦、芫花、大戟、甘遂及其制剂同用。

[方源] 《国家非处方药应用指南》

[方名] 治风湿性关节炎方 2△

[方药] 桑叶、淡竹叶、生侧柏叶各 6 克，泽兰叶 9 克，炒黄鲜枇杷叶 15 克（去毛抽筋），去皮鲜茅根 30 克。

[用法] 水煎服。每日 1 剂，日分 2 次温服。

[功效] 祛风湿，利关节。

[适应证] 风湿性关节炎。

[方源] 《全国名医验案类编》

[方名] 治风湿性关节炎方 3△

[方药] 嫩桑枝 30 克，络石藤、淡香豉各 9 克，苏叶嫩枝、秦艽各 4.5 克，青防风、生姜皮各 3 克，鲜葱白 4 枚。

[用法] 水煎服。每日 1 剂，日分 2 次温服。

[功效] 祛风湿，通关节。

[适应证] 风湿性关节炎。

[方源] 《全国名医验案类编》

[方名] 治风湿性关节炎方 4△

[方药] 嫩桑枝 30 克，生苡仁 12 克，青松针、拌飞滑石（包煎）、丝瓜络各 9 克，木防己、丝通草各 4.5 克，桂枝 2.1 克。

[用法] 水煎服。每日 1 剂，日分 2 次温服。

[功效] 祛风湿，利关节。

[适应证] 风湿性关节炎。

[方源]《全国名医验案类编》

[方名] 治风湿性关节炎方 5△

[方药] 桑寄生、海风藤、伸筋草、羌活、独活、千年健、钻地风各 4.5 克，大生地、浙茯苓、西秦艽、宣木瓜各 6 克，白当归 12 克，西藏红花、川桂枝、广木香各 8 分，川续断 5 克。

[用法] 水煎服。每日 1 剂，日分 2 次温服。

[功效] 祛风除湿，通经活络。

[适应证] 风湿性关节炎。属风湿相搏型。

[方源]《全国名医验案类编》

[方名] 治风湿性关节炎方 6△

[方药] 嫩桑枝 3 尺。

[用法] 剪碎，水煎服。或用酒炒后水煎服。

[功效] 祛风湿，通关节。

[适应证] 风湿性关节炎。

[方源]《常见病验方研究参考资料》

[方名] 治风湿性关节炎方 7△ （桑果红酒）

[方药] 桑果红酒适量。

[用法] 每次 30 毫升，口服，每日 2 次。

[功效] 祛风除湿，宣通经络。

[适应证] 风湿性关节炎。

[方源] 中华世界综合医学杂志，2004，4（10）：32～38

[方名] 治风湿性关节炎方 8△

[方药] 桑枝 15 克，忍冬藤、寻骨风各 30 克。

[用法] 水煎服。每日 1 剂，日分 2 次温服。

[功效] 祛风湿，强筋骨，利关节。

[适应证] 风湿性关节炎。

[方源]《内科良方》

[**方名**] 治风湿性关节炎方 9$^\triangle$ （桑果汁）

[**方药**] 100％桑果汁250毫升。

[**用法**] 每次125毫升，口服，每日2次。

[**功效**] 祛风除湿，养血通络。

[**适应证**] 风湿性关节炎。

[**方源**] 中华世界综合医学杂志，2004，4（10）：32～38

[**方名**] 治风湿性关节炎方 10$^\triangle$ （桑叶茶）

[**方药**] 桑叶茶30克。

[**用法**] 每次15克，开水泡饮，每日2次。

[**功效**] 清热除湿，宣通经络。

[**适应证**] 风湿性关节炎。

[**方源**] 中华世界综合医学杂志，2004，4（10）：32～38

[**方名**] 治风湿性关节炎方 11$^\triangle$ （桑枝煎）

[**方药**] 嫩桑枝60克。

[**用法**] 切片，水煎服。每日1剂，日分2次温服。

[**功效**] 祛风通络，除湿蠲痹。

[**适应证**] 风湿性关节炎。

[**方源**] 中华世界综合医学杂志，2004，4（10）：32～38

[**方名**] 治风湿性关节炎方 12$^\triangle$

[**方药**] 桑枝、木瓜、苡仁、千年健、豨莶草各30克，牛膝、独活各12克，蚕砂10克。

[**用法**] 水煎服。每日1剂，日分2次温服。

[**功效**] 祛风散寒，除湿通络。

[**适应证**] 风湿性关节炎属风寒湿痹者。

[**方源**]《百病良方》（第2集）

[**方名**] 治风湿性关节炎方 13$^\triangle$

[**方药**] 桑寄生、鹿含草、刺五加、黄芪、千年健、鸡血藤各30克，续断20克，杜仲15克，当归10克。

[**用法**] 水煎服。每日1剂，日分2次温服。

[**功效**] 散寒除湿，祛风通络。

[**适应证**] 风湿性关节炎属风寒湿痹者。

[**方源**]《百病良方》（第2集）

[**方名**] 治风湿性关节炎方 14△

[**方药**] 桑枝 90 克，薏苡仁、赤小豆各 60 克，汉防己 12 克，粳米 30 克。

[**用法**] 把全部用料洗净，放入瓦锅中，加水适量，文火煮 2～3 小时，成粥即可，随量食用。

[**功效**] 清热利湿，宣通经络。

[**适应证**] 风湿性关节炎属湿热痹阻者。

[**方源**]《疾病饮食疗法》（一）（修订版）

[**方名**] 治风湿性关节炎方 15△

[**方药**] 桑寄生 30 克，白花蛇（活）1 条（约 200 克），当归 9 克，生姜、红枣少许。

[**用法**] 将白花蛇去头、皮及肠杂（蛇胆另服），桑寄生、当归、生姜、红枣（去核）洗净。把全部用料一起放入瓦锅中，加清水适量，文火煮 2 小时，调味即可。随量饮用。

[**功效**] 养血祛风，除湿宣痹。

[**适应证**] 风湿性关节炎属肝血不足，血不养筋者。

[**方源**]《疾病饮食疗法》（一）（修订版）

[**方名**] 治风湿性关节炎方 16△ （桑椹酒）

[**方药**] 桑椹子 500 克，高粱酒 1 500 克。

[**用法**] 将桑椹子浸在高粱酒中，置于瓷罐或玻璃瓶中，加封约 1 个月，取出饮用即可。每次 30 毫升，口服，每日 1～2 次。

[**功效**] 祛风除湿，养血通络。

[**适应证**] 风湿性关节炎。

[**方源**]《实用食疗秘方大全》

[**方名**] 治风湿性关节炎方 17△ （桑枝艾叶饮）

[**方药**] 桑枝、艾叶各 10～15 克（或鲜桑枝 40 克，鲜艾叶 50～70 克）。

[**用法**] 加水 500 毫升，煎至 300 毫升。每日 1 剂，日分 2 次，饭后服。

[**功效**] 祛风湿，利关节。

[**适应证**] 风湿性关节炎属寒痹者。

[**方源**]《实用食疗秘方大全》

[**方名**] 治风湿性关节炎方 18△

[**方药**] 桑枝、石决明各 20 克，苡仁 23 克。

[**用法**] 加水 700 毫升，煎至 200 毫升。每日 1 剂，日分 2 次温服。

[**功效**] 祛风除湿，通利关节。

[**适应证**] 风湿性关节炎属寒痹者。

[**方源**]《实用食疗秘方大全》

[**方名**] 治风湿性关节炎方 19△

[**方药**] 桑枝 47 克（先煎）、防风、牛藤、黄柏各 9 克，丝瓜络、钩藤、白芍、玄参、秦艽各 12 克，川芎 15 克，生地 24 克。

[**用法**] 水煎服。每日 1 剂，日分 2 次温服。

[**功效**] 疏风通络，清热凉血。

[**适应证**] 风湿性关节炎。

[**方源**]《千家妙方》

[**方名**] 治风湿性关节炎方 20△ （桑枝老母鸡汤）

[**方药**] 老桑枝 60 克，老母鸡 1 只。

[**用法**] 将老母鸡活宰，去毛及肠杂，切块。将桑枝洗净，切片。上二味加水煲汤至鸡烂汤浓，加盐调味即可。吃鸡肉饮汤。

[**功效**] 益精髓，祛风湿，利关节。

[**适应证**] 风湿性关节炎。也适用于四肢发麻，颈项酸痛，腰肌劳损等症。

[**方源**] ①《偏方大全》；②《神方奇药治百病》；③《李时珍祖传秘经》

[**方名**] 治风湿性关节炎方 21△

[**方药**] 桑枝 1 000 克，冰糖 500 克。

[**用法**] 桑枝水，煎去渣取汁，加冰糖收膏，每早服半匙，温开水送下。

[**功效**] 祛风湿，通关节。

[**适应证**] 新、久风湿性关节炎，四肢麻痹。

[**方源**]《民间祖传秘方大全》

[**方名**] 治风湿性关节炎方 22△

[**方药**] 桑寄生、鸡血藤、宽筋藤、海风藤、络石藤、生地各 15 克，当归、赤芍各 9 克，川芎、地龙各 6 克。

[**用法**] 水煎服。每日 1 剂，日分 2 次温服。

[**功效**] 通经活络，祛风除湿。

[**适应证**] 风湿性关节炎。

[**按语**] 加减法：上肢关节痛，加桂枝、威灵仙；下肢关节痛，加怀牛膝、木瓜；发热及关节肿痛，加生石膏、黄连、丹皮。采用本方治疗风湿性关节炎 100 例，痊愈 58 例，半年内随诊未复发，42 例症状及体征消失，抗"O"及血沉在正常范围内，但于气候变化及劳累过度时偶见关节酸痛等现象。

[**方源**]《百病效验良方》

［**方名**］治风湿性关节炎方 23[△]

［**方药**］桑寄生、玉竹各 30 克，鹿衔草、白术、茯苓、怀牛膝、白芍各 15 克，炙甘草 9 克。

［**用法**］水煎服。每日 1 剂，日分 2 次温服。若能再用玉竹 30 克爆兔肉或老母鸡，疗效尤为巩固。

［**功效**］益血脉，祛风通络。

［**适应证**］风湿性关节炎。

［**方源**］《民间千家妙方》

［**方名**］治风湿性关节炎方 24[△]

［**方药**］桑寄生、全当归、秦艽各 9 克，黄芪 12 克，丹参、鸡血藤各 6 克，海风藤 5 克，地龙、千年健各 3 克。

［**用法**］水煎服。每日 1 剂，水煎 2 次，早晚分服。30 天为 1 疗程。可连服 2～3 个疗程。

［**功效**］益气活血，祛风通络。

［**适应证**］风湿性关节炎。

［**方源**］《民间千家妙方》

［**方名**］治风湿性关节炎方 25[△]

［**方药**］桑寄生、独活、秦艽、当归各 10 克。

［**用法**］水煎服。每日 1 剂，日分 2 次温服。

［**功效**］祛风湿，利关节，消肿止痛。

［**适应证**］风湿性关节炎。

［**方源**］《药物治疗手册》

［**方名**］治风湿性关节炎方 26[△]

［**方药**］桑枝 10～15 克。

［**用法**］水煎服。每日 1 剂，日分 2 次温服。

［**功效**］祛风湿，利关节，利水消肿，活络止痛。

［**适应证**］风湿性关节炎。

［**方源**］《药物治疗手册》

［**方名**］治风湿性关节炎方 27[△]

［**方药**］桑寄生、三桠苦根、钩藤根各 30 克，宽筋藤 15 克。

［**用法**］水煎服。每日 1 剂，日分 2 次温服。

［**功效**］清热除湿，活血通络。

［**适应证**］风湿性关节炎。

[方源]《常用中草药手册》

[方名] 治风湿性关节炎方 28[△]

[方药] 桑枝20克，防己、连翘各15克，晚蚕砂12克，黄柏、知母各10克，薏苡仁25克，生甘草5克。

[用法] 水煎服。每日1剂，日分2次温服。

[功效] 祛湿清热，通经活络。

[适应证] 风湿性关节炎属湿热蕴蒸型。症见身热不畅，关节红肿痛，头胀痛如裹，口渴不欲饮。多汗，舌苔黄腻，脉濡数。

[方源]《实用中医手册》

[方名] 治风湿性关节炎方 29[△]

[方药] 桑枝、忍冬藤各15克，知母、秦艽、粳米各10克，桂枝50克，石膏30~60克。

[用法] 水煎服。每日1剂，日分2次温服。

[功效] 疏风、清热、除湿。

[适应证] 风湿性关节炎属热邪偏盛。症见关节疼痛，红肿灼热，痛不可及，关节活动不便，可涉及一个或多个关节，兼见发热，恶风，口渴思冷饮，烦闷不安，多汗，尿黄赤。舌苔燥，脉数。

[方源]《实用中医手册》

[方名] 治风湿性关节炎方 30[△]

[方药] 桑枝、鸡血藤各20克，羌活、独活、桂枝、秦艽、当归、川芎各10克，海风藤25克。

[用法] 水煎服。每日1剂，日分2次温服。

[功效] 散寒除湿，祛风养血。

[适应证] 风湿性关节炎属寒湿偏盛型。症见低热或不发热，关节疼痛，不肿或肿但不红，遇寒疼痛加剧，病久不愈，面色不华，或皮肤粗糙等。

[方源]《实用中医手册》

[方名] 治风湿性关节炎方 31[△]

[方药] 桑寄生、苍术、木瓜、独活、黄柏、牛膝、秦艽、防风、桂枝、茯苓、杜仲、制川乌（另包先煎）各10克，甘草8克，细辛3克，甲珠13克，苡仁15克。

[用法] 水煎服。每日1剂，日分3次温服。

[功效] 补肝益肾，祛风除湿，通络止痛。

[适应证] 风湿性关节炎。

[方源]《中国特色医疗新技术》

[方名] 治风湿性关节炎方 32△ （五桑四藤防己汤）

[方药] 桑枝、桑椹子、桑寄生、忍冬藤各 12 克，桑白皮、桑叶、钩藤、鸡血藤各 9 克，天仙藤、防己各 6 克。

[用法] 水煎服。每日 1 剂，日分 2 次温服。

[功效] 滋肝肾，补气血，祛风湿，利关节，除痹痛。

[适应证] 风湿性关节炎。症见四肢关节疼痛，或酸麻，面色少华，舌淡，苔白滑，脉迟或弦。

[方源] 《偏方大全》

[方名] 治风湿性关节炎方 33△

[方药] 桑枝、木瓜、苍术（炒）、川牛膝、当归、秦艽各 30 克，生薏苡仁、忍冬藤各 15 克，黄柏 6 克，生甘草 5 克。

[用法] 水煎服。每日 1 剂，日分 2 次温服。

[功效] 补气血，祛风湿，除痹痛。

[适应证] 风湿性关节炎。

[方源] 《偏方大全》

[方名] 治风湿性关节炎方 34△

[方药] 鲜桑枝、鲜柳枝、鲜桃枝、鲜槐枝各 60 克，透骨草 30 克。

[用法] 外用。前 4 味水煎 20 分钟，入透骨草，再煎 10 分钟，即可熏洗患部，每次约 1 小时，每日 2～3 次。

[功效] 舒筋活络，止腰腿痛。

[适应证] 风湿性腰腿痛。

[方源] 《偏方大全》

[方名] 治风湿性关节炎方 35△

[方药] 桑树枝、柳树枝、椿树枝、榆树枝各 60 克。

[用法] 外用。煎汤洗澡。

[功效] 舒筋活络，祛风湿，利关节，止痹痛。

[适应证] 风湿性关节炎。

[方源] 《偏方大全》

[方名] 治风湿性关节炎方 36△

[方药] 桑枝、生石膏、忍冬藤各 31 克，薏苡仁 15 克，汉防己 12 克，知母、桂枝、黄柏、苍术各 10 克，生甘草 3 克。

[用法] 水煎服。每日 1 剂，日分 2 次温服。

[功效] 疏风除湿，舒筋活络，通利关节。

[**适应证**] 风湿性关节炎。

[**方源**]《偏方秘方大全》

[**方名**] 治风湿性关节炎方 37$^\triangle$

[**方药**] 野桑枝（酒炒）30 克，忍冬藤 60 克，陈松节 3 个。

[**用法**] 水煎服。每日 1 剂，日分 3 次温服。

[**功效**] 温经散寒，活血通络。

[**适应证**] 风湿性关节炎。

[**方源**]《神方奇药治百病》

[**方名**] 治风湿性关节炎方 38$^\triangle$ （桑椹酒）

[**方药**] 桑椹 500 克，白酒 1 000 毫升。

[**用法**] 将桑椹泡入酒中 1 周，滤渣。早晚各服 15 毫升。

[**功效**] 祛风湿，通血脉，利关节。

[**适应证**] 风湿性关节炎。

[**方源**]《药食两用中药应用手册》

（60） 类风湿性关节炎

[**方名**] 治类风湿性关节炎方 1$^\triangle$ （痹欣片）

[**方药**] 桑寄生、木瓜、防己、乌梢蛇、威灵仙、杜仲、牛膝、丹参、红花、桃仁（炒）、制乳香、生地黄。

[**用法**] 依法制成片剂。每次 5 片，饭后服，每日 2 ~ 3 次。

[**功效**] 祛风除湿，活血止痛。

[**适应证**] 类风湿性关节炎属风湿内侵、瘀血阻络者。症见关节肿痛，沉重麻木，酸软无力，屈伸不利，遇寒加剧。本品尚可用于风湿性关节炎、风湿性坐骨神经痛。

[**按语**] 注意事项：①孕妇及胃溃疡患者禁用；②本品不宜与藜芦及其制剂同用。

[**方源**]《国家非处方药应用指南》

[**方名**] 治类风湿性关节炎方 2$^\triangle$

[**方药**] 桑寄生、当归、桂枝各 50 克，乌蛇肉 150 克，白酒 1 500 毫升。

[**用法**] 将上述药物切成小块，与白酒一起置于酒坛内，浸泡 15 天后，取出饮用。每次 30 毫升，每日 1 ~ 2 次。

[**功效**] 祛风除湿，活血通络。

[**适应证**] 类风湿性关节炎属风寒湿痹者。

[**方源**]《常见病中医自诊与调治》

[**方名**] 治类风湿性关节炎方 3[△]

[**方药**] 桑枝、生半夏各 15 克，晚蚕砂、忍冬藤各 10 克，透骨草 30 克。

[**用法**] 外用。水煎，熏洗患处，每次 30 ~ 40 分钟，每日 2 次。

[**功效**] 清热化痰，通络蠲痹。

[**适应证**] 类风湿性关节炎属风湿热痹者。

[**方源**]《常见病中医自诊与调治》

[**方名**] 治类风湿性关节炎方 4[△]

[**方药**] 桑枝、黄芪、土茯苓各 30 克，地骨皮 20 克，防风、汉防己、白术、当归、羌活、独活各 12 克，川牛膝 10 克。

[**用法**] 水煎服。每日 1 剂，日分 2 次温服。

[**功效**] 祛风除湿，清热解毒，益气健脾，活血通络。

[**适应证**] 类风湿性关节炎属风湿热痹者。症见关节肿大，灼痛胀痛，或局部发红，灼热。舌质红，苔黄燥，脉细滑数。

[**方源**]《百病良方》（第 2 集）

[**方名**] 治类风湿性关节炎方 5[△] （祛风除湿丸）

[**方药**] 桑寄生、全蝎、地鳖虫各 20 克，秦艽、薏苡仁、黄芪、忍冬藤各 30 克，汉防己 40 克，乌梢蛇 50 克，白花蛇 2 条，西洋参、淫羊藿、杜仲、羌活、独活、当归、制乳香、制没药、豨莶草各 10 克。

[**用法**] 将上药水泛为丸。每日 3 次，每次 10 克，6 周为 1 疗程。

[**功效**] 滋肝肾，除风湿，通经络，利关节。

[**适应证**] 类风湿性关节炎。

[**方源**]《当代妙方》

[**方名**] 治类风湿性关节炎方 6[△] （蠲痹合剂 II 号）

[**方药**] 桑寄生、雷公藤、生草乌、黄芪、独活、秦艽、防风、白芍、杜仲、桃仁各 50 克，细辛 30 克，红花 20 克，乌梢蛇 100 克。

[**用法**] 水煎，取滤液 1.25 ~ 1.5 千克，加冰糖 1 千克，白酒 2.5 千克。每日 2 次，每次 30 毫升，口服。

[**功效**] 祛风湿，通经络，利关节。

[**适应证**] 类风湿性关节炎。

[**按语**] 用本方治疗类风湿性关节炎 180 例，临床治愈 67 例，显效 76 例，好转 33 例，无效 4 例，总有效率 97.78%。

[**方源**]《当代妙方》

[**方名**] 治类风湿性关节炎方 7[△]

[**方药**] 嫩桑枝、豨莶草、海桐皮、忍冬藤、生苡仁各 30 克，鸡血藤 15 克，秦艽、知母、葛根、汉防己各 30 克。

[**用法**] 水煎服。每日 1 剂，日分 2 次温服。

[**功效**] 疏风清热，活血化瘀。

[**适应证**] 类风湿性关节炎。

[**方源**]《千家妙方》

[**方名**] 治类风湿性关节炎方 8[△]

[**方药**] 桑枝、地骨皮、地枫皮各 20 克，钩藤、汉防己各 15 克，防风、黄芪、当归、白术各 12 克，羌活、独活、牛膝各 10 克，土茯苓 30 克，雷公藤 6～12 克。

[**用法**] 水煎服。每日 1 剂，日分 2 次温服。

[**功效**] 益气祛风，清热通络。

[**适应证**] 类风湿性关节炎。

[**方源**]《千家妙方》

[**方名**] 治类风湿性关节炎方 9[△] （祛风湿活血汤）

[**方药**] 桑寄生 12 克，当归、红花、秦艽、防风、木瓜、牛膝、威灵仙、草薢、苍术、茯苓各 9 克。

[**用法**] 水煎服。每日 1 剂，日分 2 次温服。

[**功效**] 祛风湿，清热解毒。

[**适应证**] 类风湿性关节炎。

[**方源**]《千家妙方》

[**方名**] 治类风湿性关节炎方 10[△]

[**方药**] 桑寄生、麻黄、羌活、独活、制川乌、制草乌、桂枝、鸡血藤、制附子、伸筋草、寻骨风、苍耳子、秦艽、炙甘草各 10 克，川牛膝、木瓜、威灵仙各 12 克，黄芪 20 克，细辛 3 克，八里麻 1 克。

[**用法**] 水煎服。每日 1 剂，日分 2 次温服。

[**功效**] 祛风散寒，舒筋活络。

[**适应证**] 类风湿性关节炎。

[**方源**]《千家妙方》

[**方名**] 治类风湿性关节炎方 11[△] （温经除痹汤）

[**方药**] 桑枝、黄芪、白术、当归、桂枝、汉防己、莪术、炙甘草各 10 克，制川乌、制草乌各 4.5 克。

[**用法**] 水煎服。每日 1 剂，日分 2 次温服。

[**功效**] 祛风湿，通经络，利关节。

[**适应证**] 类风湿性关节炎。

[**方源**] 新中医，1984（2）：32

[**方名**] 治类风湿性关节炎方 12[△]

[**方药**] 桑枝、苍术、海桐皮、黄柏、姜黄、桂枝各 15 克，滑石、连翘、汉防己各 20 克，苡仁 30 克，生石膏 50 克。

[**用法**] 水煎服。每日 1 剂，日分 2 次温服。

[**功效**] 清热解毒，温经祛湿。

[**适应证**] 类风湿性关节炎。

[**方源**]《民间千家妙方》

[**方名**] 治类风湿性关节炎方 13[△]

[**方药**] 桑寄生 24 克，黄芪 18 克，桂枝、制附子、当归、赤芍、羌活各 12 克，川芎 6 克。

[**用法**] 水煎服。每日 1 剂，日分 2 次温服。

[**功效**] 温经散寒，活血通络。

[**适应证**] 寒型类风湿性关节炎。

[**方源**]《民间千家妙方》

[**方名**] 治类风湿性关节炎方 14[△]

[**方药**] 桑枝 500 克，海风藤、络石藤各 200 克，豨莶草 10 克，海桐皮、忍冬藤各 60 克。

[**用法**] 外用。共研细末，用纱布包好，加水煎煮，过滤去渣，趁热洗患处。每日 1 剂，每次洗 1 小时，7～10 天为 1 疗程。

[**功效**] 祛风清热，舒筋活络。

[**适应证**] 类风湿性关节炎。

[**方源**]《民间千家妙方》

[**方名**] 治类风湿性关节炎方 15[△]

[**方药**] 桑枝、忍冬藤各 30 克，连翘 25 克，丹参 15 克，地龙 12 克，丹皮、红花各 10 克，金银花 60 克。

[**用法**] 水煎服。每日 1 剂，日分 2 次温服。

[**功效**] 清热解毒，通经化瘀。

[**适应证**] 类风湿性关节炎。

[**方源**]《中国精典文库》

[方名] 治类风湿性关节炎方　16△

[方药] 桑寄生、续断、仙灵脾、杜仲各 100 克，川芎、赤芍、当归、羌活、独活各 80 克，制首乌、地龙各 50 克，全蝎、蜈蚣、细辛、壁虎各 30 克，忍冬藤、络石藤各 120 克。

[用法] 总剂量水煎至 3 000 毫升，待冷却后装入瓷罐，收贮备用。每次 50 毫升，饭后服。忌食生冷、浓茶及辛辣食物。

[功效] 补益肝肾，调和气血，祛风除湿，散寒止痛。

[适应证] 类风湿性关节炎。

[方源]《中国特色医疗新技术》

[方名] 治类风湿性关节炎方　17△　（通络熄风汤）

[方药] 桑枝、忍冬藤、白芍、萆薢、当归尾各 12 克，秦艽、蚕砂各 10 克，豨莶草、薏苡仁各 15 克，甘草 1.5 克。

[用法] 水煎服。每日 1 剂。

[功效] 活络祛湿，熄风缓痛。

[适应证] 类风湿性关节炎。

[方源]《偏方大全》

[方名] 治类风湿性关节炎方　18△　（消痛饮）

[方药] 桑寄生、黄芪、生龙骨、生牡蛎各 20 克，独活 14 克，桂枝、白芍、秦艽、威灵仙、制川乌、穿山甲各 10 克，细辛 3 克。

[用法] 水煎服。每日 1 剂，早、晚饭后服。

[功效] 补气血，祛风湿，止痹痛。

[适应证] 类风湿性关节炎。症见手指、足趾、腕、踝 等小关节肿痛，功能障碍，屈伸不利。

[方源]《偏方大全》

[方名] 治类风湿性关节炎方　19△

[方药] 桑枝节、黄芪各 20 克，白芍 16 克，竹枝节、桂枝节、松枝节、杉枝节各 15 克，川芎 6 克，甘草 3 克，当归 18 克。

[用法] 水煎服。每日 1 剂，日分 2 次温服。

[功效] 补气血，祛风湿，通经络，利关节。

[适应证] 类风湿性关节炎。

[方源]《偏方大全》

[方名] 治类风湿性关节炎方　20△

[方药] 桑枝 30 克，生黄芪 15～30 克，白术、桂枝、制川乌、防己各 15 克，当

归、莪术各 12 克，炙甘草 10 克。

[用法] 水煎服，每日 1 剂，日分 2 次温服。

[功效] 活血通络，温经祛湿。

[适应证] 类风湿性关节炎。

[方源]《中华古医药宝典·中医祖传秘笈》

[方名] 治类风湿性关节炎方　21△

[方药] 嫩桑枝尖 60 克。

[用法] 水煎服。每日 1 剂，日分 2 次温服。

[功效] 清热祛湿，舒筋活络。

[适应证] 类风湿性关节炎。

[方源]《药食两用中药应用手册》

[方名] 治类风湿性关节炎方　22△

[方药] 地龙、骨碎补、生地各 20 克，桑寄生、生黄芪各 15 克，桂枝、白芍、知母、熟附片、红花、皂角刺、狗脊、防风各 10 克。

[用法] 水煎服，每日 1 剂，日分 2 次温服。

[功效] 通经活络。

[适应证] 类风湿性关节炎。

[方源]《中华古药医宝典·中医祖传秘笈》

[方名] 治类风湿性关节炎方　23△

[方药] 乌梢蛇 30 克，牛膝 20 克，桑寄生 18 克，桃仁、杏仁、赤芍、干生地各 15 克，黄芩 12 克，生川芎 10 克，大黄 9 克，甘草、虻虫各 6 克。

[用法] 水煎 3 次，分 3 次服。每日 1 剂，1 个月为疗程。

[功效] 补肝益肾、活血化瘀，通经去湿。

[适应证] 类风湿性关节炎。

[方源]《中华古医药宝典·中医祖传秘笈》

（61）痛风性关节炎

[方名] 治痛风性关节炎方　1△

[方药] 连芽桑枝 30 克，碎羚角（先煎）、生赤芍各 4.5 克，当归须、炒牛蒡子各 3 克，川芎 2.4 克，苏薄荷 2.1 克，桂枝尖 0.9 克。

[用法] 水煎服。每日 1 剂，日分 2 次温服。共 3 剂。

[功效] 疏风除湿，清热解毒，活血通脉。

[适应证] 历节痛风。症见头痛身热，肢节挛痛，不能伸缩，心烦自汗，手指微

冷，夜甚于昼。

[**方源**]《全国名医验案类编》

[**方名**] 治痛风性关节炎方　2[△]

[**方药**] 炒桑枝 60 克，马鞭草、鲜茅根各 30 克，天津红枣 4 枚。

[**用法**] 水煎服。每日 1 剂，日分 2 次温服。

[**功效**] 疏风祛湿，清热解毒，舒筋活络。

[**适应证**] 痛风性关节炎。属历节痛风者。

[**方源**]《全国名医验案类编》

[**方名**] 治痛风性关节炎方　3[△]　（桑枝寄生苡仁粥）

[**方药**] 桑枝 50 克，桑寄生 15 克，苡仁 30 克，粳米 30 克。

[**用法**] 先将桑枝、桑寄生煎 30 分钟，取汁，再将苡仁、粳米加水和药汁，煮成粥食用。

[**功效**] 滋补肝肾，疏通经络。

[**适应证**] 痛风属肝肾不足者。

[**方源**]《常见病中医自诊和调治》

[**方名**] 治痛风性关节炎方　4[△]

[**方药**] 桑寄生、熟地各 12 克，杜仲、茯苓各 15 克，独活、牛膝、防风、川芎、当归、白芍各 9 克，细辛 3 克，甘草 6 克。

[**用法**] 水煎服。每日 1 剂，日分 2 次温服。

[**功效**] 益肝肾，补气血，祛风湿。

[**适应证**] 痛风属肝肾不足者。

[**方源**]《常见病中医自诊和调治》

[**方名**] 治痛风性关节炎方　5[△]

[**方药**] 桑枝、忍冬藤各 35 克，牛膝、黄柏各 15 克，薏苡仁 25 克，白术、菖蒲、川草薢、车前子（包）各 12 克，甘草 6 克。

[**用法**] 水煎 3 次后合并药液，分 2 ~ 3 次口服，每日 1 剂。

[**功效**] 补肝肾，祛风湿，通脉络，利关节。

[**适应证**] 痛风性关节炎。

[**按语**] 用本方治疗痛风性关节炎 25 例（用药 6 ~ 12 剂），痊愈 18 例，显效 5 例，好转 2 例。治愈病例随访 1 年，未见复发。

[**方源**]《当代妙方》

[方名] 治痛风性关节炎方　6△

[方药] 桑寄生、木瓜、威灵仙、生地黄、虎杖各 15~20 克，生黄芪、丹参、秦艽各 20~25 克，山茱萸、益母草、五加皮、茯苓、泽泻各 10~15 克，生甘草 5~8 克。

[用法] 水煎 3 次后合并药液，分早、中、晚 3 次温服，10 天为 1 疗程。

[功效] 益肝肾，祛风湿，通脉络，利关节。

[适应证] 痛风性关节炎。

[按语] 用本方治疗痛风性关节炎 21 例（用药 1~3 个疗程），临床治愈 18 例，好转 3 例。

[方源]《当代妙方》

[方名] 治痛风性关节炎方　7△

[方药] 桑枝、木瓜、生石膏、生地、忍冬藤、络石藤、海风藤各 30 克，牛膝 15 克，苍术 12 克，知母、桂枝、黄柏各 10 克。

[用法] 水煎服。每日 1 剂，日分 2 次温服。

[功效] 疏风祛湿，通经活络，凉血止痛。

[适应证] 痛风性关节炎。

[按语] 服用本方期间，加用豨签丸（成药），每次 10 丸，每日 2 次，口服，效果更佳。

[方源]《百病良方》（第 3 集）

[方名] 治痛风性关节炎方　8△

[方药] 桑枝 30 克。

[用法] 细切炒香，以水 240 毫升，煎至 120 毫升，1 日服尽无时。

[功效] 疏风除湿，通经活络。

[适应证] 诸痛风。

[方源] 清·吴崐. 医方考. 北京：人民卫生出版社，1990

[方名] 治痛风性关节炎方　9△

[方药] 桑枝、公英、地丁、土贝母、石膏各 30 克，黄柏、知母、牛膝、丝瓜络各 10 克。

[用法] 水煎服。每日 1 剂，早、晚空腹温服。

[功效] 清热解毒，活血通脉，疏风除湿。

[适应证] 急性痛风性关节炎。

[方源] 湖北中医杂志，1996（1）：17

[方名] 治痛风性关节炎方　10△　（痛风汤）

[方药] 桑枝、山慈菇、晚蚕砂各 15 克，土茯苓 10 克，当归、泽泻、黄柏各 9 克，

百合、忍冬藤、车前子各30克。

[**用法**] 水煎服。每日1剂，日分2次温服。

[**功效**] 疏风除湿，清热解毒，活血通络。

[**适应证**] 痛风。

[**方源**] 湖南中医杂志，1998，14（5）：18

[**方名**] 治痛风性关节炎方　11△

[**方药**] 桑寄生、生苡仁各30克，萆薢15～30克，川断、熟地各15克，牛膝12克，桂枝、防风、防己、炙山甲各10克，制川乌、制草乌各5克。

[**用法**] 水煎服。每日1剂，日分2次温服。

[**功效**] 祛风散寒，除湿通络。

[**适应证**] 慢性痛风性关节炎。

[**方源**]《实用中医手册》

[**方名**] 治痛风性关节炎方　12△

[**方药**] 老桑枝30克，木瓜、忍冬藤各25克，赤芍、泽泻各18克，牛膝、防己、钩藤各15克，当归、防风各12克，甘草5克。

[**用法**] 水煎服。每日1剂，日分2次温服。

[**功效**] 清热通络，消肿止痛。

[**适应证**] 痛风性关节炎。

[**方源**]《神方奇药治百病》

（62） 系统性红斑狼疮

[**方名**] 治系统性红斑狼疮方　1△

[**方药**] 桑寄生、炒丹皮、炒知母、连翘、甘草各10克，玄参、炒白芍各12克，生地炭15克，生石膏、银花炭各15～30克，绿豆衣30克，琥珀、竹叶各6克。

[**用法**] 水煎服。每日1剂，日分2次温服。

[**功效**] 清热祛痰，凉血解毒。

[**适应证**] 系统性红斑狼疮属热毒积盛者。

[**方源**]《内科良方》

[**方名**] 治系统性红斑狼疮方　2△

[**方药**] 桑叶、钩藤、生白芍、茯神、滁菊花各12克，鲜生地15克，羊角片3～6克，远志、连翘心、琥珀各6克，竹茹、甘草各10克。

[**用法**] 水煎服。每日1剂，日分2次温服。

[**功效**] 熄风涤痰，凉血解毒。

[**适应证**] 系统性红斑狼疮属肝风内动者。

[**方源**]《内科良方》

（63）皮肌炎

[**方名**] 治皮肌炎方 1△

[**方药**] 桑叶15克，金银花18克，麦冬25克，沙参、生石膏（先煎）、板蓝根、连翘各30克，杏仁10克。

[**用法**] 水煎服。每日1剂，日分2次温服。

[**功效**] 宣肺清热，凉血生津。

[**适应证**] 皮肌炎属肺热伤津者。

[**方源**]《内科良方》

[**方名**] 治皮肌炎方 2△

[**方药**] 桑寄生、当归、黄芪、党参、仙灵脾、菟丝子各12克，羌活、独活、秦艽、制川乌、桂枝各9克，土茯苓、虎杖各15克。

[**用法**] 水煎服。每日1剂，日分2次温服。

[**功效**] 除湿散寒，通经活络。

[**适应证**] 皮肌炎属寒湿阻络者。

[**方源**]《内科良方》

[**方名**] 治皮肌炎方 3△ （温经散寒汤）

[**方药**] 桑寄生、菟丝子、仙灵脾、当归、黄芪、党参各12克，羌活、独活、秦艽、制川乌、桂枝各9克，虎杖15克，土茯苓30克。

[**用法**] 水煎服。每日1剂，日分2次温服。

[**功效**] 益气除湿，温经散寒。

[**适应证**] 亚急性或慢性皮肌炎属寒湿阻络者。

[**方源**]《中医秘单偏验方妙用大典》

[**方名**] 治皮肌炎方 4△ （滋肾活血汤）

[**方药**] 桑寄生、赤芍、沙参、茯苓各15克，党参、生黄芪各10~15克，红花、麦冬、丹皮、女贞子、玉竹、伸筋草各10克，山药12克，甘草3克，熟地30克。

[**用法**] 水煎服，每日1剂，日分2次温服。

[**功效**] 益气补肾，活血健脾。

[**适应证**] 皮肌炎属肾阴虚，气滞血瘀者。

[**方源**] 天津医药，1981（4）：224

［方名］治皮肌炎方　5[△]　（独活寄生丸）

［方药］独活寄生丸。

［用法］每次 1 丸，温开水送服，每日 2 次。

［功效］补气健脾，祛湿蠲痹。

［适应证］皮肌炎属脾虚肌痹者。

［方源］《内科急危重症中医诊疗与抢救全书》

（64）风湿痛

［方名］治风湿痛方　1[△]

［方药］桑枝、地骨皮、炒石斛各 9 克，秦艽 6 克。

［用法］水煎服。每日 1 剂，日分 2 次温服。

［功效］清热除湿，通经止痛。

［适应证］风湿痛伴有扁桃体炎者。

［方源］《常见病验方研究参考资料》

［方名］治风湿痛方　2[△]

［方药］桑叶、松叶、艾叶、苍术各适量。

［用法］外用。上药煎汤洗澡。

［功效］疏风祛湿，温经止痛。

［适应证］风湿痛。

［方源］《常见病验方研究参考资料》

［方名］治风湿痛方　3[△]

［方药］桑皮、椿皮、榆皮、柳皮各 30 克。

［用法］外用。上药煎汤洗澡。

［功效］祛风除湿，通络止痛。

［适应证］风湿痛。

［方源］《常见病验方研究参考资料》

［方名］治风湿痛方　4[△]

［方药］桑寄生 15 克，白芍 12 克，羊角 9 克。

［用法］水煎服。每日 1 剂，日分 2 次温服。

［功效］祛风除湿，清热止痛。

［适应证］风湿痛兼扁桃体炎。

［方源］《常见病验方研究参考资料》

[**方名**] 治风湿痛方 5[△]

[**方药**] 桑寄生、秦艽、当归、芍药、干地黄、杜仲、茯苓各9克，独活、防风、牛膝各6克，人参、川芎、桂心、甘草各3克，细辛1.5克。

[**用法**] 水煎，日分2次温服。或为丸剂，每服9克，每日2次，温开水送下。

[**功效**] 补肝肾，祛风湿，镇痹痛。

[**适应证**] 风湿痛。

[**方源**] 《中医方药手册》

[**方名**] 治风湿痛方 6[△]

[**方药**] 桑枝、柳枝、榆枝、椿枝各60克。

[**用法**] 外用。上药煎汤洗澡。

[**功效**] 疏风除湿，通络止痛。

[**适应证**] 风湿痛。

[**方源**] 《民间祖传秘方大全》

[**方名**] 治风湿痛方 7[△]

[**方药**] 桑寄生、台参、白芍、木瓜、茯苓、钩藤、桂圆肉、红枣各30克，焦白术、牛膝、苍术各18克，当归、防风、桂尖、秦艽、炙甘草各15克，熟地60克。

[**用法**] 上药用三花酒浸泡1个月。早、晚服30~60毫升。

[**功效**] 温经通络，驱风止痛。

[**适应证**] 风湿痛。

[**方源**] 《民间祖传秘方大全》

[**方名**] 治风湿痛方 8[△]

[**方药**] 桑寄生10~15克。

[**用法**] 水煎服。每日1剂，日分2次温服。

[**功效**] 祛风湿，补肝肾，强筋骨。

[**适应证**] 风湿痛。

[**方源**] 《药物治疗手册》

（65）风寒湿痹

[**方名**] 治风寒湿痹方 1[△]　（史国公药酒）

[**方药**] 玉竹、鳖甲、桑寄生、白术（麦炒）、牛膝、蚕砂、川芎、防风、木瓜、当归、红花、甘草、羌活、独活、续断、鹿角胶、红曲。

[**用法**] 依法制成酒剂，每次10~15毫升，口服，每日2次。

[**功效**] 祛风除湿，活血通络。

[**适应证**] 风寒湿痹日久，手足麻木，骨节疼痛，伸屈不利，中风邪犯经络，口眼歪斜，半身不遂，日久肌肉痿软无力。可用于风湿性关节炎、类风湿性关节炎，以及其他原因引起的肌肉、韧带、骨关节损伤，所致的肢体骨、关节肌肉疼痛，肢体伸屈不利、麻木。也可用于中风引起的口角歪斜、半身不遂、肌体麻木、股肉痿软无力等。

[**按语**] 注意事项：孕妇慎用；忌其他酒类；不可同果、菜一起饮用；热证、原发性高血压者、酒精过敏者禁用。

[**方源**] ①《国家非处方药手册》；②《卫生部部颁标准》（第9册）

[**方名**] 治风寒湿痹方 2[△] （木瓜酒）

[**方药**] 木瓜、桑寄生、玉竹、五加皮、羌活、独活、当归、陈皮、秦艽、川芎、红花、千年健、川牛膝。

[**用法**] 依法制成酒剂。每次10～15毫升，口服；每日2次。

[**功效**] 祛风活血。

[**适应证**] 风寒湿痹，筋脉拘挛，肢体麻木，关节不利。可用于颈肩痛、腰腿痛、风湿性关节炎、类风湿性关节炎、肢体关节肿胀伸屈不利、麻木无力、肢体挛拘；颈、腰椎退行性（骨质增生）变，椎间盘突出，坐骨神经痛、麻木；慢性软组织扭挫伤如腰肌劳损出现的肢体肿胀疼痛，麻木，活动不利等症。

[**按语**] 注意事项：孕妇慎服，酒精过敏者忌服。

[**方源**] ①《国家非处方药手册》；②《卫生部部颁标准》（第2册）

[**方名**] 治风寒湿痹方 3[△] （健骨丸）

[**方药**] 桑白皮、麻黄、川芎、防风、党参、白芷、苦参、朱砂（水飞）、槐角、威灵仙、五味子（醋制）、苍术（麦炒）、制首乌、蔓荆子（微炒）、木香。

[**用法**] 依法炼蜜为丸，每丸重9克。每次1丸，温开水送服，每日2次。

[**功效**] 祛风除湿，活血通痹。

[**适应证**] 风寒湿痹。症见肢体重着，肌肤顽麻，或肢节疼痛，痛处固定。

[**方源**]《老年病最新专方专药789》

[**方名**] 治风寒湿痹方 4[△] （独活寄生汤）

[**方药**] 桑寄生15克，独活、秦艽、杜仲、党参、茯苓、当归、白芍、熟地各9克，防风、牛膝各6克，川芎4.5克，甘草3克，细辛2.5克，肉桂（研末冲服）1.5克。

[**用法**] 水煎服。每日1剂，日分2次温服。

[**功效**] 益肝肾，补气血，祛风湿，止痹痛。

[**适应证**] 风寒湿痹。

[**方源**]《新编中医方剂手册》

[方名] 治风寒湿痹方 5△ （32 味风寒湿痹内服药酒）

[方药] 桑寄生、白术、茯苓各 20 克，杜仲、川牛膝、怀牛膝、乌梢蛇、大枣各 24 克，熟地、白芍、黄芪、山药、苡仁、沙参各 30 克，党参 60 克，甜当归、川芎、枣皮、枸杞子、桂枝、南五加皮、川断、骨碎补、狗脊、木瓜、山楂各 15 克，独活、羌活、红花、防风各 10 克，细辛 6 克，炙甘草 5 克。

[用法] 用白酒 2 千克（上等高粱酒为佳），浸泡 7~15 日后，即可内服，每次 10~20 毫升，口服，每日 1~3 次。

[功效] 补肝肾、益气血、祛风，散寒，除湿。

[适应证] 风寒湿痹初起正气不虚者，不宜服用本药酒。

[方源]《中国精典文库》

[方名] 治风寒湿痹方 6△

[方药] 桑寄生、续断、独活、赤芍、生地各 12 克，全蝎、地龙、僵蚕、制附子、肉桂、干姜、补骨脂、苍术、防风、牛膝各 10 克，乌梢蛇、白芍、伸筋草、透骨草各 15 克，威灵仙 30 克，麻黄 6 克，蜈蚣 2 条。

[用法] 水煎服。每日 1 剂，日分 2 次温服。

[功效] 祛风湿，补肾阳，壮筋骨，止痹痛。

[适应证] 风寒湿痹。

[方源]《中国精典文库》

[方名] 治风寒湿痹方 7△

[方药] 防己、桑根白皮（锉）、桂（去粗皮）、麻黄（去根节）各三两，白茯苓（去黑皮）四两。

[用法] 捣筛。每服五钱，水一盏半煎至八分，去滓温服，不计时。

[功效] 疏风化湿，温阳除寒。

[适应证] 风寒湿痹。

[方源] 宋·赵佶. 圣济总录. 北京：人民卫生出版社，1962

[方名] 治风寒湿痹方 8△

[方药] 忍冬藤、薏苡根各 30 克，桑寄生 15 克，黄柏 12 克，苍术、白术、赤芍、白芍各 10 克，甘草 6 克。

[用法] 水煎服。每日 1 剂，2 次服。

[功效] 祛风除湿，通络止痛。

[适应证] 风寒湿痹。

[方源]《秘方全书》

[**方名**] 治风寒湿痹方 9[△]

[**方药**] 桑寄生、桑枝、桂枝、生姜、芍药、黄芪、大枣各 10～15 克。

[**用法**] 水煎服。每日 1 剂，2 次服。

[**功效**] 温肾散寒，祛风除湿，通络止痛。

[**适应证**] 风寒湿痹。

[**方源**]《秘方全书》

（66） 风湿热痹

[**方名**] 治风湿热痹方 1[△]

[**方药**] 桑枝、茵陈各 30 克，水牛角 60 克（先煎），黄连、栀子、升麻各 12 克。

[**用法**] 水煎服，每日 1 剂，日分 2 次服。

[**功效**] 清热解毒，凉血通脉，活络止痛。

[**适应证**] 风湿热痹。症见关节赤肿灼热，疼痛剧烈，得凉则舒，或壮热烦渴，可兼有关节肿胀，皮下结节或斑疹，面赤咽痛，便秘尿赤。舌质红，或红绛，苔黄或黄腻，脉滑数或弦数。

[**方源**]《内科急危重症中医诊疗与抢救全书》

[**方名**] 治风湿热痹方 2[△]

[**方药**] 桑枝、忍冬藤各 12 克，杏仁、牛蒡子、射干、桔梗、连翘、僵蚕、秦艽各 10 克，麻黄、荆芥、丝瓜络各 8 克，甘草 6 克，薄荷 4 克（后下），生石膏 15 克。

[**用法**] 水煎服。每日 1 剂，日分 2 次温服。

[**功效**] 疏风解表，清热活络。

[**适应证**] 热痹属初起表证。症见除关节症外，尚有发热，恶风，咽痛，咳嗽。

[**方源**]《实用中医手册》

[**方名**] 治风湿热痹方 3[△]

[**方药**] 桑枝、忍冬藤各 12 克，知母、甘草、滑石、豨莶草、威灵仙、虎杖、炒栀子、粳米各 10 克，生石膏 18 克。

[**用法**] 水煎服。每日 1 剂，日分 2 次温服。

[**功效**] 清热生津，通络除痹。

[**适应证**] 热痹属病势由表入里。症见高热，口渴，汗出，烦闷，心跳，脉数。

[**方源**]《实用中医手册》

[**方名**] 治风湿热痹方 4[△]

[**方药**] 桑枝、赤芍、生石膏各 12 克，桂枝、知母、炒白术、熟附片各 10 克，防风、生姜、甘草各 6 克，麻黄 5 克。

［**用法**］水煎服。每日 1 剂，日分 2 次温服。

［**功效**］清热通阳，活络除痹。

［**适应证**］热痹属热邪由风寒之邪所化，而风寒未尽，寒热错杂。症见关节剧痛，局部灼热肿大，常累及手足指趾等小关节，怕冷畏风，发热不解。

［**方源**］《实用中医手册》

［**方名**］治风湿热痹方　5△

［**方药**］桑枝、苍术、黄柏、萆薢、滑石、车前子、地龙、桂枝各 10 克，川牛膝、生苡仁、乌蛇肉各 12 克，羌活、独活各 6 克。

［**用法**］水煎服。每日 1 剂，日分 2 次温服。

［**功效**］清利湿热，通络止痛。

［**适应证**］热痹属热邪兼湿或湿热合邪。症见肢体疼痛沉重，或关节红肿，发热。舌苔黄腻，脉濡数。

［**方源**］《实用中医手册》

［**方名**］治风湿热痹方　6△

［**方药**］桑枝、黄柏、地龙、乳香、没药、秦艽、威灵仙各 15 克，苍术、牛膝各 20 克，茅根 25 克，薄荷（后下）、甘草各 10 克。

［**用法**］水煎服。每日 1 剂，日分 3 次温服。

［**功效**］疏风祛湿，清热止痛。

［**适应证**］风湿热痹。

［**方源**］《偏方秘方大全》

［**方名**］治风湿热痹方　7△

［**方药**］生石膏、秦艽、桂枝、木通、苍术各 15 克，海桐皮 20 克，薏苡仁、石膏各 30 克，知母 12 克，荆芥、焦黄柏、泽泻、丹皮、红花、甘草各 10 克。

［**用法**］水煎服。

［**功效**］疏风化湿，清泻郁热。

［**适应证**］风湿热痹。

［**方源**］云南中医中药杂志，2005，26（3）：62

7. 代谢及内分泌疾病

（67）糖尿病（消渴证）

[方名] 治糖尿病方 1△ （桑果汁）
[方药] 100％桑果汁 250 毫升。
[用法] 每次 125 毫升，口服，每日 2 次。
[功效] 补肝肾，益精血，降血糖。
[适应证] 糖尿病。
[方源] 中华世界综合医学杂志，2004，4（10）：32～38

[方名] 治糖尿病方 2△ （桑叶茶）
[方药] 桑叶茶适量。
[用法] 每次 15 克，开水泡饮，每日 2～3 次。
[功效] 清肝明目，除烦止渴，健脾降糖。
[适应证] 糖尿病。
[方源] 中华世界综合医学杂志，2004，4（10）：32～38

[方名] 治糖尿病方 3△ （桑椹醪）
[方药] 干桑椹子 300 克，糯米 500 克，酒曲适量。
[用法] 将干桑椹子水煎取汁，内糯米煮成干饭，加酒曲适量，拌匀，发酵成为酒酿。每日随量佐餐食用。
[功效] 滋肝补肾，养血降糖。
[适应证] 糖尿病。属肝肾阴亏者。
[方源] ①《传世偏方验方》；②《中华古医药宝典·验方大全》；③《药食两用中药应用手册》

[方名] 治糖尿病方 4△
[方药] 桑椹子、炙黄芪、山药、益智仁、忍冬藤各 30 克，白茯苓 15 克，蛇床子、莲子须、山茱萸、白鲜皮各 10 克，五倍子、鸡内金（研末冲服）各 6 克，三七粉 3 克（冲服）。

[**用法**] 水煎服。每日1剂，日分2次温服。

[**功效**] 滋肝补肾，养阴生津。

[**适应证**] 糖尿病属肾阴亏虚者。

[**方源**] ①《内科良方》；②《民间千家妙方》

[**方名**] 治糖尿病方　5△

[**方药**] 桑椹子、枸杞子、菟丝子、仙灵脾各15克，丹皮、泽泻各9克，肉桂3克。

[**用法**] 水煎服。每日1剂，日分2次温服。

[**功效**] 温肾壮阳，补益精血。

[**适应证**] 糖尿病。

[**按语**] 现代药理研究证明桑椹子、枸杞子均具有较好的降糖作用。

[**方源**]《常见病的中医自诊和调治》

[**方名**] 治糖尿病方　6△

[**方药**] 桑椹子、枸杞子各9克，乌梅1个，乌龙茶6克。

[**用法**] 水煎服或开水泡饮，每日1剂。

[**功效**] 滋阴补肾，健脾降糖。

[**适应证**] 消渴证属肝阴不足者。

[**方源**]《常见病的中医自诊和调治》

[**方名**] 治糖尿病方　7△

[**方药**] 桑叶、葛花、菊花各20克。

[**用法**] 用沸水泡，每日1剂，代茶饮。

[**功效**] 健脾降糖。

[**适应证**] 自觉内热，触皮肤体温正常的消渴证。

[**方源**]《药食两用中药应用手册》

[**方名**] 治糖尿病方　8△　　（桑皮海藻牡蛎汤）

[**方药**] 桑白皮20克，海藻24克，新鲜牡蛎（壳肉同用）150克，生姜、红枣少许。

[**用法**] 水煎服。每日1剂，日分2次温服。

[**功效**] 滋阴祛痰，软坚散结，健脾降糖。

[**适应证**] 糖尿病并发肺结核属阴虚火旺者。症见呛咳痰少，黏稠难咯，骨蒸内热，口干咽燥，颧红盗汗，心烦失眠，声嘶失音，形体消瘦。舌红苔少，脉细数。

[**方源**]《疾病饮食疗法》（一）（修订版）

[**方名**] 治糖尿病方 9[△] （桑皮蝉蜕田螺汤）

[**方药**] 桑叶 24 克，蝉蜕 6 克，田螺（鲜活）240 克，红枣少许。

[**用法**] 将活田螺置于清水中静养半天以除污泥，用水略煮后捞起取肉去壳，红枣（去核）洗净，用水浸透（枣水留用），桑叶、蝉蜕略洗，把全部用料一齐放入锅内，加入枣水及清水适量，武火煮 15~20 分钟（不宜过久），调味即可，随量饮汤吃螺肉。

[**功效**] 清肝明目，除烦止渴。

[**适应证**] 糖尿病属肝经风热者。症见视物模糊，视力下降，目赤多泪，常伴有烦躁易怒，口渴引饮，难眠而醒，耳鸣如潮，小便频数量多。舌红苔白，脉弦细数。

[**方源**] ①《疾病饮食疗法》（二）（修订版）；②《民间偏方奇效方》

[**方名**] 治糖尿病方 10[△] （寄生川芎细辛鱼头汤）

[**方药**] 桑寄生 24 克，川芎 9 克，细辛 3 克，鲩鱼头 1 个（约 100 克）生姜、红枣少许。

[**用法**] 将鲩鱼头去鳃，洗净，生油起锅，放下鱼头，稍煎铲起。桑寄生、川芎、细辛、生姜、红枣（去核）洗净。把全部用料一齐放入瓦锅内，加清水适量，武火煮沸后，文火煮 2 小时，加盐调味即可。随量饮汤吃鱼头肉。

[**功效**] 祛风止痛。健脾降糖。

[**适应证**] 糖尿病并发脑动脉硬化属血虚者，症见头痛时作，日久不愈，过劳则甚，伴有眩晕，心悸健忘，失眠多梦。舌淡白苔白，脉细弦。

[**方源**]《疾病饮食疗法》（二）（修订版）

[**方名**] 治糖尿病方 11[△] （桑夏瘦肉汤）

[**方药**] 桑寄生 90 克，夏枯草 15 克，猪瘦肉 90 克。

[**用法**] 将桑寄生、夏枯草洗净；猪瘦肉洗净，切块，把全部用料一齐放入瓦锅内，加水适量。武火煮沸后，文火煮 1 小时，调味即可。随量饮汤吃肉。

[**功效**] 益肝肾，散肝热，平肝阳，止消渴。

[**适应证**] 糖尿病并发高血压属肝阳上亢者。症见眼花，烦躁易怒，面色潮红，失眠多梦，口渴多饮，舌红，脉弦数。

[**按语**] 本方中桑寄生既能益肝肾，又能平肝阳，从而有止消渴之功效。民间有人用桑寄生一味，煎汤代茶（即桑寄生茶），用于治糖尿病以及妇人产后口渴多饮者。可见桑寄生是糖尿病（特别是糖尿病并发高血压，动脉粥样硬化）者的良好药物。

[**方源**]《疾病饮食疗法》（二）（修订版）

[**方名**] 治糖尿病方 12[△] （寄生杜仲猪腰汤）

[**方药**] 桑寄生、杜仲各 30 克，鸡血藤 15 克，猪腰（猪肾）2 个，生姜、红枣少许。

[**用法**] 将桑寄生、杜仲（去粗皮）、鸡血藤、生姜、红枣（去核）洗净；猪腰

（去脂膜）洗净，切片。把全部用料一齐放入瓦锅内，加清水适量。武火煮沸后，文火煮 1~1.5 小时，调味即可，随量饮用。

[功效] 补益肝肾，强壮腰骨，降低血糖。

[适应证] 糖尿病并发高血压病属肝肾不足者，症见腰酸无力，不耐久坐，双膝酸软，头晕眼花，神疲倦怠。舌淡苔白，脉沉细弦。

[方源]《疾病饮食疗法》（二）（修订版）

[方名] 治糖尿病方 13△

[方药] 桑白皮、山药、枸杞子各 15 克，泽泻、玉竹、沙苑蒺藜各 12 克，玉米须 9 克。

[用法] 水煎服。每日 1 剂，忌食生冷辛辣及萝卜、羊肉。

[功效] 滋阴清热，生津止渴。

[适应证] 糖尿病属阴虚燥热型。

[方源] 浙江中医杂志，1988（2）：79

[方名] 治糖尿病方 14△

[方药] 桑白皮、山药、沙参、丹参、乌梢蛇各 20 克，天花粉、元胡各 15 克，泽泻、桃仁、地龙各 12 克，黄芪 30 克。

[用法] 用温开水浸泡 20 分钟后，煎 20 分钟，取汁 150 毫升。每日 1 剂，日分 3 次服。

[功效] 益气养阴，活血化瘀，健脾降糖。

[适应证] 糖尿病。

[方源] 云南中医杂志，1998（6）：15

[方名] 治糖尿病方 15△ （桑白皮饮）

[方药] 入地三尺桑根白皮适量。

[用法] 炙令发黑，以水煮令浓，随意饮之。亦可纳少米，勿用盐。

[功效] 益肝肾，止下消。

[适应证] 消渴证之下消（多尿）。

[方源] 晋·葛洪．肘后备急方．北京：人民卫生出版社，1956

[方名] 治糖尿病方 16△ （启敏汤）

[方药] 桑白皮、白术、泽泻、鸡内金、僵蚕各 10 克，党参、山药、葛根、丹参各 15 克，黄芪 30 克，三七粉 3 克（冲服）。

[用法] 水煎服。每日 1 剂，日分 2 次服。

[功效] 健用益气，化痰去瘀。

[适应证] Ⅱ型糖尿病。

[**方源**] 实用中医药杂志, 1999, 3 (7): 9

[**方名**] 治糖尿病方 **17**△

[**方药**] 桑白皮、黄芪、人参、麦冬、五味子、熟地黄、栀子、山药。

[**用法**] 水煎去渣, 每日 1 剂。

[**功效**] 行气阴, 补脾肾。

[**适应证**] 消渴证 (糖尿病)。

[**按语**] 原方未标明剂量, 应用时可参照常规量使用。其中, 可重用黄芪和山药, 可各 30 ~ 60 克。

[**方源**] 宋·许叔微. 本事方. 上海: 上海科学技术出版社, 1959

[**方名**] 治糖尿病方 **18**△

[**方药**] 桑叶、黑芝麻、冬瓜皮各 12 克, 扁豆 9 克, 冬瓜子 6 克, 荔枝核 15 克, 带蒂南瓜藤 30 克。

[**用法**] 水煎服, 每日 1 剂。

[**功效**] 滋阴补肾, 健脾益气。

[**适应证**] 老年糖尿病属脾肾两虚者。

[**方源**] 新中医, 1988 (4): 55 ~ 56

[**方名**] 治糖尿病方 **19**△ (六黄汤)

[**方药**] 桑椹子 20 克, 黄芪 50 克, 黄芩、大黄、黄精、黄连、党参、甘草各 10 克, 黄柏 15 克。

[**用法**] 水煎服, 每日 1 剂, 并以黄连素 0.3 克, 格列本脲 2.5 毫克, 每日 3 次口服。

[**功效**] 滋阴补肾, 生津清热。

[**适应证**] Ⅱ型糖尿病属肾阴亏虚型。

[**方源**] 吉林中医药, 1994 (4): 30

[**方名**] 治糖尿病方 **20**△ (桑白皮粥)

[**方药**] 桑白皮、糯米 (爆米花) 各 50 克。

[**用法**] 煮粥食用, 每日 1 剂。

[**功效**] 补肝肾, 止上消。

[**适应证**] 消渴证属上消 (多饮)。

[**方源**] ①《偏方大全》;②《秘方全书》

[**方名**] 治糖尿病方 **21**△ (桑梅七子汤)

[**方药**] 桑叶 50 克, 乌梅、菟丝子、覆盆子各 20 克, 枸杞子、女贞子、沙苑子各

15 克，五倍子、五味子各 10 克。

[用法] 水煎服，每日 1 剂。

[功效] 滋肾阴，补肾阳。

[适应证] 糖尿病属燥热伤阴损阳，肾阴肾阳皆虚者。

[按语] 本方治疗糖尿病 20 例，临床治愈 9 例，显效 6 例，好转 4 例，无效 1 例，总有效率 95%。

[方源] 河北中医，1987（5）：37

[方名] 治糖尿病方 22△ （糖尿宁Ⅱ号）

[方药] 桑寄生、黄芪、人参、天花粉、知母、五味子、枸杞子、杜仲、金毛狗脊、山萸肉。

[用法] 水煎取汁。每日 1 剂，1 个月为 1 疗程，可连服 3 个疗程。

[功效] 益气养阴，健脾降糖。

[适应证] 糖尿病属气阴两虚者。症见乏力，自汗盗汗，五心烦热，腰膝酸软，阳痿，面色无华，小便频量多。舌质红色，舌体胖大，舌苔白腻，脉沉细。

[按语] ①于江苏东海用本方治疗糖尿病属气阴两虚者 176 例。结果：显效 116 例，好转 54 例，无效 6 例，总有效率为 96.6%。②原方未标出剂量，应用时可参照常规量使用。

[方源] 《国际医疗新技术优秀成果经典》（中华卷）. 德国，2002：220～222

[方名] 治糖尿病方 23△ （清燥润肺汤）

[方药] 桑白皮、知母、黄芩、地骨皮、麦冬各 10 克，生地 15 克，生甘草 6 克。

[用法] 水煎服，每日 1 剂，日分 2 次温服。

[功效] 清泄肺热，生津止渴。

[适应证] 消渴证（糖尿病）属肺虚灼热者。

[方源] 《中国特色医疗新技术》

[方名] 治糖尿病方 24△ （滋阴养血汤）

[方药] 桑椹子 20 克，熟地、当归、女贞子各 15 克，炒白芍、枸杞子、墨旱莲、潼蒺藜各 10 克，黄芪 30 克。

[用法] 水煎服，每日 1 剂，日分 2 次温服。

[功效] 滋阴养血，滋阴润燥。

[适应证] 消渴证（糖尿病）属肝肾阴亏、燥热内结者。症见小便清长而频数，尿有余沥，伴有泡沫，四肢清冷，腰膝酸软，面色潮红。舌质淡，苔薄腻而滑，脉沉细而弱。

[方源] 《中国特色医疗新技术》

[方名] 治糖尿病方 25△ （滋水益金汤）

[方药] 桑寄生、地骨皮、枸杞子、麦冬各 10 克，生地、制玉竹、党参各 15 克，黄芪、山药各 20 克，山萸肉、北五味子各 6 克。

[用法] 水煎服，每日 1 剂，日分 2 次温服。

[功效] 滋阴补肾，润肺止渴。

[适应证] 消渴证（糖尿病）属燥伤肺肾、五心烦热者。症见食少乏味，尿多而浊，口渴欲饮而不多饮，腰膝酸痛，五心烦热，甚则盗汗心悸。舌质淡红，苔薄滑，脉细数。

[方源]《中国特色医疗新技术》

[方名] 治糖尿病方 26△

[方药] 桑叶、菊花、竹茹、陈皮各 6 克，花粉 9 克，茯苓 12 克，山药 15 克，石膏 20 克，旱莲草、玉米须各 30 克。

[用法] 水煎取汁。每日 1 剂，分 2 次服。

[功效] 宣肺健脾，润燥清热，生津止渴。

[适应证] 糖尿病。属肺胃灼热者，症见消渴病已多年，口渴尿多，眩晕眼花，气闷嘈杂，血压偏高，血糖尿糖均升高。

[方源]《偏方秘方大全》

[方名] 治糖尿病方 27△

[方药] 桑白皮、山茱萸各 15 克，生地、菟丝子各 20 克，丹参 40 克，黄芪 60 克，淮山药 10 克，黄连 6 克。

[用法] 水煎服，每日 1 剂，日分 2 次温服。

[功效] 益气养阴，清热和血。

[适应证] Ⅱ型糖尿病属气阴两伤者。

[按语] ①伴腰膝酸软者加桑寄生 15 克，杞子 12 克。②用本方治疗Ⅱ型糖尿病 58 例，治愈 10 例，好转 42 例，无效 6 例。

[方源] 湖南中医杂志，1997（3）：17～18

[方名] 治糖尿病方 28△

[方药] 桑叶、乌梅、人参、山药各 10 克，干地黄、枸杞子各 15 克，茯苓 12 克，黄连、丹皮各 6 克，桂枝 3 克。

[用法] 共研细面，过 180 目筛，经生物酶降解增效处理，装肠溶性胶囊中，每粒含生药 0.2 克。每日服 4 次，即早、中、晚饭前半小时，睡前各服 1 次。空腹血糖在 6.1～8.3 毫摩尔/升者每次服 2 粒；在 8.3～11.1 毫摩尔/升者服 3 粒；在 11.1 毫摩/升以上者服 4 粒。巩固治疗时，每次服 1 粒。

[功效] 益气生津，清热润燥。

［适应证］Ⅱ型糖尿病，属气阴两虚者。

［方源］中国医药学报，1996（2）：31～32

［方名］治糖尿病方　29△

［方药］桑寄生、桑枝、枸杞子、牛膝、杜仲各15克，太子参、黄芪、丹参各20克，威灵仙10克。

［用法］水煎服，每日1剂，日分2次温服。1个月为1疗程。

［功效］益气养阴，活血通络。

［适应证］糖尿病周围神经病变证属气阴两虚，瘀血阻络者。症见肢体麻木疼痛，肢体发凉。

［按语］方中桑寄生滋补肝肾，壮筋骨；桑枝舒筋活络。

［方源］浙江中医杂志，1995（5）：203

［方名］治糖尿病方　30△

［方药］桑寄生、生黄芪、生地黄各15克，白术12克，五味子9克，玉米须30克。

［用法］水煎取汁。每日1剂，分2次服。

［功效］滋养益肾，健脾降糖。

［适应证］糖尿病属肾阴虚者。症见小便频多，混浊如膏脂，口干舌燥，头晕腰酸。舌红，脉沉细数。

［方源］《神方奇药治百病》

［方名］治糖尿病方　31△　（抑渴汤）

［方药］桑椹子、鬼箭羽、葛根、生白术各30克，当归15克，红花、川芎各10克。

［用法］水煎服，每日1剂，日分2次服。疗程8周。

［功效］补益气阴，清热化湿，活血化瘀。

［适应证］Ⅱ型糖尿病兼见血瘀者。

［按语］①方中主药桑椹子归肝肾经，滋阴养血，生津止渴。②临床采用随机对照法分为两组。治疗组40例，对照组38例，对照组用格列齐特加卡托普利，治疗组用抑渴汤加格列齐特。结果：治疗组显效15例，有效14例，无效11例，总有效率为72.5%；对照组显效5例，有效11例，无效22例，总有效率42.1%。

［方源］辽宁中医杂志，1996（3）：126

［方名］治糖尿病方　32△　（降糖舒心灵）

［方药］桑寄生、炒苍术、山药、玄参、炒薏仁、枸杞子、生石膏、茯苓、仙灵脾、当归、制山萸肉、知母、沙参各1 250克，麦冬、葛根、红参须各1 050克，川芎、

黄连、炒白术、泽泻、柴胡、丹皮、丹参、石斛各 1 000 克，怀牛膝 750 克，黄精、生地、熟地、天花粉、黄芩各 1 500 克，丹参 1 750 克，炙五味子、蒲公英各 2 250 克，甘草 2 750 克，黄芪 6 500 克。

[用法] 依法制成片剂，每片 0.32 克（相当于生药 1 克）。每日 3 次，每次 6～8 片，饭后服，连服 6 周为 1 疗程。

[功效] 滋阴润燥，补气益心，活血化瘀，生津止渴。

[适应证] Ⅱ型糖尿病。

[按语] ①方中主药桑寄生，滋阴补肾。②临床上用本方治疗糖尿病Ⅱ型 40 例，治疗结果：临床基本治愈 4 例，显效 7 例，好转 18 例，总有效率为 72.5%。

[方源] 中医杂志，1984（7）：32～33

[方名] 治糖尿病方 33[△]（消渴方Ⅱ）

[方药] 桑椹子、生山药、天花粉各 15 克，生荷叶、白术、佩兰叶各 18 克，苍术、黄连、鸡内金各 25 克，浮萍、五味子各 6 克，古瓦 150 克（包煎）。

[用法] 水煎服。每日 1 剂，早、晚 2 次分服。30 天为 1 疗程。

[功效] 清热燥湿，清胃健脾。

[适应证] Ⅱ型糖尿病属湿热兼肾阳衰弱型。

[方源] ①方中主药桑椹子滋肾生津敛汗。②临床用本方治疗糖尿病Ⅱ型 172 例，治疗结果：119 例临床治愈（症状消失，空腹血糖＜6.4 毫摩/升，餐后 2 小时血糖＜7 毫摩/升，24 小时血糖连续阴性）；35 例好转（症状基础控制，空腹血糖＜6.5 毫摩/升，24 小时尿糖（±）或（＋），餐后 2 小时血糖＜7.4 毫摩/升）；18 例无效（症状无改善，空腹血糖＞7.4 毫摩/升，24 小时尿糖（＋＋）以上），总有效率 89.53%。

[方源] 浙江中医杂志，1991（1）：79

[方名] 治糖尿病方 34[△]

[方药] 桑寄生、狗脊、川断、牛膝各 10 克，木瓜、秦艽各 15 克。

[用法] 水煎服，每日 1 剂，日分 2 次温服。

[功效] 补肾壮骨，通络止痛。

[适应证] 糖尿病并发周围神经病变者。

[按语] 用本方治疗糖尿病兼腰腿酸痛者 40 例，中医辨证为肝肾亏虚，风寒湿伤。治疗结果：临床痊愈 18 例，占 45.0%；显效 15 例，占 37.5%，好转 5 例，占 12.5%，无效 2 例，占 5.0%，总有效率为 95.0%。

[方源] 中医杂志，1991，3（6）：32～33

[方名] 治糖尿病方 35[△]

[方药] 桑叶、菊花、玄参、花粉、白芍、地骨皮各 7 克，麦冬、生地黄、石斛、冬瓜仁各 10 克，川贝 5 克，甘草 3 克。

[**用法**] 水煎取汁。每日 1 剂，日分 3 次温服。

[**功效**] 宣肺清热，滋阴补肾。

[**适应证**] 糖尿病属肺肾阴虚，上渴下消者。症见发热、头晕、心悸、口渴、多饮，起立手足震颤，神志恍惚等。

[**方源**]《偏方秘方大全》

[**方名**] 治糖尿病方　36[△]

[**方药**] 桑叶适量。

[**用法**] 煎汁代茶饮。

[**功效**] 止消渴。

[**适应证**] 糖尿病（消渴证）。

[**按语**] 李时珍曰："桑叶乃手、足阳明之药，汁煎代茗（茶），能止消渴。"

[**方源**] 明·李时珍．本草纲目．北京：中国中医药出版社，1998

[**方名**] 治糖尿病方　37[△]

[**方药**] 桑白皮，糯米（爆成米花）各 30 克。

[**用法**] 水煎取汁。每日 1 剂，分 2 次服。

[**功效**] 补中益气，清热止渴。

[**适应证**] 糖尿病属上消型。

[**方源**] ①《中国民间本草偏方大全》（三）；②《中华古医药宝典·验方大全》

[**方名**] 治糖尿病方　38[△]

[**方药**] 桑白皮、黄芪、地骨皮、石斛、花粉各 15 克，山药 30 克。

[**用法**] 水煎服，每日 1 剂，日分 2 次温服。

[**功效**] 益气养阴，生津止渴。

[**适应证**] 糖尿病。症见多饮、多食、多尿及体重减少三多一少者，伴有乏力、易疲、口干、咽燥等。舌淡红、苔少、脉细。

[**方源**]《神方奇药治百病》

[**方名**] 治糖尿病方　39[△]

[**方药**] 桑椹子适量。

[**用法**] 单食。

[**功效**] 止消渴。

[**适应证**] 消渴证。

[**方源**] 明·李时珍．本草纲目．北京：中国中医药出版社，1998

（68） 遗传性出血性毛细血管扩张症

[方名] 治遗传性出血性毛细血管扩张症方 1△

[方药] 桑叶 15 克，黄芩、茜草各 12 克，杏仁、山栀各 10 克，菊花、芦根、生地、赤芍各 30 克。

[用法] 水煎服，每日 1 剂，日分 2 次服。

[功效] 凉血，活血，益气。

[适应证] 遗传性出血性毛细血管扩张症属肺热者。症见毛细血管扩张出血，反复鼻出血（鼻衄），也有消化道出血，血尿，咯血，皮肤出血，均为自发性出血或轻微创伤后出血不止。其他表现为反复出血可形成贫血，由于供血不足可形成杵状指（趾），或脑栓塞。

[方源] 《百病良方》（第 5 集）

（69） 肥胖病

[方名] 治肥胖病方 1△ （桑果汁）

[方药] 100% 桑果汁 250 毫升。

[用法] 每次 125 毫升，口服，每日 2 次。

[功效] 补肝益肾，养血滋阴，祛湿减肥。

[适应证] 肥胖病。

[方源] 中华世界综合医学杂志，2004，4（10）：32～38

[方名] 治肥胖病方 2△ （桑叶茶）

[方药] 桑叶茶 30 克。

[用法] 每次 15 克，开水泡服，每日 2 次。

[功效] 补肝益肾，清热，滋阴，祛湿减肥。

[适应证] 肥胖病。

[方源] 中华世界综合医学杂志，2004，4（10）：32～38

[方名] 治肥胖病方 3△

[方药] 桑椹子、补骨脂、党参、生黄芪、制首乌各 15～20 克，泽泻、茯苓、防己、泽兰各 12～15 克，枳壳、草决明、荷叶、生地黄各 10～12 克，生甘草 8～10 克。

[用法] 水煎 3 次后合并药液约 200 毫升，分 4～5 次口服，20 天为 1 疗程。

[功效] 补肝益肾，养血滋阴，健脾祛湿。

[适应证] 肥胖病。

[按语] 用本方治疗肥胖症患者 69 例，用药 1 疗程后，体重降至正常者 28 例，用

药 2 个疗程后，体重降至正常者 24 例，用药 3 个疗程后体重降至正常者 17 例。

[方源]《当代妙方》

[方名] 治肥胖病方 4△ （宣肺消肿方）

[方药] 桑白皮、杏仁、连翘、薄荷（后下）各 10 克，木贼草 12 克，白茅根 20 克，橘核、蝉蜕、麻黄各 6 克。

[用法] 加水 1 000 毫升，煎汁 500 毫升，每次服 250 毫升，每日 2 次，早晚饭前 30 分钟服。

[功效] 宣肺化痰，利水消肿。

[适应证] 水肿性肥胖症。

[按语] 用本方治疗水肿性肥胖症 28 例，男 12 例，女 16 例；年龄 21 ~ 60 岁，平均 32.5 岁。轻度肥胖 12 例，中度肥胖 11 例，重度肥胖 5 例，并发脂肪肝 3 例，并发高脂血症 5 例，并发糖尿病 4 例，并发高血压 13 例。治疗 3 个月后，治愈 2 例，显效 16 例，好转 8 例，无效 2 例，总有效率为 92.86%，症状改善明显，体重平均下降 3.15 千克。

[方源] 中华世界综合医学杂志，2004，4（10）：32 ~ 38

[方名] 治肥胖病方 5△ （补阳化痰方）

[方药] 桑寄生、仙灵脾、续断、枳壳、胆星、苍术各 10 克，茯苓、香附、当归、益母草各 15 克，法半夏 20 克，陈皮 6 克。

[用法] 加水 1 000 毫升，煎汁 500 毫升，每次服 250 毫升，每日 2 次，早晚饭前 30 分钟服。

[功效] 补阳化痰，行气活血。

[适应证] 单纯性肥胖症。

[按语] 用本方治疗单纯性肥胖症 33 例，男 16 例，女 17 例；年龄 22 ~ 63 岁，平均 42.5 岁。轻度肥胖 14 例，中度肥胖 14 例，重度肥胖 5 例，并发脂肪肝 2 例，并发高脂血症 18 例，并发糖尿病 2 例，并发高血压 12 例。治疗 3 个月后，显效 8 例，好转 19 例，无效 6 例，总有效率为 81.82%，体重平均下降 3.1 千克。

[方源]《肥胖症良方》

[方名] 治肥胖病方 6△

[方药] 桑白皮、白术、厚朴、薤白、瓜蒌皮、苏子、枳壳、陈皮各 10 克，苍术、丹参、山楂、前胡、百部、半夏各 15 克，黄芪 20 克。

[用法] 水煎服，每日 1 剂，日分 2 次温服。

[功效] 健脾祛湿化痰。

[适应证] 肥胖症。

[方源]《中国精典文库》

[**方名**] 治肥胖病方　7△　（减肥汤）

[**方药**] 桑寄生、制首乌、白术、丹参、草决明、当归、山楂各 12 克，茯苓、泽泻各 10 克，茵陈 18 克。

[**用法**] 水煎服。每日 1 剂，日分 2 次饭前服。

[**功效**] 补肾健脾，祛湿化浊。

[**适应证**] 单纯性肥胖症。

[**按语**] 用本方治疗单纯性肥胖症 10 例，男 6 例，女 4 例，年龄 29~67 岁，平均 43.5 岁。轻度肥胖 5 例，中度肥胖 4 例，重度肥胖 1 例，治疗 3 个月后，显效 4 例，好转 5 例，无效 1 例，总有效率 90%，体重平均下降 4.5 公斤。

[**方源**]《内科辨病专方治疗学》

[**方名**] 治肥胖病方　8△

[**方药**] 桑枝 24 克，海桐皮、海风藤、狗脊各 15 克，川断、赤芍各 9 克，苍术 6 克，独活、乳香各 4.5 克，苦刺 30 克，油草 60 克。

[**用法**] 水煎服，每日 1 剂，日分 2 次温服。

[**功效**] 祛风除湿，清热减肥。

[**适应证**] 肥胖症属风湿夹热者。

[**方源**]《护肤美容良方》

[**方名**] 治肥胖病方　9△

[**方药**] 桑白皮、大腹皮、青皮、陈皮、姜皮、茯苓皮、泽泻、桂枝各 10 克，制附子 3 克。

[**用法**] 水煎服，每日 1 剂。

[**功效**] 滋补肺胃，消肿减肥。

[**适应证**] 肥胖病兼有水肿者。

[**方源**]《中国民间本草偏方大全》（三）

[**方名**] 治肥胖病方　10△

[**方药**] 桑白皮、蜀椒目、商陆、青皮、桂枝、茯苓、陈皮、柴胡、郁金各 10 克，车前子、莱菔子、牵牛子各 20 克。

[**用法**] 水煎服。上药加水煎沸 15 分钟，滤出药液，再加水煎 20 分钟，去渣取汁，合并两次药液兑匀。日分 2 次温服，每日 1 剂。

[**功效**] 宣肺清热，利水减肥。

[**适应证**] 肥胖病，以躯干为著者。

[**方源**]《中国民间本草偏方大全》（三）

（70） 消瘦症

[方名] 治消瘦症方 1△

[方药] 100% 桑果汁 250 毫升。

[用法] 每次 125 毫升，口服，每日 2 次。

[功效] 补肝益肾，养血滋阴，健脾增肥。

[适应证] 消瘦症属肝肾不足者。

[按语] 从本方对肥胖病患者能减肥，而对消瘦症患者又能增肥的作用来看，可能与本方药对人体具有双向性免疫调节作用有关。

[方源] 中华世界综合医学杂志，2004，4（10）：32～38

[方名] 治消瘦症方 2△

[方药] 桑叶茶 30 克。

[用法] 每次 15 克，开水泡饮，每日 2 次。

[功效] 补肝益肾，清热滋阴，健脾增肥。

[适应证] 消瘦症属肝肾不足者。

[按语] 从本方对肥胖病患者能减肥，而对消瘦症患者又能增肥的作用来看，可能与本方药对人体具有双向性免疫调节作用有关。

[方源] 中华世界综合医学杂志，2004，4（10）：32～38

（71） 高脂血症

[方名] 治高脂血症方 1△ （桑果汁）

[方药] 100% 桑果汁 250 毫升。

[用法] 每次 125 毫升，口服，每日 2 次。

[功效] 补肝益肾，养血滋阴，化浊降脂。

[适应证] 高脂血症。

[方源] 中华世界综合医学杂志，2004，4（10）：32～38

[方名] 治高脂血症方 2△ （桑叶茶）

[方药] 桑叶茶 30 克。

[用法] 每次 15 克，开水泡服，每日 2 次。

[功效] 补肝益肾，清热养阴，化浊降脂。

[适应证] 高脂血症。

[方源] 中华世界综合医学杂志，2004，4（10）：32～38

[方名] 治高脂血症方 3△

[方药] 桑寄生 15 克，黄精 18 克，丹参 20 克，制首乌 30 克，葛根 12 克，甘草 6 克。

[用法] 水煎 3 次后合并药液，分 2～3 次温服。每日 1 剂，15 天为 1 疗程，疗程间隔为 3～4 天。

[功效] 补肝益肾，活血降脂。

[适应证] 高胆固醇血症。

[按语] 用本方治疗高胆固醇血症 77 例，显效 53 例，好转 20 例，无效 4 例，治疗时间最短者 1 个疗程，最长者 3 个疗程。有效病例经随访 2 年，均未见复发。

[方源]《当代妙方》

[方名] 治高脂血症方 4△

[方药] 桑寄生、葛根各 15 克，石决明、山楂各 15 克。

[用法] 制成片剂共 18 片，每片含生药 8.1 克，每日 3 次，每次 6 片，饭后服，1 个月为 1 疗程。

[功效] 滋补肝肾，降压降脂。

[适应证] 高胆固醇血症。

[按语] 用本方治疗高胆固醇血症 30 例，显效 12 例，好转 10 例，无效 7 例，病情加重 1 例，总有效率为 73.3%。

[方源]《当代妙方》

[方名] 治高脂血症方 5△ （桑椹山楂粥）

[方药] 桑椹子 15 克，山楂、粳米各 30 克。

[用法] 将桑椹子、山楂、粳米洗净。把全部用料一齐放入锅内，加清水适量，文火煮成粥，调味即可，随量食用。

[功效] 养血滋阴，活血化瘀。

[适应证] 高胆固醇血症。

[按语] 高脂血症属阴虚阳亢兼有血瘀者，症见胸臆不舒，心悸烦闷，饮食减少。舌质紫暗，脉涩。

[方源]《疾病饮食疗法》（二）（修订版）

[方名] 治高脂血症方 6△ （桑麻葵丸）

[方药] 桑叶、黑芝麻、葵瓜子各等量。

[用法] 共为细末，炼蜜为丸，每日早晚各服 10 克，温开水送服。

[功效] 滋阴润燥，补肝降脂。

[适应证] 高脂血症属阴虚阳亢者。症见头痛，耳鸣眼花，腰膝酸软，健忘失眠，肢体麻木，大便干结等。

[**方源**]《疾病饮食疗法》（二）（修订版）

[**方名**] 治高脂血症方 7[△] （桑葛丹丸）

[**方药**] 桑寄生、葛根、丹参各等量。

[**用法**] 依法水泛为丸，每次 4 克，温开水送服，每日 3 次。

[**功效**] 补肝益肾，活血降脂。

[**适应证**] 高脂血症。

[**按语**] 应用本方治疗高脂血症 150 例，结果：降血脂三项（总胆固醇、β-脂蛋白、甘油三酯）显效分别为 51 例、84 例、78 例，有效分别为 15 例、16 例、34 例，无效分别为 15 例、9 例、17 例，服药前后血脂值差异显著。

[**方源**]《中药临床新用》

[**方名**] 治高脂血症方 8[△] （益气化浊汤）

[**方药**] 桑寄生、茯苓、山药、泽泻、陈皮各 20 克，丹参、川芎、鸡血藤、葛根各 25 克。

[**用法**] 水煎服。每日 1 剂，日分 2 次温服。

[**功效**] 健脾益肾，利湿化浊，活血降脂。

[**适应证**] 高脂血症。

[**方源**] 中医药信息，1999，16（3）：19

[**方名**] 治高脂血症方 9[△] （滋肾养肝汤）

[**方药**] 桑寄生、灵芝、槐花各 10 克，枸杞子、仙灵脾、黄精各 15 克，制首乌 12 克。

[**用法**] 水煎服。每日 1 剂，日分 2 次温服。

[**功效**] 滋养肝肾，降脂化痰。

[**适应证**] 高脂血症属肝肾两虚者。

[**方源**] 湖南中医杂志，1999，15（3）：8

[**方名**] 治高脂血症方 10[△]

[**方药**] 冬桑叶 20 克，山楂 40 克，野菊花 30 克，金银花 15 克。

[**用法**] 共烘干，研细末，瓶装备用。每服 30 克，开水泡 2 次，饮完即弃之，每日 3 次。

[**功效**] 降血脂，降血压。

[**适应证**] 高脂血症，高血压症。

[**方源**]《中国民间百草良方》

[**方名**] 治高脂血症方 11[△] （桑椹黑芝麻糊）

［方药］桑椹、黑芝麻各 60 克，白糖 10 克，粳米 30 克。

［用法］①将桑椹、黑芝麻、粳米洗净后，同放入罐内捣烂。②砂锅内放清水 3 碗，煮沸后加白糖，待糖溶化。糖水再煮沸后，徐徐加入捣烂的三味药，煮成糊服食。

［功效］滋阴清热，降低血脂。

［适应证］高脂血症。

［方源］①《偏方大全》；②《偏方秘方大全》；③《神方奇药治百病》；④《李时珍祖传秘经》

［方名］治高脂血症方　12△　（桑叶荷叶粥）

［方药］桑叶 10 克，新鲜荷叶 1 张，粳米 100 克，砂糖适量。

［用法］先将桑叶、荷叶洗净，加水煎煮沸，去渣取汁，加入已淘洗干净的粳米，煮成粥，加砂糖适量调匀即成。供早晚温热食用。

［功效］清热除湿，辛辣祛浊。

［适应证］高脂血症。

［方源］《药食两用中药应用手册》

［方名］治高脂血症方　13△　（桑叶菊花山楂茶）

［方药］桑叶 12 克，山楂 15 克，菊花、银花各 30 克。

［用法］用沸水冲泡 4 次，每次 10～15 分钟，代茶饮。

［功效］清热化浊。

［适应证］高脂血症。

［方源］《药食两用中药应用手册》

（72）血清白球蛋白倒置

［方名］治血清白球蛋白倒置方　1△

［方药］桑椹、鸡血藤、板蓝根、丹参、黄芪、山药、大枣各 30 克，当归、茯苓、制首乌各 15 克，白术 12 克，白蔻 10 克，砂仁 6 克。

［用法］水煎服。每日 1 剂，日分 2 次温服。

［功效］健运脾胃，补益气血。

［适应证］慢性肝病血清白球蛋白倒置属脾失健运，气血亏虚者。

［方源］《百病良方》（第 5 集）

［方名］治血清白球蛋白倒置方　2△

［方药］桑椹、黄精、板蓝根、丹参、女贞子、生地、鳖甲、赤芍、沙参各 30 克，当归 20 克，山萸肉、枸杞子、制首乌、鸡内金各 15 克。

［用法］水煎服。每日 1 剂，日分 2 次温服。

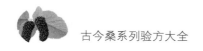

[功效] 滋补肝肾，凉血解毒。

[适应证] 慢性肝病血清白球蛋白倒置属肝肾亏损，血热毒蕴者。

[方源]《百病良方》（第 5 集）

（73）甲状腺机能亢进症

[方名] 治甲亢方　1△

[方药] 桑叶、钩藤、当归、白蒺藜、怀牛膝各 10 克，白芍、生地、玄参各 12 克，龟板，生牡蛎各 15 克，羚羊角粉 2 克（冲）。

[用法] 水煎服。每日 1 剂，日分 2 次温服。

[功效] 滋养阴精，宁心柔肝。

[适应证] 甲状腺机能亢进症（瘿气）。

[方源]《实用中医手册》

[方名] 治甲亢方　2△

[方药] 桑白皮、沙参、柏子仁、胆草、茶叶、葛根、王不留行各 15 克，党参、远志各 25 克，菊花 50 克，车前子 10 克。

[用法] 水煎服。每日 1 剂，日分 2 次温服。

[功效] 益气养阴，豁痰散结。

[适应证] 甲状腺机能亢进症。症见颈前有肿块，心悸不能入睡，眼球突出，两手震颤，烦躁怕热，易出汗等。

[方源]《偏方秘方大全》

[方名] 治甲亢方　3△

[方药] 熟地、桑寄生、川牛膝、山茱萸、山药、茯苓、泽泻、白芍、阿胶各 12 克，丹皮、黄芩、黄连各 9 克。

[用法] 水煎服。每日 1 剂，日分 3 次温服。

[功效] 滋阴养精，补心益肾。

[适应证] 甲状腺功能亢进，属心肾阴虚型。

[方源]《偏方秘方大全》

（74）脑垂体后叶机能减退症——尿崩症

[方名] 治尿崩症方　1△

[方药] 桑寄生、杜仲、川断、生地各 15 克，太子参、生黄芪、制首乌各 20 克，山药、葛根、知母、黄柏、麦冬、石斛各 10 克。

[用法] 水煎取汁。每日 1 剂，7 天为 1 疗程。

[**功效**] 益气固涩。

[**适应证**] 尿崩症。

[**按语**] 有学者用本方治疗尿崩症 16 例，经用药 2～3 个疗程后，均获治愈。

[**方源**]《当代妙方》

[**方名**] 治尿崩症方　2[△]

[**方药**] 桑白皮、杜仲、川续断、石菖蒲、白薇、麦冬、玄参各 9～12 克，牡丹皮、生地、全瓜蒌、肥玉竹、地骨皮各 10～15 克，白茅根 30～50 克，甘草 8～10 克。

[**用法**] 水煎服。每日 1 剂，日分 3～4 次温服。

[**功效**] 滋阴补肾，益气生津。

[**适应证**] 尿崩症。

[**方源**]《当代妙方》

（75）脑垂体瘤

[**方名**] 治垂体瘤方　1[△]

[**方药**] 桑寄生、生地、熟地、肉苁蓉、生芪各 15 克，山萸肉、石斛、麦冬、菖蒲、女贞子、旱莲草、仙灵脾、巴戟天、枸杞子、山药、当归、川芎、五味子各 10 克，赤芍、钩藤各 12 克，蔻仁 6 克，肉桂 5 克。

[**用法**] 水煎服。

[**功效**] 补肾填髓，健脾养肝，补脑安神。

[**适应证**] 垂体瘤属脾肾阳虚、肝血不足，精气亏损，脑虚髓伤者。症见头痛目眩，耳鸣耳聋，咽干口渴，颧红盗汗，五心烦热，倦怠无力，精神不振，便溏，尿清长，形寒肢冷，脉沉细。

[**方源**]《实用中医手册》

（76）慢性肾上腺皮质机能减退症（阿狄森氏病）

[**方名**] 治阿狄森氏病方　1[△]

[**方药**] 桑寄生、仙灵脾、鸡血藤、甘草各 30 克，党参、黄芪各 60 克，续断 20 克，仙茅 15 克，补骨脂 12 克，菟丝子、土鳖虫、生蒲黄、鸡内金各 10 克。

[**用法**] 水煎服。每日 1 剂，日分 2 次温服。

[**功效**] 培补脾肾。

[**适应证**] 慢性肾上腺皮质机能减退症（阿狄森氏病）属脾肾阳虚者。症见口唇、皮肤呈棕褐色，食欲减退，疲乏无力，腰痛，男性阳痿早泄，女性月经不调。舌质淡，舌苔白，脉弱。

[**方源**]《百病良方》（第 2 集）

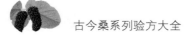

[**方名**] 治阿狄森氏病方 2[△]

[**方药**] 桑椹子、山萸肉、枸杞子、泽泻、菟丝子各 10 克，熟地、甘草各 12 克，山药、茯苓各 15 克，制附子 6 克，肉桂 5 克。

[**用法**] 水煎服。每日 1 剂，日分 2 次温服。

[**功效**] 滋阴补肾。

[**适应证**] 慢性肾上腺皮质机能减退症（阿狄森氏病）属肾阴阳双虚型。症见腰酸腿软，头晕耳鸣，形寒肢冷，或五心烦热，毛发稀疏，性欲减退，男子阳痿，女子月经不调。舌质淡或红，苔薄，脉细。

[**方源**] 《实用中医手册》

8. 物理及化学因素所致疾病

（77） 高　热

[方名] 治高热方　1△

[方药] 桑麻丸、生牡蛎（生打）、生鳖甲（打）各 12 克，青龙齿（生打）、淡竹茹各 9 克，川楝子、宣木瓜各 4.5 克，小川连 1.8 克（盐水打），拌磁珠丸 18 克（包煎），珍珠母 24 克（生打）。

[用法] 先用童桑枝、鲜茅根各 30 克，灯芯 1.5 克，3 味煎汤代水，然后煎煮服。

[功效] 清热生津，凉肝熄风。

[适应证] 高热属热病发狂者。症见初起壮热心跳，头晕目眩，继即狂证随发，或笑或骂，不避亲疏，甚则毁器登高。

[按语] 本症乃素因肝郁多痰，现因夏令伏热内发，猝惊发狂。

[方源]《全国名医验案类编》

[方名] 治高热方　2△

[方药] 桑叶 6 克，生白芍、乌贼骨各 9 克，牡蛎 12 克，蜜炙玄胡、川楝子各 4.5 克，炙甘草 1.5 克，淡竹茹 9 克。

[用法] 先用漂淡陈海蜇 120 克，大地粟 4 个，煎汤代水，然后煮服。

[功效] 凉肝熄风。

[适应证] 高热属热病发狂者。

[方源]《全国名医验案类编》

[方名] 治高热方　3△

[方药] 桑叶、菊花、茯神各 9 克，生白芍、川贝母 10 克，羚羊角（锉末冲服）1 克，钩藤、竹茹各 15 克，生地 18 克，甘草 3 克。

[用法] 水煎服，煎 2 次分服。

[功效] 凉肝熄风，养阴舒筋。

[适应证] 热性病之高热痉厥。

[方源]《新编中医方剂手册》

[**方名**] 治高热方　4△

[**方药**] 桑叶 8 克，钩藤、菖蒲、菊花各 10 克，茯苓、川贝母、丹参、白芍各 12 克，生地 15 克，生甘草、竹茹各 6 克，羚羊角粉 2 克（冲）。

[**用法**] 水煎服。每日 1 剂，日分 3 ～ 4 次服。

[**功效**] 凉肝熄风。

[**适应证**] 高热属热盛动风症。症见身热壮盛，头晕胀痛，手足躁扰，甚则狂乱，神昏，痉厥。舌干绛，脉弦数。

[**方源**]《实用中医手册》

[**方名**] 治高热方　5△

[**方药**] 桑叶、杏仁、沙参、麦冬、梨皮、茯苓各 10 克，山栀、玉竹、象贝母、香豉各 6 克。

[**用法**] 水煎服。每日 1 剂，日分 3 ～ 4 次服。

[**功效**] 清热生津，宣肺润燥。

[**适应证**] 外感高热属卫分燥热。症见高热，头痛口渴，干咳无痰，甚者咳血，鼻唇干燥。舌质红，津少，脉数而大。

[**方源**]《实用中医手册》

[**方名**] 治高热方　6△

[**方药**] 霜桑叶、淡竹茹各 6 克，双钩藤、菊花、生白芍、茯神各 10 克，象川贝、生龟板各 12 克，鲜生地、石决明各 15 克，羚羊角粉 0.5 克（分冲），生甘草 3 克。

[**用法**] 水煎服。每日 1 剂，日分 3 次服。

[**功效**] 凉肝熄风，增液舒筋。

[**适应证**] 外感高热属热极动风，症见壮热神昏，烦闷躁扰，手足搐搦，颈项强直，甚则角弓反张，两目上视，牙关紧闭。舌质红绛干燥，脉弦而数。

[**按语**] 本症乃素因肝郁多痰，现因夏令伏热而发，猝惊发狂。

[**方源**]《实用中医手册》

[**方名**] 治高热方　7△　（清宣导滞汤）

[**方药**] 桑叶 10 克，花粉 9 ～ 15 克，荆芥 9 克，柴胡 6 ～ 10 克，槟榔 6 ～ 9 克，赤芍、黄连 3 ～ 6 克，山楂、神曲各 10 ～ 15 克，青蒿、大青叶各 15 ～ 30 克，白薇 30 克，石膏 30 ～ 60 克。

[**用法**] 水煎服。将药用凉水浸泡 5 ～ 10 分钟后煎煮沸，水量以超过浸泡药面为度，文火将药煮沸后，10 分钟取汁。视病儿大小给药。患儿饮药后，放置床，盖被，待儿微汗出，用热毛巾或干毛巾擦汗，日服 3 ～ 4 次。

[**功效**] 清热解毒，透邪导滞。

[**适应证**] 小儿高热。

[按语] 本方是王静安名老中医验方。
[方源] 《国家级名老中医验方大全》

（78）中　暑

[方名] 治中暑方　1△　（行血熄风汤）

[方药] 连芽桑枝2尺，白蒺藜6克，当归、木瓜各3克，碧玉散（荷叶包，刺细孔）9克，鲜荷梗7寸。

[用法] 水煎服。每日1剂，日分3~4次温服。共3剂。

[功效] 凉肝熄风。

[适应证] 中暑。症见手足发麻，不能起立，立即晕倒。

[按语] 本症乃素因血虚肝热，外因猝中暑风，一起即头独摇，故世俗称为摇头痧。

[方源] 《全国名医验案类编》

[方名] 治中暑方　2△　（清热方）

[方药] 霜桑叶、丹皮各6克，犀角尖（磨汁，冲）、紫雪丹（盐汤调下）各1.5克，鲜生地18克，益元散（鲜荷叶包，刺孔）、青连翘各9克，济银花4.5克，荷花露（分冲）30克。

[用法] 水煎服。每日1剂，日分3~4次温服。共3剂。

[功效] 凉肝熄风。

[适应证] 中暑。症见身热自汗，神识昏蒙，不省人事，牙关微紧，状若中风，但无口眼㖞斜等症。

[按语] 本症乃夏至以后，奔走于长途赤日之中，猝中炎暑而得。

[方源] 《全国名医验案类编》

[方名] 治高热方　3△

[方药] 桑叶、菊花、川贝各10克，钩藤、茯苓、赤芍、生地各12克，竹茹8克，羚羊角粉3克（冲）。

[用法] 水煎服。每日1剂，日分3~4次温服。

[功效] 清泄暑热，熄风定痉。

[适应证] 中暑属暑热动风。症见高热躁扰，手足颤动，项强，甚则神昏，喉间痰壅，喘促鼻扇，角弓反张。舌绛，脉细数。

[方源] 《实用中医手册》

[方名] 治高热方　4△

[方药] 桑叶、川贝、竹叶各6克，钩藤、菊花、白芍、六一散各10克，生地15

克，黄羊角 30 克。

[用法] 水煎服。每日 1 剂，日分 3 ~ 4 次温服。

[功效] 清热解暑，平肝熄风。

[适应证] 中暑属暑热中风型。症见卒然昏仆，口角流涎，皮肤虚冷，面红目赤，手足抽搐。舌质红，舌苔黄，脉数或洪大无力。

[方源]《实用中医手册》

（79）夏季热（暑热）

[方名] 治夏季热方 1[△]

[方药] 桑叶、菊花、连翘、桔梗、苇根各 10 克，薄荷（后下）、甘草各 6 克。

[用法] 外用。将药加少量水煎熬后，用布包药渣，温热暖敷肚脐处。

[功效] 清暑解热（暑热，疰夏）。

[适应证] 小儿夏季热。

[方源]《妇儿良方》

[方名] 治夏季热方 2[△]

[方药] 桑椹子 10 ~ 15 克，羊耳菊 10 ~ 30 克，黄芪、葛根、麦冬各 6 ~ 10 克。

[用法] 水煎取汁。每日 1 剂，分 2 次服。

[功效] 清热解毒，补气养阴。

[适应证] 小儿夏季热（暑热，疰夏）。

[按语] 用本方治疗小儿夏季热 112 例，结果：体温恢复正常，口渴及尿多等症状消失者 101 例，无效 11 例。

[方源] ①《百病效验良方》；②《秘方全书》

[方名] 治夏季热方 3[△]

[方药] 桑叶、菊花、知母、金银花、黄芩、葛根、豆卷各 9 ~ 12 克，石膏 30 克，香薷 6 ~ 9 克，六一散 12 克（包）。

[用法] 水煎服，每日 1 剂，日分 2 次温服。

[功效] 清暑解热。

[适应证] 夏季热（暑热，疰夏）。

[方源]《中医秘单偏验方妙用大典》

[方名] 治夏季热方 4[△]

[方药] 桑枝 30 克，丹参 20 克，茯苓 15 克，白术、苍术、紫苏、羌活、独活、秦艽、白芷、藿香、全蝎各 10 克，砂仁 6 克（后下），桂枝 5 克，甘草 3 克。

[用法] 水煎服，每日 1 剂，日分 2 次温服。

[**功效**] 清暑解热。

[**适应证**] 疰夏（夏季热，暑热）属寒湿滞络，阳气郁阻者。

[**方源**]《中医奇证新编》

（80）高原适应不全症（高山病）

[**方名**] 治高山病方　1△

[**方药**] 桑叶 6 克，玄参、白蒺藜、川楝子、川芎、菊花、牛膝、钩藤各 10 克，石决明、龟板、赭石各 30 克。

[**用法**] 水煎服。每日 1 剂，日分 2 次温服。

[**功效**] 平肝泻热，养阴潜阳。

[**适应证**] 高山病属肝阳亢盛型。症见头痛头晕，心烦失眠，口干而苦，舌苔微黄，脉弦细。

[**按语**] 高山病是因为从事生产、科研、国防工作进入高山后出现的以人体缺氧为主要表现的一种疾患，又称为高原适应不全症，在海拔 3 000 米以上的山峰，高原地区，气压低，氧分压也低，易出现高山病。

[**方源**]《实用中医手册》

（81）中　毒

[**方名**] 治中毒方　1△　（桑椹汁）

[**方药**] 桑椹适量。

[**用法**] 捣汁饮。

[**功效**] 解中酒毒。

[**适应证**] 饮酒中毒。

[**按语**] 本症的治疗，当宗《本草纲目》李时珍谓："桑椹，捣汁饮，解中酒毒"之旨。

[**方源**]《药食两用中药应用手册》

[**方名**] 治中毒方　2△　（桑椹酒）

[**方药**] 桑椹子适量。

[**用法**] 桑椹子暴干捣汁，酒渍于桑椹汁服之。

[**功效**] 解中酒毒。

[**适应证**] 饮酒中毒。

[**方源**] 唐·孙思邈．千金方．北京：人民卫生出版社，1982

[**方名**] 治中毒方 3△

[**方药**] 鲜桑椹适量。

[**用法**] 桑椹洗净，酒后嚼食。

[**功效**] 止渴生津，润肠通便，促酒精排泄。

[**适应证**] 饮酒中毒。

[**方源**] 《药食两用中药应用手册》

[**方名**] 治中毒方 4△ （桑椹五味子饮）

[**方药**] 桑椹、五味子各10克。

[**用法**] 水煎服。

[**功效**] 止吐泻，敛虚汗，醒酒。

[**适应证**] 饮酒中毒。酒后吐泻，虚汗。

[**方源**] 《药食两用中药应用手册》

[**方名**] 治中毒方 5△ （桑叶煎）

[**方药**] 桑叶30克。

[**用法**] 水煎服。

[**功效**] 强心，利尿，解酒。

[**适应证**] 中酒毒。酒后心烦头晕。

[**方源**] 《药食两用中药应用手册》

[**方名**] 治中毒方 6△

[**方药**] 冬桑叶、蔓荆子、白芷各10克，地枯萝、荷叶各12克，藁本、薄荷各6克。

[**用法**] 水煎服。每日1剂，分2次服。

[**功效**] 宣肺解毒。

[**适应证**] 一氧化碳中毒后遗症。

[**方源**] 《千家妙方》

[**方名**] 治中毒方 7△

[**方药**] 桑寄生、白芍、制首乌、防风、荆芥、当归各10克，钩藤15克，石决明20克，茯神9克，川芎、蝉蜕各6克。

[**用法**] 水煎服。每日1剂，分2次服。5天为1疗程，服至毒副反应完全消失。

[**功效**] 平肝补肾，养血熄风，宁神祛邪。

[**适应证**] 链霉素毒副反应。

[**按语**] 治疗链霉素毒副反应20例，有效19例，无效1例，一般服药1～15天，链霉素毒副反应消失。

［**方源**］①《百病良方》（第三集）；②《当代妙方》

［**方名**］治中毒方　8[△]

［**方药**］粗大桑枝适量。

［**用法**］取桑木心锉一斛，着釜中，以水淹三斗，煮取二斗澄清，微火煎得五升，空心服五合，则吐蛊毒出也。

［**功效**］解中蛊毒。

［**适应证**］中蛊毒是指人感受蛊毒病邪后因虫毒结聚，脉络瘀塞所致的多种病症。包括射工毒、沙风毒、水毒病、蛇蛊、蜥蜴蛊、蛤蟆蛊、螳螂蛊等病证。《肘后备急方》卷7谓："中蛊毒吐血下血皆如烂肝。"《诸病源候论》卷25曰："中蛊病，多趋于死，从其毒害势甚……。"《肘后备急方》云：蛊毒令人腹内坚痛，面黄青色，淋露骨立，病变不常，以桑木心煎服治之。

［**方源**］晋·葛洪. 肘后备急方. 北京：人民卫生出版社，1956

9. 神经系统疾病

（82）头 痛

[方名] 治头痛方 1△ （桑果汁）

[方药] 100% 桑果汁 250 毫升。

[用法] 每次 125 毫升，口服，每日 2 次。

[功效] 滋肝补肾，益血养阴、通脉止痛。

[适应证] 血虚头痛。

[方源] 中华世界综合医学杂志，2004，4（10）：32～38

[方名] 治头痛方 2△ （桑叶茶）

[方药] 桑叶茶 30 克。

[用法] 每次 15 克，开水泡饮，每日 2 次。

[功效] 清热解毒，祛风止痛。

[适应证] 风热头痛。

[方源] 中华世界综合医学杂志，2004，4（10）：32～38

[方名] 治头痛方 3△

[方药] 桑叶、菊花、白芷、柴胡各 15 克，白芍、牛膝各 20 克，川芎、磁石（先煎）、代赭石（先煎）各 30 克，神曲 10 克。

[用法] 水煎服。每日 1 剂，日分 2 次温服。

[功效] 祛风散邪。

[适应证] 血管性头痛。

[方源]《内科良方》

[方名] 治头痛方 4△

[方药] 桑叶、黄芩、连翘、菊花各 9 克，薄荷、藁本、白芷各 3 克，苦丁茶 6 克，夏枯草、白茅根各 13 克，荷叶半张（约 6 克）。

[用法] 水煎 6～7 分钟，每日 1 剂，日分 2 次温服。

[功效] 清热解毒，祛风止痛。

[**适应证**] 偏正头痛。

[**方源**] 山东中医杂志，1987，6（4）：42

[**方名**] 治头痛方　5△　（桑叶定痛汤）

[**方药**] 桑叶25克，没药、黄芩、羌活、川芎、白菊、防风各15克，法半夏10克，枳实7.5克，甘草5克。

[**用法**] 水煎服。每日1剂，日分2次服。

[**功效**] 清热解毒，祛风止痛。

[**适应证**] 风热头痛。

[**方源**] 黑龙江中医，1985（4）：41

[**方名**] 治头痛方　6△　（驯龙汤）

[**方药**] 桑寄生18克，羚羊骨15克，生地、珍珠母、龙齿、钩藤各25克，当归12克，独活、白芍、菊花各10克，沉香6克，薄荷（后下）5克。

[**用法**] 水煎服。每日1剂，日分2次服。

[**功效**] 平肝熄风，滋阴助阳，解痉止痛。

[**适应证**] 虚证头痛，症见头痛，午后更甚，时轻时重，两眼畏光，五心烦热，神疲乏力，心悸失眠。舌淡或舌边红，脉细弱或细弦。

[**方源**] 浙江中医杂志，1999，34（4）：149

[**方名**] 治头痛方　7△

[**方药**] 桑木适量。

[**用法**] 外用。上药烧灰淋汁，趁热熏洗。

[**功效**] 祛风除湿，清热止痛。

[**适应证**] 头痛。

[**方源**] 清·黄伯垂. 经验良方大全. 哈尔滨：哈尔滨出版社，1991

[**方名**] 治头痛方　8△

[**方药**] 桑寄生24克，豨莶草12克，单根本10克，益智仁6克。

[**用法**] 水煎服。每日1剂，日分2次温服。

[**功效**] 益气补脾，通络止痛。

[**适应证**] 气虚头痛。

[**方源**] 《常用中草药手册》

[**方名**] 治头痛方　9△

[**方药**] 桑寄生、黄芩、川牛膝、夜交藤各12克，天麻、钩藤、杜仲、茯神、炒山栀各10克，生龙骨15克，石决明18克。

[**用法**] 水煎服。每日 1 剂，日分 2 次温服。

[**功效**] 平肝潜阳，补肝益肾。

[**适应证**] 肝阳头痛。症见头痛眩晕，心烦易怒，夜眠不宁，或兼胁痛。面红口苦。苔薄黄，脉弦有力。

[**方源**]《实用中医手册》

[**方名**] 治头痛方 10△

[**方药**] 桑叶、山楂各 15 克，菊花、银花各 20 克。

[**用法**] 共研细末，分 4 次放入杯中，用沸水冲泡，代茶饮用，每日 1 剂。

[**功效**] 平肝潜阳，理气镇痛。

[**适应证**] 头痛属肝阳上亢者。

[**方源**]《神方奇药治百病》

[**方名**] 治头痛方 11△

[**方药**] 桑椹子 30 克，女贞子 20 克，冰糖 15 克，粳米 100 克。

[**用法**] 先将桑椹子、女贞子用清水浸泡半小时，再与洗净的粳米一同入锅，加水煮粥，加入冰糖稍煮即成。每日 1 剂。

[**功效**] 滋阴清热，养血益肝。

[**适应证**] 血虚头痛。

[**方源**]《神方奇药治百病》

[**方名**] 治头痛方 12△

[**方药**] 桑叶、菊花、连翘各 9 克，黄芩、薄荷（后下）各 6 克，蔓荆子 12 克。

[**用法**] 水煎服。每日 1 剂，日分 2 次服。

[**功效**] 祛风胜湿。

[**适应证**] 头痛。属外感头痛者。

[**方源**] ①《中华古医药宝典·验方大全》；②《秘方全书》

[**方名**] 治头痛方 13△

[**方药**] 桑叶、菊花各 6 克，川芎、白芷、黄芩、白蒺藜各 9 克，生石膏 15 克，薄荷（后下）、甘草各 3 克。

[**用法**] 水煎取汁。每日 1 剂，分 2 次服。

[**功效**] 祛风清热。

[**适应证**] 风热头痛。

[**方源**]《新编诊疗常规》

[**方名**] 治头痛方　14△　（桑叶菊花饮）

[**方药**] 桑叶、菊花各 15 克，白糖适量。

[**用法**] 洗净后，用开水冲泡，加白糖适量，代茶饮。

[**功效**] 辛凉解表，清热解毒。

[**适应证**] 风热头痛。

[**方源**]《药食两用中药应用手册》

[**方名**] 治头痛方　15△　（防风汤）

[**方药**] 桑根白皮（锉炒）、羌活（去芦头）、芎䓖各一两半，防风（去杈）、柴胡（去苗）、黄连（去须）、当归（炙）、枳壳（去瓤麦炒）、大黄（锉熬）、天雄（炮裂去皮脐）、地骨皮、石膏（杵碎）各一两，旋覆花、桂（去粗皮）、菊花各半两。

[**用法**] 锉如麻豆大。每服五钱，以水一盏半，入生姜半分切，煎取八分，去滓温服。

[**功效**] 祛风，活络，止痛。

[**适应证**] 风头痛。

[**方源**] 明·朱橚. 普济方. 北京：人民卫生出版社，1959

[**方名**] 治头痛方　16△　（双鱼戏桑枝）

[**方药**] 鲫鱼 2 条（约 200 克），赤小豆 30 克，桑枝 6 克，食盐、姜各 3 克。

[**用法**] 将鲫鱼去鳞及肠杂，洗净，沥干水分。赤小豆、桑枝、姜同下砂锅，加入适量清水，煮至赤小豆绽开，去桑枝，放入鲫鱼，以盐调味，滚熟即成。佐餐食用。

[**功效**] 通经活络，化瘀止痛。

[**适应证**] 眩晕头痛。

[**方源**]《药食两用中药应用手册》

[**方名**] 治头痛方　17△　（桑叶猪肝汤）

[**方药**] 桑叶 10 克，猪肝 100 克。

[**用法**] 将猪肝洗净切片，与洗净的桑叶一起加水适量煎煮，用食盐少许调味，饮汤食猪肝。

[**功效**] 清肝明目。

[**适应证**] 肝热头目痛。

[**方源**]《药食两用中药应用手册》

（83）眩　晕

[**方名**] 治眩晕方　1△

[**方药**] 桑叶、菊花、枸杞子各 10 克，决明子 6 克。

［**用法**］ 水煎取汁，代茶饮。

［**功效**］ 清热、祛风、止眩。

［**适应证**］ 头痛眩晕。

［**方源**］《药食两用中药应用手册》

［**方名**］ 治眩晕方　2△　（桑麻散）

［**方药**］ 霜桑叶 750 克，黑芝麻 180 克。

［**用法**］ 将霜桑叶研为细末，黑芝麻蒸熟捣烂，两药和匀，每次 6 克，开水冲服，每日 3 次。

［**功效**］ 清热祛风。

［**适应证**］ 眩晕。

［**方源**］《常见病验方研究参考资料》

［**方名**］ 治眩晕方　3△

［**方药**］ 桑叶 6 克，香铃子（即香椿树上的子）不拘量。

［**用法**］ 将香铃子研细末，桑叶煎水。用桑叶水和香铃子末加白糖服下。

［**功效**］ 平肝祛风。

［**适应证**］ 眩晕。

［**方源**］ ①《常见病验方研究参考资料》；②《民间祖传秘方大全》

［**方名**］ 治眩晕方　4△　（桑果汁）

［**方药**］ 100% 桑果汁 250 毫升。

［**用法**］ 每次 125 毫升，口服，每日 2 次。

［**功效**］ 滋肝补肾，益血养阴。

［**适应证**］ 血虚眩晕。

［**方源**］ 中华世界综合医学杂志，2004，4（10）；32～38

［**方名**］ 治眩晕方　5△　（桑叶茶）

［**方药**］ 桑叶茶 30 克。

［**用法**］ 每次 15 克，开水泡饮，每日 2 次。

［**功效**］ 清热驱风。

［**适应证**］ 眩晕。

［**方源**］ 中华世界综合医学杂志，2004，4（10）：32～38

［**方名**］ 治眩晕方　6△　（桑豆煎）

［**方药**］ 桑椹子 15 克，黑豆 12 克。

［**用法**］ 水煎服。每日 1 剂，日分 2 次温服。

[**功效**] 补养气血，健运脾胃。

[**适应证**] 眩晕属气血亏虚者。

[**方源**]《常见病的中医自诊和调治》

[**方名**] 治眩晕方 7[△]

[**方药**] 桑叶、菊花各 15 克，钩藤 20 克，夏枯草 30 克。

[**用法**] 外用。水煎取汁，浴足，每次 15 分钟，每次 1～2 次。同时按摩双足底涌泉穴。

[**功效**] 平肝潜阳。

[**适应证**] 眩晕属肝阳上亢者。

[**方源**]《常见病的中医自诊和调治》

[**方名**] 治眩晕方 8[△]

[**方药**] 桑叶 16 克，黑芝麻 15 克，石斛 40 克。

[**用法**] 水煎服。每日 1 剂，日分 3 次温服。

[**功效**] 祛风，凉血。

[**适应证**] 眩晕。

[**按语**] 本方在彝族地区流传使用已有数百年历史，疗效尤佳。一般眩晕患者，服药 10～20 天，病情明显好转。

[**方源**]《民间祖传秘方大全》

[**方名**] 治眩晕方 9[△]

[**方药**] 桑叶 250 克（研为细末），黑芝麻 180 克。

[**用法**] 先将黑芝麻蒸熟捣烂，加桑叶末，和匀。每服 6 克，开水冲服，每日 3 次。

[**功效**] 驱风，凉血。

[**适应证**] 眩晕。

[**方源**]《民间祖传秘方大全》

[**方名**] 治眩晕方 10[△]

[**方药**] 桑寄生、钩藤、栀子、黄芩、牛膝、杜仲、益母草、夜交藤、茯神各 15 克，天麻 9 克，石决明 25 克，泽泻 30 克。

[**用法**] 水煎服。每日 1 剂，日分 2 次温服。

[**功效**] 清热祛风。

[**适应证**] 眩晕。

[**按语**] 用本方治疗眩晕 54 例，治愈率 64.8%，好转率 33.1%，总有效率 97.9%。

[方源]《百病效验良方》

[方名] 治眩晕方　11△

[方药] 桑寄生、黄芩、川牛膝、益母草各12克，天麻、钩藤、杜仲、茯神、炒栀子、白芍各10克，生石决明15克。

[用法] 水煎服。每日1剂，日分2次温服。

[功效] 平肝潜阳，滋肝补肾。

[适应证] 眩晕属肝阳上亢者。症见眩晕耳鸣，头痛头胀，每因烦劳或恼怒而头晕，头痛加剧，面色潮红，急躁易怒，口苦，多梦。舌质红，苔黄，脉弦。

[方源]《实用中医手册》

[方名] 治眩晕方　12△

[方药] 桑椹子、熟地、山萸肉、菟丝子、龟板、山药各25克，西杞果30克，鹿胶15克，牛膝10克。

[用法] 水煎服。每日1剂，日分2次温服。

[功效] 补肾滋阴。

[适应证] 眩晕属肾精亏虚型。症见眩晕而腰膝酸软，精神萎靡，神疲健忘，遗精耳鸣，失眠多梦，五心烦热，四肢无力，发热尤甚或盗汗。舌质红，脉弦细数。

[方源]《中国精典文库》

[方名] 治眩晕方　13△

[方药] 桑叶5克，蝉蜕6克，菊花、薄荷（后下）各9克，荆芥10克。

[用法] 水煎服。每日1剂，日分2次温服。

[功效] 解毒祛风止眩。

[适应证] 眩晕症属外感风寒者。

[方源] ①《中国民间本草偏方大全》（三）；②《中华古医药宝典·验方大全》；③《传世偏方验方》；④《秘方全书》

[方名] 治眩晕方　14△

[方药] 桑寄生、葛根、钩藤、白薇、黄芩、牛膝、茺蔚子、白蒺藜、泽泻、川芎、野菊花各12克，磁石30克。

[用法] 水煎服，每日1剂，日分2次温服。

[功效] 滋水涵木，清眩止晕。

[适应证] 眩晕属阴虚阳亢者。

[方源]《偏方大全》

[**方名**] 治眩晕方　15△

[**方药**] 桑叶、炒枳实各 6 克，淡竹茹、全瓜蒌、法半夏、地骨皮、建神曲各 9 克，赤茯神 12 克，陈皮 4.5 克。

[**用法**] 水煎服。每日 1 剂，日分 2 次温服。

[**功效**] 补中健胃，化痰止眩。

[**适应证**] 眩晕（美尼尔氏综合征）。症见眩晕发作频繁，发则恶心呕吐，房屋旋转感及耳闭，胸闷气短等。

[**方源**]《偏方秘方大全》

[**方名**] 治眩晕方　16△

[**方药**] 桑寄生 15 克，制首乌、制黄精、山药、茯苓、脱力草各 12 克，煅龙骨、煅牡蛎各 30 克，泽泻、白蒺藜、二至丸（包）各 9 克，炙远志 4.5 克，生甘草 3 克。

[**用法**] 水煎服。每日 1 剂，日分 2 次温服。

[**功效**] 滋补肝肾，补虚温中，化痰止眩。

[**适应证**] 内耳性眩晕属肝肾不足，虚风上旋者。症见头晕，恶心呕吐，房转眼花、胸闷气短，腰酸耳鸣等。

[**方源**]《偏方秘方大全》

[**方名**] 治眩晕方　17△

[**方药**] 桑椹子 50 克，枸杞子 20 克，糯米 100 克。

[**用法**] 按常用法煮粥食用。每日 1 剂，日分 2 次服。

[**功效**] 补益肝肾，滋阴止眩。

[**适应证**] 眩晕。

[**方源**]《神方奇药治百病》

[**方名**] 治眩晕方　18△　（菊花散）

[**方药**] 菊花、旋覆花、桑根白皮各三分，蒺藜子（炒去角）、地骨皮各一两，石膏（碎研）一两一分，甘草（炙锉）半两。

[**用法**] 粗捣筛，每服二钱，水一盏煎至七分，食后温服。每日不计度数，如茶点吃。忌热面毒物等。

[**功效**] 祛风止眩。

[**适应证**] 头面风（眩晕）

[**方源**] 明·朱橚.普济方.北京：人民卫生出版社，1959

[**方名**] 治眩晕方　19△

[**方药**] 桑椹、杞子、红枣各 10 克。

[**用法**] 水煎服。早晚各服 1 次。

［**功效**］养血止眩。

［**适应证**］头目眩晕。

［**方源**］《药食两用中药应用手册》

［**方名**］治眩晕方　20△

［**方药**］桑寄生、女贞子各 15 克，制首乌 30 克，仙灵脾 9 克。

［**用法**］水煎服。每日 1 剂，日分 2 次温服。

［**功效**］补益肾精，营养脑髓。

［**适应证**］眩晕属肾精不足者。

［**方源**］《常见病的中医自诊和调治》

［**方名**］治眩晕方　21△

［**方药**］桑叶、枸杞子各 10 克，菊花 9 克。

［**用法**］水煎服。每日 1 剂，日分 2 次温服。

［**功效**］驱风，清热。

［**适应证**］眩晕。

［**方源**］《中国民间百草良方》

［**方名**］治眩晕方　22△

［**方药**］桑叶、荷叶各 30 克，绿豆衣 6 克。

［**用法**］水煎代茶。

［**功效**］驱风，清热。

［**适应证**］眩晕。

［**方源**］《民间祖传秘方大全》

［**方名**］治眩晕方　23△　（桑椹黑芝麻糕）

［**方药**］桑椹、黑芝麻各 120 克，粳米 60 克，白糖适量。

［**用法**］取桑椹、黑芝麻、粳米共捣，加入白糖，调成糊状制成糕蒸熟。空腹服用，每日 2 次。

［**功效**］补肝肾，润五脏，祛风湿，清虚火。

［**适应证**］虚风眩晕。

［**方源**］《药食两用中药应用手册》

（84）麻　木

［**方名**］治麻木方　1△　（桑果红酒）

［**方药**］桑果红酒适量。

［**用法**］每次 30 毫升，口服，每日 1~2 次。

［**功效**］滋肝补肾，益血养阴。

［**适应证**］四肢麻木。

［**方源**］中华世界综合医学杂志，2004，4（10）：32~38

［**方名**］治麻木方　2△　（桑叶茶）

［**方药**］桑叶茶 30 克。

［**用法**］每次 15 克，开水泡饮，每日 2 次。

［**功效**］清热祛风。

［**适应证**］四肢麻木。

［**方源**］中华世界综合医学杂志，2004，4（10）：32~38

［**方名**］治麻木方　3△

［**方药**］桑枝、鸡血藤各 15 克，威灵仙 12 克，全蝎 6 克。

［**用法**］水煎服。每日 1 剂，日分 2 次温服。

［**功效**］舒筋活络。

［**适应证**］手足麻木。

［**方源**］《药食两用中药应用手册》

［**方名**］治麻木方　4△　（桑寄生酒）

［**方药**］桑寄生适量。

［**用法**］泡酒，随量饮用。

［**功效**］补肝益肾，通经活络。

［**适应证**］手足麻木。

［**方源**］清·不著撰人. 增补神效集. 北京：中医古籍出版社，1990

［**方名**］治麻木方　5△

［**方药**］桑枝 60 克。

［**用法**］外用。煎汤取汁，先熏后洗手足。洗过的药汁，下次煮沸后仍可用，可连用 3 次。

［**功效**］通经活络。

［**适应证**］手足麻木。

［**方源**］《中医秘单偏验方妙用大典》

［**方名**］治麻木方　6△

［**方药**］霜降后桑叶适量。

［**用法**］外用。上药煎汤，频洗。

[功效] 疏风清热。

[适应证] 手足麻木。

[方源] 明·李时珍. 本草纲目. 北京：中国中医药出版社，1998

[方名] 治麻木方　7$^\triangle$

[方药] 桑枝、地骨皮、秦艽、炒石斛各 9 克。

[用法] 水煎服。每日 1 剂，日分 2 次温服。

[功效] 化痰通络。

[适应证] 四肢麻木。

[方源]《民间祖传秘方大全》

[方名] 治麻木方　8$^\triangle$　（桑寄生饮）

[方药] 桑寄生 10 ~ 15 克。

[用法] 水煎服。每日 1 剂，日分 2 次温服。

[功效] 补肝肾，通经活络。

[适应证] 四肢麻木。

[方源]《药物治疗手册》

[方名] 治麻木方　9$^\triangle$

[方药] 桑叶（为末）、白蜜各 500 克，黑胡麻子 200 克。

[用法] 先将胡麻子擂碎，熬浓汁，和白蜜，炼至滴水成珠，入桑叶末为丸，如梧桐子大。每服 10 克，空肠时盐汤，临睡时温酒送下。

[功效] 通经活络。

[适应证] 麻痹不仁。

[方源]《医级》

[方名] 治麻木方　10$^\triangle$　（桑枝煲鸡肉汤）

[方药] 老桑枝 60 克，母鸡 1 只（约 500 克），生姜 3 片。

[用法] 用清水把桑枝洗净，切细；将母鸡去毛及内脏，洗净。二者与生姜一起放入瓦煲内，加水 2 500 毫升（约 10 碗水量），武火煮沸后，文火煮 2 小时，调味即可。此量可供 3 ~ 4 人用，可把鸡捞起，拌入酱油佐食用。

[功效] 益精髓，祛风湿，利关节，通经络。

[适应证] 四肢挛痛麻痹。

[方源]《药食两用中药应用手册》

[方名] 治麻木方　11$^\triangle$　（桑椹膏）

[方药] 鲜桑椹、蜂蜜各适量。

[**用法**] 将鲜桑椹微研至碎，用纱布挤汁，将桑椹汁用文火熬至一半时，加适量蜂蜜调匀，再煎片刻即成膏状，此为桑椹膏。每服 1～2 汤匙，温开水调服，或少量黄酒送下。

[**功效**] 利关节，通血气。

[**适应证**] 肢体麻痹。

[**方源**]《李时珍祖传秘经》

（85）汗　症

[**方名**] 治汗方　1[△]　（桑叶散）

[**方药**] 经霜桑叶 10～20 克。

[**用法**] 研极细末，米饮送下，汗立止。

[**功效**] 清肺润燥，疏风敛汗。

[**适应证**] 盗汗。

[**方源**] 元·朱丹溪．丹溪心法．北京：中国书店，1986

[**方名**] 治汗方　2[△]　（桑果汁）

[**方药**] 100％桑果汁 250 毫升。

[**用法**] 每次 125 毫升，口服，日 2 次。

[**功效**] 敛汗。

[**适应证**] 自汗，盗汗。

[**方源**] 中华世界综合医学杂志，2004，4（10）：32～38

[**方名**] 治汗方　3[△]　（桑叶茶）

[**方药**] 桑叶茶 30 克。

[**用法**] 每次 15 克，开水泡饮，每日 2 次。

[**功效**] 敛汗。

[**适应证**] 自汗，盗汗。

[**方源**] 中华世界综合医学杂志，2004，4（10）：32～38

[**方名**] 治汗方　4[△]　（桑叶粥）

[**方药**] 桑叶，白糯米各 1 把。

[**用法**] 煮成稀粥食之。

[**功效**] 敛汗。

[**适应证**] 盗汗不止。

[**方源**]《内科良方》

[**方名**] 治汗方 5[△]

[**方药**] 桑椹子、五味子、白芍、黄芪各 15 克。

[**用法**] 水煎服。每日 1 剂，连服 5 天。

[**功效**] 敛汗。

[**适应证**] 盗汗。

[**方源**]《内科良方》

[**方名**] 治汗方 6[△]

[**方药**] 桑叶、浮小麦、乌梅、红枣各 10 克。

[**用法**] 水煎服，每日 1 剂，日分 2 次温服。

[**功效**] 敛汗。

[**适应证**] 体虚盗汗。

[**方源**]《实用食疗秘方大全》

[**方名**] 治汗方 7[△] （桑叶饮）

[**方药**] 经霜桑叶适量。

[**用法**] 切碎，每取 15 克，沸水冲泡代茶饮。

[**功效**] 敛汗。

[**适应证**] 小儿盗汗。

[**方源**]《妇儿良方》

[**方名**] 治汗方 8[△] （桑椹五味子饮）

[**方药**] 桑椹、五味子各 10 克。

[**用法**] 水煎服。每日 1 剂，日分 2 次温服。

[**功效**] 敛汗。

[**适应证**] 自汗，盗汗。

[**方源**]《药食两用中药应用手册》

[**方名**] 治汗方 9[△] （桑叶浮小麦汤）

[**方药**] 冬桑叶、浮小麦各 30 克。

[**用法**] 水煎服。每日 1 剂，晚上睡前半小时，夜间醒后各服一半。服药期间忌烟酒及辛辣之食物。

[**功效**] 清热，疏风，止汗。

[**适应证**] 盗汗属体虚者。

[**方源**]《神方妙药治百病》

[方名] 治汗方 10[△]　（桑叶饮）

[方药] 桑叶30克。

[用法] 米汤700毫升代水，煎桑叶，大火煎15分钟取汁，日分3次温服，每日1剂，疗程一般1~5天。

[功效] 生津敛汗。

[适应证] 盗汗。

[方源] 江苏中医，1999，20（3）：44

[方名] 治汗方 11[△]

[方药] 桑寄生、桂枝、赤芍、白芍、明附片、菟丝子、续断、怀牛膝、麻黄根、煅龙骨各10克，煅牡蛎30克，甘草5克。

[用法] 水煎服。每日1剂，日分2次温服。

[功效] 敛汗。

[适应证] 下半身盗汗。

[方源] 《中国特色医疗新技术》

[方名] 治汗方 12[△]

[方药] 桑叶14片，黄芪30克，麦冬15克，北五味子6克。

[用法] 水煎服。每日1剂，日分2次温服。

[功效] 敛汗。

[适应证] 病后汗出。

[方源] 清·陈士铎.辨证录.北京：人民卫生出版社，1965

[方名] 治汗方 13[△]

[方药] 桑叶、五味子各10克，煅龙骨、山萸肉、地骨皮各15克，浮小麦30克，黄柏6克，生甘草3克。

[用法] 水煎服。每日1剂，日分2次温服。

[功效] 敛汗。

[适应证] 多汗症。

[按语] 汗症是指阴阳失调、营卫不利，腠理开阖不利而引起汗液外泄的病症。桑叶归肺、肝二经，疏散风热，调和营卫，桑叶有止汗之功，先贤多有论述。《神农本草》即认为可治"汗出"。金元时期医学大家朱丹溪曰："经霜桑叶研末，米饮服，止盗汗。"无论何种汗症，以桑叶为主，随症配方，疗效甚佳。附本方加减法如下：阴虚者加生地、麦冬、玄参；气虚者加北芪。一般服用本方3剂后汗减，几剂后痊愈，取效甚佳。

[方源] 江苏中医，1999，20（3）：44

[**方名**] 治汗方 14[△] （止汗神丹）

[**方药**] 人参、当归各 30 克，北五味子 3 克，桑叶 7 片。

[**用法**] 水煎服。每日 1 剂，日分 2 次温服。

[**功效**] 敛汗。

[**适应证**] 大汗。

[**按语**] 大汗之病，阳气尽随汗而外越，若不急为止抑，则阳气立散，即时身死。

[**方源**] 清·陈士铎. 石室秘录. 长沙：湖南科学技术出版社，1991

（86） 失眠（不寐）

[**方名**] 治失眠方 1[△]

[**方药**] 鲜桑椹子 30～60 克。

[**用法**] 水煎服。每日 1 剂，分 2 次温服。

[**功效**] 滋肝补肾，宁心安神。

[**适应证**] 心肾衰弱的失眠者。

[**方源**] ①《常见病验方研究参考资料》；②《中药大辞典》；③《神方奇药治百病》；④《药食两用中药应用手册》

[**方名**] 治失眠方 2[△] （安眠补脑口服液）

[**方药**] 大枣、桑椹、炙甘草、红参、制首乌、枸杞子、麦冬、醋制五味子、制远志、柏子仁。

[**用法**] 依法制成口服液，每支 10 毫升。每次 10 毫升，饭后服，每日 3 次。

[**功效**] 益气滋阴，养心安神。

[**适应证**] 气阴两亏，心神失养所致的失眠多梦，头晕健忘，常用于神经衰弱，心律失常，绝经期综合征等。

[**按语**] 注意事项：①忌浓茶，咖啡及辛辣食物。②本品不宜与藜芦、五灵脂、大戟、海藻、甘遂、芫花及其制剂同用。

[**方源**]《国家非处方药应用指南》

[**方名**] 治失眠方 3[△] （枣椹安神口服液）

[**方药**] 桑椹、大枣各适量。

[**用法**] 依法制成口服液，每支 10 毫升，每次 1～2 支，饭后服，每日 3 次。

[**功效**] 养心，益肾，安神。

[**适应证**] 心肾两虚所致的失眠、多梦、头晕。

[**按语**] 注意事项：忌浓茶，咖啡及辛辣油腻食物。

[**方源**]《国家非处方药用药指南》

[**方名**] 治失眠方 4[△] （桑果汁）

[**方药**] 100％桑果汁 250 毫升。

[**用法**] 每次 125 毫升，口服，每日 2 次。

[**功效**] 滋肝补肾，益血养阴，宁心安神。

[**适应证**] 失眠多梦属血虚者。

[**方源**] 中华世界综合医学杂志，2004，4（10）：32～38

[**方名**] 治失眠方 5[△] （桑叶茶）

[**方药**] 桑叶茶 30 克。

[**用法**] 每次 15 克，开水泡饮，每日 2 次。

[**功效**] 清热解毒，安魂镇神。

[**适应证**] 失眠多梦。

[**方源**] 中华世界综合医学杂志，2004，4（10）：32～38

[**方名**] 治失眠方 6[△]

[**方药**] 桑椹子 20 克，酸枣仁 5 克。

[**用法**] 水煎服。每日 1 剂，日分 2 次温服。

[**功效**] 补肝益肾，养血安神。

[**适应证**] 失眠属血虚者。

[**方源**]《内科良方》

[**方名**] 治失眠方 7[△]

[**方药**] 桑椹子、生地各 15 克。

[**用法**] 水煎服。每日 1 剂，日分 2 次温服。

[**功效**] 补肝益肾，养阴安神。

[**适应证**] 失眠属神经衰弱者。

[**方源**]《内科良方》

[**方名**] 治失眠方 8[△]

[**方药**] 桑叶、黑芝麻、核桃仁各 50 克。

[**用法**] 捣烂如泥状，做成丸，每丸重 3 克，每次 9 克，温开水送服，每日 2 次。

[**功效**] 清热解毒，安魂镇神。

[**适应证**] 失眠。

[**方源**]《内科良方》

[**方名**] 治失眠方 9[△] （桑椹糖水）

[**方药**] 鲜桑椹 100 克，冰糖 10 克。

[**用法**] 水煎服。每日 1 剂，日分 2 次温服。

[**功效**] 补肝益肾。

[**适应证**] 神经衰弱之失眠。

[**方源**]《李时珍祖传秘经》

[**方名**] 治失眠方　10[△]

[**方药**] 鲜桑椹 100 克，鲜百合 50 克。

[**用法**] 水煎服。每日 1 剂，日分 2 次温服。

[**功效**] 补阴除热，宁心安神。

[**适应证**] 失眠属心肾阴虚，虚热上扰心神型。

[**按语**] 桑椹，味甘酸，性偏寒，甘寒滋阴补血，易除热，为常用的补肝肾之品，经常食用，对改善"心肾衰弱不寐"效果显著。百合，补益而兼清润。肝肾阴虚而虚热内生，上扰心神则夜不成寐，烦躁不宁，给予桑椹补阴除热，百合宁心安神，阴复热退，神清宁静而安然入睡。

[**方源**]《民间千家妙方》

[**方名**] 治失眠方　11[△]　（桑椹蜜膏）

[**方药**] 桑椹 1 000 克，蜂蜜 400 克。

[**用法**] 将桑椹洗净，水煎 2 次，合并两次药液，再用文火煎熬至较浓时，加蜂蜜再用文火煎沸，待冷后装瓶备用。每次 1 汤匙，开水冲服，每日 2 次。

[**功效**] 滋肝补肾，养阴安神。

[**适应证**] 失眠。

[**方源**]《药食两用中药应用手册》

（87）健　忘

[**方名**] 治健忘方　1[△]

[**方药**] 桑寄生、人参、远志（去心）各 15 克，丹皮 3 克，广木香 4.5 克，沉香 6 克。

[**用法**] 共研细末，每次 6 克，温开水送服，每日 2 次。

[**功效**] 滋补肝肾，宁心醒神。

[**适应证**] 健忘。

[**方源**] 明·朱橚．普济方．北京：人民卫生出版社，1959

[**方名**] 治健忘方　2[△]　（桑杞脑康颗粒）

[**方药**] 桑椹、枸杞子各适量。

[**用法**] 依法制成颗粒剂（冲剂）。每次 6 克，饭后开水冲服，每日 2～3 次。

[**功效**] 滋补肝肾，健脑，益气，活血。

[**适应证**] 肝肾阴亏，气虚血瘀所致的记忆力减退。

[**按语**] 注意事项：①孕妇及高血压患者禁用。②忌生冷、辛辣食物。

[**方源**]《国家非处方药应用指南》

（88）功能性震颤综合征

[**方名**] 治功能性震颤综合征方 1△

[**方药**] 桑枝30克，白芍、天麻各12克，当归、钩藤、枸杞子、菊花、生地各9克，丹皮6克。

[**用法**] 水煎服。每日1剂，日分2次温服。

[**功效**] 通经活络，养阴活血，柔肝熄风。

[**适应证**] 功能性震颤综合征。

[**方源**] ①《中华古医药宝典·万家奇方大全》；②《千家妙方》

（89）帕金森氏综合征

[**方名**] 治帕金森氏综合征方 1△

[**方药**] 桑枝30克，天麻、白芍各12克，当归、钩藤、枸杞子、菊花、生地各9克，丹皮6克。

[**用法**] 水煎服。每日1剂，日分2~3次温服。

[**功效**] 养阴活血，柔肝熄风。

[**适应证**] 震颤麻痹综合征属阴虚火邪化风者。

[**方源**]《千家妙方》

[**方名**] 治帕金森氏综合征方 2△

[**方药**] 桑寄生、天麻、茯神、牛膝、杜仲、益母草各15克，钩藤20克，生石决明25克，山栀、黄芩各10克。

[**用法**] 水煎服。每日1剂，日分2次温服。

[**功效**] 平肝潜阳，熄风止痛。

[**适应证**] 帕金森氏综合征。症见手指震颤，伴情绪不稳，心悸。舌象正常或舌边红，苔黄，脉弦。

[**方源**] 中医药信息，1997（3）：29

[**方名**] 治帕金森氏综合征方 3△

[**方药**] 桑寄生、龟板、生龙牡各30克，紫丹参、白芍、制首乌、钩藤、云苓各15克，阿胶（烊化）、天麻各12克，甘草6克，砂仁5克（后下）。

[用法] 水煎服。每日 1 剂，日分 2 次温服。

[功效] 养血补肾，镇肝潜阳，祛痰通络。

[适应证] 震颤麻痹综合征。

[方源] 山西中医，1977（4）：13

[方名] 治帕金森氏综合征方　4△

[方药] 桑寄生 10～20 克，川芎 10～15 克，天麻、僵蚕、炮山甲各 10 克，石菖蒲 5～10 克，钩藤（后下）、石决明、水牛角各 20～30 克。

[用法] 水煎服。每日 1 剂，日分 2 次温服。

[功效] 化痰化瘀，柔肝熄风。

[适应证] 帕金森氏综合征。

[方源]《中国特色医疗新技术》

[方名] 治帕金森氏综合征方　5△

[方药] 桑枝、白芍、当归、天麻、钩藤（后下）、石决明、菊花、生地、麦冬、丹参、明党参、黄芪。

[用法] 水煎服。每日 1 剂，日分 2 次温服。

[功效] 养阴活血，柔肝熄风。

[适应证] 震颤麻痹综合征。

[方源]《中国特色医疗新技术》

（90）脑血管意外（中风）

[方名] 治中风方　1△

[方药] 嫩桑枝 15 克，羚羊角 3 克（另煎），滁菊花、明天麻、当归尾、石南藤、白颈蚯蚓各 6 克，川黄柏、川牛膝各 9 克，双钩藤、五加皮各 12 克，苍术 4.5 克，炙甘草 3 克。

[用法] 水煎服。每日 1 剂，日分 2 次温服。

[功效] 熄风逐湿，活络清肝。

[适应证] 中风半身不遂者。

[方源]《全国名医验案类编》

[方名] 治中风方　2△

[方药] 桑寄生、酒白芍、云苓各 9 克，炙熟地 12 克，西党参、当归、明天麻各 6 克，漂于术、钩藤、炙虎骨各 4.5 克，炙甘草、川芎各 3 克，淡竹沥两瓢（冲），生姜汁 4 滴（冲）。

[用法] 水煎服。每日 1 剂，日分 2 次温服。

[**功效**] 滋肝补肾，祛风通络。

[**适应证**] 中风偏枯者。症见猝然昏聩，醒后一侧半身不遂，皮肤不仁，筋骨酸痛。

[**方源**]《全国名医验案类编》

[**方名**] 治中风方　3△

[**方药**] 桑白皮 1 尺，槐枝 2 尺，艾叶、花椒各 15 克。

[**用法**] 外用。水煎取汁，趁热频洗面部，先洗歪的一面，再洗另面，洗后避风寒。

[**功效**] 祛风通络。

[**适应证**] 中风口眼歪斜者。

[**方源**]《常见病验方研究参考资料》

[**方名**] 治中风方　4△

[**方药**] 桑枝、地龙、牛膝、丹参、白芍各 15 克，桂枝、甘草各 10 克，当归、鸡血藤各 30 克，黄芪 150 克。

[**用法**] 水煎服。每日 1 剂。

[**功效**] 平肝熄风，通经活血。

[**适应证**] 脑梗塞属气血亏虚者。

[**方源**]《内科良方》

[**方名**] 治中风方　5△

[**方药**] 桑枝 60 克，豨莶草、络石藤各 30 克，土牛膝 24 克，地龙 15 克，当归 12 克，红花、僵蚕各 10 克，全蝎 6 克。

[**用法**] 水煎服。每日 1 剂，日分 2 次温服。

[**功效**] 平肝熄风，活血通络。

[**适应证**] 脑血栓形成（中风）。

[**按语**] 本病因正气不足，气血虚弱，气滞血瘀，痰湿阻滞，内风妄动，挟痰挟瘀上冲，脑络失养，清窍空虚而发病。

[**方源**]《百病良方》（第 2 集）

[**方名**] 治中风方　6△

[**方药**] 桑寄生、生地、草决明各 30 克，钩藤（后下）、菊花、玄参各 20 克，地龙、白芍各 15 克，丹皮 10 克，三七 6 克，羚羊角 1.5 克。

[**用法**] 水煎服。每日 1 剂，日分 2 次温服。

[**功效**] 滋阴凉血，潜阳熄风。

[**适应证**] 珠网膜下腔出血（中风）。

［按语］本病系因阴虚血热，痰热内蕴，风阳内动，上拢清空，风阳挟痰，走窜经络所致。

［方源］《百病良方》（第 2 集）

［方名］治中风方　7△

［方药］桑枝、橘枝、松枝、桃枝、杉枝、竹枝各 15 克，豨莶草、夏枯草各 12 ～ 14 克，地龙 9 克，红花 6 克，甘草 3 克，丹参 30 ～ 60 克，钩藤 15 ～ 30 克。

［用法］水煎服。每日 1 剂，日分 2 次温服。

［功效］平肝熄风，潜阳通络。

［适应证］脑血栓（中风）。属肝阳偏亢、风阳内动，迫血上逆，脑络受伤，阻塞清窍者。

［方源］《千家妙方》

［方名］治中风方　8△

［方药］桑叶、鸡血藤各 30 克，生黄芪 50 克，地龙、赤芍、当归各 15 克，川芎、桃仁、红花各 10 克，蟅虫、丝瓜络各 9 克。

［用法］水煎服。每日 1 剂，日分 2 次温服。

［功效］益气，活血，通络。

［适应证］中风。

［方源］陕西中医，1997（4）：13

［方名］治中风方　9△

［方药］桑叶、丹皮、泽泻、胆南星、全蝎各 10 克，黑芝麻、制首乌、山萸肉、石菖蒲、红花各 12 克，山药、生地、茯苓、豨莶草各 30 克，甘草 6 克。

［用法］水煎服。每日 1 剂，日分 2 次温服。

［功效］补益肝肾，充养精血，祛风化瘀。

［适应证］糖尿病并发脑梗塞（中风）者。

［方源］中医药研究，1999，15（6）：22

［方名］治中风方　10△

［方药］新嫩桑枝，锉一升。

［用法］加水一斗，煎取三升，夏日井中沉，恐酢坏。每日空心服一盏，服尽再煎。

［功效］达四肢，通关节，舒筋活络。

［适应证］偏风和一切风。

［方源］明·胡濙．卫生易简方．北京：人民卫生出版社，1984

［**方名**］治中风方 11[△]

［**方药**］桑枝、当归、川芎、白芍各 20 克，制南星 15 克，熟地 40 克，黄芪、稀签草各 50 克。

［**用法**］水煎服。每日 1 剂，日分 2 次温服。

［**功效**］调补气血，助卫和营，熄风通络。

［**适应证**］腔隙性脑梗塞（中风）。

［**方源**］中医药信息，1988（1）：16

［**方名**］治中风方 12[△]

［**方药**］桑枝、黄芩、桃仁、牡蛎各 15 克。夏枯草、钩藤、地龙、白芍各 20 克，牛膝 30 克，甘草 10 克。

［**用法**］水煎服。每日 1 剂，日分 2 次温服。

［**功效**］清热宁心，活血通脉。

［**适应证**］中风（脑血管意外）属肝风夹痰，中于腑络者。症见平素肥胖，多痰，时常头晕，因郁怒眩晕加重，不能坐位，半身不遂，舌强语涩，卧床不起，口眼㖞斜，心烦胸闷，恶心呕吐，头颈自汗等。

［**方源**］《偏方秘方大全》

［**方名**］治中风方 13[△]

［**方药**］桑叶、竹茹、天竺黄、菖蒲各 9 克，生地 15 克，生石决明、钩藤各 31 克，枳实 6 克，胆南星 5 克，大黄 3 克。

［**用法**］水煎服。每日 1 剂，日分 2 次温服。

［**功效**］通脉醒神，清热除烦。

［**适应证**］中风（脑血管意外）属阳闭者。

［**方源**］《偏方秘方大全》

［**方名**］治中风方 14[△]

［**方药**］桑椹子 15 克，天麻、菊花各 10 克，小米 100 克。

［**用法**］将桑椹子、天麻放入锅内，水煎 30 分钟，再入菊花煎 5 分钟，去渣，入小米煮粥食用。每日 1 剂，日分 2 次温服。

［**功效**］养血平肝，祛风止痉。

［**适应证**］中风属肝肾阴虚者。症见平素头痛，目眩耳鸣，突然半身不遂，或口角歪斜。

［**方源**］《神方奇药治百病》

［**方名**］治中风方 15[△]　（换骨丹）

［**方药**］槐角子、桑白皮（去赤皮）、仙术、威灵仙、人参、川芎、何首乌、蔓荆

子、防风、香白芷各二两，五味子、木香、苦参各一两，脑麝（少许研）、麻黄（去根节）。

[用法] 上十五味，用水二十升煎煮麻黄，以槐枝搅熬成膏子。留一升，取出和诸药末为丸，如弹子大，每服一丸，用生姜七片，带须葱头七茎，水一碗，煎至半碗。先将丸子研细，用葱姜汤热调服，便于暖处厚衣被盖，勿透风，汗出瘥。

[功效] 潜阳熄风，清瘀通络。

[适应证] 中风。症见卒中风，口眼歪斜，半身不遂。

[方源] 明·沙图穆苏. 瑞竹堂经验方. 上海卫生出版社, 1957

[方名] 治中风方　16△　（麻黄汤）

[方药] 麻黄（去根节汤掠去沫焙）、萆薢、附子（炮裂去皮脐）各二两，桑白皮、牡丹皮、羌活（去芦头）、芎劳各一两半，黄连（去须）、当归（切焙）、桂（去粗皮）、枳壳（炒）、甘草（炙锉）、羚羊角（镑）各一两，旋覆花（炒）半两，杏仁（去皮尖仁炒）十四枚。

[用法] 上锉如麻豆。每服五钱匕。水一盏半，入生姜半分，切，煎至八分，去滓，温服。

[功效] 活血化瘀，祛风通络。

[适应证] 中风，口眼歪斜。

[方源] 明·朱橚. 普济方. 北京：人民卫生出版社, 1959

[方名] 治中风方　17△

[方药] 桑枝、槐枝、柏枝、夜合枝、石榴枝各150克（并生锉），粳米、黑豆各5 000克，红曲3 750克，羌活60克，防风15克。

[用法] 先用水50 000毫升，煎五枝至25 000毫升，浸粳米、黑豆，蒸熟，入红曲、羌活、防风，如常酿酒法，封21日压汁。每饮50毫升，勿过醉致吐，常令有酒气。

[功效] 通经活络，醒脑解痉。

[适应证] 中风强直。

[方源] 明·方贤. 奇效良方. 北京：商务印书馆, 1959

[方名] 治中风方　18△

[方药] 桑枝（东引者）一握，黑豆（布袋盛于药中略煮三两沸）一合，独活、羌活各一两，生姜一分。

[用法] 咀。以水二大盏，煎至一盏三分，去渣，入竹沥一合，又煎一两沸，不拘时候，分温三服。

[功效] 平肝熄风，通经活络。

[适应证] 中风不语。

[方源] 宋·王怀隐，等．太平圣惠方．北京：人民卫生出版社，1964

（91）治中风后遗症方

[方名] 治中风后遗症方 1△ （偏瘫康复散）

[方药] 桑枝、黄芪各 100 克，白果叶、络石藤、水蛭各 50 克，当归、大黄、制马钱子、穿山甲各 30 克，白花蛇、青皮各 20 克。

[用法] 共研细末。每日≤9 克，分 2～3 次温开水送服。14 天为 1 疗程。用 2 个疗程，间隔 7 天。

[功效] 活血通脉，舒筋活络。

[适应证] 中风后偏瘫（脑血管意外后遗症）。

[按语] 用本方治疗中风后偏瘫 300 例，用 2～5 个疗程后，治愈 190 例，占 63.33%，好转 91 例，占 30.33%，无效 19 例，占 6.3%，总有效率为 93.67%。

[方源]《当代妙方》

[方名] 治中风后遗症方 2△ （活血通络擦剂）

[方药] 桑枝 2.4 千克，鸡血藤、生薏苡仁各 1.6 千克，当归、川牛膝、丹参各 1.2 千克，防己 0.96 千克，白芍、桂枝、生草乌、乳香、制天南星、防风各 0.8 千克，75% 乙醇 30 千克。

[用法] 外用。浸泡 15 天，取滤液，每 100 毫升含生药 83 克（山东省潍坊市中医院研制）。外擦患处，每日 3 次，10 天为 1 疗程。

[功效] 活血通脉，舒筋活络。

[适应证] 中风后偏瘫。

[方源]《当代妙方》

[方名] 治中风后遗症方 3△

[方药] 桑寄生、黄芪各 30 克，鸡血藤 21 克，丹参、当归、焦楂各 15 克，赤芍、地龙各 12 克，川芎 9 克，红花、桃仁各 6 克，蜈蚣 1 条。

[用法] 水煎服。每日 1 剂，日分 2 次温服。

[功效] 补气通络，活血化瘀。

[适应证] 脑血管意外（中风）后遗症。

[方源]《千家妙方》

[方名] 治中风后遗症方 4△ （寄生巴戟三蛇汤）

[方药] 桑寄生 30 克，巴戟天 20 克，三蛇 250 克，生姜 4 片，红枣 4 枚。

[用法] 将三蛇活宰，去皮及肠杂，拆骨起肉，洗净。桑寄生、巴戟、生姜、红枣（去核）洗净。把蛇骨用纱布袋装好，与其他用料一齐放入锅内，加清水适量，武火煮

沸后，文火煮 2~3 小时，汤成去蛇骨和药渣，调味即可。随量饮汤食蛇肉。

[功效] 补益肝肾，祛风通络。

[适应证] 中风后遗症属肝肾两虚者，症见半身不遂，下肢痿软，筋络拘挛，步履困难，口眼歪斜，言语不清。

[方源]《疾病饮食疗法》（二）（修订版）

[方名] 治中风后遗症方　5△

[方药] 桑寄生、桑枝各 18 克，夜交藤、酸枣仁各 15 克，茺蔚子、怀牛膝、钩藤各 12 克，阿胶（烊化）、麦冬、茯苓、合欢花、山栀、杭菊各 9 克，远志 6 克，川连、炙甘草各 4.5 克，生鸡子黄 2 枚为引。

[用法] 水煎服。每日 1 剂，日分 2 次温服。

[功效] 平肝熄风，通经活络。

[适应证] 中风后遗症。

[方源]《施今墨医案验方合编》注笺

[方名] 治中风后遗症方　6△

[方药] 桑寄生、桑枝、夜交藤、紫石英、贝齿各 15 克，酸枣仁（生炒各 1 半）18 克，朱茯神、石斛、北秫米（用布包）各 12 克，生蒲黄、怀牛膝、茺蔚子、炒远志、合欢皮各 9 克，青半夏、磁朱丸各 6 克，生草梢 3 克。

[用法] 水煎服。每日 1 剂，日分 2 次温服。

[功效] 镇上达下，养心安神，活血通络。

[适应证] 中风后遗症。

[按语] 本方中，桑寄生为补肝肾，强筋骨之上品，具有降压作用；桑枝有达四肢，通关节之功；紫石英，贝齿，磁朱丸有镇逆潜阳，兼以安心宁神之效；怀牛膝，生草梢用以下达；石斛滋益肾阴；酸枣仁，夜交藤，合欢花、茯神，远志养心安神，茺蔚子有活血，扩张血管，降压作用。

[方源]《施今墨医案验方合编》注笺

[方名] 治中风后遗症方　7△

[方药] 桑寄生、生地、熟地各 30 克，秦艽 15 克，当归、蜈蚣、钩藤、土元各 12 克，全蝎、牛膝、石菖蒲各 10 克，制马钱子 5 克，寻骨风 2 克，白花蛇 2 条。

[用法] 焙焦研细末，炼蜜为丸，每丸重 10 克。每次 1 丸，温开水送服，每日 3 次。

[功效] 补气通络，活血化瘀。

[适应证] 半身不遂，口眼歪斜，流口水，言语不清。

[方源]《民间千家妙方》

（92） 肺性脑病

[方名] 治肺性脑病方　1△

[方药] 桑白皮、全瓜蒌各 20 克，浙贝、黄芩、连翘各 15 克，前胡、桔梗、杏仁、甘草各 10 克，生石膏 25 克，玄参、麦冬各 30 克。

[用法] 水煎服。每日 1 剂，日分 2 次温服。

[功效] 急下存阴，清热解毒。

[适应证] 肺性脑病。症见始头痛，恶寒发热，咳嗽痰黄，继则壮热不已，自汗出，烦渴引饮。此刻神昏谵语，撮空摸床，面红目赤，鼻翼扇动，喘促抬背，身热灼手，腹满稍硬，大便燥结，小便短赤。苔厚黄而干，脉洪滑实数。症属温邪犯肺，热毒炽盛，上拢心神，阴阳燥实。

[方源]《中国特色医疗新技术》

（93） 脑动脉硬化症

[方名] 治脑动脉硬化症方　1△

[方药] 桑椹子、当归各 20 克，枸杞子、黄精、杜仲各 15 克，玉竹 12 克，桃仁、红花各 10 克，制首乌、女贞子、丹参、泽泻、怀牛膝、草决明各 30 克。

[用法] 水煎服。每日 1 剂，日分 2 次温服。

[功效] 滋补肾阴，活血化瘀。

[适应证] 脑动脉硬化症属肾虚血瘀者。症见头晕头昏，有高脂血症史，头部刺痛，耳鸣眼花，午后面部烘热，失眠多梦，易忘近事，反应迟钝，四肢及指（趾）麻木。舌质红少津，舌尖紫绀有瘀斑，脉弦细。

[方源]《百病良方》（第 5 集）

[方名] 治脑动脉硬化症方　2△

[方药] 桑寄生、葛根、人参叶、丹参、当归、生龙骨、生牡蛎各 30 克，赤芍 15 克，白术、龙眼肉各 12 克，茯苓、升麻各 10 克，三七粉 3 克（冲服）。

[用法] 水煎服。每日 1 剂，日分 2 次温服。

[功效] 滋补肾阴，补气助阳，活血化瘀。

[适应证] 脑动脉硬化症属肾虚血瘀者。

[方源]《百病良方》（第 5 集）

[方名] 治脑动脉硬化症方　3△

[方药] 桑寄生、潼蒺藜、刺蒺藜各 18 克，决明子 20 克，钩藤 25 克，泽泻 30 克，白术、天麻、法半夏、牛膝、杏仁、丹皮各 12 克，胆南星 6 克，全蝎 5 克。

［用法］水煎服。每日1剂，日分2次温服。

［功效］滋补肾阴，软坚散瘀。

［适应证］脑动脉硬化。

［方源］《中国民间本草偏方大全》（三）

（94）植物神经功能紊乱

［方名］治植物神经功能紊乱方　1△

［方药］桑寄生、鸡血藤、丹参、钩藤、黄芪、党参、柏子仁各10克，牛膝12克，杜仲、川续断、酸枣仁各15克，龟板20克，生地30克，生甘草8克。

［用法］水煎服。每日1剂，日分2~3次温服，5剂为1疗程。

［功效］宁心安神，滋阴敛汗，除痰开结，化痰解郁。

［适应证］植物神经功能紊乱。

［按语］用本方治疗植物神经功能紊乱患者95例，治愈81例，显效6例，好转5例，无效3例，治愈的81例中，1个疗程治愈者42例，2个疗程治愈者23例，3个疗程治愈者10例，4个疗程治愈者6例，愈后经随访2年，未见复发。

［方源］《当代妙方》

（95）三叉神经痛（偏头风）

［方名］治三叉神经痛方　1△

［方药］桑椹子150克。

［用法］水煎服，每日1剂，分3次服。

［功效］养血滋肝，熄风止痛。

［适应证］三叉神经痛（偏头风）。

［方源］①《内科良方》；②《中华古医药宝典·中医祖传秘笈》

（96）面神经炎

［方名］治面神经炎方　1△

［方药］桑白皮50克，槐枝100克，艾叶、花椒各25克。

［用法］外用。水煎趁热频洗面部，先洗患侧，后洗健侧，洗后应避风寒。

［功效］清热祛风，活络止痛。

［适应证］面神经炎。

［方源］《内科良方》

（97） 面神经麻痹

［**方名**］ 治面神经麻痹方　1△

［**方药**］ 嫩桑皮 30 厘米，槐枝 70 厘米，艾叶、花椒各 15 克。

［**用法**］ 外用。将嫩桑皮、槐枝切片，与艾叶、花椒煎汤，趁热频洗面部，先洗患侧，再洗另一侧，洗后避风寒。

［**功效**］ 驱风，通经活络。

［**适应证**］ 面神经麻痹。

［**方源**］《民间祖传秘方大全》

［**方名**］ 治面神经麻痹方　2△

［**方药**］ 桑枝 15 克，胆南星、当归、桃仁各 9 克，石菖蒲、远志、僵蚕、枳实、红花各 6 克，竹茹 4.5 克，全蝎粉（吞）1.2 克，豨莶草 12 克。

［**用法**］ 水煎服，每日 1 剂，日分 2 次温服。

［**功效**］ 疏风活血，通经活络。

［**适应证**］ 面神经麻痹。

［**方源**］《偏方秘方大全》

［**方名**］ 治面神经麻痹方　3△

［**方药**］ 带钩桑枝、桑柴灰各适量。

［**用法**］ 外用。以桑钩钩其口，及坐桑柴灰上。

［**功效**］ 祛风通络。

［**适应证**］ 口僻（面神经麻痹）。

［**按语**］ 口僻，即口歪，又称口歪僻。系指因风寒入中经脉所致口唇歪斜于一侧的病证，相当于现代医学的面神经麻痹。

［**方源**］ 明·李时珍．本草纲目．北京：中国中医药出版社，1998

（98） 臂丛神经痛

［**方名**］ 治臂丛神经痛方　1△

［**方药**］ 桑枝 15 克，法半夏、茯苓各 12 克，柴胡、天冬各 10 克，防风 9 克，陈皮、姜黄各 6 克，甘草 4.5 克。

［**用法**］ 水煎服。每日 1 剂，日分 2 次温服。

［**功效**］ 除湿化痰，祛风通络。

［**适应证**］ 臂丛神经痛。

［**方源**］《千家妙方》

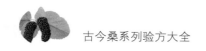

（99） 坐骨神经痛

[方名] 治坐骨神经痛方　1△

[方药] 桑寄生、怀牛膝、黄芪、熟地、巴戟天、杜仲、当归、赤芍、白芍各15克，制附子12克，川芎9克，鸡血藤30克。

[用法] 水煎服。每日1剂，日分2次温服。

[功效] 祛湿散寒，化瘀止痛。

[适应证] 急性坐骨神经痛。

[方源]《内科良方》

[方名] 治坐骨神经痛方　2△

[方药] 桑枝30克，木瓜20克，炮山甲15克，独活、防风、地龙各12克，川芎、红花各10克，肉桂6克，薏苡仁60克。

[用法] 水煎服。每日1剂，日分2次温服。

[功效] 除湿散寒，温通经脉。

[适应证] 坐骨神经痛属风湿阻络者。

[方源]《内科良方》

[方名] 治坐骨神经痛方　3△

[方药] 桑枝、丝瓜络、炒牛膝、薏苡仁各15克，苍术、黄柏、羚羊角（先煎）、独活各10克，乳香5克。

[用法] 水煎服。每日1剂，可连服5～10剂。

[功效] 散寒利湿，驱风通络。

[适应证] 坐骨神经痛。

[方源]《内科良方》

[方名] 治坐骨神经痛方　4△　　（签草桑枝酒）

[方药] 桑枝1 500克，豨签草1 000克。

[用法] 加水煎成250毫升，60度白酒25毫升，装瓶备用。每日1次，每次20～25毫升，口服。

[功效] 驱风活络，除湿止痛。

[适应证] 坐骨神经痛。

[方源]《民间偏方奇效方》

[方名] 治坐骨神经痛方　5△

[方药] 桑寄生15克，独活、秦艽、茯苓、当归、苍术、路路通、干地龙、牛膝、

伸筋草各 10 克。

　　[**用法**] 水煎服。每日 1 剂，日分 2 次温服。

　　[**功效**] 除湿散寒，通经活络。

　　[**适应证**] 坐骨神经痛属寒湿之邪，阻于脉络者。

　　[**按语**] 孕妇慎用。

　　[**方源**]《千家妙方》

　　[**方名**] 治坐骨神经痛方　6△

　　[**方药**] 桑寄生、羌活、独活、防风、川芎、当归、茯苓、牛膝、党参、川断、杜仲各 10 克，细辛 6 克，制草乌、制川乌各 4.5 克，制马钱子 0.7 克，白芍 30 克。

　　[**用法**] 水煎服。每日 1 剂，日分 2 次温服。

　　[**功效**] 通经活络。

　　[**适应证**] 坐骨神经痛。

　　[**方源**] 广西中医药，1988，11（2）：6

　　[**方名**] 治坐骨神经痛方　7△

　　[**方药**] 桑寄生、怀牛膝、巴戟天、淫羊藿、杜仲、黄芪、当归、赤芍、熟地各 15 克，制附子 12 克，川芎 9 克，鸡血藤 30 克。

　　[**用法**] 水煎服。每日 1 剂，日分 2 次温服。

　　[**功效**] 通经活络。

　　[**适应证**] 坐骨神经痛。

　　[**方源**] ①上海中医药杂志，1985（11）：20；②《民间千家妙方》

　　[**方名**] 治坐骨神经痛方　8△

　　[**方药**] 桑寄生、白芍、黄芪各 20 克，当归、川芎、桂枝、独活、杜仲各 15 克，制川乌、麻黄、牛膝、炙甘草各 10 克。

　　[**用法**] 水煎服。每日 1 剂，日分 2 次温服。

　　[**功效**] 温经祛寒，除湿止痛。

　　[**适应证**] 坐骨神经痛。

　　[**方源**] 陕西中医，1999，20（6）：253

　　[**方名**] 治坐骨神经痛方　9△

　　[**方药**] 桑寄生 9 克，蜂房、麻黄、黄柏、川椒各 4 克，茶叶少许。

　　[**用法**] 水煎服。每日 1 剂，日分 2 次温服。

　　[**功效**] 祛风胜湿，通经活络。

　　[**适应证**] 坐骨神经痛。

　　[**方源**]《民间祖传秘方大全》

[**方名**] 治坐骨神经痛方 10[△]

[**方药**] 桑寄生、全虫各 15 克，川牛膝、川断、五味子、伸筋草各 30 克。

[**用法**] 水煎至 1 碗药液，待凉后倒入白酒 500 毫升中。早晚服用，每服 50 毫升。

[**功效**] 祛风除湿，通经活络。

[**适应证**] 坐骨神经痛。

[**方源**]《民间千家妙方》

[**方名**] 治坐骨神经痛方 11[△]

[**方药**] 桑寄生、淫羊藿、鸡血藤、伸筋草各 30 克，薏苡仁 30～40 克，牛膝 50～120 克，木瓜 12～20 克，苍术、地鳖虫各 10～15 克，川芎 10～20 克，黄柏 9～12 克。

[**用法**] 水煎服。每日 1 剂，日分 2 次温服。

[**功效**] 散寒利湿，驱风通络。

[**适应证**] 坐骨神经痛。

[**方源**]《偏方秘方大全》

[**方名**] 治坐骨神经痛方 12[△]

[**方药**] 桑寄生、嫩桑枝各 12 克，苍术、白术、当归、鸡血藤、威灵仙、汉防己各 9 克，桂枝、制川乌、羌活、独活各 4.5 克。

[**用法**] 水煎服。每日 1 剂，日分 2 次温服。

[**功效**] 除湿散寒，温通经脉。

[**适应证**] 坐骨神经痛（寒湿痛痹）。

[**方源**]《偏方秘方大全》

[**方名**] 治坐骨神经痛方 13[△]

[**方药**] 桑枝 15 克，榕树须 10 克，羌活、独活、鸡血藤、川牛膝各 20 克，柿树寄生、七叶莲各 30 克，猪胫骨适量。

[**用法**] 加水 1 500 毫升，煎至 400 毫升服。

[**功效**] 祛风除湿，通经活络。

[**适应证**] 坐骨神经痛。

[**按语**] 用本方治疗坐骨神经痛 345 例，治愈率达 95%。

[**方源**]《百病效验良方》

[**方名**] 治坐骨神经痛方 14[△]

[**方药**] 桑寄生、川断各 30 克，当归、木瓜、牛膝各 15 克，泽泻、甘草各 10 克，制川乌、制草乌各 4.5 克。另外，可加乳香、没药各 10 克。

[**用法**] 水煎服。每日 1 剂，分 2 次服。

[**功效**] 祛风胜湿，通络止痛。

［**适应证**］坐骨神经痛。

［**方源**］《民间千家妙方》

（100） 腓总神经损伤

［**方名**］治腓总神经损伤方　1$^{\triangle}$

［**方药**］桑寄生、仙灵脾、当归、熟地、山药、黄精、续断各 30 克，枸杞子 15 克，补骨脂、覆盆子各 12 克，骨碎补 10 克。

［**用法**］水煎服。每日 1 剂，日分 2 次温服。

［**功效**］补肝肾，健脾胃，通经脉，壮筋骨。

［**适应证**］腓总神经损伤，症见足下垂，足内翻，小腿外侧及足背感觉减退或丧失，影响足部行走。

［**方源**］《百病良方》（第 5 集）

（101） 肌肉萎缩

［**方名**］治肌肉萎缩方　1$^{\triangle}$　（清燥救肺汤 10）

［**方药**］桑寄叶、枇杷叶、阿胶珠、杏仁、胡麻仁各 10 克，北沙参、金银花、连翘各 12 克，生石膏 18 克，甘草 8 克。

［**用法**］水煎服。每日 1 剂，日分 2 次温服。

［**功效**］清热润燥，养肺生津。

［**适应证**］肌肉萎缩。症见病起发热，或热后日久出现肢体无力，肌肉萎缩，心烦口渴，咳咯少痰，咽干不利，小便短赤热痛。舌质红，苔薄黄，脉细数。

［**按语**］①加减法：若口渴甚者，加石斛 10 克，知母 10 克，以清热生津；若咳甚少痰者，加桑白皮 12 克，川贝母 10 克，清肺止咳；若咽喉不利者，加花粉 12 克，玉竹 10 克，百合 10 克，芦根 12 克，滋阴清润。②本症是指肢体筋脉弛缓，软弱无力，日久不能随意运动而致肌肉萎缩的一种病症。其发生多为内热、阴虚，而在疾病初期多为肺热，进而涉及脾胃，后期多为肝肾不足。

［**方源**］《实用中医手册》

（102） 多发性神经炎

［**方名**］治多发性神经炎方　1$^{\triangle}$

［**方药**］桑枝、虎杖、丹参各 15 克，萆薢 12 克，黄柏、元胡、木瓜各 10 克，苍术 6 克，苡仁、忍冬藤各 30 克。

［**用法**］水煎服。每日 1 剂，日分 2 次温服。

［**功效**］清热，化湿，通络。

[**适应证**] 多发性神经炎上肢明显者。症见手指，或手呈手套状麻木，酸胀沉重，如有捆绑，渐成不知痛痒，或痛如乱针齐刺，不能着物。汗出不畅，口渴不欲饮。舌苔腻黄厚，脉濡或滑数。

[**方源**]《实用中医手册》

[**方名**] 治多发性神经炎方 2△

[**方药**] 桑寄生、鸡血藤各 30 克，白术、防风、炮附片、川芎、陈皮各 10 克，炙麻黄 4 克，人参粉（冲）、细辛各 3 克。

[**用法**] 水煎服。每日 1 剂，日分 2 次温服。

[**功效**] 祛寒通络，温补脾肾。

[**适应证**] 多发性神经炎属脾肾不足，寒湿阻络型者。症见四肢麻木，手足发凉，痛无定处，或痛如在骨，钻孔样痛，足底痛甚，或有灼痛，活动后痛麻似有好转，遇冷加剧，汗出，畏寒喜暖，口淡不渴，渐见肢体瘫痪，活动受限，常以下肢为多。舌质胖淡暗，苔白腻或薄白。

[**方源**]《实用中医手册》

[**方名**] 治多发性神经炎方 3△

[**方药**] 桑寄生、杜仲、鸡血藤、忍冬藤、海桐皮、老鹳草、当归、黄芪各 15 克，郁金、怀牛膝、补骨脂、乳香、没药各 10 克。

[**用法**] 水煎服。每日 1 剂，日分 2 次温服。

[**功效**] 益气活血，祛痰通络。

[**适应证**] 多发性神经炎。

[**方源**]《偏方秘方大全》

（103）癫痫症（羊痫风）

[**方名**] 治癫痫方 1△

[**方药**] 桑叶、羚羊角、川贝母各 10 克，钩藤、菊花、生地、竹茹各 12 克，白芍、茯神、甘草各 9 克。

[**用法**] 水煎服。每日 1 剂，日分 2 次温服。

[**功效**] 平肝熄风，清热止抽搐。

[**适应证**] 肝风偏盛的癫痫。

[**方源**] ①《民间千家妙方》；②《中华古医药宝典·验方大全》

[**方名**] 治癫痫方 2△

[**方药**] 桑枝、郁金、神曲各 10 克，生石决明 12 克，天麻、石菖蒲、僵蚕各 6 克，南红花、胆草各 5 克，全蝎 3 克，朱砂 1.2 克（分冲），蜈蚣 2 条。

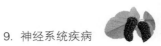

［**用法**］ 水煎服。每日 1 剂，日分 2 次温服。

［**功效**］ 清肝熄风，开窍醒神，镇惊止搐。

［**适应证**］ 羊痫风（癫痫）。

［**按语**］ 癫痫是以脑动能短暂异常为特征的一种临床综合征。有原发性癫痫和继发性癫痫的区别。癫痫的发作大多具有间歇性、短暂性、刻板性三个特点，以突然昏扑、口吐涎沫、肢体抽搐、移时自醒、反复发作为主要表现。临床上有大发作（羊痫风）、小发作、局限性发作和精神运动性发作四种形式。本病属中医学"痫病"范畴。其病机因先天遗传，或大惊卒恐，情志失调，饮食不节，以及继发及脑部疾患，或患他疾之后，使风痰、瘀血等蒙蔽清窍，扰乱神明，其中以痰邪为患最为重要。

［**方源**］《中国民间本草偏方大全》（三）

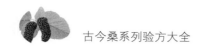

10. 精神疾病

（104）脑外伤伴发精神障碍

［**方名**］治脑外伤伴发精神障碍方　1△

［**方药**］桑叶8克，钩藤、当归尾、泽泻、茜草、蒲黄各10克，赤芍12克，琥珀粉1克（冲），羚羊角粉1.5克（冲）。

［**用法**］每日1剂，日分2次温服。

［**功效**］活血通络，潜阳熄风。

［**适应证**］脑外伤急性期精神障碍属外伤性痉挛型者。

［**按语**］本症多见于脑挫伤的患者，在意识障碍的同时，出现癫痫样发作，四肢痉挛或抽搐。

［**方源**］《实用中医手册》

（105）肝病所致精神障碍

［**方名**］治肝病所致精神障碍方　1△

［**方药**］桑寄生24克，生龙骨、生牡蛎各18克，白蒺藜、滁菊花、钩藤、远志、石菖蒲、木瓜、荷叶各10克，生地12克，玳瑁6克。

［**用法**］每日1剂，日分2次温服。

［**功效**］养阴，潜阳，熄风。

［**适应证**］肝病所致精神障碍属肝阳上扰，风动于内型者。症见精神呆滞，面无表情，头向前倾，两手震颤，言语不利，口角流涎。舌质红，脉弦。

［**按语**］此类病多发生于肝硬化及重症病毒性肝炎肝昏迷前期，有不同程度的意识不清，反应迟钝，言语动作缓慢。嗜睡，继而出现谵妄，也可出现错觉或幻觉，因而恐惧，叫喊，躁动不安，进而昏迷。脉细数或弦。

［**方源**］《实用中医手册》

（106）肾病所致精神障碍

［**方名**］治肾病所致精神障碍方　1△

[**方药**] 桑寄生、熟附片、茯苓、山药各 12 克，炒白术、熟地、丹皮、泽泻、菟丝子各 10 克，桂枝 6 克，生大黄 4 克。

[**用法**] 每日 1 剂，日分 2 次温服。

[**功效**] 温阳，利水，泄浊。

[**适应证**] 肾病所致精神障碍属阳虚浊阴闭阻型者。症见久病不浮肿，身倦神疲，甚至昏昏欲睡，皮肤干燥，大便闭塞，小便色清。舌质胖淡苔白腻，脉微无力。

[**按语**] 这类病是由于肾功能衰竭尿毒症引起。早期出现头昏，头痛，乏力，失眠，性情变化或注意力不集中等；继而出现嗜睡，精神萎靡，表情呆板，视力障碍，严重时可出现精神错乱，谵妄，骚动不宁甚至惊厥，昏迷。脉弦滑数或脉细无力。

[**方源**] 《实用中医手册》

（107） 神经衰弱

[**方名**] 治神经衰弱方 1[△] （抗衰灵口服液）

[**方药**] 桑椹子、黄精、黄芪、党参、制首乌、玉竹、枸杞子、紫荷车、葡萄干、黑豆、茯神、芡实、五味子。

[**用法**] 上药依法制成口服液。每次 10 毫升，饭后服，每日 2 次。

[**功效**] 滋补肝肾，健脾养血，宁心安神。

[**适应证**] 神经衰弱属脾肾两虚，精血不足，心神失常者。症见身体瘦弱，面色无华，头晕眼花，失眠健忘，腰膝酸软，阳痿遗精。

[**按语**] 注意事项：①脾胃寒湿，大便稀溏者慎用。②忌生冷、辛辣、油腻食物。③本品不宜与藜芦及其制剂同用。

[**方源**] 《国家非处方药应用指南》

[**方名**] 治神经衰弱方 2[△]

[**方药**] 桑叶、黑芝麻、核桃仁各 30 克。

[**用法**] 上药捣如泥状，依法制成丸，每丸重 9 克。每服 1 丸，温开水送下。每日 2 次。

[**功效**] 补肝肾，安魂镇神。

[**适应证**] 神经衰弱。

[**方源**] ①《常见病验方研究参考资料》；②《民间祖传秘方大全》；③《内科良方》

[**方名**] 治神经衰弱方 3[△]

[**方药**] 桑寄生、潼蒺藜、枸杞子、秦艽、补骨脂各 9 克，钩藤、干地黄各 12 克，珍珠母 15 克，甘菊 6 克。

[**用法**] 每日 1 剂，日分 2 次温服。

[功效] 补益肝肾，益智健脑。

[适应证] 神经衰弱症。症见夜寐盗汗，头目眩晕，耳鸣重听，大便稍干。脉弦细，舌苔薄，质淡暗等。

[方源]《老年病中医治疗学》

[方名] 治神经衰弱方　4△　（桑麻丸）

[方药] 嫩桑叶500克，黑芝麻120，白蜜500克。

[用法] 将桑叶洗净，晒干，研细末，黑芝麻淘净，干水，研细末，2味和匀，炼蜜为丸，每丸重10克。每次1丸，温开水送服。

[功效] 补肾健脑，柔肝益智。

[适应证] 神经衰弱属肝肾不足。症见眼目昏花，失眠健忘，肌肤不泽，久咳不愈，胁肋不舒，盗汗或低热等。

[方源]《疾病饮食疗法》（二）（修订版）

[方名] 治神经衰弱方　5△

[方药] 桑寄生20克，制首乌30克，鸡蛋1~2个。

[用法] 把全部用料洗净，一齐放入锅内，武火煮沸后，文火煮20分钟，取出鸡蛋去壳，再放入锅内煮20分钟，加白糖煮沸即可，随量饮汤食蛋。

[功效] 补益肝肾，养血安神。

[适应证] 神经衰弱属阴虚血少者。症见头晕眼花，白发增多，虚烦失眠，遗精或白滞增多，或腰膝无力等。

[方源]《疾病饮食疗法》（二）（修订版）

[方名] 治神经衰弱方　6△

[方药] 桑椹子30克，女贞子、夜交藤各20克。

[用法] 水煎服。每日1剂，日分2次温服。

[功效] 补肝肾，健步履，清虚风，健脑髓。

[适应证] 神经衰弱。

[方源]《中国民间百草良方》

[方名] 治神经衰弱方　7△　（桑椹冰糖汤）

[方药] 桑椹子100克，冰糖10克。

[用法] 水煎服。每日1剂，日分2次温服。

[功效] 补益肝肾，养血润肠，健脑益智。

[适应证] 神经衰弱属失眠多梦，习惯性便秘者。

[方源] ①《偏方大全》；②《神方奇药治百病》

[方名] 治神经衰弱方　8[△]

[方药] 桑椹子 10～15 克。

[用法] 水煎服。每日 1 剂，日分 2 次温服。

[功效] 补肝肾，生津液，充气血，益脑髓。

[适应证] 神经衰弱。

[方源]《药物治疗手册》

[方名] 治神经衰弱方　9[△]　（桑椹冰糖膏）

[方药] 桑椹子 500 克，冰糖 200 克。

[用法] 将桑椹子加水煮极烂，加冰糖制成膏。每次一匙，开水冲服。

[功效] 补气补血，通经活络，健脑益智。

[适应证] 神经衰弱。

[方源]《中国精典文库》

[方名] 治神经衰弱方　10[△]

[方药] 桑椹子、制首乌、党参、茯苓各 15 克，当归、白术、远志各 10 克，黄芪、丹参、枣仁（炒）各 20 克。

[用法] 水煎服。每日 1 剂，日分 2 次温服。

[功效] 滋补肝肾，益气宁心。

[适应证] 神经衰弱。症见失眠，健忘，脑功能减退等。

[方源]《偏方大全》

[方名] 治神经衰弱方　11[△]

[方药] 龙眼肉 50 克，枸杞子 40 克，桑椹子 30 克，鸡蛋 1 个，白糖适量。

[用法] 鸡蛋熟后去壳备用，龙眼肉、枸杞子、桑椹子加水 1 000 毫升，文火煎至 300 毫升时，入鸡蛋，再煎 10 分钟，将鸡蛋及汤料入盛有白糖的碗内，拌匀饮用。

[功效] 宁心益脾，补养气血。

[适应证] 神经衰弱。症见心脾两虚，精神恍惚，健忘不眠，食少体倦，面色萎黄等。

[方源]《传世偏方验方》

[方名] 治神经衰弱方　12[△]　（桑椹牛骨汤）

[方药] 桑椹子、牛骨各 250 克。

[用法] 将桑椹洗净，加糖，酒少许蒸制，另将牛骨置砂锅中，加水，武火煮沸，撇去浮沫，加姜、葱改文火炖煮，至牛骨发白，即捞出牛骨，加入已蒸制的桑椹，再煮 20 分钟即成，调味后即可食用。

[功效] 补肝益肾，养阴益血，宁心安神。

[**适应证**] 神经衰弱。

[**方源**]《药食两用中药应用手册》

[**方名**] 治神经衰弱方　13△

[**方药**] 鲜桑椹子 100 克，鲜百合 50 克。

[**用法**] 洗净，水煎服，每日 1 剂，日分 2 次温服。

[**功效**] 补阴除热，宁心安神。

[**适应证**] 神经衰弱。

[**方源**]《传世偏方验方》

[**方名**] 治神经衰弱方　14△　（健脑汤）

[**方药**] 桑叶 5 克，制首乌 15 克，白蒺藜 10 克，绿茶 3 克，丹参 9 克。

[**用法**] 水煎代茶饮。

[**功效**] 益智健脑，活血化瘀，清热明目。

[**适应证**] 神经衰弱属用脑过度者。

[**方源**]《中老年健康长寿小百科》

[**方名**] 治神经衰弱方　15△　（桑叶茶）

[**方药**] 桑叶茶 30 克。

[**用法**] 每次 15 克，开水泡饮，每日 2 次。

[**功效**] 补肝肾，健脑益智。

[**适应证**] 神经衰弱。

[**方源**] 中华世界综合医学杂志，2004，4（10）：32～38

（108）痴呆症

[**方名**] 治痴呆症方　1△

[**方药**] 桑寄生、制首乌、枸杞子、酸枣仁各 15 克，黄精、山萸肉、远志、车前子各 10 克，五味子 8 克。

[**用法**] 水煎服。每日 1 剂，日分 2 次温服。

[**功效**] 滋养心肾，安神健脑，醒脑开窍。

[**适应证**] 老年痴呆属抑郁型者。

[**按语**] 加减法：若气虚甚，加党参 20 克，黄芪 20 克；阳虚甚，加制附子 10 克，桂枝 8 克；阴虚甚，加知母 20 克，黄柏 15 克。

[**方源**] 辽宁中医杂志，1988（12）：558

[**方名**] 治痴呆症方 2△

[**方药**] 桑枝、麦冬、女贞子、地龙、黄芪、石菖蒲各 10 克，当归、远志各 6 克，紫河车粉 1.5 克，鸡血藤 15 克。

[**用法**] 水煎服。每日 1 剂，日分 2 次温服。

[**功效**] 填髓补精，活血通络。

[**适应证**] 后天性痴呆属热灼真阴，损伤脑髓。症见目睛直视，眼神呆滞，反应迟钝，可见一侧肢体瘫痪，肌肉萎缩，或肢体拘急不伸，失语流涎。舌质红淡，或略红，少苔，脉细弱而涩。

[**按语**] 痴呆是指精神呆滞，智能低下而言。是智力障碍的一种疾患，本病轻者智力不足，反应迟钝，重者智力缺陷，生活不能自理。本病根据病因可分为先天性痴呆和后天性痴呆两种。临床上先天所致者，与禀赋不足，胎孕受损或妄用药物为主；后天所致者，多由分娩难产窒息缺氧，髓海受损而致。

[**方源**]《实用中医手册》

（109）忧郁症

[**方名**] 治忧郁症方 1△

[**方药**] 桑寄生、茯苓各 12 克，仙茅根、仙灵脾、知母、肉苁蓉、当归、菟丝子各 10 克，黄柏 6 克。

[**用法**] 水煎服。每日 1 剂，日分 2 次温服。

[**功效**] 补益肝肾。

[**适应证**] 更年期忧郁症属肝肾不足型者。症见经常头晕，头空痛，目胀干涩，入睡困难或早醒，记忆力减退，烦躁易怒，腰痛，性欲减退；妇女月经前后不定期，经量常偏多，对一切事物缺乏兴趣。舌淡苔薄白，脉细。

[**按语**] 更年期忧郁症是更年期精神病最常见的一种，是指发生在更年期，即从中年期过渡到老年期这一段时间，临床表现以忧郁、焦虑、疑病为特征的疾病。

[**方源**]《实用中医手册》

（110）癔 病

[**方名**] 治癔病方 1△

[**方药**] 桑枝、丝瓜络、木瓜、地龙各 15 克，柴胡、陈皮、芍药、枳壳、香附、川芎、豨莶草、郁金各 10 克。

[**用法**] 水煎服。每日 1 剂，日分 2 次温服。

[**功效**] 通经活络，活血填髓。

[**适应证**] 癔病。

[**按语**] 用本方治疗癔病性瘫痪 13 例，用药 2 周至 3 个月，治愈 11 例，好转、无

效各 1 例。

[方源]《当代妙方》

（111）精神分裂症

[方名] 治精神分裂症方 1[△] （癫狂梦醒汤）

[方药] 桑白皮、苏子、炒莱菔子、制香附、大腹皮各 10 克，赤芍、当归、法半夏各 12 克，红花 15 克，桃仁 20 克，柴胡、青皮各 8 克。

[用法] 水煎服。每日 1 剂，日分 2 次温服。

[功效] 活血祛瘀。

[适应证] 精神分裂症属瘀血闭阻型者。症见病人如梦幻，不识人物，不知时间，昏昏蒙蒙，情感淡漠，少言少语，不寐不食。舌质胖暗，苔白或白腻，脉弦细或涩。

[按语] 精神分裂症是常见的一种精神病，其临床表现为多种形式的精神活动失调，但一般均以思维、情感、行为与客观环境的不协调（即所谓分裂现象）为特点。思维障碍是本病最有特征性的症状之一，在病人意识清楚的时候，思维联想分裂，思维内容与现实分离，言语之间，概念之间，缺乏内在的意义上的联系，情感障碍主要表现在情感淡漠，反应迟钝，有的情感变化多端，喜、怒、哀、乐转化迅速，令人不解其因；意向障碍表现为意志活动低下或缺乏，对一切缺乏兴趣，行为懒散，对社交、学习、工作没有要求，幻觉是常见的感知障碍的症状，以幻听为多见，因而患者自言、自笑；行为障碍是在上述病态精神活动的基础上，表现出来的各种形式的行为紊乱，或喋喋不休，或高声怒骂，或逾垣上屋，或日夜奔走等。该病是属中医癫狂病范畴。

[方源]《实用中医手册》

11. 男科疾病

（112）阳　强

[方名] 治阳强方　1△　（八子丸）

[方药] 桑椹子、枸杞子、女贞子、蛇床子、菟丝子、覆盆子、五味子、金樱子、淫羊藿、鹿角胶、龟板、蚕蛹各 100 克，紫河车 1 个，公鸡睾 100 个，羊睾 4 个。

[用法] 依法为丸百颗，早晚盐汤送服 1 丸。

[功效] 补阴制阳。

[适应证] 阳强。本方尚可治精稀而量少者。

[方源] 河北中医，1980，11（2）：31

（113）早　泄

[方名] 治早泄方　1△　（桑椹糯米酒）

[方药] 鲜桑椹子 1 000 克，糯米 500 克。

[用法] 先将桑椹子洗净，水煎取汁，再将药汁与糯米 500 克共同烧煮，做成糯米干饭，待冷，加酒曲适量，拌匀发酵成酒酿。每日随量佐餐用，每日 2 ~ 3 次。

[功效] 滋肝清热，补肾固精。

[适应证] 早泄属相火亢盛者。

[方源] 《常见病自我诊疗》

[方名] 治早泄方　2△

[方药] 金樱子 90 克，桑叶、紫河车、淫羊藿、石决明、龙骨、仙茅、巴戟天、菟丝子、海参各 60 克，紫贝齿、牡蛎、阳起石、蛇床子、刺猬皮、阿胶、鹿角胶、附片、白术、吉林参各 30 克，砂仁、益智仁各 15 克，海马 1 具。

[用法] 共研细末，山药 300 克打糊为丸，如黄豆大。每次 10 克，温开水送服，每日 2 次。

[功效] 滋阴壮阳，固肾止遗。

[适应证] 早泄属肾阳虚者。症见神经衰弱多年，时轻时重，腰酸楚，阴囊冷，早泄，阳痿等。

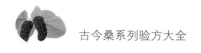

[方源]《偏方秘方大全》

（114）遗　精

[方名] 治遗精方　1[△]

[方药] 霜桑叶 9～15 克。

[用法] 为细末，米汤送服。每日 1 剂，日分 2 次温服。

[功效] 补肾固精。

[适应证] 遗精。

[方源]《一味中药巧治病》

[方名] 治遗精方　2[△]

[方药] 桑椹子、金樱子、山茱萸各 300 克，柴胡，枳壳，炒白芍，肉苁蓉，红枣各 9 克，甘草 6 克。

[用法] 水煎服，每日 1 剂，日分 3 次温服。

[功效] 疏肝益气，固肾止遗。

[适应证] 遗精属肝气郁结者，症见每因情绪受刺激过甚，次日即遗精，1 日数次，连续数十天从未间断，食后腹胀等。

[方源]《偏方秘方大全》

[方名] 治遗精方　3[△]

[方药] 桑寄生、桑螵蛸、金樱子、莲子各 9 克，黄柏 6 克（盐水炒）。

[用法] 水煎服。每日 1 剂，日分 2 次温服。

[功效] 补肾固精。

[适应证] 早泄，遗精。

[方源]《神方奇药治百病》

（115）精液不液化症

[方名] 治精液不液化症方　1[△]

[方药] 桑寄生、泽泻各 30 克，龟板 20 克，草薢、枸杞子、猪苓、茯苓各 15 克，益智仁、石菖蒲、台乌各 12 克，车前子（包）10 克。

[用法] 水煎服。每日 1 剂，日分 2 次温服。

[功效] 温肾化浊，清利湿热。

[适应证] 精液不液化症。

[方源]《百病良方》（第 3 集）

（116） 射精不能，缺无精子

[**方名**] 治射精不能，缺无精子方　1△

[**方药**] 巴戟天、仙灵脾各 20 克，桑椹子、枸杞子、菟丝子、山萸肉、生地各 12 克，远志、炙甘草各 10 克。

[**用法**] 水煎服。每日 1 剂，分 2～3 次温服，20 天为 1 疗程。

[**功效**] 养血宁心，补肾益精，滋阴壮阳。

[**适应证**] 射精不能。

[**按语**] 用本方治疗射精不能 46 例。用药 1～3 个疗程，痊愈 38 例，显效 4 例，好转 3 例，无效 1 例。

[**方源**] ①《中华古医药宝典·中医祖传秘笈》；②《民间偏方奇效方》；③《当代妙方》

[**方名**] 治射精不能，缺无精子方　2△　　（八子汤）

[**方药**] 桑椹子、女贞子、党参各 30 克，菟丝子、枸杞子、五味子、金樱子各 15 克，补骨脂、蛇床子、覆盆子、白术、茯苓各 12 克，陈皮 10 克。

[**用法**] 水煎服。每日 1 剂或隔日 1 剂，至少连服 30 剂，并禁房事。

[**功效**] 温阳化气，补虚添精。

[**适应证**] 缺无精子症。

[**方源**]《百病良方》（第 3 集）

[**方名**] 治射精不能，缺无精子方　3△

[**方药**] 桑椹子、女贞子各 30 克，枸杞子、五味子、龟板各 15 克，菟丝子、覆盆子、车前子、补骨脂、知母各 10 克。

[**用法**] 水煎服。每日 1 剂，分 2 次温服。

[**功效**] 补肝肾，填精髓。

[**适应证**] 射精不能。

[**方源**]《百病良方》（第 3 集）

（117） 性功能减退

[**方名**] 治性功能减退方　1△　　（九味参蓉胶囊）

[**方药**] 人参、肉苁蓉、鹿茸、桑椹子、淫羊藿、女贞子、墨旱莲、枸杞子、麝香。

[**用法**] 依法制成胶囊。每次 1～2 粒，饭后服，每日 2 次。

[**功效**] 补气，壮阳，填精。

[适应证] 性功能减退属阳虚精亏者。阳痿不举，畏寒肢冷，头晕耳鸣，失眠多梦，心悸气短，腰膝酸软。

[按语] 注意事项：①孕妇禁用。②本品不宜与藜芦、五灵脂及其制剂同用。③忌生冷、油腻食物。

[方源]《国家非处方药应用指南》

[方名] 治性功能减退方 2△ （桑椹冰糖汤）

[方药] 鲜熟桑椹子 50～75 克，冰糖适量。

[用法] 将桑椹子用水洗净，加适量清水煎煮，再加入适量冰糖，文火煮 1 小时，汤紫红酸甜。每日早晚各服 20 毫升。

[功效] 补肝益肾，养血生精。

[适应证] 性功能障碍，肝肾阴虚所致的精液稀少。

[方源]《药食两用中药应用手册》

（118）阳　痿

[方名] 治阳痿方 1△ （壮腰健肾丸）

[方药] 金樱子、桑寄生、菟丝子、女贞子、黑老虎根、鸡血藤、千斤拔、牛大力、狗脊。

[用法] 上药依法制成多剂型中成药。①壮腰健肾丸（小蜜丸）：每次 9 克，温开水送服，每日 2 次。②壮腰健肾丸（大蜜丸）：每次 1 丸，温开水送服，每日 2 次。③壮腰健肾口服液：每次 10 毫升，口服，每日 3 次。④壮腰健肾片，每次 4 片，饭后服，每日 2～3 次。

[功效] 壮腰健肾，祛风活络。

[适应证] 阳痿属肾虚精亏、风湿阻络者。症见阳痿遗精，腰腿疼痛，屈伸不利，头晕耳鸣，小便频数。本品尚可用于骨节疾病。

[按语] 注意事项：①孕妇禁用。②忌生冷、油腻食物。

[方源]《国家非处方药应用指南》

（119）前列腺增生

[方名] 治前列腺增生方 1△

[方药] 桑白皮、黄芩、麦冬、沙参各 9 克，山栀、车前子（包）各 10 克，茯苓 12 克，石苇、冬葵子各 15 克。

[用法] 水煎服。每日 1 剂，日分 2 次温服。

[功效] 清降肺热，行气利水。

[适应证] 前列腺增生属肺热壅滞。症见小便滴滴不能，或点滴难下，咽干口燥，

心烦欲饮，胸中郁闷，微咳，呼吸短促。舌质红，舌苔薄黄，脉数。

[方源]《实用中医手册》

（120）前列腺炎

[方名] 治前列腺炎方　1△

[方药] 桑寄生、山药、蒲公英、茯苓各 30 克，续断、枸杞子各 20 克，牛膝 12 克，赤芍、丹皮各 10 克。

[用法] 水煎服。每日 1 剂，日分 2 次温服。

[功效] 利湿化浊，健脾益肾。

[适应证] 慢性前列腺炎属肾虚者。症见腰腿酸软，神疲乏力，小便频数，涂沥不尽，眩晕多梦。苔薄脉细。

[方源]《百病良方》（第 2 集）

[方名] 治前列腺炎方　2△

[方药] 黄柏、乌梅、太子参、白芍、金樱子、覆盆子、川断各 10 克，桑寄生、芡实、益智仁、枸杞子、牡蛎、甘草各 15 克，菟丝子、茯苓、地龙、红花各 12 克，知母 6 克。

[用法] 水煎服。每日 1 剂，日分 2 次温服。

[功效] 补肾填精，清热利湿，活血化瘀。

[适应证] 慢性前列腺炎。

[按语] 用本方治疗慢性前列腺炎 50 例，均获痊愈。

[方源] ①《中华古医药宝典·中医祖传秘笈》；②《偏方秘方大全》

（121）男性乳房发育症

[方名] 治男子乳房发育症方　1△

[方药] 桑椹子、山药、枸杞子、山萸肉、何首乌、郁金、青皮、桔叶各 10 克，丹参 12 克，赤芍、熟地、茯苓各 15 克。

[用法] 水煎服。

[功效] 滋补肝肾，解郁散结。

[适应证] 男子乳房发育症属肝肾不足，气滞血瘀型者。症见单侧乳房或双侧乳房增大，腰酸腿软，胁满痛，倦怠无力，面色晦暗。舌苔白，脉沉细弦。

[方源]《实用中医手册》

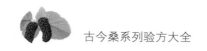

（122）男性不育症（无子）

[方名] 治男性不育症方 1△ （庆云散）

[方药] 覆盆子、五味子、菟丝子各一升，天门冬九两，桑椹子四两，石斛、白术各三两，紫石英二两，天雄一两。

[用法] 上九味，治下筛。酒服方寸匕，先食，日三服。

[功效] 滋阴调肝，生精助育。

[适应证] 男性不育症。

[按语] 素不耐冷者，不宜用本方。

[方源] 唐·孙思邈．千金方．北京：人民卫生出版社，1982

[方名] 治男性不育症方 2△

[方药] 桑椹子、仙灵脾各16克，菟丝子、覆盆子、枸杞子、山萸肉、仙茅、巴戟天、山药、杜仲各12克，甘草10克，牛膝、陈皮、五味子、知母各6克，黄柏、车前子各4克。

[用法] 依法炼蜜为丸，每丸重9克。每次2丸，温开水服送，每日2次，9天为1疗程，每个月服1疗程，3个月后复查精液。

[功效] 生精助育。

[适应证] 男性不育症。

[方源] 《中国精典文库》1

[方名] 治男性不育症方 3△ （十子育磷汤）

[方药] 桑椹子、枸杞子、五味子、覆盆子、蛇床子、菟丝子、车前子、金樱子、益智仁、炒补骨脂、红参、肉苁蓉、鹿角胶、龟板胶、杜仲、淫羊藿、当归、熟地、橘红。

[用法] 水煎服。亦可为丸或熬膏服。

[功效] 滋阴强阳，补益精气。

[适应证] 男性不育症。

[按语] 本方是李培生名老中医验方。

[方源] 《国家级名老中医验方大全》

[方名] 治男性不育症方 4△ （活精汤）

[方药] 桑椹子、熟地、山药各15克，山萸肉、牡丹皮、茯苓、麦冬、当归、女贞子、枸杞子各10克，泽泻、白芍、素馨花各6克，红花2克。

[用法] 水煎服，每日1剂。

[功效] 滋肾调肝。

[**适应证**] 男性不育症（死精症）。

[**按语**] 本方是斑秀文名老中医验方。

[**方源**]《国家级名老中医验方大全》

（123） 男性更年期综合征

[**方名**] 治男性更年期综合征方　1△

[**方药**] 桑椹子、生地黄、淫羊藿、鹿角胶、紫河车、党参、黄芪、肉苁蓉、枸杞子、车前子各15克，巴戟天20克，钩藤30克（后下），法半夏、炙甘草各10克，大枣5枚。

[**用法**] 水煎服。每日1剂，日分2次温服，10剂为1疗程。

[**功效**] 平肝潜阳，补肾宁心。

[**适应证**] 男性更年期综合征。

[**按语**] 用本方治疗男性更年期综合征100例，治愈89例，显效5例，好转4例，无效2例。治愈的89例中，1个疗程治愈者45例，2个疗程治愈者32例，3个疗程治愈者12例，愈后均未见复发。

[**方源**]《当代妙方》

[**方名**] 治男性更年期综合征方　2△

[**方药**] 桑椹子、枸杞子、当归各15克，菊花、茯苓各12克，山萸肉10克，熟地20克，山药、生龙骨、生牡蛎各30克。

[**用法**] 水煎服。每日1剂，日分2次温服。

[**功效**] 滋养肝肾，补肾健脾，宁心安神。

[**适应证**] 男性更年期综合征属肝肾阴虚者。症见烦躁易怒，忧郁紧张，头晕目眩，耳鸣，健忘，五心烦热，朝热盗汗，腰膝酸软。

[**方源**]《百病良方》（第3集）

[**方名**] 治男性更年期综合征方　3△

[**方药**] 菟丝子15克，桑寄生、补骨脂、女贞子、枸杞子、茯苓、丹皮、熟地各12克，制附片、山茱萸、杜仲各10克，肉桂6克。

[**用法**] 水煎服。每日1剂，日分2次温服。

[**功效**] 温补脾肾。

[**适应证**] 男性更年期综合征属肾阳不足者。症见更年期出现畏寒喜暖，腰膝酸软，四肢怕冷。苔薄，脉沉细无力等。

[**方源**]《偏方秘方大全》

[**方名**] 治男性更年期综合征方　4△

[**方药**] 生地、钩藤（后下）各30克，淫羊藿25克，巴戟天20克，桑椹子、肉

苁蓉、党参、茯苓、杞子、车前子（包煎）、茵陈、甘草（炙）各 15 克，鹿角胶（烊化）、紫河车各 10 克。

[**用法**] 水煎服。每日 1 剂，日分 2 次温服。

[**功效**] 滋补肝肾，行气宁心。

[**适应证**] 男性更年期综合征。

[**方源**]《偏方秘方大全》

（124）阴囊脓肿（囊痈）

[**方名**] 治阴囊脓肿方　1△　（三白散）

[**方药**] 桑白皮、白术、陈皮各 15 克，白茯苓 100 克。

[**用法**] 共为细末，每次 6 克，姜汤送下，每日 2 次。

[**功效**] 利水消肿，清热解毒。

[**适应证**] 囊痈（阴囊脓肿）。

[**按语**] 囊痈是阴囊部化脓性疾病。其特点是急性发作，局部红肿热痛，一般病变局限于阴囊而不影响睾丸。西医学称阴囊脓肿。

[**方源**] 明·李梴，医学入门，江西科学技术出版社，1988

（125）睾丸炎（子痈）

[**方名**] 治睾丸炎方　1△

[**方药**] 桑寄生、泽泻、粉丹皮、稽豆衣、橘红、白蒺藜（去刺）、忍冬藤、滑石（包）各 9 克，赤茯苓 12 克，生枣仁 15 克，赤芍、白芍各 6 克，通草 4.5 克。

[**用法**] 水煎服，每日 1 剂，日分 2 次温服。

[**功效**] 疏肝行气，活血消肿。

[**适应证**] 睾丸炎（子痈）。症见阴雨天感两侧睾丸陷痛，步行时亦牵引作痛，甚则不能下蹲，阴囊肿大下垂，睾丸肿痛，腰酸不能久立等。

[**方源**]《偏方秘方大全》

12. 外科疾病

（126）疔　疮

[方名]　治疗疮方　1△

[方药]　桑寄生、蒲公英、败酱草、滞心连翘、茯苓、金银花、紫花地丁、重楼、忍冬藤各9克，野菊花、赤芍各6克，炒陈皮4.5克，黄连3克。

[用法]　水煎服。每日1剂，日分2次温服。

[功效]　清热解毒。

[适应证]　螺疔。

[按语]　螺疔系指生于手指螺纹处之疔疮。

[方源]　《潘春林医案》

[方名]　治疗疮方　2△

[方药]　桑叶汁适量。

[用法]　外用。取二蚕桑叶滴下滋水，点上。

[功效]　清热解毒。

[适应证]　小石（打马疔，疔疮）

[方源]　《经验单方》

（127）痈　疽

[方名]　治痈疽方　1△

[方药]　经霜黄桑叶适量。

[用法]　外用。为末，敷之。

[功效]　清热解毒，生肌。

[适应证]　痈疮之痈口不敛。

[按语]　痈疮系指创面浅而大者，多由外感六淫，过食膏粱，厚味，外伤感染等所致。

[方源]　宋·杨士瀛．仁斋直指方．福州：福建科学技术出版社，1989

[**方名**] 治痈疽方 2△

[**方药**] 蜀桑白皮适量。

[**用法**] 外用。阴干为末，烊胶和酒调敷，以软为度。

[**功效**] 温里通阳，解毒散结。

[**适应证**] 石痈不作脓者。

[**按语**] 石痈系指因寒邪入奏，气血凝滞所致肌肤肿结坚实有根，核皮相亲，寒多热少的痈疮。

[**方源**] 唐·孙思邈.千金方.北京：人民卫生出版社，1982

[**方名**] 治痈疽方 3△

[**方药**] 桑白皮 12 克，金银花 15 克，茯苓 24 克，甘草 9 克。

[**用法**] 水煎服。每日 1 剂，日分 2 次服。

[**功效**] 凉血解毒。

[**适应证**] 痈疮未溃者。

[**方源**] ①《常见病验方研究参考资料》；②《民间祖传秘方大全》

[**方名**] 治痈疽方 4△

[**方药**] 桑寄生、炒当归、茯苓、金银花、皂角刺、制香附、泽泻各 9 克，炙甲片 6 克，赤芍、白芍各 4.5 克，台乌药 3 克，甘草 2.4 克，忍冬藤 12 克。

[**用法**] 水煎服。每日 1 剂，日分 2 次温服。

[**功效**] 温里行气，化瘀拔毒。

[**适应证**] 缓疽。

[**按语**] 缓疽系指因寒凝气滞，瘀于膝关节，生于膝上或膝的两旁，局部肿硬日增，长期不溃的疽疮。或为腹疽之一种，生于小腹之侧，坚硬如石，数月不溃。

[**方源**]《潘春林医案》

[**方名**] 治痈疽方 5△

[**方药**] 桑寄生 12 克，金银花、茯苓、白芍、杜仲、萆薢、忍冬藤、苏梗各 9 克，炒黄柏 6 克，炒黄芩、木香各 4.5 克。

[**用法**] 水煎服。

[**功效**] 清热凉血，解毒生肌。

[**适应证**] 妊娠腓喘发。

[**按语**] 腓喘发即腓喘发疽，系指因肾阴亏损，虚火内炽所致疽生于小腿肚，漫肿坚硬，色紫掣痛，甚或腐溃的病症。

[**方源**]《潘春林医案》

（128） 对口疮（脑疽）

[方名] 治对口疮方 1△

[方药] 桑白皮 30 克，铜绿 9 克。

[用法] 外用。将桑白皮去粗皮，放在石上捣碎，铜绿研碎，两味药拌匀敷疮上。

[功效] 清热解毒，消肿。

[适应证] 对口疮（脑疽）。

[按语] 对口疮系指脑口枕骨之下，大椎穴之上的疽疮，多由湿热毒邪上壅，或肾水亏损，阴虚火炽所致。疽发之后，易毒邪内陷而成险症。

[方源]《常见病验方研究参考资料》

（129） 颈淋巴结结核（瘰疬）

[方名] 治瘰疬方 1△ （文武膏）

[方药] 黑熟桑椹二斗许。

[用法] 以布滤取自然汁，放入沙锅内，文火慢熬成薄膏，每次自汤点一匙，日三服，服至四五斤痊愈。

[功效] 清热散结。

[适应证] 瘰疬（颈淋巴结结核）。

[方源] 金·刘完素. 素问·病机气宜保命集. 北京：人民卫生出版社，2006

[方名] 治瘰疬方 2△

[方药] 嫩桑枝适量。

[用法] 外用。药晒干，扎成小把，烧烟熏患处，每日 2 次。

[功效] 通络解毒。

[适应证] 瘰疬（颈淋巴结结核）。

[方源]《民间祖传秘方大全》

[方名] 治瘰疬方 3△ （桑椹醪）

[方药] 鲜桑椹 1 000 克，粳米 500 克，酒曲适量。

[用法] 将桑椹洗净，捣烂以纱布绞挤取汁，将汁与粳米按常规煮成干饭，待凉，加入酒曲，拌匀，发酵成为酒酿，每日随量佐餐食用。

[功效] 清热散结。

[适应证] 瘰疬。

[方源] ①《李时珍祖传秘经》；②《偏方大全》

（130）慢性下肢溃疡（臁疮）

[方名] 治慢性下肢溃疡方 1△
[方药] 鲜桑白皮适量。
[用法] 外用。药捣烂敷贴局部，每日换药1次。
[功效] 凉血解毒。
[适应证] 慢性下肢溃疡（臁疮）。
[方源] 四川中医，1991（4）：49

[方名] 治慢性下肢溃疡方 2△
[方药] 桑白皮60克，炒糯米900克。
[用法] 共研细末。每服30克，开水调服，每日3次。
[功效] 凉血解毒。
[适应证] 臁疮（慢性下肢溃疡）。
[方源]《民间祖传秘方大全》

[方名] 治慢性下肢溃疡方 3△
[方药] 鲜桑白皮（根肥肉厚多汁者，洗净泥土，刮去表皮）、生石膏粉、土桐油各适量。
[用法] 外用。药共捣烂，摊贴于患处，用绷带固定，每日换药1次。
[功效] 凉血解毒。
[适应证] 小腿溃疡（臁疮）。
[按语] 戴勇用本方治疗小腿溃疡（臁疮）25例，全部治愈。
[方源] 浙江中医杂志，1988（4）：254

[方名] 治慢性下肢溃疡方 4△
[方药] 鲜桑白皮、韶脑、脏子油各适量。
[用法] 外用。上槌极烂，做成饼状，贴疮上绢帛敷之。少时，疮必有痒，此时，务极力忍耐，勿搔动之，再换1块，又如前法，至疮口内红肉突起，便愈矣。
[功效] 解毒生肌。
[适应证] 臁疮。
[方源]《乾坤生意》

[方名] 治慢性下肢溃疡方 5△
[方药] 桑枝适量。
[用法] 外用。劈成细片，扎作小把，燃火炊息，炙患处，每吹炙片时，以瘀肉腐

动为度。

[功效] 补接阳气，通关节，祛风寒，火性畅达，出郁毒。

[适应证] 慢性下肢溃疡（臁疮）。

[方源] 明·李时珍. 本草纲目. 北京：中国中医药出版社，1998

（131）烧、烫伤（烫火疮）

[方名] 治烧、烫伤方 1^△ （桑叶灰贴）

[方药] 经霜桑叶适量。

[用法] 外用。烧存性，为末，油和傅之，日三愈。

[功效] 清热生肌。

[适应证] 烫火疮。

[方源] 明·虞抟. 医学正传. 北京：人民卫生出版社，2003

[方名] 治烧、烫伤方 2^△

[方药] 黑桑椹子适量。

[用法] 外用。以净瓶收之，久自成水，以鸡翎扫敷。

[功效] 滋肝补肾，养血解毒。

[适应证] 烧、烫伤。

[方源] 宋·王璆. 是斋百一选方. 上海：上海科学技术出版社，2003

[方名] 治烧、烫伤方 3^△ （桑叶末贴）

[方药] 干桑叶适量。

[用法] 外用，为细末，干者以蜜调涂，湿者干掺。

[功效] 清热解毒。

[适应证] 烧、烫伤。

[方源] 宋·王璆. 是斋百一选方. 上海：上海科学技术出版社，2003

（132）冻伤（冻疮）

[方名] 治冻疮方 1^△ （桑寄生薄贴）

[方药] 桑寄生适量。

[用法] 外用。水煎熬成膏，敷贴于患部。

[功效] 祛风湿，补肝肾，通经脉。

[适应证] 冻疮。

[方源] 《中药临床新用》

［**方名**］治冻疮方　2[△]　（桑寄生软膏）

［**方药**］桑寄生软膏。

［**用法**］外用。外涂局部患处。

［**功效**］祛风湿，补肝肾，通经脉。

［**适应证**］冻伤。

［**按语**］桑寄生软膏制法：取桑寄生浸膏 3 克，甘油 10 克，氧化锌粉 2 克，凡士林 35 克，调匀即成。

［**方源**］《药物治疗手册》

（133）刀刃伤（金疮）

［**方名**］治刀刃伤方　1[△]　（桑柴灰贴）

［**方药**］桑柴灰适量。

［**用法**］外用。取桑柴灰筛细，敷之。

［**功效**］止血、止痛、生肌。

［**适应证**］金疮作痛。

［**方源**］明·李时珍．本草纲目．北京：中国中医药出版社，1998

［**方名**］治刀刃伤方　2[△]　（桑根饮）

［**方药**］桑根适量。

［**用法**］煮桑根十沸，服一升即止。

［**功效**］凉血止血。

［**适应证**］金疮出血不止。

［**方源**］唐·孙思邈．千金方．北京：人民卫生出版社，1982

［**方名**］治刀刃伤方　3[△]　（内补散）

［**方药**］苁蓉、甘草、芍药各四两，蜀椒三两，干姜二两，当归、芎䓖、桂心、黄芩、人参、厚朴、吴茱萸、桑白皮、黄芪各一两。

［**用法**］治下筛，以酒服方寸匕，日三。

［**功效**］益气养血，补肾生肌。

［**适应证**］金疮出血多，虚竭。

［**方源**］唐·孙思邈．千金方．北京：人民卫生出版社，1982

［**方名**］治刀刃伤方　4[△]

［**方药**］桑白汁、桑白皮各适量。

［**用法**］外用。桑白汁涂，桑白皮裹。

［**功效**］清热解毒，止血生肌。

［**适应证**］ 刀刃伤（金疮）。

［**方源**］ 唐·孙思邈．千金方．北京：人民卫生出版社，1982

［**方名**］ 治刀刃伤方 5[△]

［**方药**］ 桑白皮适量。

［**用法**］ 作线缝合金疮肠出者，更以热鸡血涂之。

［**功效**］ 解毒生肌（缝合伤口无须拆线）。

［**适应证**］ 刀刃伤肠出者。

［**方源**］ 明·李时珍．本草纲目．北京：中国中医药出版社，1998

［**方名**］ 治刀刃伤方 6[△]

［**方药**］ 桑枝 3 条。

［**用法**］ 外用。煻火炮热断之，以头在疮上令热，冷即易之，尽 2 条疮自烂，仍取韭白或薤白敷上，急以裹之，有肿更作。

［**功效**］ 祛风解毒。

［**适应证**］ 刺伤手足。

［**方源**］ 唐·孙思邈．千金方．北京：人民卫生出版社，1982

［**方名**］ 治刀刃伤方 7[△] （军中一捻金）

［**方药**］ 桑叶、嫩苧叶各 30 克，金樱叶 60 克。

［**用法**］ 外用。捣烂，敷贴患处，每日 2 次，或阴干研末敷贴患处，外加纱布固定，每日 1 次。

［**功效**］ 清热解毒，止血。

［**适应证**］ 刀刃伤（金疮）出血者。

［**方源**］ 元·李仲南．中医骨伤历代医粹·永类钤方．北京：人民卫生出版社，1991

［**方名**］ 治刀刃伤方 8[△] （完肌散）

［**方药**］ 桑白皮、蜜陀僧、龙骨各 30 克，陈石灰 60 克，黄丹 15 克，麝香（另研）3 克。

［**用法**］ 外用。研为末，干掺患处，每日 1 次。

［**功效**］ 凉血止血。

［**适应证**］ 刀刃伤（金疮）。

［**方源**］ 元·齐德之．外科精义．北京：人民卫生出版社，1982

（134）顽疮、恶疮

［**方名**］ 治顽疮，恶疮方 1[△]

［**方药**］ 桑木适量。

[用法] 外用。将桑木劈成细片，扎作小把，燃火吹熄，灸患处，每次灸片刻，以瘀肉腐动为度。

[功效] 通关节，祛风寒，火性畅态，出郁毒。

[适应证] 顽疮，恶疮久治不愈。

[按语] 顽疮系指长时不能愈合的疮疡，多因气血虚损，或气滞血瘀所致。恶疮系指疮疡由风热，湿毒之气所致，表现为焮肿痛痒，溃烂后浸淫不休，经久不愈。

[方源] 明·李时珍．本草纲目．北京：中国中医药出版社，1998

（135）诸　疮

[方名] 治诸疮方　1△　（敷疮药）

[方药] 桑白皮（微去粗皮）一两半，木香、光粉各一两，当归、芍药各八钱，黄芪七钱，甘草半两，白芷、槟榔各三钱。

[用法] 外用。为末，麻油或醋膏调，敷疮上。

[功效] 解毒生肌。

[适应证] 诸疮。

[方源] 明·朱橚．普济方．北京：人民卫生出版社，1959

[方名] 治诸疮方　2△　（五香连翘汤）

[方药] 桑白皮、木香、连翘、沉香、黄芪、升麻、木通各七钱半，麝香、独活各一钱半，丁香、乳香（另研）、大黄（锉炒）、甘草各半两。

[用法] 咀，每服四钱，水一大盏煎至八分，去滓温服。

[功效] 去五脏毒气。

[适应证] 诸疮。

[方源] 明·朱橚．普济方．北京：人民卫生出版社，1959

[方名] 治诸疮方　3△　（李嗣立五香连翘汤）

[方药] 乳香、木香、沉香各钱半，丁香（去枝梗不见火）半两，麝香（另研）一钱半，连翘（去蒂）、桑寄生、射干、升麻、黄芪（去皮芦）、关木通（去节）、独活、甘草各七钱半。

[用法] 为粗末。每服三钱，水一盏煎至七分，去滓温服。银器煎尤妙，如无银器，用瓷器入银一片，或钗环之类同煎。多服无妨。

[功效] 解毒生肌。

[适应证] 一切积热恶核，瘰疬，痈疽，恶疮。

[方源] 明·朱橚．普济方．北京：人民卫生出版社，1959

[方名] 治诸疮方 4[△] （七味连翘汤）

[方药] 连翘、桑寄生、独活、射干、升麻、甘草（炙）各一两，大黄一两半，藿香叶、沉香、丁香、木香各一两，麝香一字。

[用法] 上十二味，前七味咀，与后五味和均，每服五钱，水一盏半，煎至一盏，去滓温服，取利为效，未利再服。方中五香为粗末，另研。

[功效] 解毒生肌。

[适应证] 一切积热恶核，瘰疬，痈疽，恶疮。

[方源] 明·朱橚. 普济方. 北京：人民卫生出版社，1959

[方名] 治诸疮方 5[△]

[方药] 桑柴灰适量。

[用法] 外用。以桑灰淋汁渍，冷复易，取愈。

[功效] 通调血脉，发散邪气，消肿止痛。

[适应证] 疮肿。

[按语] 因疮而肿赤者，皆因水中及中风寒所作，其肿入腹则杀人。

[方源] 宋·王怀隐等. 太平圣惠方. 北京：人民卫生出版社，1958

[方名] 治诸疮方 6[△]

[方药] 鲜桑叶适量。

[用法] 外用。研烂敷之。

[功效] 清热解毒，消肿止痛。

[适应证] 穿掌毒肿。

[方源] 明·李时珍. 本草纲目. 北京：中国中医药出版社，1998

[方名] 治诸疮方 7[△] （五香连翘散）

[方药] 鸡嘴连翘、丁香、沉香、藿香、广木香、麝香、桑寄生、甘草各一两。

[用法] 为细末，用水煎服，食后服。

[功效] 疏风除湿，清热解毒。

[适应证] 风水疮。

[按语] 《诸病源候论》卷21言："风水者，先从四肢起……。"

[方源] 明·朱橚. 普济方. 北京：人民卫生出版社，1959

[方名] 治诸疮方 8[△] （青龙五生膏）

[方药] 生桑白皮、生梧桐白皮、生龙胆、生青竹茹、生柏白皮各五两，蜂房、猬皮、蛇蜕皮、雄黄、雌黄各一两，蜀椒、附子、芎䓖各五分。

[用法] 外用。咀，以三年苦酒二斗，浸药一宿，于柴火上炙干，捣，下细筛，以猪脂二升半，于微火上炙干，搅令相得如饴，置瓷器中，稍稍随病深浅敷之，并以清酒

服如枣核。

[功效] 清热解毒，拔浓生肌。

[适应证] 痈疽，痔漏，恶疮，脓血出。

[方源] 唐·孙思邈. 千金方. 北京：人民卫生出版社，1982

[方名] 治诸疮方 9△ （五香连翘汤）

[方药] 青木香、沉香、熏乳香、丁香、麝香、射干、升麻、独活、桑寄生、连翘、通草各二两，大黄三两。

[用法] 咀，以水九升，煮取四升，内竹沥二升再煮，取三升，分三服，取快利。

[功效] 解毒，散瘀，生肌，止痛。

[适应证] 一切恶核，瘰疬，痈疽，恶肿。

[按语] 五香连翘汤：《外台》、宋古本作"连翘五香汤"。

[方源] 唐·孙思邈. 千金方. 北京：人民卫生出版社，1982

[方名] 治诸疮方 10△

[方药] 生桑枝三枚，薤白适量。

[用法] 外用。桑枝内热灰中，推引之令极热，斩断，正以头柱疮口上，尽即易之，尽三枚则疮自烂，仍取薤白捣，锦裹著热灰中，便极热，去绵，取薤白敷疮口，以布绵急裹之，若有肿者便取之，用薤白第一佳。

[功效] 拔毒、消肿。

[适应证] 手足中刺恶露肿。

[方源] 唐·孙思邈. 千金方. 北京：人民卫生出版社，1982

（136） 破伤风

[方名] 治破伤风方 1△

[方药] 桑白皮灰适量。

[用法] 外用。研粉，敷贴患处，1~2 日 1 次。

[功效] 凉血散瘀。

[适应证] 破伤风伤口久不愈合者。

[方源] 《常见病验方研究参考资料》

[方名] 治破伤风方 2△

[方药] 霜桑叶 30 克，人指甲 15 克（焙存性），木鳖子 3 个（烧存性）。

[用法] 将人指甲、木鳖子共研细末。水煎桑叶，用桑叶汁冲药末，分 3 次服完。

[功效] 宣通经络，驱风镇痉解毒。

[适应证] 破伤风。

[**方源**]《民间祖传秘方大全》

（137） 坠马拗损

[**方名**] 治坠马拗损方　1△

[**方药**] 桑根白皮五斤。

[**用法**] 外用。为末，水一升煎膏，敷之便止。以后亦无宿血，终不发动。

[**功效**] 通络散瘀。

[**适应证**] 坠马拗损。

[**方源**] 元·齐德之. 外科精义. 北京：人民卫生出版社，1982

（138） 马啮人睾丸脱出

[**方名**] 治马啮人睾丸脱出方　1△

[**方药**] 桑皮适量，乌鸡肝一具。

[**用法**] 外用。椎内之，以桑皮细作线缝之，破乌鸡取肝，细锉以封之。且忍，勿小便，即愈。

[**功效**] 清热解毒，生肌。

[**适应证**] 马啮人睾丸脱出。

[**方源**] 唐·孙思邈. 千金方. 北京：人民卫生出版社，1982

（139） 跌打损伤

[**方名**] 治跌打损伤方　1△　（外用无敌膏）

[**方药**] 生草乌、生川乌、桑寄生、雪上一枝蒿、独活、五香血藤、透骨草、伸筋草、乳香、没药、细辛、冰片、八角枫。

[**用法**] 外用。依法制成药膏。用时，取外用无敌膏适量加温软化，贴敷患处，每日换药 1 次。

[**功效**] 活血化瘀，驱风除湿，消肿止痛。

[**适应证**] 跌打损伤，症见局部肿胀，疼痛，麻木。

[**按语**] 注意事项：①外用药切勿入口、眼。②孕妇及月经期妇女禁贴脐、腹部。③皮肤破溃禁用，皮肤过敏停用。

[**方源**]《国家非处方药应用指南》

[**方名**] 治跌打损伤方　2△　（养血荣筋丸）

[**方药**] 当归、鸡血藤、何首乌（黑豆酒炙）、赤芍、续断、桑寄生、威灵仙（酒炙）、伸筋草、透骨草、油松节、补骨脂（盐炒）、党参、白术、陈皮、木香、赤小豆。

[用法] 依法制成丸剂，每丸重9克。每次1~2丸，温开水送服，每日2次。

[功效] 养血荣筋，祛风通络。

[适应证] 跌打损伤日久引起的筋骨疼痛，肢体麻木等陈旧性疾病。包括肩关节周围炎，滑囊炎，狭窄性腱鞘炎，腱鞘囊肿，网球肘，慢性肌肉、关节、韧带、骨骼损伤性疾病出现肢体关节伸屈不利，肌肉酸痛，肢体麻木等，孕妇忌用。

[方源] ①《国家非处方药应用指南》；②《卫生部部颁标准》（第1册）

（140） 创伤性气胸

[方名] 治创伤性气胸方　1△

[方药] 桑白皮、香附、桔梗、当归、赤芍各15克，旋覆花、炙苏子、杏仁、法半夏、玄胡素各12克，柴胡、桃仁、红花各10克，茯苓20克，苡仁30克。

[用法] 水煎服，每日1剂，日分2次温服。

[功效] 活血化瘀，宣肺涤痰，疏肝理气。

[适应证] 创伤性气胸属肺热者。

[按语] 创伤性气胸系指胸部刺伤、枪弹伤、严重挫伤、肋骨骨折，或由于颈、胸、上腹部疾病为诊断及治疗所进行的各种手术操作（如针刺过深或气管切开误伤肺叶胸膜等）所产生的气胸。创伤性气胸常为血气胸。本病的主要症状为胸痛，气急，咳嗽，咯血，心慌难忍等。中医认为胸为肺之分野，清阳所在之地，肝经之脉布于胁肋，气滞血瘀，责之肝肺两脏，而以肺为关键。

[方源]《百病良方》（第5集）

（141） 脑震荡

[方名] 治脑震荡方　1△

[方药] 桑椹子、菟丝子、生牡蛎、枸杞子、女贞子、全当归各15克，党参、黄芪、丹参、酸枣仁各20克，蒺藜、川芎、远志、柏子仁、黄精、生甘草各10克。

[用法] 水煎服。每日1剂，日分2~3次温服。5剂为1疗程。

[功效] 宁心安神，活血通络，行气导滞。

[适应证] 脑震荡。

[按语] 用本方治疗脑震荡患者25例，经用药2~3个疗程后，治愈23例，显效2例。

[方源]《当代妙方》

（142） 颅内压增高症

[方名] 治颅内压增高症方　1△　（天麻钩藤饮）

[方药] 天麻、桑寄生、茯神、栀子、黄芩、益母草各10克，钩藤、石决明、川

牛膝、杜仲、夜交藤各 15 克。

[**用法**] 水煎服。每日 1 剂，日分 3 次温服。

[**功效**] 平肝熄风，清热安神。

[**适应证**] 颅内压增高症。症见头痛常于一侧，颞部为重，呈跳痛或全头胀痛如裂，伴面红目赤，烦躁易怒，失眠多梦，耳鸣失聪，视物不清，口干苦，呕吐，呃逆。舌绛，苔黄腻，脉弦数。

[**按语**] ①侧卧位腰椎穿刺测得的脑脊液压力超过 1.96 千帕时，即为颅内压增高，若出现头痛，呕吐，视力障碍及视乳头水肿等一系列临床表现，称为颅内压增高综合征。②原方天麻钩藤饮源于《杂病症治新义》。

[**方源**]《中医治疗恶性肿瘤》

（143）脑外伤后综合征

[**方名**] 治脑外伤综合征方 1△

[**方药**] 桑寄生、生龙骨、生牡蛎、石决明、珍珠母各 30 克，钩藤 15 克，牛膝 12 克，僵蚕、石菖蒲各 10 克，全蝎 6 克，羚羊角 0.5 克。

[**用法**] 水煎服。每日 1 剂，日分 2 次温服。

[**功效**] 平肝熄风。

[**适应证**] 脑外伤后综合征属肝阳上亢，肝风内动者。症见脑外伤后，头痛剧烈，眩晕，眼睑及口角震颤不已，恶心呕吐，健忘，抽搐，谵妄，口角歪斜等。

[**方源**]《百病良方》（第 2 集）

[**方名**] 治脑外伤综合征方 2△

[**方药**] 桑椹子、白扁豆、茯苓、红枣各 30 克，枸杞子 10~35 克，菟丝子 25 克，柴胡 10 克。

[**用法**] 水煎服，每日 1 剂，水煎 3 次，分 3 次服。

[**功效**] 补气血，健脑髓，养经脉，通脉络。

[**适应证**] 脑损伤后综合征。

[**方源**]《中国特色医疗新技术》

[**方名**] 治脑外伤综合征方 3△ （健肾荣脑汤）

[**方药**] 桑椹子 15 克，丹参、郁金、熟地各 12 克，太子参 10 克，紫河车、元肉、当归、赤芍、白芍、远志、菖蒲各 9 克，茯苓 6 克。

[**用法**] 水煎服。每日 1 剂，日分 2 次温服。

[**功效**] 补气血，填精髓，宁心神，通脉络。

[**适应证**] 颅脑损伤后遗症。

[**按语**] 本方是谢海洲名老中医验方。

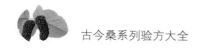

[方源]《国家级名老中医验方大全》

（144） 伸腕肌腱腱鞘炎

[方名] 治伸腕肌腱腱鞘炎方　1△

[方药] 鲜桑枝、透骨草各 30 克，伸筋草 20 克，桂枝、紫苏叶各 15 克，麻黄、红花各 8 克。

[用法] 外用。加水煎至 2 000～3 000 毫升，倒入脸盆中，患部放在盆口上，上面覆盖毛巾熏蒸浸洗。每次 30 分钟，每日 2 次，洗后用绷带和瓦形硬纸壳固定。

[功效] 舒筋活络。

[适应证] 伸腕肌腱腱鞘炎。

[方源] 四川中医，1985，3（11）：46

（145） 慢性腰肌劳损

[方名] 治慢性腰肌劳损方　1△　（舒筋健腰丸）

[方药] 桑寄生、狗脊、金樱子、千斤拔、黑老虎、牛大力、女贞子、菟丝子（盐制）、制元胡、鸡血藤、制乳香、制没药，两面针。

[用法] 依法制成丸剂。每次 5 克，饭后服，每日 3 次。

[功效] 滋补肝肾，驱风除湿，活络止痛。

[适应证] 腰肌劳损属肝肾不足，风湿内侵者。症见腰部酸痛，遇寒加剧。本品尚可用于腰椎退行性病变，风湿性关节炎，类风湿性关节炎，坐骨神经痛。

[按语] 注意事项：孕妇禁用，月经期妇女停用。

[方源]《国家非处方药应用指南》

[方名] 治慢性腰肌劳损方　2△　（桑枝煲鸡肉汤）

[方药] 老桑枝 60 克，母鸡 1 只（约 500 克，生姜 3 片）。

[用法] 将母鸡去毛及内脏，洗净，用清水把桑枝洗净，并稍浸片刻。二者与生姜一起放入瓦煲内，加清水 2 500 毫升（约 10 碗水量），先用武火煮沸后，用文火煮约 2 小时，调味即可。此量可供 3～4 人用，可把鸡捞起，伴入酱油佐食用。

[功效] 益精髓，祛风湿，利关节。

[适应证] 慢性腰肌劳损。

[方源] ①《药食两用中药应用手册》；②《偏方大全》（第三版）

（146）雷诺氏综合征

[方名]治雷诺氏综合征方　1△

[方药]桑寄生、炙附子、火麻仁、防风、桂枝、党参、熟地、桃仁、玄参各9克，羌活、甘草各6克，当归、赤芍、黄芪各30克。

[用法]水煎服。每日1剂，日分2次温服。

[功效]温阳益肾，养血祛风，温经逐寒。

[适应证]雷诺氏综合征属肾阳不足，气血凝滞者。

[按语]本综合征属植物神经系统功能紊乱的疾病，属中医学中"痹痛"范畴，症见手指苍白，麻木，两上臂至手指端发凉变硬。

[方源]①《千家妙方》；②《中华古医药宝典·万家奇方大全》

[方名]治雷诺氏综合征方　2△

[方药]桑枝、黄芪各30克，丹参15克，当归、鸡血藤、赤芍各10克，制附子、肉桂、细辛、桂枝各9克。

[用法]水煎服。每日1剂，日分2次温服。

[功效]益气活血，解痉止痛，温肾散寒。

[适应证]雷诺氏综合征属脾肾阳虚，血虚寒凝者。

[按语]本综合征为肢端小动脉阵发性、痉挛性疾患，病因与中枢神经系统功能失调，交感神经活动增强有关。即与植物神经功能失调有关。症见指端皮肤颜色相继呈苍白、紫绀、潮红等。精神紧张可诱发。

[方源]①《千家妙方》；②《中华古医药宝典·万家奇方大全》

（147）血栓闭塞性脉管炎

[方名]治血栓闭塞性脉管炎方　1△

[方药]生地、土茯苓、桑枝、芦根、薏苡仁各15克，当归尾、忍冬藤各12克，赤芍、金银花各9克，黄柏（烧焦）、红花、甘草、生三七（冲细调服）各3克。

[用法]水煎取汁，每日1剂，日分3次温服。

[功效]养阴清热，活血通络。

[适应证]血栓闭塞性脉管炎（脱疽），属血燥阴虚，血瘀不化型。

[方源]《偏方秘方大全》

[方名]治血栓闭塞性脉管炎方　2△

[方药]桑枝、生川乌、川椒、艾叶、桂枝、防风、透骨草、槐枝、蒜瓣、当归、苏木、红花各9克。

［用法］外用。熏洗患处，每次 20 分钟，每日 2 ~ 3 次。

［功效］温经散寒。

［适应证］血栓闭塞性脉管炎（脱疽），属初起寒凝经闭者。

［方源］《偏方秘方大全》

（148）下肢象皮肿

［方名］治下肢象皮肿方 1△ （桑叶注射液）

［方药］10％桑叶注射液。

［用法］每次 5 毫升，肌内注射，每天 1 ~ 2 次，或 25％ ~ 50％溶液 4 毫升，肌内注射，每天 1 次。15 ~ 21 天为 1 个疗程，必要时间隔 10 天后再给以第 2 或第 3 个疗程，在注射第 3 天后同时开始绑扎患肢。

［功效］清热解毒，利水消肿。

［适应证］下肢象皮肿。

［按语］有学者采用本方治疗各期象皮肿患者 352 条腿，经 1 个疗程后基本治愈 36 条腿（腿围缩小，恢复正常或者接近正常，皮肤变薄，皮下组织极度松软，自觉症状消失，劳动力完全恢复），显效 166 条腿（腿围显著缩小，皮肤、皮下组织大部松软，自觉症状显著改变，劳动力有所提高），进步 149 条腿（腿围稍有缩小，皮肤、皮下组织略感松软，自觉症状稍减，劳动力稍渐增进），无效 1 条腿。总有效率为 99.7％。本方对 Ⅰ、Ⅱ期象皮肿患者，治疗效果显著，对 Ⅲ期患者，治疗效果稍差。

［方源］《中药临床新用》

［方名］治下肢象皮肿方 2△

［方药］生桑叶片，每片含生桑叶 0.4 克。

［用法］生桑叶片，每次 4 克，口服，每日 3 次，连用 1 个月为 1 疗程。

［功效］疏风清热。

［适应证］下肢象皮肿。

［按语］用上方治疗下肢象皮肿 97 条腿，总有效率 100％，经分析，疗程与疗效有明显关系。

［方源］王培义，等．中医杂志，1992（10）

（149）肠梗阻

［方名］治肠梗阻（关格）方 1△

［方药］大黄八两，桑白皮、乌梅各五两，芍药、杏仁各四两，麻仁、芒硝各二两。

［用法］咀，以水七升，煮取三升，分三服。

[**功效**] 润肠，泻下，通便。

[**适应证**] 肠梗阻（关格）。

[**按语**]《灵枢·脉渡》："阴阳俱盛，不得相荣，故曰关格。关格者，不得尽期而死也。" 以呕吐和大便不通为主症。

[**方源**] 唐·孙思邈. 千金方. 北京：人民卫生出版社，1982

（150）阴囊出血（囊衄）

[**方名**] 治阴囊出血方 1$^{\triangle}$ （清热凉血汤）

[**方药**] 桑叶、白薇、女贞子、旱莲草各 9 克，青蒿、生地各 12 克，煅牡蛎、煅龙骨各 19 克。

[**用法**] 水煎服，每日 1 剂，分 2 次服。

[**功效**] 凉血止血。

[**适应证**] 囊衄（阴囊出血）。

[**方源**]《中医奇症新编》

（151）肛隐窝炎

[**方名**] 治肛隐窝炎方 1$^{\triangle}$ （清解汤）

[**方药**] 桑叶、菊花、丹皮、大黄各 6 克，生苡仁、萆薢、赤芍各 9 克，连翘、苦参各 12 克，金银花、车前子各 15 克，甘草 3 克。

[**用法**] 水煎服。每日 1 剂，日分 2 次温服。

[**功效**] 清热利湿。

[**适应证**] 肛隐窝炎属湿热下注型。症见肛门部不适，下坠明显，坐浴后缓解，肛门附近皮肤潮红，小便难，粪便表面有黏液。舌质淡，苔薄白，脉弦滑。

[**方源**]《实用中医手册》

（152）痔核（痔疮）

[**方名**] 化痔方 1$^{\triangle}$

[**方药**] 桑枝、马齿苋各 30 克，丝瓜叶 10 克。

[**用法**] 水煎取汁，每日 1 剂，口服。

[**功效**] 通脉化痔。

[**适应证**] 痔疮。

[**方源**]《中国民间本草偏方大全》（三）

［**方名**］化痔方 2[△]

［**方药**］桑寄生 9 克，五倍子 5 克，皮硝 15 克。

［**用法**］外用。煎汤熏洗，连用 1 周左右。

［**功效**］收敛散结。

［**适应证**］痔疮。

［**方源**］①《常见病验方研究参考资料》；②《民间祖传秘方大全》

［**方名**］化痔方 3[△]

［**方药**］桑寄生适量。

［**用法**］为末，米汤下。

［**功效**］收敛散结。

［**适应证**］痔疮。

［**方源**］宋·赵佶. 圣济总录. 北京：人民卫生出版社，1962

［**方名**］化痔方 4[△]

［**方药**］桑叶、地榆、槐角各 20 克，蒲公英、鬼针草、乌贼骨、莱菔子各 15 克。

［**用法**］水煎服。每日 1 剂，日分 2 次温服，同时用高锰酸钾粉坐盆浴后用红霉素软膏，马应龙痔疮膏抹擦患处，保持大便通畅，忌食辛燥之品。

［**功效**］清热解毒，化瘀止血。

［**适应证**］痔疮出血。

［**按语**］痔疮临床上较多见，一年四季均有发病，男女均易发生，多由热毒蕴结，瘀血凝滞，热迫血行而致出血，治疗可外洗内服相结合。

［**方源**］中国民族民间医药杂志，2002，56（3）：183～184

13. 妇产科疾病

（153）月经失调

[方名] 治月经失调方 1[△] （桑椹汤）

[方药] 桑椹子、白茯苓（去黑皮）、牡丹皮、桂（去粗皮）、熟干地黄（焙）、芎䓖各一两。

[用法] 为末。每服三钱，水一盏，煎至七分，去滓。空心温服。

[功效] 养血益肾，活络通经。

[适应证] 月经不调，症见妇人月经不调，脐下疼痛。

[方源] 宋·赵佶. 圣济总录. 北京：人民卫生出版社，1962

[方名] 治月经失调方 2[△] （白柏胶囊）

[方药] 黄芪、党参、白术、茯苓、甘草、山药、桑寄生、麦冬、枸杞子、续断、柏子仁、远志、当归、地榆、大蓟、小蓟、藕节、乌梅。

[用法] 依法制成胶囊剂。每次5～8粒，饭后服，每日3次。

[功效] 补气固冲，清热止血。

[适应证] 月经不调，属气虚血热者。症见月经先期，量多，色红，经期延长，淋漓不断，本品也适用于功能性子宫出血。

[按语] 注意事项：①孕妇禁用。②忌生冷、辛辣食物。③本品不宜与藜芦及其制剂同用。

[方源]《国家非处方药应用指南》

[方名] 治月经失调方 3[△] （气血和胶囊）

[方药] 何首乌、当归、赤芍、白芍、鸡血藤、知母、地骨皮、龟板、生地、南沙参、麦冬、桑叶、菊花、黄芩、白薇、石斛、枸杞子、女贞子、墨旱莲、覆盆子、菟丝子、珍珠母、炒枣仁。

[用法] 依法制成丸剂。每次50粒，饭后服，每日2次。

[功效] 补血滋阴，清热安神，活血化瘀。

[适应证] 月经不调属阴血亏虚，虚热内扰，瘀阻胞宫者。症见月经紊乱，色淡质稀，淋漓不断，潮热多汗，心烦易怒，失眠健忘，头晕耳鸣，咽干口渴，手足心热。本

品尚可用于围月经期综合征，肺结核等。

[按语] 注意事项：①脾虚食少便溏者忌用。②忌生冷、辛辣食物和热性中药。③本品不宜与藜芦及其制剂同用。

[方源]《国家非处方药应用指南》

[方名] 治月经失调方 4[△] （复方乌鸡酒）

[方药] 乌鸡、当归、红枣、黄精、桑寄生、益母草流浸膏，白酒。

[用法] 上药依法制成酒剂。每次 30 毫升，饭后服，每日 2 次。

[功效] 补血益肾，活血调经。

[适应证] 月经不调属血虚肾亏者。症见月经后期，量少色淡，面色无华，行经腹痛。本品也适用于贫血的治疗。

[按语] 注意事项：①孕妇及乙醇过敏者禁用。②心脏病、肾功能不全者忌用。③忌生冷、辛辣食物。

[方源]《国家非处方药应用指南》

[方名] 治月经失调方 5[△] （紫石英丸）

[方药] 紫石英、禹余糧（烧醋淬）、人参、桑寄生、桂（去皮）、龙骨、川乌头（炮）、杜仲（去皮炒）、五味子、远志（去心）、泽泻、当归（切洗焙）、石斛（去根）、肉苁蓉、干姜各一两，牡蛎（烧）、甘草（炙）、川椒（炒出汗）各二两半。

[用法] 为细末，炼蜜和丸，如梧桐子大。米饮下二十丸，加至三十丸，日三。

[功效] 调阴阳，补气血，通月水。

[适应证] 月经不调。

[方源] 明·朱橚. 普济方. 北京：人民卫生出版社，1959

[方名] 治月经失调方 6[△] （赤芍药丸）

[方药] 赤芍药、熟干地黄（焙）、紫苏子（微焙炒）各二两，桑寄生、贝母（去心）、人参、鳖甲（去裙襕，醋炒）、当归（焙）、芎劳各一两半，苦参、诃黎勒（焙去黑皮）、桂（去粗皮）各一两。

[用法] 为末，蜜丸，如梧桐子大。每服二十丸，空心温酒下。

[功效] 益气养血，固肾通经。

[适应证] 月经不调。症见室女禀受怯弱，月水不调，时来时止，身体疼痛，时有寒热。

[方源] 宋·赵佶. 圣济总录. 北京：人民卫生出版社，1962

[方名] 治月经失调方 7[△]

[方药] 桑寄生、当归各 12 克，狗脊、香附、丹参，酒白芍、益母草、葫芦巴、玄胡、失笑散各 9 克，艾叶、炮姜各 4.5 克，砂糖适量。

［用法］水煎服。每日 1 剂，日分 2 次温服。

［功效］补肾益气，固冲调经。

［适应证］月经先期属阳虚寒盛者。

［方源］《妇儿良方》

［方名］治月经失调方　8△

［方药］桑白皮、海桐皮、牡丹皮、地骨皮、五加皮各等量。

［用法］上咀，每服三钱，水一盏半，生姜三片，枣一枚，同煎至七分，温服，空心。

［功效］活络通经。

［适应证］月经不调，症见妇人经候不调，脐腹胀，腰腿无力，烦渴潮热，身体拘倦，日渐羸瘦。

［方源］元·危亦林 . 世医得效方 . 北京：中国中医药出版社，1996

［方名］治月经失调方　9△

［方药］桑叶、蒲公英、旱莲草、仙鹤草、太子参各 15 克，龙骨、牡蛎各 30 克，蒲黄炭 10 克，黄芪 60 克，五灵脂 12 克。

［用法］水煎服。每日 1 剂，日分 2 次温服。

［功效］益气养血，固冲调经。

［适应证］月经先后不定期

［方源］中国药业，2002，11（7）：77～78

［方名］治月经失调方　10△

［方药］桑寄生、川续断、菟丝子、阿胶珠、盐桔核、台乌药、香附、茯苓各 10 克，杜仲炭 12 克，茅根炭 18 克。

［用法］水煎服。每日 1 剂，日分 2 次温服。

［功效］补肾益气，固冲调经。

［适应证］月经先期属肾气不固，闭藏失职型。症见月经先期，经量或多或少，经色暗淡而质薄，腰腿酸痛，沉重无力，夜尿频多。舌质淡嫩，舌苔白润，脉细尺弱。

［方源］《实用中医手册》

［方名］治月经失调方　11△

［方药］桑椹子、党参、炙黄芪、白芍、全当归、熟地、茯苓、龙眼肉、佩兰叶、香附各 10 克，远志 6 克。

［用法］水煎服。每日 1 剂，日分 2 次温服。

［功效］益气养血，固冲调经。

［适应证］月经后期属血虚气弱，血海不足型。症见月经后期，经血量少，色淡，

质清稀，月经过期而腹不胀痛，头晕心悸，面色苍白无华，腰腿酸重，体乏倦怠。舌质淡，舌苔薄白，脉细弱或虚数。

[方源]《实用中医手册》

[方名] 治月经失调方　12△

[方药] 桑椹子、党参、炙黄芪、茯苓、白芍、全当归、酒川芎、龙眼肉、佩兰叶、泽兰叶、香附各 10 克，山药 12 克。

[用法] 水煎服。每日 1 剂，日分 2 次温服。

[功效] 益气健脾，补血养血。

[适应证] 月经过少属血虚脾弱，血海不充者。症见经血量少色淡，甚至点滴即净，经质稀薄，小腹空痛，头晕眼花，心悸怔忡，面色萎黄，爪甲不荣，皮肤无光泽。舌质淡，舌苔薄白，脉细弱。

[方源]《实用中医手册》

[方名] 治月经失调方　13△

[方药] 桑寄生、女贞子、菟丝子、泽泻、丹皮、当归、熟地、白术各 10 克，茯苓、山药、荷叶各 15 克，白芍 5 克。

[用法] 水煎服，每日 1 剂，日分 2 次温服。

[功效] 益气健脾，补肾调经。

[适应证] 月经前期。症见每次月经提前 1 周，经血量多，月经时间长，每次 8 ~ 10 天，色淡红，无血块或有血块等。

[方源]《偏方秘方大全》

[方名] 治月经失调方　14△　（茜草三物汤）

[方药] 茜草根 15 克，当归、川芎各 6 克，白芍 12 克，桑寄生 15 克，女贞子、山楂、川牛膝各 12 克，香附、青皮各 9 克，柴胡、甘草各 4 克。随证加减。

[用法] 水煎服。每日 1 剂，日分 2 次温服。

[功效] 活血化瘀，固肾通经。

[适应证] 月经不调。

[按语] 采用本方治疗月经不调 366 例。治疗结果：痊愈 231 例，好转 111 例，无效 24 例。

[方源] 四川中医，1999，（17）3：39

[方名] 治月经失调方　15△

[方药] 桑寄生、玄胡索、鳖甲（醋炙）、当归各半两，续断、芫花（醋炒黄色）、石斛、川芎、木香各一分。

[用法] 先制芫花一味，研为细末。所余众药杵罗为末，相合令匀。每服二钱，水

一盏，煎两三沸，去滓，空心吃，忌甘草。

[功效] 调宫脏，解劳气。

[适应证] 月经失调。症见内失所养，经候失调，骨内积热，虚实不等。非时上焦发热，忽至夜浑身发热，非时背膊劳倦，似病不病忽时烦躁，精神不安。

[方源] 明·朱橚．普济方．北京：人民卫生出版社，1959

[方名] 治月经失调方 16△

[方药] 桑白皮、海桐皮、五加皮、牡丹此、地骨皮、白芍药、甘草、没药、乌药、当归、乌头（去皮源码）各等量。

[用法] 咀。每服三钱，水一盏半，生姜三片，枣一枚，滴麻油数点，同煎至八分，去滓温服。

[功效] 活络活血，化瘀通经。

[适应证] 月经失调，症见经候不调，脐腹痛，腰腿脚无力，烦渴，潮热，身体拘倦，日渐羸瘦。

[方源] 明·朱橚．普济方．北京：人民卫生出版社，1959

[方名] 治月经失调方 17△ （半夏饮）

[方药] 法半夏（汤浸七遍焙）二两，桑寄生、吴茱萸（洗焙微妙）各一两半，大黄（锉炒）、芎䓖、当归（炒）、赤芍药、桂（去粗皮）、桃仁（汤浸去皮尖，双仁炒）各一两，槟榔（煨）三枚。

[用法] 为末，每服三钱，水一盏，入生姜一片，大枣一枚，煎至七分，去滓，空腹温服。

[功效] 益气养血，固肾通经。

[适应证] 月经不调。症见妇人月经不调，腰腹冷痛，面无血气，日渐消瘦，胸腹满闷，欲成骨蒸。

[方源] 明·朱橚．普济方．北京：人民卫生出版社，1959

[方名] 治月经失调方 18△

[方药] 桑寄生、牛膝、人参各半分，泽兰、补骨脂、枳壳（只用青）、藁本、官桂（去皮）、木香、芎䓖、防风、独活各一分，细辛四铢，白术半两，当归一两。

[用法] 上为细末，炼蜜和丸，如梧桐子大。早朝空心下三十丸，至五十丸加减。

[功效] 补血气血调经。

[适应证] 月经失调（月水不调）。

[方源]《护命方》

（154）经前期紧张综合征

[方名] 治经前紧张综合征方 1△

[方药] 桑椹子12克，枸杞子、生地、女贞子各10克，菊花、丹皮、黄精、泽泻各9克。

[用法] 水煎服。每日1剂，日分2次温服。

[功效] 滋阴平肝，调理冲任。

[适应证] 经前期紧张综合征属肝肾不足型者。症见经行量少，经行眩晕，耳鸣如蝉，神疲乏力，恶心呕吐，皮肤干燥，有蚁行感，经行荨麻疹，经行音哑，目赤肿痛，大便干结，口干咽燥。舌红苔薄，脉弦细数。

[方源]《实用中医手册》

[方名] 治经前紧张综合征方　2△

[方药] 桑椹子10克，知母、黄柏、山茱萸、丹皮、女贞子、旱莲草、麦冬、黄芩各9克，生地12克。

[用法] 水煎服。每日1剂，日分2次温服。

[功效] 滋阴清热。

[适应证] 经前期紧张综合征属阴虚内热型。症见经行发热，经行口糜，牙龈肿痛，头痛眩晕，烦躁失眠，经行音哑，目赤肿痛，五心烦热，口干咽燥，大便秘结，尿少色黄，月经先期，月经量多色红。舌红少苔，脉细弦数。

[方源]《实用中医手册》

[方名] 治经前紧张综合征方　3△

[方药] 双钩藤、生龙骨、生牡蛎各24克，桑寄生、柏子仁、丹参、益母草各15克，黄芩、天冬、麦冬、白芍、蔓荆子各12克，丹皮9克。

[用法] 水煎服，每日1剂，日分2次温服。

[功效] 舒理肝气，滋阴调经。

[适应证] 经前期紧张综合征属阴虚阳亢者。

[方源]《偏方秘方大全》

（155）经行眩晕

[方名] 治经行眩晕方　1△

[方药] 桑椹子、枸杞子、杭菊花、丹皮、地黄、茯苓、泽泻各9克，女贞子、绿豆衣各12克。

[用法] 水煎服。每日1剂，日分2次温服。

[功效] 滋水涵木。

[适应证] 经行眩晕属肾肝阳虚型。症见经期或经后头晕目眩，耳鸣如蝉，口干咽燥，腰酸神疲，月经量多色红。苔薄白或黄，脉弦细或弦数。

[按语] 每逢经期或月经前后，出现头目眩晕者，称为经行眩晕。本病症多为气血

虚弱或痰浊阻滞等所致。

[**方源**]《实用中医手册》

（156）经行浮肿

[**方名**] 治经行浮肿方 1△

[**方药**] 桑白皮、陈皮、大腹皮、茯苓、生姜皮各 10 克，桂枝 3 克，益母草、黄芪各 30 克。

[**用法**] 水煎服。每日 1 剂，日分 2 次温服。

[**功效**] 健脾化湿，行气消肿。

[**适应证**] 经行浮肿。

[**方源**]《妇儿良方》

[**方名**] 治经行浮肿方 2△

[**方药**] 桑白皮 12 克，白术、茯苓、当归、赤芍各 9 克，陈皮 6 克，川芎、木香各 4.5 克。

[**用法**] 水煎服。每日 1 剂，日分 2 次温服。

[**功效**] 健脾化湿，理气消肿。

[**适应证**] 经行浮肿属气滞湿阻而见小腹胀痛，经行不爽者。症见经前面部浮肿，四肢肿胀，小腹胀痛，经行不爽。舌苔薄腻或白腻，脉濡细或弦细。

[**方源**]《实用中医手册》

（157）经行吐血

[**方名**] 治经行吐血方 1△

[**方药**] 桑寄生、生地、麦冬、白芍、牡蛎、牛膝各 30 克，黄芩 24 克，枳实 15 克。

[**用法**] 水煎服。每日 1 剂，日分 2 次温服。

[**功效**] 养阴止血。

[**适应证**] 经行吐血。

[**按语**] 服本方时，同时服黄连素 4 片，效果更佳。

[**方源**]《中医奇证新编》

（158）功能性子宫出血（崩漏）

[**方名**] 治崩漏方 1△ （止崩汤）

[**方药**] 桑叶 15 克，三七末 5 克，当归、生黄芪各 50 克。

[**用法**] 除三七外，诸药水煎取汁，冲三七末服下。

[**功效**] 清热养血摄血。

[**适应证**] 崩漏属气血亏损，血崩不止者。

[**方源**]《民间偏方奇效方》

[**方名**] 治崩漏方 2△

[**方药**] 桑白皮适量。

[**用法**] 以烧桑白皮水煮饮之。

[**功效**] 补气摄血。

[**适应证**] 崩漏。

[**方源**] 明·朱橚. 普济方. 北京：人民卫生出版社，1959

[**方名**] 治崩漏方 3△

[**方药**] 桑寄生、白芍、山药、续断、菟丝子、仙鹤草、地榆各15克，山萸肉10克，阿胶（烊化）10～15克，熟地10～20克，黄芪15～20克。

[**用法**] 水煎服。

[**功效**] 补气养血，摄血止崩。

[**适应证**] 更年期功能失调性子宫出血（崩漏）。

[**方源**]《妇儿良方》

[**方名**] 治崩漏方 4△

[**方药**] 桑椹、生芪、贯众炭各15克，桑螵蛸、当归、山药、党参、荆芥炭、莲房炭、防风炭、竹茹、生龙骨、煅龙骨、煅牡蛎各9克，贡胶10克，枸杞子6克，乌贼骨5克，羌活、独活各3克，生姜为引。

[**用法**] 水煎服。每日1剂，日分2次温服。

[**功效**] 调和冲任，益气止血。

[**适应证**] 崩漏。

[**方源**]《民间祖传秘方大全》

[**方名**] 治崩漏方 5△

[**方药**] 桑寄生、熟地黄、山萸肉、杜仲、川断各20克，白芍、海螵蛸、牡蛎各25克，阿胶、怀牛膝各15克，炒地榆50克。

[**用法**] 水煎服，每日1剂，日分2次温服。

[**功效**] 补肝益肾，养阴摄血。

[**适应证**] 崩漏属肝肾阴虚，相火妄行，灼伤胞经者。

[**方源**]《妇儿良方》

[**方名**] 治崩漏方　6[△]

[**方药**] 桑椹、生黄芪、贯众炭、莲房炭、荆芥炭、当归、山药、党参、鹿角胶各 9 克，制首乌 12 克，枸杞子 6 克，海螵蛸 5 克，川羌活 3 克，生姜为引。

[**用法**] 水煎服。每日 1 剂，日分 2 次温服。

[**功效**] 补肾固摄，凉血止崩。

[**适应证**] 崩漏。

[**按语**] 忌鱼。

[**方源**]《民间祖传秘方大全》

[**方名**] 治崩漏方　7[△]

[**方药**] 桑叶 14 片，当归（酒洗衣）、生芪各 30 克，广三七 3 克（另冲）。

[**用法**] 水煎，日三服。

[**功效**] 凉血养血，益气摄血。

[**适应证**] 崩漏。

[**方源**] 清·傅山，傅青主女科，上海科学技术出版社，1959

[**方名**] 治崩漏方　8[△]

[**方药**] 桑寄生适量。

[**用法**] 研极细，每次 15 克，用红糖调服。

[**功效**] 补肾固摄。

[**适应证**] 崩漏（无排卵型功能失调性子宫出血）。

[**方源**] ①《常见病验方研究参考资料》；②《民间祖传秘方大全》；③《常见病乡村小单方》

[**方名**] 治崩漏方　9[△]　（固本回春汤）

[**方药**] 桑叶、三七（研粉冲服）、阿胶（烊化冲服），小蓟、艾炭各 10 克，当归、白术、茜草、侧柏炭、地榆炭、黄柏各 15 克，白芍 20 克，黄芪、龙牡、海螵蛸、仙鹤草各 30 克。

[**用法**] 水煎服，日 1 剂。

[**功效**] 固本止崩。

[**适应证**] 崩漏。

[**方源**]《中国特色医疗新技术》

[**方名**] 治崩漏方　10[△]　（加减清海丸）

[**方药**] 熟地、龙骨各 24 克，北沙参、白芍各 15 克，山药、山萸肉、石斛、阿胶（烊化）、麦冬、女贞子、旱莲草各 12 克，桑叶、丹皮、白术各 9 克。

[**用法**] 水煎服，每日 1 剂，日分 2 次温服。

［**功效**］滋肾养肝，清热止血。

［**适应证**］崩漏（功能性子宫出血）。

［**按语**］本方是何炎燊名老中医验方。

［**方源**］《国家级名老中医验方大全》

［**方名**］治崩漏方　**11**△　（寄生汤）

［**方药**］桑寄生、鸡苏、淡竹茹各一两，芍药、地榆各一两半，龙骨二两。

［**用法**］咀，如麻豆大，每服三钱，水一盏，煎至七分，去滓，食前温服。

［**功效**］补肝益肾，摄血止带。

［**适应证**］崩漏。症见妇人月水暴伤及带下，经久不止。

［**方源**］明·朱橚.普济方.北京：人民卫生出版社，1959

［**方名**］治崩漏方　**12**△　（黄芪丸）

［**方药**］黄芪（锉）、熟干地黄（焙）、当归（切焙）、鹿茸（去毛酥炙）、地榆、卷柏（去土）、茯神（去木）各一两半，桑寄生、木香、代赭石、艾叶、芎䓖、赤石脂、沙参、白龙骨、诃黎勒皮各一两。

［**用法**］为散，炼蜜和丸如梧桐子大。每服三十丸，米饮下，空心日午卧时各一服。

［**功效**］补气养血，滋阴摄血。

［**适应证**］崩漏。症见妇人月水暴伤兼带下，脐腹冷痛，腰酸痛，肢体倦怠，烦渴口燥。

［**方源**］明·朱橚.普济方.北京：人民卫生出版社，1959

［**方名**］治崩漏方　**13**△　（清肝止血汤）

［**方药**］钩藤12克，丹皮、血余炭、生地榆各9克，桑叶、香附、生地、黄芩、当归、柴胡各6克，白芍、赤芍各4.5克。

［**用法**］水煎服，每日1剂，日分2次温服。

［**功效**］清肝凉血。

［**适应证**］崩漏（功能性子宫出血）。

［**方源**］①《千家妙方》；②《中华古医药宝典·万家奇方大全》

［**方名**］治崩漏方　**14**△

［**方药**］桑叶、旱莲草、玄参炭各15克，槐米炭、丹皮炭各18克，炒白芍、藕节炭各30克，竹茹9克，甘菊花5克。

［**用法**］水煎服。每日1剂，日分2次温服。

［**功效**］清肝热，固冲任。

［**适应证**］功能性子宫出血，属肝旺血热者。

[**方源**] ①《千家妙方》；②《中华古医药宝典·万家奇方大全》

[**方名**] 治崩漏方 15△

[**方药**] 桑叶、丹皮、白术各 9 克，山药、山萸肉、阿胶、麦冬、石斛、女贞子、旱莲草各 12 克，北沙参、白芍各 15 克，熟地、龙骨各 24 克。

[**用法**] 水煎服。每日 1 剂，日分 2 次温服。

[**功效**] 滋肝补肾，养阴摄血。

[**适应证**] 功能性子宫出血，属阴虚阳搏者。

[**方源**]《千家妙方》

（159）闭　经

[**方名**] 治闭经方　 1△ 　（桃仁散）

[**方药**] 桃仁（汤浸去皮尖麦炒微黄）、大黄（锉微炒）、鳖甲（涂醋炙令黄去裙）、桑白皮（锉）、琥珀（细研）、土瓜根、赤芍药、柴胡（去苗）、黄芩、杏仁（汤浸去皮尖双仁麦炒微黄）各一两，甘草（炙微赤锉）。

[**用法**] 为散，每服三钱，以水一大盏，入生姜半分，薄荷二叶，豉五十料，同煎至五分去滓，食前温服。

[**功效**] 活血通经。

[**适应证**] 闭经。症见室女月水不通，烦热咳嗽，不思饮食，渐加瘦弱。

[**方源**] 宋·王怀隐等. 太平圣惠方. 北京：人民卫生出版社，1958

[**方名**] 治闭经方　 2△ 　（桑椹汤）

[**方药**] 桑椹 25 克，鸡血藤 20 克，红花 5 克，黄酒适量。

[**用法**] 水煎服。每日 1 剂，分 2 次温服。

[**功效**] 补血行血，通滞化瘀。

[**适应证**] 闭经属血虚者。

[**方源**] ①《实用食疗秘方大全》；②《妇儿良方》；③《中国民间本草偏方大全》（三）；④《李时珍祖传秘经》；⑤《偏方大全》

[**方名**] 治闭经方　 3△

[**方药**] 桑寄生、川断各 12 克，牛膝 15 克，黄芪、丹参各 30 克，桃仁、红花、卷柏、泽兰各 9 克。

[**用法**] 水煎服。每日 1 剂，日分 2 次温服。

[**功效**] 补气行血，通带化瘀。

[**适应证**] 闭经属气血虚弱者。

[**方源**]《妇儿良方》

[方名] 治闭经方 4△

[方药] 桑寄生、玄参各20克，牛膝、法半夏各25克，丹参、益母草各50克，香附、苍术、茯苓、陈皮、丹皮、麦冬各15克，甘草10克。

[用法] 水煎服。每日1剂，日分2次温服。

[功效] 行气活血，化瘀通经。

[适应证] 闭经属寒湿凝滞者。

[方源]《妇儿良方》

[方名] 治闭经方 5△ （蛴螬丸）

[方药] 蛴螬（微炒）、桑根白皮（锉）、牡丹、桃仁（汤浸去皮尖双仁，麦炒微黄）、赤芍药、牛膝（去苗）、土瓜根、甜葶苈（隔纸炒食紫色）、海藻（洗去咸味）各三分，水蛭（炒微黄）、虻虫（炒微黄，去翅足）各一分，生地黄、赤茯苓各一两，干漆（捣研令烟出）、桂心、黄芩、琥珀各半两。

[用法] 为末，炼蜜和捣二三百杵，丸如梧桐子大。每于欲食前，以温酒下二十丸。

[功效] 补肾，养血，通经。

[适应证] 月水不通（闭经）。

[方源] 明·朱橚. 普济方. 北京：人民卫生出版社，1959

[方名] 治闭经方 6△ （柴胡饮）

[方药] 柴胡（去苗）、桑寄生、当归（锉炒）、白茯苓（去黑皮）、吴茱萸（洗焙微炒）、大黄（饮蘸冲蒸三次炒）、白术、桂（去粗皮）、芎劳各一两半，半夏（汤洗七遍焙）三两，牡丹皮二两，桃仁（去皮尖双仁）四十枚。

[用法] 粗捣筛，每服五钱，水二盏，煎至一盏，去滓，空心服。

[功效] 补肾，养血，通经。

[适应证] 月水不通（闭经）。

[方源] 明·朱橚. 普济方. 北京：人民卫生出版社，1959

[方名] 治闭经方 7△

[方药] 桑寄生、当归、续断、石斛、芎劳、细辛各等量。

[用法] 细杵罗为末。每服三钱半，水一盏，葱两支，同煎，取九分，空心和滓吃。

[功效] 补肾，养血，通经。

[适应证] 闭经。

[方源] 明·朱橚. 普济方. 北京：人民卫生出版社，1959

[方名] 治闭经方 8△

[方药] 麻黄、桑白皮、桑叶、香附、牛膝各9克，熟地、鹿角霜各12克，益母

草 15 克，仙灵脾、石楠叶各 30 克，白芥子、桔梗各 6 克。

[**用法**] 水煎服。于月经干净后，每周服 5 日，每日 1 剂。

[**功效**] 益肾养血，通络行经。

[**适应证**] 青春期闭经。

[**按语**] 用本方治疗闭经 30 例，有效 25 例，显效 5 例。

[**方源**]《中华古医药宝典·中医祖传秘笈》

[**方名**] 治闭经方 9△

[**方药**] 桑寄生、川断、枸杞子各 20 克，月季花、红花、茯苓、泽泻各 15 克，制首乌 40 克，熟地、菟丝子、丹参各 50 克，肉桂 10 克，细辛 2.5 克。

[**用法**] 水煎服。每日 1 剂，日分 2 次温服。

[**功效**] 补肾活血，通络行经。

[**适应证**] 闭经。

[**方源**]《妇儿良方》

（160）白带（带下）

[**方名**] 治白带方 1△ （卷柏丸）

[**方药**] 卷柏（醋炙）、桑寄生、赤石脂（煅醋淬七次）、鹿茸（醋炙）、白石脂、芎藭、代赭石（煅醋淬七次）、艾叶（醋炒）、鳖甲（醋炙）、当归（去芦头酒洗微炒）、地榆各一两，黄芪（去芦头蜜炙）、熟地黄（洗）各一两半，木香（不见火）、龙骨各半两，干姜（炮）三分。

[**用法**] 为末，醋炙，糯米糊为丸如梧桐子大。每服七十丸，空心食前，用米饮送下。

[**功效**] 益气养血，调理胞络，通经止带。

[**适应证**] 白带。症见赤白带下，心腹绞痛，面色萎黄，腰酸腿软。

[**方源**] 宋·严用和.济生方.北京：人民卫生出版社，1957

[**方名**] 治白带方 2△ （黄芪丸）

[**方药**] 黄芪、卷柏、熟干地黄各一两半，桑寄生、龙骨、当归（锉微炒）、地榆、木香、代赭、白石脂、赤石脂、人参（去芦头）、艾叶（微炒）、芎藭、诃黎勒皮各一两，干姜三分。

[**用法**] 捣罗为末，炼蜜和捣二三百杵，丸如梧桐子大。每于食前以暖酒下三十丸。

[**功效**] 益气养血，调理胞络，通经止带。

[**适应证**] 白带。症见妇人室女心腹绞痛，腰痛腿软，赤白带下，面色萎黄。

[**方源**] 宋·王怀隐，等.太平圣惠方.北京：人民卫生出版社，1958

[方名] 治白带方 3△ （桑寄生散）

[方药] 桑寄生、桑耳（炙）、当归（锉炙）、乌贼骨（烧灰）、柏叶（炙）各一两，龟甲（醋炙）一两半，禹余粮（浸醋淬七次）二两，吴茱萸（汤洗焙炒）半两。

[用法] 捣研为散。每服二钱，食前温酒调下。

[功效] 调理胞络，通经止带。

[适应证] 白带。属妇人赤白带下，久不止者。

[方源] 宋·王怀隐等. 太平圣惠方. 北京：人民卫生出版社，1958

[方名] 治白带方 4△

[方药] 桑白皮一握。

[用法] 用桑树东南枝白皮一握，日出前取之。细擘分为三服，每服以酒一中盏，煎至六分，去滓，每于食前温服。

[功效] 调理胞络，通经止带。

[适应证] 白带。属妇人赤白带下不止者。

[方源] 明·朱橚. 普济方. 北京：人民卫生出版社，1959

[方名] 治白带方 5△

[方药] 桑寄生30克，生牡蛎24克，薏苡仁18克，川续断、茯苓各12克，白果10个，桑螵蛸、海螵蛸、生龙骨、菟丝子各9克，莲须6克。

[用法] 水煎服。每日1剂，日分2次温服。

[功效] 固肾，利湿，收涩。

[适应证] 白带。症见不定期带下，腰酸腿软。舌苔白腻，脉濡。

[方源]《中国民间偏方大全》

[方名] 治白带方 6△ （禹余粮丸）

[方药] 禹余粮（烧醋淬七次）、白石脂各二两，桑寄生、当归（锉微炒）、鳖甲（涂醋炙微黄去裙襕）、白术、附子（涂醋微炙）、厚朴（去粗皮涂生姜汁炙令香熟）、柏叶（微炒）、干姜各一两，吴茱萸半两，白芍药三分，狗脊（去毛）二分。

[用法] 捣罗为末，炼蜜和捣二三百杵，丸如梧桐子大。每于食前热酒下三十丸。

[功效] 益气养血，调经止带。

[适应证] 白带。症见妇人久赤白带下，胞络伤败，月水不调，渐成崩漏，气血虚竭，面黄体瘦，腰膝酸软，手足发热。

[方源] 明·朱橚. 普济方. 北京：人民卫生出版社，1959

[方名] 治白带方 7△

[方药] 桑寄生、芍药、柏叶各四分，桑耳、禹余粮各六分，吴茱萸、干地黄各八分，乌贼鱼骨五分。

［**用法**］为末，空心用饭饮调下二钱。

［**功效**］补益胞络，通经止带。

［**适应证**］白带属冷白带下者。

［**方源**］明·朱橚. 普济方. 北京：人民卫生出版社，1959

［**方名**］治白带方　**8**△　（桑寄生汤）

［**方药**］桑寄生（炙）、芎藭、艾叶（炙）、当归（焙）各一两，白胶（炙燥）半两。

［**用法**］上粗捣筛，每服三钱，水半盏，酒半盏，同煎至七分，去滓，食前温服，日三服。若服此药口干渴者，加茅根（切）二合，生地黄一两，麦门冬（去心）一两。

［**功效**］调理胞络，通络止带。

［**适应证**］白带属妇人三十六种不同的带下者。

［**方源**］明·朱橚. 普济方. 北京：人民卫生出版社，1959

［**方名**］治白带方　**9**△

［**方药**］冬桑叶 14 片，当归、生黄芪各 30 克，贯众炭、白芍炭各 15 克，三七粉（冲服）6 克。

［**用法**］水煎服。每日 1 剂，分 2 次温服。

［**功效**］清热活血，补肾止带。

［**适应证**］妇科炎症，更年期综合征所致的赤白带下。

［**方源**］《民间千家妙方》

［**方名**］治白带方　**10**△　（龟甲散）

［**方药**］龟甲（用酥炙令微黄）、当归（锉微炒）、禹余粮（烧醋淬七次）、柏叶（微炒）、厚朴（去粗皮涂姜汁炙令香熟）各一两，桑寄生、狗脊（去毛）、白芍药、桂心各半两，人参（去芦头）、桑耳（微炒）各三分，白石脂、吴茱萸（汤浸七遍焙干微炒）各二两。

［**用法**］捣细罗为散。每于食前，以粥饮调下二钱。

［**功效**］补益胞络，通经止带。

［**适应证**］妇人白带下，腰膝疼痛。

［**方源**］宋·王怀隐，等. 太平圣惠方. 北京：人民卫生出版社，1958

［**方名**］治白带方　**11**△　（续断丸）

［**方药**］续断、丹参、当归（微炒）、桑寄生、艾叶（微炒）、阿胶（捣碎炒令黄燥）各三分，白芷、干兰花各半两。

［**用法**］捣罗为末，以醋浸蒸饼，和丸如梧桐子大。每于食前，以温酒下三十丸。

［**功效**］补益胞络，通经止带。

[适应证] 妇人带下五色久不止，脐下痛。

[方源] 明·朱橚. 普济方. 北京：人民卫生出版社，1959

（161）阴道炎

[方名] 治阴道炎方　1△

[方药] 桑叶150克，苦杏仁100克，麻油450克。

[用法] 外用。将杏仁炒香研成粉末，用麻油调成糊状。桑叶水煎取汁冲洗患处，然后用杏仁油擦拭。

[功效] 清热解毒。

[适应证] 阴道炎。

[方源]《民间偏方奇效方》

[方名] 治阴道炎方　2△

[方药] 桑白皮、柴胡、黄芩、前胡、茯苓各6克，石膏15克，荆芥4.5克，升麻、甘草各3克。

[用法] 水煎服。每日1剂，日分2次温服。

[功效] 清热燥湿，祛风止痒。

[适应证] 阴道炎。

[方源]《民间千家妙方》

（162）阴道干枯

[方名] 治阴道干枯方　1△

[方药] 桑白皮、橘叶、白蒺藜、香附各4.5克，升麻、柴胡、川芎各3克。

[用法] 水煎服。每日1剂，日分2次温服。

[功效] 疏肝解郁。

[适应证] 阴道干枯。

[方源]《民间千家妙方》

（163）女阴瘙痒

[方名] 治女阴瘙痒方　1△

[方药] 桑叶150克，苦杏仁100克，麻油450克。

[用法] 外用。将杏仁炒干研成粉末，用麻油调成稀糊状，用时先用桑叶加水煎汤冲洗外阴，阴道。冲洗后用杏仁油涂搽，每日1次，或用带线棉球蘸杏仁油塞入阴道，24小时后取出，连用7天。

[**功效**] 杀菌止痒。

[**适应证**] 女阴瘙痒及阴道滴虫。

[**方源**] ①《李时珍祖传秘经》；②《偏方大全》（第三版）

（164） 女阴白斑

[**方名**] 治女阴白斑方　1△

[**方药**] 桑白皮、生地、当归、白芍、地骨皮、荆防风、浮萍、钩藤各 10 克，牛膝 5 克，川芎 3 克，磁石 30 克。

[**用法**] 水煎服。每日 1 剂，日分 2 次温服。

[**功效**] 泻肺补肝，通络止痒，活血消斑。

[**适应证**] 女阴白斑属肺热肝血不足者。

[**按语**] 本病是女阴的一种特殊病态，以病变处皮肤粗糙、增厚、发硬，呈不规则散在珠白色斑块为特征，病因尚未完全明了，有人认为是慢性营养障碍，其病理改变为表皮增生过程，并非炎症，主要症状是难以忍受的奇痒。

[**方源**]《千家妙方》

[**方名**] 治女阴白斑方　2△

[**方药**] 桑椹子、枸杞子、茯苓各 15 克，炒黄柏、地黄、山茱萸各 12 克，炒知母、鳖甲、丹参各 6 克，泽泻 10 克，赤小豆 30 克。

[**用法**] 水煎服。每日 1 剂，日分 2 次温服。

[**功效**] 滋补肾阴，益肝养血，祛斑止痒。

[**适应证**] 女阴白斑（外阴营养不良）属肾阴不足者。症见头晕耳鸣、腰膝酸软，周身无力，健忘失眠，女阴白斑，萎缩，剧烈瘙痒。

[**方源**]《实用中医皮肤病学》

[**方名**] 治女阴白斑方　3△　（益肾降火汤）

[**方药**] 桑椹子、枸杞子、菟丝子、女贞子、覆盆子、丹皮、伸筋草、制首乌、玄参、寸冬各 10 克。

[**用法**] 水煎服。每日 1 剂，日分 2 次温服。

[**功效**] 益肾降火，补血消斑。

[**适应证**] 女阴白斑属女阴萎缩者。

[**方源**] 中华妇产科杂志，1984，19（4）：197

[**方名**] 治女阴白斑方　4△

[**方药**] 磁石 30 克，桑白皮、生地、当归、川芎、白芍、地骨皮、荆芥、防风、浮萍、钩藤、牛膝 5 克。

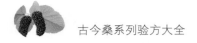

[**用法**] 水煎服，每日 1 剂。

[**功效**] 泻肺补肝，活血消斑。

[**适应证**] 女阴白斑。

[**方源**]《千家妙方》

（165）盆腔炎

[**方名**] 治盆腔炎方 1△

[**方药**] 桑寄生、赤芍、川断、五加皮、防风、归尾、乳香、没药各 12 克，白芷、芍叶各 10 克，千年健、川椒、羌活、独活、红花、血竭、钻地风各 6 克，透骨草 100 克。

[**用法**] 外用。共研细末，装入纱布袋中蒸后热敷患部，每次 30 分钟，每日 1～2 次，1 剂药可用 8 次，为 1 疗程。若疗效不明显，可进行 2 个疗程。

[**功效**] 通经活络，活血化瘀。

[**适应证**] 慢性盆腔炎。

[**按语**] 临床用本方治疗慢性盆腔炎 150 例，痊愈 104 例，显效 32 例，好转 9 例，无效 5 例。

[**方源**]《百病效验良方》

[**方名**] 治盆腔炎方 2△

[**方药**] 桑寄生、当归、川芎、白芍、党参、白术、茯苓、桂枝、半夏各 10 克，泽泻 20 克，柴胡、甘草各 6 克。

[**用法**] 水煎服。每日 1 剂，日分 2 次温服。一般可连续服用 10～25 剂。

[**功效**] 通脉化瘀，行气除湿。

[**适应证**] 盆腔炎属盆腔瘀血者。

[**按语**] 用本方治疗盆腔瘀血症 395 例，有明显疗效的 312 例，占 78.98%。

[**方源**]《百病效验良方》

[**方名**] 治盆腔炎方 3△

[**方药**] 黄柏、白花蛇舌草、红藤、银花、败酱草各 30 克，桑寄生、丹皮、赤芍、川断各 15 克，黄连 10 克。

[**用法**] 水煎服。每日 1 剂，分 2 次温服，10 天为 1 疗程。

[**功效**] 清热利湿。

[**适应证**] 急性盆腔炎。

[**方源**]《中华古医药宝典·中医祖传秘笈》

（166）卵巢囊肿

[方名] 治卵巢囊肿方 1△

[方药] 桑寄生、当归、生地黄、香附、生地黄（后下）各15克，桃仁12克，枳实、炒内金、赤芍、白芍、醋三棱、焦白术、焦山楂、郁金各10克。

[用法] 水煎取汁。每日1剂，日分2次温服。

[功效] 扶正固本，行血散结。

[适应证] 卵巢囊肿。

[方源] ①浙江中医学院学报，1984（1）；②《中华古医药宝典·验方大全》；③《秘方全书》

（167）子宫肌瘤

[方名] 治子宫肌瘤方 1△

[方药] 桑寄生、枸杞子各30克，鳖甲、当归、白芍、牛膝各15克，川芎、麦冬12克，五灵脂、莪术、吴茱萸、人参、丹参各10克，肉桂6克。

[用法] 水煎服。每日1剂，日分2次温服。

[功效] 温经散寒，活血化瘀。

[适应证] 子宫肌瘤属寒凝血瘀型。症见胞宫癥块，月经淋沥不断，色淡质清，痛经白带，腰胀酸痛，面色青灰，身体怕冷，小腹疼痛。舌质青紫，舌苔薄白，舌体胖嫩，脉沉迟而涩。

[方源]《中国精典文库》

（168）子宫脱垂

[方名] 治子宫脱垂方 1△

[方药] 桑寄生、桑螵蛸、白术、陈皮、升麻、柴胡、仙鹤草各15克，党参、黄芪、熟地、金银花各20克，生姜6克，红枣10枚。

[用法] 加水浸药面为度，浸泡1～2小时，慢火煎2次。分早晚温服。Ⅰ度脱垂初服12剂后，每月服3剂，连服2～3个月。Ⅱ度脱垂，服12剂后，每月服3剂，连服3～6个月。Ⅲ度脱垂，初服15剂后，每服5剂，连服6～10个月。服药期间作胸膝卧位。

[功效] 补中益气，补肾固脱。

[适应证] 子宫脱垂（阴痂，阴挺）属气虚下隐者。

[方源]《中医秘单偏验方妙用大典》

（169）急性乳腺炎

[方名] 治急性乳腺炎方　1△
[方药] 鲜桑叶适量。
[用法] 外用。将桑叶用针刺孔，浸醋贴患部，外用纱布包扎。
[功效] 清热解毒，通乳散结。
[适应证] 急性乳腺炎。
[方源]《常见病验方研究参考资料》

[方名] 治急性乳腺炎方　2△
[方药] 新鲜桑叶适量。
[用法] 外用。研烂，敷贴患处，以桑叶盖之。
[功效] 清热解毒，通乳散结。
[适应证] 乳痈（乳腺炎）。
[方源]《一味中药巧治病》

[方名] 治急性乳腺炎方　3△
[方药] 桑木炭 500 克，五倍子（炒黑）、黄蜂窝（炒黑）各 250 克。
[用法] 外用。共为细末，用香油调成药膏，将药膏摊于布上，敷贴患处，每日换药 1 次。
[功效] 清热解毒，软坚散结。
[适应证] 急性乳腺炎。
[方源]《民间祖传秘方大全》

（170）女性不育症

[方名] 治女性不育症方　1△
[方药] 桑寄生、熟地、山药、川断、怀牛膝、山萸肉、白芍、杜仲、菟丝子各 9 克，牡蛎、海螵蛸、龟板各 12 克。
[用法] 水煎服。每日 1 剂，日分 2 次温服。
[功效] 滋补肝肾，调理冲任。
[适应证] 女性不育症属肾阳亏虚者。
[方源]《妇儿良方》

[方名] 治女性不育症方　2△
[方药] 桑寄生、泽泻、覆盆子、补骨脂、枣皮、益母草、蛇床子、肉苁蓉各 15

克，赤芍、泽兰各 12 克，川芎、红花各 10 克，当归、菟丝子各 25 克。

[用法] 水煎服。每日 1 剂，日分 2 次温服。

[功效] 滋补肝肾，调理冲任。

[适应证] 女性不育症。

[方源]《妇儿良方》

[方名] 治女性不育症方　3△

[方药] 桑寄生、金樱子、菟丝子各 20 克，仙灵脾 30 克。

[用法] 研细末，调拌蜂蜜冲服，每日 2 次。

[功效] 滋补肝肾，调理冲任。

[适应证] 女性肾虚不孕。

[方源]《中医秘单偏验方妙用大典》

[方名] 治女性不育症方　4△

[方药] 桑寄生、熟地各 15 克，肉苁蓉、淫羊藿、枸杞子各 12 克，覆盆子、艾叶各 10 克，菟丝子、当归、紫河车各 30 克。

[用法] 水煎服。每日 1 剂，日分 3 次温服。

[功效] 温肾培元，养血调经。

[适应证] 肾阴阳两虚、流产、早产、子宫发育不良等所致的不孕症。

[方源]《民间祖传秘方大全》

[方名] 治女性不育症方　5△

[方药] 桑椹子、山药、龟板（先下）各 12 克，生地、熟地、白芍各 10 克，枸杞子、菊花、山萸肉、当归、首乌、知母各 9 克。

[用法] 水煎服。每日 1 剂，日分 2 次温服。

[功效] 滋补肝肾，调理冲任。

[适应证] 不孕属肝肾亏损型。症见婚久不孕，月经不调，经行量少，甚则闭经，腰膝酸软，头晕目眩，心烦耳鸣，轰热汗出，大便秘结。舌质红，舌苔薄，脉细弦。

[方源]《实用中医手册》

[方名] 治女性不育症方　6△

[方药] 桑寄生、菟丝子、鹿角胶、淫羊藿、枸杞子、川芎、党参、杜仲、巴戟天各 30 克，当归、白芍、紫河车各 60 克，鸡血藤 120 克。

[用法] 共研细末，炼蜜为丸，每丸重 9 克。每日早、晚各 9 克，温开水送服。

[功效] 补肾益气，温补冲任。

[适应证] 女性不育症。

[方源]《偏方大全》

[**方名**] 治女性不育症方 7△

[**方药**] 桑椹子、桑寄生、女贞子、白芍各15克，当归、熟地、仙灵脾、阳起石各10克，蛇床子3克。

[**用法**] 水煎服，每日1剂，日分2次温服。

[**功效**] 滋补肝肾，湿补冲任。

[**适应证**] 女性不育症。

[**方源**]《偏方大全》

[**方名**] 治女性不育症方 8△ （温肾种子汤）

[**方药**] 桑寄生、熟地、赤芍、黄芪各15克，艾叶、川断、狗脊各12克，香附、当归、川芎、吴朱萸、海螵蛸各9克，肉桂6克，小茴香4克。

[**用法**] 水煎服。每日1剂，日分2次温服。

[**功效**] 益肾暖宫，温经散寒。

[**适应证**] 女性不育症。

[**按语**] 本方是谢海洲名老中医验方。

[**方源**] ①《国家级名老中医验方大全》；②《中华古医药宝典·中医祖传秘笈》

[**方名**] 治女性不育症方 9△

[**方药**] 桑寄生、仙茅、仙灵脾、蛇床子、当归、熟地黄各10克。

[**用法**] 水煎服。每日1剂，日分2次温服。

[**功效**] 补肾益精，温养冲任。

[**适应证**] 女性不育症属肾虚者。症见月经量少，色淡红，少腹隐痛，腰膝酸痛。舌质淡红，苔薄白，脉细弱等。

[**方源**]《神方奇药治百病》

[**方名**] 治女性不育症方 10△

[**方药**] 桑白皮、香附、桔叶、白蒺藜各4.5克，升麻、柴胡、川芎各3克。

[**用法**] 水煎服。每日1剂，日分2次服。

[**功效**] 疏肝解郁。

[**适应证**] 女性不育症属肝经郁滞者。

[**方源**] 清·沈金鳌. 杂病源流犀烛. 北京：中国中医药出版社，1994

[**方名**] 治女性不育症方 11△ （紫石门冬丸）

[**方药**] 紫石英、天门冬各三两，当归、芎劳、紫菀、卷柏、桂心、乌头、干地黄、牡荆、禹余粮、石斛、辛荑各二两，人参、桑寄生、续断、细辛、厚朴、干姜、茱萸、牡丹、牛膝各三十铢，薯蓣、乌贼骨、甘草各一两半，柏子仁一两。

[**用法**] 末之，蜜和丸。酒服如梧桐子大十丸。日三，渐增至三十丸，以腹中热为

度，不禁房事，夫行不在不可服，禁如药法。比来服者，不至尽剂，即有孕。

[**功效**] 益气活血，暖肾荡胞。

[**适应证**] 女性不育症属全不产及断绪者。

[**方源**] 唐·孙思邈. 千金方. 北京：人民卫生出版社，1982

[**方名**] 治女性不育症方　12△　（紫石英天门冬丸）

[**方药**] 紫石英、天门冬、禹余粮各三两，辛黄心、乌头、苁蓉、桂心、甘草、五味子、柏子仁、石斛、人参、泽兰、远志、杜仲各二两，桑寄生、蜀椒、卷柏、石南、云母、当归、乌贼骨各一两。

[**用法**] 为末，蜜和为丸，梧桐子大。酒服二十丸，日二服，加至四十丸。

[**功效**] 滋补肝肾，暖宫促孕。

[**适应证**] 女性不育症症见风冷在子宫。有子常堕落，或始为妇便患心痛，仍成心疾，月水都未曾来，服之肥充，令人有子。

[**方源**] 唐·孙思邈. 千金方. 北京：人民卫生出版社，1982

（171）女性更年期综合征

[**方名**] 治女性更年期综合征方　1△　（更年乐片）

[**方药**] 人参、熟地、当归、白芍、桑椹子、制首乌、忍冬藤、鹿茸、淫羊藿、补骨脂、牛膝、续断、核桃仁、牡蛎、金樱子、黄柏、知母、车前子、甘草。

[**用法**] 依法制成片剂（中成药）。每次4片，温开水送服，每日2次。

[**功效**] 补血养血，益肾清热。

[**适应证**] 女性更年期综合征。

[**方源**]《国家非处方药应用指南》

[**方名**] 治女性更年期综合征方　2△

[**方药**] 沙参、熟地、山药、枸杞子、菟丝子、茺蔚子、夜交藤各20克，桑椹子、五味子、女贞子、柏子仁各12克，当归10克。

[**用法**] 水煎取汁。每日1剂，分2次服。

[**功效**] 养血安神。

[**适应证**] 女性更年期综合征。

[**方源**]《传世偏方验方》

[**方名**] 治女性更年期综合征方　3△

[**方药**] 桑叶、菊花、黄芩、女贞子、旱莲草、麦冬、生地、白芍各10克，牛膝12克，全瓜蒌3克。

[**用法**] 水煎服。每日1剂。

［功效］疏肝滋阴，平肝潜阳。

［适应证］女性更年期综合征。症见头痛头晕，恶心，思冷饮，胃脘胀闷，大便干结，小便黄色等阴虚火旺之征。

［方源］《偏方秘方大全》

［方名］治女性更年期综合征方　4△

［方药］桑寄生、制首乌各20克，决明子、酸枣仁各15克。

［用法］水煎服。每日1剂，日分2次温服。

［功效］养血宁神，平肝熄风。

［适应证］更年期综合征属肝肾不足，肝虚风动者。症见头晕目眩，头痛项强，抑郁不乐，烦躁不安，烘热汗出等。

［方源］《疾病饮食疗法》（二）（修订版）

［方名］治女性更年期综合征方　5△

［方药］桑枝、决明子、紫地榆各20克。

［用法］水煎服。每日1剂，日分2次温服。

［功效］滋补肝肾，通经宁神。

［适应证］更年期综合征。

［按语］只要继续服用3～4个月，就可恢复健康。

［方源］《实用食疗秘方大全》

［方名］治女性更年期综合征方　6△

［方药］桑寄生、仙灵脾、菟丝子、覆盆子、女贞子、生地黄、紫草、钩藤、制香附、生麦芽各15克，白芍20克，全当归、甘草各10克。

［用法］水煎服。每日1剂，日分2～3次温服。5剂为1疗程，1个疗程生效后，可再服1～2个疗程，以巩固疗效。

［功效］滋补肝肾，通经宁心。

［适应证］女性更年期综合征。

［按语］用本方治疗女性更年期综合征125例，治愈者122例，好转者3例，服药1个疗程治愈38例，2个疗程治愈者42例，3个疗程治愈者42例，治疗过程中未见不良反应。

［方源］①《当代妙方》；②《偏方秘方大全》

［方名］治女性更年期综合征方　7△

［方药］桑寄生、麦冬、制首乌各10克，生地、山药、枸杞子、女贞子各12克，珍珠母（先煎）、白芍各15克，菊花9克，山萸肉、丹皮各6克。

［用法］水煎服。每日1剂，日分2次温服。

[功效] 补肾养阴，清热平肝。

[适应证] 更年期综合征属肾虚肝旺型。

[方源]《老年病中医治疗学》

[方名] 治女性更年期综合征方 8△

[方药] 桑叶、黄芩、生地、熟地、川芎、当归、赤芍、白芍、菊花、女贞子、枣仁、枳壳、旱莲草、香附、五味子各 10 克，黄连 3 克。

[用法] 水煎服。每日 1 剂，也可制成丸剂，每丸重 10 克，每次 1 丸，温开水送服，每日 2 次。

[功效] 疏肝补肾，活血化瘀。

[适应证] 女性更年期综合征属肾虚肝旺者。

[方源]《偏方秘方大全》

[方名] 治女性更年期综合征方 9△

[方药] 仙灵脾 10～30 克，生地、熟地 30～60 克，鸡血藤 30 克，桑寄生 12～18 克，杜仲 12 克，全狗脊、巴戟天各 10～15 克，全当归、炒白芍各 10 克。

[用法] 水煎服。每日 1 剂，日分 2 次温服。

[功效] 通络止痛。

[适应证] 女性更年期身痛（绝经前后身痛），以一处或多处肌肉、关节酸痛为主。

[按语] 用本方治疗绝经前身痛和绝经后身痛者 20 例，治疗效果较好。

[方源]《中华古医药宝典·中医祖传秘笈》

[方名] 治女性更年期综合征方 10△

[方药] 当归、桑叶各 12 克，黄芪、夜交藤各 30 克，三七 6 克，胡桃肉 10 克。

[用法] 水煎服。每日 1 剂，分 2 次温服。

[功效] 行气活血，化瘀宁心。

[适应证] 女性更年期综合征。

[方源]《中华古医药宝典·中医祖传秘笈》

[方名] 治女性更年期综合征方 11△

[方药] 桑椹子、五味子、女贞子各 15 克，沙参、熟地、山药、枸杞子、菟丝子、茺蔚子、夜交藤各 20 克，柏子仁 12 克，当归 10 克。

[用法] 上 12 味，水煎服，每日 1 剂，每剂用水 800 毫升，大火煮沸，小火煮 15 分钟，煎 2 次，分 3 次空腹温服。

[功效] 益肾补阴，养血宁心，滋水涵木，平肝潜阳。

[适应证] 女性更年期综合征。

[方源] ①《中华古医药宝典·中医祖传秘笈》；②《秘方全书》

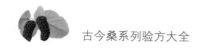

（172）妊娠恶阻

[方名] 治妊娠恶阻方　1△

[方药] 桑叶、瓜蒌仁各 12 克，煅石决明 24 克（先煎），炒白芍、当归身、黄芩 10 克，法半夏 9 克，紫苏叶、紫苏梗各 6 克，绿梅花、炙甘草各 5 克。

[用法] 水煎服。每日 1 剂，日分 2 次温服。

[功效] 固冲脉，健脾胃。

[适应证] 妊娠恶阻（妊娠呕吐）。

[按语] ①妊娠恶阻系指妊娠早期不同程度的反应。轻者仅觉轻微恶心，有时呕吐，此属正常反应，严重的则有严重恶心、呕吐，不能进食。②若伴有腰酸腹痛，阴道流血者，加桑寄生、苎麻根、藕节。③用本方治疗重症妊娠恶阻肝功能异常 28 例，其中治愈 23 例，好转 5 例，总有效率为 100%，尿酮体、谷丙转氨酶（ALT）恢复正常者各 23 例。

[方源] 《当代妙方》

（173）胎位不正

[方名] 治胎位不正方　1△

[方药] 桑寄生、党参、炙甘草、川断、杜仲各 9 克，炙黄芪 12 克，当归 15 克，枳壳、川芎各 6 克，苏梗 5 克，升麻 3 克。

[用法] 水煎服。每日 1 剂，日分 2 次温服。

[功效] 健脾、益气、养胎。

[适应证] 胎位不正。

[方源] ①《妇儿良方》；②《中医秘单偏验方妙用大典》

[方名] 治胎位不正方　2△

[方药] 桑寄生、酒当归、焦白术、杭白芍、盐泽泻、酒续断各 9 克，酒川芎、紫苏叶、陈皮各 6 克。

[用法] 水煎服。每日 1 剂，日分 2 次温服。

[功效] 健脾、温肾、养胎。

[适应证] 妊娠 7 个月后仍臀位、斜位、横位者。

[方源] 《妇儿良方》

[方名] 治胎位不正方　3△

[方药] 桑寄生、党参、黄芪、川断各 15 克，大腹皮、枳壳、炒白术各 10 克，当归 9 克，陈皮 6 克，炙柴胡、炙甘草各 3 克。

[**用法**] 水煎 2 次服, 隔日 1 剂, 服药同时用艾条灸双侧至阴穴, 距离以热感忍受为度, 每日 1 次, 每次 15 分钟, 7 天为 1 疗程, 第 8 天复查, 胎位转正常停止用药, 无效者继续用第 2 个疗程。

[**功效**] 健脾、补气、养胎。

[**适应证**] 胎位不正属脾气虚损者。

[**方源**]《妇儿良方》

（174）羊水过多（子满）

[**方名**] 治羊水过多方　1△

[**方药**] 桑白皮、大腹皮、泽泻、苏叶各 10 克, 木瓜、白术、猪苓各 15 克, 砂仁（后下）、木香各 5 克, 茯苓 50 克。

[**用法**] 水煎服。每日 1 剂, 连服 3 ~ 4 剂。

[**功效**] 健脾渗湿, 利水消肿。

[**适应证**] 羊水过多。

[**方源**]《妇儿良方》

[**方名**] 治羊水过多方　2△

[**方药**]

1 号方：桑白皮、石莲子、车前子、冲天草（水葱）、川断、天仙藤各 10 克, 茯苓皮、冬瓜皮、大腹皮、山药、抽葫芦、白扁豆各 15 克, 汉防己 6 克。

2 号方：桑寄生、石莲子、车前子、大腹皮、冲天草（水葱）、川断、大仙藤各 10 克, 山药、仙葫芦、冬瓜皮各 15 克, 茯苓 12 克, 冬葵子 6 克, 炒白术 3 克。

[**用法**] 水煎服, 每日 1 剂, 一般先服 1 号方 6 ~ 10 剂, 有效后再服 2 号方。至自觉症状减轻或经过超声波测量羊水已经减少后, 可间断服药（服药 2 剂, 间隔 1 ~ 2 天再服）。至羊水平段恢复正常或症状基本消失则停药。

[**功效**] 健脾渗湿, 利尿消肿。

[**适应证**] 羊水过多。

[**方源**]《妇儿良方》

[**方名**] 治羊水过多方　3△

[**方药**] 桑白皮、杜仲各 15 克, 猪苓、茯苓、泽泻、白术各 20 克, 桂枝、薏苡仁各 10 克, 黄芪、党参各 9 克。

[**用法**] 水煎服。每日 1 剂, 日分 2 次温服。

[**功效**] 健脾渗湿, 利水消肿。

[**适应证**] 羊水过多（子满）。

[**方源**]《当代妙方》

[**方名**] 治羊水过多方　4△

[**方药**] 桑白皮 9 克，猪苓 12 克，茯苓、泽泻各 15 克，白术 18 克，桂枝 6 克，砂仁 4.5 克（后下），生姜皮 3 克。

[**用法**] 水煎服。每日 1 剂，日分 2 次温服。

[**功效**] 健脾渗湿，利水消肿。

[**适应证**] 羊水过多属脾虚型者。症见腹部异常膨隆，面目肿胀，下肢浮肿，皮色淡黄，晃白，皮薄而光亮，精神疲乏，气短懒言，胃纳减少，大便溏薄，小便短少。舌质淡苔薄，脉细。

[**按语**] 羊水过多是指妊娠后期羊水量超过 2 000 毫升以上，中医称为胎水，又名胎中蓄水，子满。羊水过多常发生在孕 28 周以后孕妇，其发生多为脾肾阳虚，水湿停聚胞宫所致。

[**方源**]《实用中医手册》

[**方名**] 治羊水过多方　5△

[**方药**] 白术 15 克，桑白皮、党参、茯苓、猪苓、泽泻、萹蓄各 12 克，陈皮 9 克，桂枝、木香、砂仁（后下）各 6 克。

[**用法**] 水煎服。每日 1 剂，日分 2 次温服。

[**功效**] 健脾渗湿，益气安胎。

[**适应证**] 羊水过多。

[**方源**]《中华古医药宝典·万家奇方大全》

（175）胎萎不长

[**方名**] 治胎萎不长方　1△

[**方药**] 桑寄生 12 克，巴戟天、党参、白术、山药、当归各 9 克。

[**用法**] 水煎服。每日 1 剂，日分 2 次温服。

[**功效**] 健脾、温肾、养胎。

[**适应证**] 胎萎不长属脾肾不足型者。症见胎萎不长，腰膝酸冷，纳少便溏，手足不温，舌淡苔白，脉沉迟。

[**按语**] 妊娠四五月后，腹形明显小于妊娠月份，胎儿存活而生长迟缓者，称为胎儿不长。

[**方源**]《实用中医手册》

（176）胎　漏

[**方名**] 治胎漏方　1△　（阿胶汤）

[**方药**] 阿胶（炒燥）、刘寄奴、赤石脂、黄连（去须）、白龙骨各一两半，桑寄

生、甘菊花、当归（切焙）、旋覆花（炒）、地榆、白术各一两，艾叶（炒）半两，枳壳（去瓢麦炒）一两二钱，石膏二两，乌梅（碎焙）五分。

[用法] 粗捣筛。每服五钱，以水一盏半，入生姜五片，同煎至八分，不拘时服。

[功效] 固冲任，安胎元。

[适应证] 胎漏。

[方源] 明·朱橚．普济方．北京：人民卫生出版社，1959

[方名] 治胎漏方 2[△] （景岳胎元饮加减）

[方药] 桑寄生、川杜仲、黄芪各 15 克，当归、熟地、白芍、阿胶（后下）各 12 克，白术、祈艾、川断各 9 克，红参 6 克（另炖）。

[用法] 水煎服。每日 1 剂，日分 2 次温服。

[功效] 补气益血，滋肝养肾，固任安胎。

[适应证] 胎漏。

[方源]《千家妙方》

[方名] 治胎漏方 3[△]

[方药] 桑寄生、棕榈炭、防党、熟地、白术、阿胶（烊化）、川杜仲、川续断、菟丝子、祈艾各 9 克。

[用法] 水煎服。每日 1 剂，日分 2 次温服。

[功效] 滋肝肾，补气血，固冲任。

[适应证] 胎漏。

[方源]《林德康诊馀录》

[方名] 治胎漏方 4[△] （寿胎元加味）

[方药] 桑寄生、菟丝子各 15 克，续断、阿胶（烊化）各 10 克，仙鹤草、苎麻根各 20 克，砂仁（后下）6 克。

[用法] 水煎服。每日 1 剂，日分 2 次温服。

[功效] 补肝肾，养气血，固冲任。

[适应证] 胎漏。

[方源]《中医秘单偏验方妙用大典》

[方名] 治胎漏方 5[△]

[方药] 桑寄生 12 克，黑荆芥、黑地榆各 6 克。

[用法] 水煎服。每日 1 剂，日分 2 次温服。

[功效] 止血安胎。

[适应证] 胎漏。

[方源]《民间祖传秘方大全》

[**方名**] 治胎漏方　6[△]　（桑寄生散）

[**方药**] 桑寄生、阿胶、艾叶、白术、白芍各 30 克。

[**用法**] 研细末，每次 12 克，加竹茹 3 克，水煎服。

[**功效**] 补气血，固冲任。

[**适应证**] 胎漏。症见妊娠期阴道少量出血，时下时止或淋不断，而无腰酸腹痛感。

[**方源**] 宋·王怀隐，等．太平圣惠方．北京：人民卫生出版社，1964

[**方名**] 治胎漏方　7[△]　（安胎寄生方）

[**方药**] 桑寄生、白术、茯苓各 1.5 克，甘草 3 克。

[**用法**] 水煎。分温三服。

[**功效**] 滋肝肾，补气血，固冲任。

[**适应证**] 胎漏。

[**方源**] 明·张景岳．妇人规．广州：广东科技出版社，1984

[**方名**] 治胎漏方　8[△]

[**方药**] 桑寄生、白芍各 15 克，甘草 6 克，川断 12 克，生龙牡各 30 克。

[**用法**] 水煎服。每日 1 剂，日分 2 次温服。

[**功效**] 益肝肾，补气血，固冲任。

[**适应证**] 胎漏。

[**方源**] 辽宁中医杂志，1982（9）：14

[**方名**] 治胎漏方　9[△]

[**方药**] 桑寄生、菟丝子各 30 克，杜仲、川断、白术、黄芩各 10 克，女贞子、旱莲草各 15 克，苎麻根 50 克。

[**用法**] 水煎服。每日 1 剂，日分 2 次温服。

[**功效**] 补肝肾，益气血，安胎。

[**适应证**] 胎漏。

[**按语**] 加减法，若气虚，加黄芪、党参各 15 克；血虚，加阿胶、制首乌各 15 克；阴道出血加仙鹤草 15 克，荆芥炭、血余炭各 10 克；呕吐剧烈加姜竹茹、姜半夏各 10 克，腹痛加苏梗、炒白芍各 10 克，炙甘草 5 克；便秘加火麻仁 15~30 克，用本方治疗胎漏 96 例，有效 89 例，无效 7 例。

[**方源**]《百病效验良方》

[**方名**] 治胎漏方　10[△]

[**方药**] 桑寄生、人参、熟地、白芍、川芎、川续断各 15 克，黄芪、当归各 12 克，菟丝子 9 克。

[用法] 水煎服。每日 1 剂，日分 2 次温服。

[功效] 补气，和血，安胎。

[适应证] 胎漏属跌仆伤胎型。症见妊娠期因跌扑闪挫，而致阴道下血，量少色红，舌质正常，脉滑无力。

[方源]《实用中医手册》

[方名] 治胎漏方　11[△]

[方药] 桑寄生 30 克，菟丝子、川续断各 15 克，阿胶（烊化）、党参各 12 克，白术 9 克。

[用法] 水煎服。每日 1 剂，日分 2 次温服。

[功效] 固肾安胎。

[适应证] 胎漏属肾虚型。症见妊娠期阴道少量下血，色淡红，头晕耳鸣，畏寒肢冷，小便清长，夜尿多，甚至失禁，或曾屡次堕胎。舌质淡，舌苔白，脉沉滑尺弱。

[方源]《实用中医手册》

[方名] 治胎漏方　12[△]　（益肾安胎汤）

[方药] 桑寄生、菟丝子各 30 克，川断 20 克，阿胶（烊化）、白术各 10 克，党参 15 克，焦艾叶、炙甘草各 6 克。随症加减。

[用法] 水煎 2 次，各取 250 毫升分服。每日 1 剂。

[功效] 益肾安胎。

[适应证] 胎漏。

[按语] 用本方治疗胎漏，胎动不安 48 例。治疗结果：痊愈 43 例，无效 5 例，治愈率 89.58%。

[方源] 实用中医药杂志，2002（3）：20

[方名] 治胎漏方　13[△]

[方药] 当归、桑寄生各半两，芍药、川芎各一钱，细辛（去叶）三株。

[用法] 为细末。每服三钱，水一盏五分，煎取一盏，去滓，空心服。

[功效] 理血通络，固肾安胎。

[适应证] 胎漏。症属妊娠五六月非时下血，并气痛不安，不知是胎，不是胎，是胎服此药即安。若不是胎，吃此药方即行下恶血便安乐也。

[方源] 明·朱橚. 普济方. 北京：人民卫生出版社，1959

[方名] 治胎漏方　14[△]　（安胎寄生汤）

[方药] 桑寄生、白术各五钱，茯苓四钱，甘草一钱。

[用法] 以水五升，煮取二升半，分三服。若人壮者，可加芍药八钱，足水二升。若胎不安，腹痛，端然有所见，加干姜 4 钱即安。忌海藻、菘菜、醋物、桃、李、雀

肉等。

　　[功效] 固肾安胎。

　　[适应证] 胎漏，胎动不安。

　　[方源] 晋·葛洪. 肘后备急方. 北京：人民卫生出版社，1956

　　[方名] 治胎漏方　15△　（加味寿胎丸）

　　[方药] 桑寄生、阿胶、菟丝子、川续断，党参、白术、陈皮、砂仁等。

　　[用法] 水煎服。每日 1 剂。

　　[功效] 固肾安胎，益气。

　　[适应证] 胎漏。属肾精亏虚型。症见妊娠期间阴道少许出血，色暗淡质稀，腰膝酸软，小腹坠痛，小便频数。舌质淡，苔薄白，脉沉滑尺弱。

　　[方源] 河南中医学院学报，2005（1）：47

　　[方名] 治胎漏方　16△　（非时下血方）

　　[方药] 熟地黄、桑寄生、续断、人参各半两，艾叶（炙锉细）、川芎、当归、白术各一钱。

　　[用法] 为细末。每服三钱，水一盏五分，煎取一盏。空心连淬服两盏不防。

　　[功效] 固冲任，安胎元。

　　[适应证] 胎漏。

　　[方源] 宋·陈自明. 妇人大全良方. 北京：中医古籍出版社，1985

　　[方名] 治胎漏方　17△　（保气固胎饮）

　　[方药] 黄芪 30 克，党参、桑寄生、菟丝子各 15 克，白术、杜仲（炒）、续断、阿胶（烊冲）各 12 克，黄芩炭 10 克，砂仁（分冲）、陈皮各 6 克。随症加减。

　　[用法] 水煎服。每日 1 剂，日分 2 次温服。

　　[功效] 保气，固肾，安胎。

　　[适应证] 胎漏，胎动不安。

　　[按语] 用本方治疗胎漏、胎动不安 35 例。结果：治愈 28 例，占 80%，好转 4 例，占 11.4%，无效 3 例，占 8.6%，总有效率 91.4%。

　　[方源] 湖南中医药导报，2000（8）：26

　　[方名] 治胎漏方　18△

　　[方药] 人参、阿胶、桑寄生、白术、艾叶（炙）、茯苓、当归、干地黄各一钱匕。

　　[用法] 上细杵罗为末。每服五钱，水一盏，大枣三枚，同煎三五沸，空心吃。

　　[功效] 益气养血，镇神安胎。

　　[适应证] 胎漏症属妊娠忽被惊恼，胎向下不安，小腹连痛，频频下血，忽因房室，有所触动，致令如此，宜服此方。若吃药了，下血不止，更请好好精祥审定，别下

药，恐胎损，血下尽，即伤损母命也。

  [方源]《护命方》

  [方名] 治胎漏方 **19**[△] （化瘀安胎汤）

  [方药] 桑寄生、丹参、续断各 12 克，蒲黄（炒）、五灵脂（炒）、白术、白芍、黄芩各 10 克，菟丝子 20 克。随证加减。

  [用法] 水煎服。每日 1 剂，日分 2 次温服。

  [功效] 活血化瘀，保肾安胎。

  [适应证] 胎漏，胎动不安，属血瘀型。

  [按语] 用本方治疗胎漏胎动不安血瘀型 68 例。治疗结果：痊愈 54 例，占 79%，好转 12 例，无效 2 例。

  [方源] 陕西中医，1994（12）：531

  [方名] 治胎漏方 **20**[△]

  [方药] 桑寄生、菟丝子、生山药、阿胶（烊化）各 15 克，川断、莲子各 10 克。

  [用法] 水煎服。每日 1 剂，日分 2 次温服。

  [功效] 补肝肾，固冲任，安胎元。

  [适应证] 胎漏属肾虚者。

  [方源]《妇儿良方》

  [方名] 治胎漏方 **21**[△]

  [方药] 桑寄生、白术、菟丝子、白芍、黄芪（炙）各 12 克，苏梗、广木香各 10 克，党参 15 克。

  [用法] 水煎服。每日 1 剂，日分 2 次温服。

  [功效] 补肝肾，固冲任，安胎元。

  [适应证] 胎漏属肾虚者。

  [方源]《妇儿良方》

  [方名] 治胎漏方 **22**[△]

  [方药] 桑寄生、熟地、白芍、杜仲、砂仁（后下）、续断各 10 克，当归 12 克，党参、黄芪各 15 克，川芎 6 克。

  [用法] 水煎服。每日 1 剂，日分 2 次温服。

  [功效] 补肝肾，益气血，固冲任，安胎元。

  [适应证] 胎漏属跌扑闪挫者。

  [方源]《妇儿良方》

（177）胎动不安

[方名] 治胎动不安方　1△

[方药] 桑寄生一两半，阿胶（炒）、艾叶各半两。

[用法] 用水一盏半，煎至一盏，去滓温服，或去艾叶。

[功效] 固冲任，安胎元。

[适应证] 胎动不安，腹部刺痛。

[方源] 宋·王怀隐，等．太平圣惠方．北京：人民卫生出版社，1958

[方名] 治胎动不安方　2△

[方药] 桑寄生 15～60 克。

[用法] 水煎，分三服。

[功效] 固冲任，安胎元。

[适应证] 胎动不安。

[方源] 明·朱橚．普济方．北京：人民卫生出版社，1959

[方名] 治胎动不安方　3△

[方药] 桑寄生、川续断、菟丝子各等量。

[用法] 研细末，炼蜜为丸，每丸重 6 克，每服 1 丸。

[功效] 固冲任，安胎元。

[适应证] 胎动不安。

[方源] 《常见病验方研究参考资料》

[方名] 治胎动不安方　4△　（寄生党参猪骨汤）

[方药] 桑寄生、党参各 30 克，猪骨 500 克，红枣 3 个。

[用法] ①选猪碎骨或猪脊骨洗净，斩件。②桑寄生、党参、红枣（去核）洗净，与猪骨一齐放入锅内，加清水适量，武火煮沸后，文火煲 3 小时，调味供用。随量饮汤。

[功效] 固冲任，安胎元。

[适应证] 胎动不安。

[方源] 《民间偏方奇效方》

[方名] 治胎动不安方　5△

[方药] 桑寄生、生地、黄芩、地骨皮、知母、麦冬、白芍、杜仲、阿胶（烊化）、续断各 15 克。

[用法] 水煎服。每日 1 剂，日分 2 次温服。

[**功效**] 补肝肾，清血热，固胎元。

[**适应证**] 胎动不安属血热者。

[**方源**] 《妇儿良方》

[**方名**] 治胎动不安方　6△

[**方药**] 桑寄生、潞党参各30克，菟丝子15克，焦白术、茯神各12克，杜仲、续断各10克。

[**用法**] 水煎服。每日1剂，日分2次温服。

[**功效**] 固冲任，安胎元。

[**适应证**] 胎动不安。

[**方源**] 《妇儿良方》

[**方名**] 治胎动不安方　7△

[**方药**] 桑寄生30克，菟丝子15克，山药、棕榈炭各12克，川断、阿胶珠、炒白术各10克，艾叶炭9克，炙甘草3克。

[**用法**] 水煎服。每日1剂，日分2次温服。

[**功效**] 补肝肾，固冲任，安胎元。

[**适应证**] 胎动不安属肾虚者。

[**方源**] 《妇儿良方》

[**方名**] 治胎动不安方　8△

[**方药**] 桑寄生、白术、续断各10克，菟丝子、熟地各12克，党参、怀山药各15克，甘草9克。

[**用法**] 水煎服。每日1剂，日分2次温服。

[**功效**] 补肾健脾，固冲任，安胎元。

[**适应证**] 胎动不安属脾肾两虚者。

[**方源**] 《妇儿良方》

[**方名**] 治胎动不安方　9△

[**方药**] 桑寄生、菟丝子各15克。

[**用法**] 水煎服。每日1剂，日分2次温服。

[**功效**] 固冲任，安胎元。

[**适应证**] 胎动不安。

[**方源**] 《妇儿良方》

[**方名**] 治胎动不安方　10△

[**方药**] 桑寄生、川断、旱莲草、女贞子各15克，阿胶12克（烊化），白芍10

克，菟丝子 25 克，荆芥炭 6 克，生甘草 5 克。

［用法］水煎服。每日 1 剂，日分 2 次温服。

［功效］固冲任，安胎元。

［适应证］胎动不安属肾阴不足兼有肝经虚热者。

［方源］①《妇儿良方》；②《偏方秘方大全》

［方名］治胎动不安方　11△

［方药］桑寄生、人参、白术、杜仲、续断、阿胶（烊化）、益智仁、菟丝子、补骨、巴戟天、山药各 9 克，艾叶 6 克。

［用法］水煎服。每日 1 剂，日分 2 次温服。

［功效］固冲任，安胎元。

［适应证］胎动不安属脾肾阳虚者。

［方源］《妇儿良方》

［方名］治胎动不安方　12△

［方药］桑寄生、党参、白术、山药、制首乌、枸杞子各 15 克，巴戟天，炒杜仲、菟丝子、续断各 10 克。

［用法］水煎服。每日 1 剂，日分 2 次温服。

［功效］固冲任，安胎元。

［适应证］胎动不安，胎漏。

［按语］用本方治疗先兆流产 118 例，用药 5 天，治愈 88 例，好转 24 例，无效 6 例，总有效率为 94.9%。

［方源］《当代妙方》

［方名］治胎动不安方　13△

［方药］桑椹子、山茱萸、怀山药、熟地黄、女贞子、芡实各 12 克，太子参、炒杜仲、川续断各 15 克，菟丝子、白芍、覆盆子、陈皮各 10 克，升麻 6 克。

［用法］水煎服。每日 1 剂，日分 2 ~ 3 次温服，连服 5 ~ 7 天为 1 疗程。

［功效］固冲任，安胎元。

［适应证］胎动不安，胎漏。

［按语］用本方治疗先兆流产 88 例，治愈 85 例，无效 3 例。

［方源］《当代妙方》

［方名］治胎动不安方　14△

［方药］桑寄生、党参、黄芪、制首乌、怀山药、狗脊各 15 克，川续断、炒杜仲、菟丝子、熟地黄各 10 克。

［用法］水煎服。每日 1 剂，日分 3 次温服。

[**功效**] 固冲任，安胎元。

[**适应证**] 胎动不安，胎漏。

[**按语**] 用本方治疗先兆流产患者71例，用药1~3个疗程（5天为1疗程），治愈68例，无效3例，总有效率为95.77%。

[**方源**]《当代妙方》

[**方名**] 治胎动不安方 15△ （安胎寄生汤）

[**方药**] 桑寄生、白术各1.5克，茯苓1.2克，炙甘草3克。

[**用法**] 水煎。日三服。

[**功效**] 固冲任，安胎元。

[**适应证**] 胎动不安。

[**方源**] 唐·王焘.外台秘要：北京：人民卫生出版社，1996

[**方名**] 治胎动不安方 16△

[**方药**] 桑寄生、茯苓各90克，杜仲炭120克，蒸白术250克。

[**用法**] 上药熬汁为丸，如梧桐子大，晒干蜜贮。每服9克，温开水送服，同时吃大枣数枚。每日2次。

[**功效**] 固冲任，安胎元。

[**适应证**] 胎动不安。

[**方源**] ①《民间祖传秘方大全》；②《妇儿良方》

[**方名**] 治胎动不安方 17△ （人参汤）

[**方药**] 人参、桑寄生、柴胡（去苗）、甘竹茹、青橘皮（汤去白浸焙）、续断、芎劳各一两，艾叶（焙干）半两。

[**用法**] 粗捣筛，每服三钱，以水一盏，入枣三枚（擘破），同煎至七分，去滓，温服。

[**功效**] 固冲任，安胎元。

[**适应证**] 妊娠因惊，胎内转动。

[**方源**] 明·朱橚.普济方.北京：人民卫生出版社，1959

[**方名**] 治胎动不安方 18△ （寄生汤）

[**方药**] 桑寄生、阿胶、秦艽、糯米粉各五钱。

[**用法**] 先煎桑寄生、秦艽，取汁，再加入阿胶、糯米再煎，饭后服。

[**功效**] 固冲任，安胎元。

[**适应证**] 胎动不安。

[**方源**] 明·王肯堂.证治准绳.北京：人民卫生出版社，1991

[**方名**] 治胎动不安方 19△ （新定所以载丸)

[**方药**] 桑寄生、茯苓各 180 克，人参、炒杜仲各 50 克，白术 500 克。

[**用法**] 研细末，加大枣（去核）成丸。每次 9 克，温开水送服，每日 2 次。

[**功效**] 固冲任，安胎元。

[**适应证**] 胎动不安。

[**方源**] 郑守谦．女科综要．长沙：湖南科学技术出版社，1985

[**方名**] 治胎动不安方 20△

[**方药**] 桑寄生 12 克，续断、白芍各 15 克，白术、黄芩各 10 克，甘草 6 克。

[**用法**] 水煎服。每日 1 剂，日分 2 次温服。

[**功效**] 固冲任，安胎元。

[**适应证**] 胎动不安，胎漏。

[**按语**] 用本方治疗先兆流产者 48 例，治愈 46 例，无效 2 例。

[**方源**] 《百病效验良方》

[**方名**] 治胎动不安方 21△

[**方药**] 桑寄生 45 克，阿胶 15 克。

[**用法**] 水煎服。每日 1 剂，日分 2 次温服。

[**功效**] 固冲任，安胎元。

[**适应证**] 胎动不安。

[**方源**] 《常见病验方研究参考资料》

[**方名**] 治胎动不安方 22△

[**方药**] 桑寄生 15 克，山药、续断、莲肉、苎麻根各 12 克，杜仲、粳米、生地、熟地各 9 克。

[**用法**] 水煎服。每日 1 剂，日分 2 次温服。

[**功效**] 滋服，补肾，安胎。

[**适应证**] 胎动不安属房劳伤肾型。症见面色苍黄，头晕耳鸣，腰酸腿软，胎动频作。舌苔中剥，脉细软微滑。

[**方源**] 《实用中医手册》

[**方名**] 治胎动不安方 23△ （安胎汤)

[**方药**] 桑寄生 25 克，阿胶（烊化）、党参各 15 克，白术、川断、熟地各 12 克，当归 9 克，甘草 6 克。

[**用法**] 水煎服。每日 1 剂，日分 2 次温服。

[**功效**] 安胎。

[**适应证**] 胎动不安。

［**方源**］《中国精典文库》

［**方名**］治胎动不安方　24△

［**方药**］桑寄生 30 克，菟丝子 15 克，川断、阿胶（烊化）各 10 克。

［**用法**］水煎服。每日 1 剂，日分 2 次温服。

［**功效**］补肾安胎。

［**适应证**］胎动不安。

［**方源**］《偏方秘方大全》

［**方名**］治胎动不安方　25△

［**方药**］菟丝子、山药各 15 克，桑寄生、太子参各 12 克，川续断、白芍各 9 克，黄芩、炙甘草各 5 克，紫苏梗、砂仁（后下）各 3 克，陈皮 2 克。

［**用法**］水煎服。每日 1 剂，日分 2 次温服。

［**功效**］补肾健脾，解郁安胎。

［**适应证**］胎动不安属脾肾气虚，胎元郁滞者。

［**方源**］《偏方秘方大全》

［**方名**］治胎动不安方　26△

［**方药**］菟丝子 20 克，桑寄生、太子参各 15 克，川杜仲、川续断、白芍各 9 克，当归身 4.5 克，砂仁（后下）3 克，艾叶 2 克，炙甘草 5 克。

［**用法**］水煎服。每日 1 剂，日分 2 次温服。

［**功效**］补肾气，固冲任，安胎元。

［**适应证**］胎动不安属肾气虚损，冲任不固者。

［**方源**］《偏方秘方大全》

［**方名**］治胎动不安方　27△　（寄生汤）

［**方药**］桑寄生（洗锉）、秦艽、阿胶各半两，米粉半两。

［**用法**］以新汲水三升，先下桑寄生、秦艽二味，煎至二升去滓，次入阿胶、糯米粉，再煮，约有一升止，分作三服，空心食前日午服之。忌酒、醋三五日，妊妇胎气五月以后，常不安者，服之必效，倾见妇女好饮酒，食酸咸，五辛，胎必动为验。

［**功效**］养血，固肾，安胎。

［**适应证**］胎动不安。

［**方源**］宋·陈自明．妇人大全良方．北京：中医古籍出版社，1985

［**方名**］治胎动不安方　28△　（钩藤汤）

［**方药**］钩藤、当归（酒浸）、茯神（去木）、人参各一两，桑寄生半两，苦梗（酒洗）一两半。

［用法］为粗末，每服五大钱，水二盏，煎至一盏，去滓，温服，无时候。一方加葱白，干姜同煎。忌猪肉菘菜。若烦热加石膏二两半，临产月加桂心一两。

［功效］镇神，固肾，安胎。

［适应证］胎动不安。

［方源］宋·陈自明.妇人大全良方.北京：中医古籍出版社，1985

［方名］治胎动不安方　29△　（缩砂汤）

［方药］缩砂、桑寄生各半两，当归、川芎、艾叶（炒）、阿胶（酥炒）各三钱，南木香、甘草（炙）各二钱。

［用法］上锉散，每服三钱，姜五片，枣二枚，煎服。

［功效］养血，固肾，安胎。

［适应证］胎动不安。症见胎动腹胁腰痛。

［方源］宋·杨士瀛.仁斋直指方.福州：福建科学技术出版社，1989

［方名］治胎动不安方　30△

［方药］阿胶一两，桑寄生半两。

［用法］上为末，以酒一升，煮五沸，下生鸡卵一枚，投中，分温三服，空心食前一服。

［功效］养血，固肾，安胎。

［适应证］胎动不安。

［方源］明·朱橚.普济方.北京：人民卫生出版社，1959

［方名］治胎动不安方　31△　（寄生葱豉汤）

［方药］桑寄生、当归（焙）各半两，芎䓖一钱半，阿胶（炒燥）三钱。

［用法］上粗捣筛，每服五钱，以水一盏半，入葱白三寸，豆豉三十粒，同煎至八分，去滓，食前温服。

［功效］养血，固肾，安胎。

［适应证］胎动不安。

［方源］宋·王怀隐，等.太平圣惠方.北京：人民卫生出版社，1958

［方名］治胎动不安方　32△　（阿胶散）

［方药］桑寄生一两半，艾叶（微炒）半两，阿胶（捣碎炒令黄燥）一两。

［用法］咀，每服四钱。以水一大盏半，煎至一盏，去滓，食前分三温服。

［功效］养血，固肾，安胎。

［适应证］胎动不安。

［方源］宋·王怀隐，等.太平圣惠方.北京：人民卫生出版社，1958

［方名］治胎动不安方　33[△]　（当归饮子）

［方药］当归、桑寄生各四钱，川芎三钱，豉八分，葱茎四寸，阿胶二钱。

［用法］以水一升，煎取八合，下胶，空腹温二服。

［功效］养血，固肾，安胎。

［适应证］胎动不安。

［方源］宋·陈自明.妇人大全良方.北京：中医古籍出版社，1986

［方名］治胎动不安方　34[△]　（桑寄生散）

［方药］桑寄生、芎䓖、白术、当归（微炒锉）各一两，甘草（炙微赤锉）半两，白茯苓三钱。

［用法］为散，每服三钱，以水一中盏，入生姜五分，枣三枚，煎六分，不拘时候。

［功效］镇心安胎。

［适应证］胎动不安。

［方源］明·朱橚.普济方.北京：人民卫生出版社，1959

［方名］治胎动不安方　35[△]　（艾叶汤）

［方药］艾叶（炙）三钱，桑寄生（生锉炒）一两半，人参二两，茯神（去木）三钱，阿胶（炙令燥）三钱。

［用法］粗捣筛，每服三钱，以水一盏，入糯米半合，葱白三寸并须，切，同煎至七分，去滓，温服食前。

［功效］镇神安胎。

［适应证］胎动不安。症见妊娠外有惊动，胎内不安，转移不宁。

［方源］明·朱橚.普济方.北京：人民卫生出版社，1959

［方名］治胎动不安方　36[△]　（阿胶汤）

［方药］阿胶（炒燥）、当归（锉碎）、桑寄生（锉碎）各半两。

［用法］粗捣筛为散，每服三钱，以水一盏，煎至六分，去滓，空心热服之。

［功效］养血，固肾，安胎。

［适应证］胎动不安。

［方源］明·朱橚.普济方.北京：人民卫生出版社，1959

［方名］治胎动不安方　37[△]　（续断汤）

［方药］续断、桑寄生、当归（焙）、川芎、芎䓖各一两，糯米一两，阿胶（炒燥）、艾叶（炒）、竹茹各半两。

［用法］锉散，每服三钱，水一盏，煎至七分，去滓，温服。

［功效］养血，固肾，安胎。

［**适应证**］ 胎动不安。症见妊娠胎动，腹痛腰痛。

［**方源**］《医学类证》

［**方名**］ 治胎动不安方　38[△]　（桑寄生汤）

［**方药**］ 桑寄生（锉）、当归（焙）、赤茯苓（去黑皮）、广木通（锉）、生干地黄（焙）、陈橘皮（去白炒）各一两，白术、芎䓖各一两半，诃黎勒（炮、取皮）一两，茜草根（去毛炒）半两，木香一钱。

［**用法**］ 粗捣筛。每服三钱，以水一盏，入生姜二片，同煎至六分，去滓，温服，日三。

［**功效**］ 固肾安胎。

［**适应证**］ 胎动不安。

［**方源**］ 明·朱橚.普济方.北京：人民卫生出版社，1959

［**方名**］ 治胎动不安方　39[△]　（桑寄生散）

［**方药**］ 桑寄生、当归（去芦酒浸）、川续断、芎䓖、香附子（炒）、阿胶（锉，蛤粉炒成珠）、茯神（去木）、白术各一两，人参、甘草（炙）各半两。

［**用法**］ 咀，每服四钱，水一盏半，姜五片，煎至七分，去滓，温服，不拘时候。

［**功效**］ 固肾安胎。

［**适应证**］ 胎动不安，胎漏。

［**方源**］ 明·朱橚.普济方.北京：人民卫生出版社，1959

［**方名**］ 治胎动不安方　40[△]　（阿胶汤加味）

［**方药**］ 阿胶（炒令燥）、桑寄生（锉焙）、大腹皮（锉）、黄芪（锉）、麦冬（去心焙）、防风、丹参、羚羊角屑、柏子仁（微炒）、砂仁各半两，人参、白术各一两。

［**用法**］ 上药捣筛，每服三钱，以水一盏，煎至5分，去滓，温服。

［**功效**］ 益气养血，保肾安胎。

［**适应证**］ 妊娠惊胎，胎动不安。

［**方源**］ 明·朱橚.普济方.北京：人民卫生出版社，1959

［**方名**］ 治胎动不安方　41[△]　（茯苓散）

［**方药**］ 白茯苓、桑寄生、独活、桔梗（去芦头）、生地黄、赤芍药（炙微赤锉）、人参（去芦头）、桂心、当归（锉微炒）、钩藤、石膏各一两。

［**用法**］ 为细末散，每服四钱，水一盏，煎六分，去滓，不拘时，温服。

［**功效**］ 益气养血，通脉利水，安神固胎。

［**适应证**］ 胎动不安。症见妊娠因用力热作，觉胎动心腹急痛，面青汗出，头仰气喘欲绝，诸药安胎无效，又称惊胎。

［**方源**］ 宋·王怀隐，等.太平圣惠方.北京：人民卫生出版社，1958

［方名］治胎动不安方　42△

［方药］桑寄生、当归、芎䓖、艾叶（炙）、人参各等量。

［用法］细杵罗为末。每服三钱，水一盏五分，葱白五枚，同煎，取一盏，空心和滓吃。

［功效］益气养血，固肾安胎。

［适应证］妊娠四五月及七八月忽胎动不安。

［方源］明·朱橚．普济方．北京：人民卫生出版社，1959

［方名］治胎动不安方　43△　（茯神散）

［方药］茯神（去木）、芍药（锉炒）、桑白皮（锉炒）、当归（切焙）、芎䓖各一两，人参二两。

［用法］为散，每服三钱，以米饮调服，不拘时。

［功效］守心安胎。

［适应证］胎动不安。

［方源］宋·王怀隐，等．太平圣惠方．北京：人民卫生出版社，1958

［方名］治胎动不安方　44△

［方药］桑寄生30克，阿胶（烊化）、艾叶各4.5克。

［用法］水煎服。每日1剂，日分2次温服。

［功效］固冲任，安胎元。

［适应证］胎动不安。

［方源］《民间祖传秘方大全》

（178）习惯性流产（滑胎）

［方名］治习惯性流产方　1△

［方药］桑寄生9克，白术、菟丝子各15克，艾叶5片。

［用法］水煎服。自受孕后，每月服2剂。

［功效］固肾安胎。

［适应证］习惯性流产。

［按语］本症系指发生3次以上的自然流产者，即滑胎，多因气虚、肾虚、血虚、外伤等以至如期而坠，或屡孕屡坠。

［方源］①《常见病验方研究参考资料》；②《民间祖传秘方大全》

［方名］治习惯性流产方　2△

［方药］桑寄生、制狗脊各12克，炒归身、炒白芍、炒白术、熟枣仁各9克。

［用法］水煎服。自受孕后，每月服3剂，不可中断。

[功效] 固肾安胎。

[适应证] 习惯性流产。

[方源] ①《常见病验方研究参考资料》；②《民间祖传秘方大全》

[方名] 治习惯性流产方　3△

[方药] 桑寄生、麦冬各 6 克，白芍、玄参、黄芩 10 克，小生地 12 克。

[用法] 水煎服。每日 1 剂，日分 2 次温服。

[功效] 固冲任，安胎元。

[适应证] 习惯性流产属阴虚内热者。

[方源] ①《妇儿良方》；②《神方奇药治百病》

[方名] 治习惯性流产方　4△

[方药] 桑寄生、大熟地、炒杜仲各 9 克，炙黄芪 15 克，炒归身、甘杞子、炮茯神、醋炙龟板各 6 克，川芎 1.5 克。

[用法] 水煎服，每日 1 剂，自排卵日始连服 28 天，后改每周 1 剂，怀孕第 8 个月后每月仅服 1 剂，直至分娩。

[功效] 固冲任，安胎元。

[适应证] 习惯性流产（滑胎）。

[方源]《妇儿良方》

[方名] 治习惯性流产方　5△

[方药] 桑寄生、菟丝子、覆盆子、杜仲、川续断、熟地、白芍、党参各 15 克，阿胶（烊化）、陈皮各 12 克，甘草 6 克。

[用法] 在流产危险期服药，每日 1 剂，至度过危险期或先兆流产症状消失，再服 10 ~ 15 剂，隔日 1 剂。

[功效] 固冲任，安胎元。

[适应证] 习惯性流产（滑胎）。

[方源]《妇儿良方》

[方名] 治习惯性流产方　6△

[方药] 桑寄生、菟丝子、芡实各 12 克，川断、炒杜仲、太子参、山萸肉、石莲肉、大熟地、苎麻根、椿根皮各 10 克，山药 15 克，升麻 6 克。

[用法] 水煎服。每日 1 剂，连服 2 个月。

[功效] 固冲任，安胎元。

[适应证] 习惯性流产（滑胎）。

[方源]《妇儿良方》

[**方名**] 治习惯性流产方　7△

[**方药**] 桑寄生、白茯苓各45克，党参（置米上蒸）、炒杜仲各60克，白术（置米上蒸1小时）90克，酒续断、阿胶各36克，大红枣300克。

[**用法**] 将前7味共研末后，把红枣劈开煮烂去核，纳入药末制成豆大丸，每日服3次，每次服9克，用米汤送下，或将上药分10剂煎服，每日1剂。

[**功效**] 固冲任，安胎元。

[**适应证**] 滑胎（习惯性流产）属气阴两虚者。

[**方源**] ①《妇儿良方》；②《民间祖传秘方大全》

[**方名**] 治习惯性流产方　8△

[**方药**] 桑寄生、黄芩、白术、荷叶蒂各10克，太子参12克，阿胶（烊化）、山药、枸杞子各15克，白芍20克，生地黄、旱莲草各30克，甘草6克。

[**用法**] 水煎服。每日1剂。

[**功效**] 固冲任，安胎元。

[**适应证**] 滑胎属肝肾阴虚，血热内扰者。

[**方源**]《妇儿良方》

[**方名**] 治习惯性流产方　9△

[**方药**] 桑寄生、党参、黄芪、白术、当归、熟地、菟丝子、煅龙骨、煅牡蛎各15克，陈皮10克，炙甘草3克。

[**用法**] 水煎服。再孕后，每月月初服3剂，日服1剂，连服3天。

[**功效**] 固冲任，安胎元。

[**适应证**] 习惯性流产（滑胎）属气血亏虚者。

[**方源**]《妇儿良方》

[**方名**] 治习惯性流产方　10△

[**方药**] 桑寄生50克，菟丝子25克，补骨脂15克。

[**用法**] 水煎服。每日1剂，连服2个月。

[**功效**] 固冲任，安胎元。

[**适应证**] 习惯性流产（滑胎）。

[**方源**]《妇儿良方》

[**方名**] 治习惯性流产方　11△

[**方药**] 桑寄生、菟丝子、沙苑子、川续断、杜仲、阿胶、黄芩、白术。

[**用法**] 水煎服。每日1剂，日分2次温服。

[**功效**] 固冲任，安胎元。

[**适应证**] 习惯性流产。

［**方源**］《当代妙方》

［**方名**］治习惯性流产方　12△
［**方药**］桑寄生、杜仲、菟丝子、覆盆子、川续断、党参、炙黄芪各 15 克，杭白芍、阿胶（烊化）、陈皮各 12 克，生甘草 6 克。
［**用法**］水煎服。每日 1 剂，日分 2 ~ 3 次温服，于上次流产期前 1 周开始服用，服至度过流产危险期止。
［**功效**］补肾固胎。
［**适应证**］习惯性流产。
［**按语**］用本方治疗习惯性流产患者 80 例，其中正常分娩者 78 例，自然流产者 2 例。

［**方源**］《当代妙方》

［**方名**］治习惯性流产方　13△
［**方药**］桑寄生 15 克，炒杜仲、续断、菟丝子、白术、黄芪各 12 克，狗脊 10 克。
［**用法**］水煎服。每日 1 剂，日分 2 次温服。
［**功效**］补肾固胎。
［**适应证**］习惯性流产。
［**按语**］用本方治疗习惯性流产 50 例，治愈 33 例，好转 14 例，无效 3 例，总有效率 94%。

［**方源**］《当代妙方》

［**方名**］治习惯性流产方　14△
［**方药**］桑寄生、菟丝子、生龙牡、熟地、山药、川断、杜仲各 15 克，阿胶（烊化）、炒白术各 10 克。
［**用法**］水煎服。每日 1 剂，日分 2 次温服。
［**功效**］补肾安胎。
［**适应证**］习惯性流产属肾气亏虚者。
［**方源**］《中医秘单偏验方妙用大典》

［**方名**］治习惯性流产方　15△
［**方药**］熟地、山药各 30 克，当归、生龙牡（先煎）各 15 克，桑寄生、潞党参、黄芪（炙）、白术（炒）、甘草（炙）、白芍、续断、杜仲、破故纸、阿胶（烊化）、菟蔚子、香附（醋）、陈艾叶各 10 克，砂仁（后下）6 克。
［**用法**］水煎取汁。每日 1 剂，日分 3 次温服，每经临前服至经净止，6 个月为 1 个疗程，若已孕需继续连服 3 个月，隔日 1 剂，45 剂为 1 疗程。
［**功效**］补肾固冲，养血益气。

[**适应证**] 习惯性流产。

[**方源**]《偏方秘方大全》

[**方名**] 治习惯性流产方　16△

[**方药**] 桑寄生、杜仲炭、党参各 120 克，茯苓 90 克，蒸白术 240 克。

[**用法**] 共研细末，用枣肉熬汁，和药为丸，如梧桐子大，晒干。每服 9 克，温开水送服，每日 2 次。

[**功效**] 固肾安胎。

[**适应证**] 习惯性流产。

[**方源**]《民间祖传秘方大全》

[**方名**] 治习惯性流产方　17△

[**方药**] 桑寄生、杜仲、川续断各 10 克，仙灵脾 12 克，黄芪、菟丝子各 30 克。

[**用法**] 水煎服。每日 1 剂，日分 3 次温服，15 天为 1 疗程，可连服 2 个疗程。

[**功效**] 益气固肾。

[**适应证**] 习惯性流产。

[**按语**] 用本方治疗习惯性流产 100 例，总有效率为 75%，服药期间应避免劳累，要适当休息。

[**方源**]《民间祖传秘方大全》

[**方名**] 治习惯性流产方　18△　（寿胎丸加减）

[**方药**] 桑寄生、菟丝子各 15 克，川断、阿胶（烊化）各 10 克。仙鹤草、苎麻根各 20 克，砂仁 6 克。

[**用法**] 水煎服。每日 1 剂。

[**功效**] 固肾安胎。

[**适应证**] 滑胎属肾虚胎元不固者。

[**方源**] 明·李时珍.本草纲目.北京：中国中医药出版社，1998

[**方名**] 治习惯性流产方　19△　（防滑方）

[**方药**] 桑寄生、菟丝子各 15 克，白芍、茯苓、太子参、阿胶（烊化）各 12 克，当归、白术、黄芩、川断各 10 克，川芎 5 克。

[**用法**] 水煎服。于妊娠 40 天左右开始服药，每月服 2~3 剂，超过以往流产期，或妊娠 3 个月停药，并嘱禁房事。

[**功效**] 补肾固胎。

[**适应证**] 习惯性流产属肾虚者。

[**方源**] 湖北中医杂志，1985（6）：21

[**方名**] 治习惯性流产方 20[△] （防滑汤）

[**方药**] 桑寄生、党参、黄芪、白术、陈皮、当归、熟地、菟丝子、煅龙骨、煅牡蛎各15克，甘草3克。

[**用法**] 水煎服。妊娠后每月初服3剂。

[**功效**] 补气养血，固任安抬。

[**适应证**] 滑胎属气血亏虚者。

[**方源**] 四川中医，1985（5）：16

[**方名**] 治习惯性流产方 21[△]

[**方药**] 桑寄生、党参、黄芪、白术、当归各15克，熟地、杜仲、补骨脂、砂仁（后下）各12克，菟丝子10克。

[**用法**] 水煎服。

[**功效**] 补肾固胎。

[**适应证**] 习惯性流产。

[**按语**] 加减法：恶心呕吐者，加陈皮、生姜各10克，竹茹12克；纳差腹胀加苏梗、鸡内金各12克，木香10克；小腹下坠感加升麻10克，柴胡6克；腰困甚加川断20克，狗脊15克；出血多加阿胶、焦艾叶各12克，地榆炭20克。用本方治疗习惯性流产50例，在服6～9剂后，自觉症状明显改善。后改为每周服2～3剂，以巩固疗效，至妊娠6个月停药。结果：49例足月顺产，1例无效。未发现服药后不良反应。

[**方源**] 《百病效验良方》

[**方名**] 治习惯性流产方 22[△]

[**方药**] 桑寄生、桑白皮、菟丝子、茯苓、北五味子各30克，杜仲、川断（炒）各20克，金樱子（蜜炙）、杭白芍各50克。

[**用法**] 水煎3次，每次煎取药液400毫升左右。每次服100～200毫升，每日2～3次，1剂药可在2～3天内服完，3剂药为1疗程。

[**功效**] 保肾安胎。

[**适应证**] 习惯性流产。

[**按语**] 董氏用本方治疗习惯流产者82例，一般在服药1～2剂后症状即见缓解，服3剂后临床症状基本消失。结果痊愈78例，占95%，无效4例，占5%，属自行中断治疗者。

[**方源**] 《中国特色医疗新技术》

[**方名**] 治习惯性流产方 23[△]

[**方药**] 桑寄生、川断、白芍、生地、黄芩、白术各15克，菟丝子20克，甘草10克。

[**用法**] 水煎服。每日1剂，服至妊娠时间超过以往滑胎月份。

［功效］消虚热，补肾安胎。

［适应证］习惯性流产。

［按语］李氏等用本方治疗习惯性流产 13 例，治愈 11 例，治愈率 84.6%，用本方治疗先兆流产 287 例，治愈 266 例，治愈率 92.68%。

［方源］《中国特色医疗新技术》

［方名］治习惯性流产方　24△

［方药］桑寄生、白术、川断各 150 克，党参、杜仲炭各 130 克，大枣 500 克。

［用法］共研细末，依法炼蜜为丸，每丸重 9 克。于滑胎易出现的妊娠月份开始服药，每次 1 丸，温开水送服，每日 3 次，1 个月为 1 疗程，一般 1 疗程即可。

［功效］补肝肾，固冲任，健脾安胎。

［适应证］滑胎（习惯性流产）。

［方源］《中国特色医疗新技术》

［方名］治习惯性流产方　25△　（固胎汤）

［方药］桑寄生、山药各 15 克，炒白芍 18 克，党参、炒白术、熟地各 30 克，炒扁豆、山萸肉、炒杜仲、续断、枸杞子各 9 克，炙甘草 3 克。

［用法］水煎服，日分 2～3 次温服。

［功效］脾肾双补，止痛安胎。

［适应证］习惯性流产（滑胎）。

［按语］本方是刘云鹏名老中医验方。

［方源］①《国家级名老中医验方大全》；②《中华古医药宝典·中医祖传秘笈》

［方名］治习惯性流产方　26△

［方药］桑寄生、川续断、阿胶、菟丝子各 45 克，椿根白皮 15 克。

［用法］共研细末，每服 9 克。每月逢 1、2、3 日；11、12 日；21、22、23 日各服 1 剂。

［功效］补肾安胎。

［适应证］习惯性流产属肾阴虚者。

［方源］《神方奇药治百病》

［方名］治习惯性流产方　27△

［方药］黄芪（炙）、桑寄生、熟地、山萸肉、山药各 30 克，川续断 20 克，潞党参、杜仲、菟丝子各 15 克，白术（炒）、当归、阿胶（烊化）各 10 克，川芎、升麻、荆芥炭各 6 克。

［用法］水煎取汁。日分 3 次口服。

［功效］益气养血，固肾保胎。

[适应证] 习惯性流产。

[方源]《偏方秘方大全》

（179）惊　胎

[方名] 治惊胎方　1△　（桑寄生散）

[方药] 桑寄生、当归（去芦酒浸）、川续断（酒浸）、川芎、香附（去毛炒）、茯神（去木）、阿胶（蛤粉炒成珠子）、白术、陈艾叶各一两，人参、甘草（炙）、乌梅各半两。

[用法] 锉散，每服四钱，水一盏半，生姜五片，同煎去滓，不拘时服。

[功效] 镇惊安胎。

[适应证] 惊胎。症见妊娠或因房室惊触，劳力过度，伤动胞胎，或食毒物，致令子宫虚滑，经血淋沥，若不急治，败血凑心，子母难保，日渐胎干，危亡不久。

[按语] 妊娠惊胎者，是怀妊月将满，其胎神识已具，或将产之时，从高坠下，伤损胞络，致血下胎动，逐上抢心胸，气绝不醒。其母面赤舌青，口无沫出者，儿死母活；唇口俱青，沫出者，子母俱死；面青舌赤沫出，母死子活；若下血不止，胞燥胎枯，令子死矣。

[方源] 明·朱橚. 普济方. 北京：人民卫生出版社，1959

（180）妊娠咳嗽（子嗽）

[方名] 治妊娠咳嗽方　1△

[方药] 冬桑叶、白池菊、瓜蒌皮、川贝母各6克，牛蒡子4.5克，薄荷叶2.4克，鸡子白1枚，鸭梨皮30克。

[用法] 水煎服。每日1剂，日分2次温服。

[功效] 清肺，止咳，安胎。

[适应证] 孕妇燥咳。症见初起背寒干咳，咳甚无痰，喉痒胁痛，甚至气逆音嘶，胎动不安，大便燥结。

[方源]《全国名医验案类编》

[方名] 治妊娠咳嗽方　2△

[方药] 桑叶、菊花、黄芩、白芍、钩藤、蔓荆子各15克，石决明30克，甘草10克。

[用法] 水煎服。每日1剂，日分2次温服。

[功效] 清肺热，止头痛，安胎元。

[适应证] 妊娠咳嗽伴头痛者。

[方源]《中医秘单偏验方妙用大典》

[**方名**] 治妊娠咳嗽方　3△

[**方药**] 桑白皮、紫菀、寸冬、桔梗、竹茹各 15 克，百合 20 克，甘草 10 克。

[**用法**] 水煎服。每日 1 剂，日分 2 次温服。

[**功效**] 宣肺，止咳，安胎。

[**适应证**] 妊娠咳嗽痰少者。

[**方源**]《中医秘单偏验方妙用大典》

[**方名**] 治妊娠咳嗽方　4△

[**方药**] 桑白皮、杏仁、甘草各 5.5 克，紫菀、天冬各 30 克。

[**用法**] 共研细末，每次取 9 克，加竹茹少许，水煎取汁，加蜜半匙，再煎 1～2 次沸取。

[**功效**] 宣肺，止咳，固胎。

[**适应证**] 子嗽（妊娠咳嗽）。

[**方源**] 明·王肯堂. 证治准绳. 北京：人民卫生出版社，1991

[**方名**] 治妊娠咳嗽方　5△

[**方药**] 桑叶、北杏、黄芩、川贝母、前胡、茯苓各 9 克，枇杷叶、陈皮、半夏、桔梗、枳壳各 6 克，瓜蒌仁 12 克，炙甘草 5 克，生姜 3 片。

[**用法**] 水煎服。每日 1 剂，日分 2 次温服。

[**功效**] 清肺化痰，止咳安胎。

[**适应证**] 妊娠咳嗽属痰火犯肺型。症见妊娠咳嗽，咳痰不爽，痰液黄稠，面红口干。舌质红，舌苔黄腻，脉滑数。

[**方源**]《实用中医手册》

[**方名**] 治妊娠咳嗽方　6△

[**方药**] 桑叶、麦冬、桔梗各 6 克，川贝母、百合、白芍、玄参、阿胶（烊化）、黑芝麻、炙百部各 9 克，生地 12 克，生甘草 4.5 克。

[**用法**] 水煎服。每日 1 剂，日分 2 次温服。

[**功效**] 养阴，清肺，安胎。

[**适应证**] 妊娠咳嗽属阴虚肺燥型。症见妊娠咳嗽，干咳少痰，甚至痰中带血，口干咽燥，形体消瘦，手足心热，失眠盗汗。舌红少苔，脉细数。

[**方源**]《实用中医手册》

（181）妊娠眩晕（子晕）

[**方名**] 治妊娠眩晕方　1△　（寄生黑豆蛋汤）

[**方药**] 桑寄生 60 克，黑豆 30 克，鸡蛋 2 个。

[用法] 将桑寄生、黑豆、鸡蛋洗净，一齐放入砂锅内，加清水适量，文火煮30分钟，取出鸡蛋及桑寄生，鸡蛋去壳后再放入锅内，加入白糖适量，煮沸即可，随量饮用。

[功效] 养血祛风，利水消肿。

[适应证] 妊娠眩晕属肝肾不足，血虚风动者。症见头晕目眩，失眠心悸，面色淡黄，肢体浮肿，皮肤按之凹陷，小便短少，腰酸无力，血压升高等。

[方源]《疾病饮食疗法》（一）（修订版）

（182）妊娠腹痛（胞阻）

[方名] 治妊娠腹痛方　1△　（寄生安胎方）
[方药] 桑寄生一两半，阿胶一两，艾叶半两。
[用法] 加水一盏半，煎至一盏，去滓，食前分三温服。
[功效] 止痛安胎。
[适应证] 胞阻（妊娠腹痛）。
[方源]《中药大辞典》

[方名] 治妊娠腹痛方　2△　（寄生安胎汤）
[方药] 桑寄生60克。
[用法] 水煎服。每日1剂，日分2次温服。
[功效] 止痛安胎。
[适应证] 妊娠腹痛。
[方源]《常见病验方研究参考资料》

[方名] 治妊娠腹痛方　3△　（寄生安胎汤）
[方药] 桑寄生30克，阿胶、艾叶各5克。
[用法] 先将桑寄生、艾叶水煎，去渣取汁，后加入阿胶烊化，内服。
[功效] 止痛安胎。
[适应证] 妊娠腹痛。
[方源]《常见病验方研究参考资料》

[方名] 治妊娠腹痛方　4△
[方药] 桑寄生、人参、白术、杜仲、续断、益智仁、阿胶、菟丝子、补骨脂、巴戟天各15克，艾叶10克。
[用法] 水煎服。每日1剂，日分2次温服。
[功效] 温补肾阳，止痛安胎。
[适应证] 妊娠腹痛属肾阳虚者。

[方源]《妇儿良方》

[方名] 治妊娠腹痛方 5[△]

[方药] 桑寄生、制首乌各 12 克，当归、川芎、茯苓、白术各 9 克，白芍 15 克。

[用法] 水煎服。每日 1 剂，日分 2 次温服。

[功效] 养血，安胎，止痛。

[适应证] 妊娠腹痛属血虚型。症见妊娠期小腹隐痛，头晕神疲，面色萎黄，或有少寐心悸。舌质淡胖，舌苔薄白，脉细滑。

[方源]《实用中医手册》

[方名] 治妊娠腹痛方 6[△]　（育胎饮子）

[方药] 桑寄生、艾叶（炒）、白芍药、当归、人参各二钱，覆盆子、阿胶（蛤粉炒）各三钱。

[用法] 上阻，每服四钱，水一盏半，糯米百粒，煎八分去滓，食前服。

[功效] 益气养血，止痛安胎。

[适应证] 妊娠腹痛，妊娠腰痛，妊娠胎动不安。

[方源] 宋·朱佐. 类编朱氏集验医方. 北京：人民卫生出版社，1983

（183）　妊娠腰痛

[方名] 治妊娠腰痛方 1[△]

[方药] 桑寄生、补骨脂、杜仲、胡桃肉各 15 克，续断 10 克。

[用法] 水煎服。每日 1 剂，日分 2 次温服。

[功效] 温补肾阳。

[适应证] 妊娠腰痛属肾虚型。症见妊娠期腰部隐痛，或腰酸无力，劳动则甚，两膝酸软，喜热畏冷，面色晦暗，头晕耳鸣，带下清冷，尿频。舌质淡嫩，舌苔薄白，脉细弱或沉涩。

[方源]《实用中医手册》

（184）　妊娠水肿（子肿）

[方名] 治妊娠水肿方 1[△]

[方药] 白术 7.5 克，桑白皮、茯苓皮、陈皮、生姜皮、大腹皮各 3 克。

[用法] 水煎服。每日 1 剂，日分 2 次温服。

[功效] 利水消肿。

[适应证] 妊娠水肿。

[方源]《中医方药手册》

[**方名**] 治妊娠水肿方 2△ （清肿散）

[**方药**] 桑白皮、葶苈子、郁李仁各10克，白术15克，茯苓20克。

[**用法**] 共研为末。每日2次，每次6克，温开水送服。

[**功效**] 宣肺补气，健脾消肿。

[**适应证**] 妊娠水肿属脾气虚型。症见妊娠数月，面目四肢浮肿，胸闷气短，食欲不振。

[**方源**] 《民间偏方奇效方》

[**方名**] 治妊娠水肿方 3△

[**方药**] 桑白皮、生姜皮、大腹皮各15克，茯苓皮、白糖各20克，陈皮6克。

[**用法**] 水煎服。每日1剂，日分2次温服。

[**功效**] 健脾利水，利气消肿。

[**适应证**] 妊娠水肿属脾虚者。症见妊娠期间，头面，肢体肿胀，四肢沉重无力，面色淡黄，食后胃脘饱胀不舒，甚或腹部胀大，大便稀溏。舌胖大淡红，苔白等。

[**方源**] 《疾病饮食疗法》（一）（修订版）

[**方名**] 治妊娠水肿方 4△

[**方药**] 桑白皮、五加皮、生姜各6在，白术、大腹皮、生芪各10克，茯苓15克。

[**用法**] 水煎服。每日1剂，日分2次温服。

[**功效**] 健脾消肿。

[**适应证**] 妊娠水肿属脾虚者。

[**方源**] 《妇儿良方》

[**方名**] 治妊娠水肿方 5△

[**方药**] 桑白皮、大腹皮、生姜皮、白茯苓皮、白术各18克，白芍6克，枣15克（去核）。

[**用法**] 水煎取汁，冲服广木香6克。

[**功效**] 健脾消肿。

[**适应证**] 妊娠水肿属脾虚者。

[**方源**] 《妇儿良方》

[**方名**] 治妊娠水肿方 6△

[**方药**] 桑白皮30克，商陆、羌活各15克。

[**用法**] 共为细末，每次取12克，加赤小豆100粒，水煎，空腹温服。

[**功效**] 健脾祛风，逐水消肿。

[**适应证**] 子肿（妊娠水肿）。

[**方源**] 宋·王怀隐等. 太平圣惠方. 北京：人民卫生出版社，1964

[**方名**] 治妊娠水肿方　7△

[**方药**] 桑白皮、紫苏、赤茯苓各30克，汉防己、大腹皮各22.5克，木香7.5克。

[**用法**] 共研细末，每次取12克，加生姜3克，水煎，饭前温服。

[**功效**] 健脾祛风，利水消肿。

[**适应证**] 子肿（妊娠水肿）。

[**方源**] 宋·王怀隐等. 太平圣惠方. 北京：人民卫生出版社，1958

[**方名**] 治妊娠水肿方　8△

[**方药**] 桑白皮、赤茯苓、紫苏茎叶各6克，汉防己各4.5克，木香1.5克。

[**用法**] 共研细末，加生姜5片，水煎服。

[**功效**] 健脾祛风，利水消肿。

[**适应证**] 子肿（妊娠水肿）。

[**方源**] 明·王肯堂. 证治准绳. 北京：人民卫生出版社，1991

[**方名**] 治妊娠水肿方　9△

[**方药**] 桑白皮、茯苓皮、大腹皮、生姜皮、白术、紫苏茎叶各3克。

[**用法**] 水煎服。入枣（去核）为引，木香磨浓汁3匙同服。

[**功效**] 健脾祛风，利水消肿。

[**适应证**] 子肿（妊娠水肿）。

[**方源**] 明·万全. 万氏妇人科. 武汉：湖北人民出版社，1983

[**方名**] 治妊娠水肿方　10△

[**方药**] 桑白皮、汉防己、赤茯苓、紫苏各3克，木香1.5克。

[**用法**] 水煎服。

[**功效**] 健脾祛风，利水消肿。

[**适应证**] 子肿（妊娠水肿）。

[**方源**] 清·沈金鳌. 妇科玉尺. 上海：上海卫生出版社，1958

[**方名**] 治妊娠水肿方　11△

[**方药**] 桑白皮、大腹皮、生姜皮、陈皮各3克，茯苓皮4.5克，白术7.5克。

[**用法**] 共为细末，每次5克，米汤调服。

[**功效**] 健脾行气，利水消肿。

[**适应证**] 子肿（妊娠水肿）。

[**方源**] 清·沈金鳌. 妇科玉尺. 上海：上海卫生出版社，1958

[**方名**] 治妊娠水肿方　12△

[**方药**] 桑白皮、木瓜、紫苏各3克，广木香、汉防己、五加皮、地骨皮各

3.6 克。

  [**用法**] 共为细末，加灯芯 30 茎，水煎，空腹服。

  [**功效**] 健脾祛风，利水消肿。

  [**适应证**] 子肿（妊娠水肿）。

  [**方源**] 明·孙文胤.丹台玉案.上海：上海科学技术出版社，1984

  [**方名**] 治妊娠水肿方 13[△]

  [**方药**] 桑白皮、郁李仁、茯苓各 12 克，葶苈子 15 克，白术 30 克。

  [**用法**] 共研细末，水煎服。

  [**功效**] 健脾行气，利水消肿。

  [**适应证**] 子肿（妊娠水肿）。

  [**方源**] 唐·昝殷.经效产宝.北京：人民卫生出版社，1955

  [**方名**] 治妊娠水肿方 14[△]

  [**方药**] 桑白皮、白茯苓皮、大腹皮、生姜皮、陈皮各 15 克，白术 3 克。

  [**用法**] 共研成末，浓磨木香汁 50 毫升，共煎 2.4 克，去渣温服。

  [**功效**] 健脾行气，利水消肿。

  [**适应证**] 子肿（妊娠水肿）。

  [**方源**] 明·万全.广嗣纪要.武汉：湖北人民出版社，1986

（185）妊娠尿潴留（小便不通）

  [**方名**] 治妊娠尿潴留方 1[△]

  [**方药**] 桑白皮、猪苓各 45 克。

  [**用法**] 水煎服。为末，每次取 9 克，加灯芯 20 根。

  [**功效**] 通络利尿。

  [**适应证**] 妊娠小便不通（尿潴留）。

  [**方源**] 宋·赵佶.圣济总录.北京：人民卫生出版社，1962

（186）妊娠尿失禁（遗尿）

  [**方名**] 治妊娠尿失禁方 1[△]

  [**方药**] 桑寄生、黄芪、白术、川断、杜仲、菟丝子、益智仁、桑螵蛸、党参、金樱子各 12 克，升麻、炙甘草各 3 克。

  [**用法**] 水煎服。

  [**功效**] 补肾，固气，止遗。

  [**适应证**] 妊娠遗尿，属肾气虚弱而寒象不显著者。症见妊娠遗尿，神疲腰酸，小

腹坠胀。舌淡苔薄白，脉细滑。

[方源]《实用中医手册》

（187） 妊娠泌感 （子淋）

[方名] 治妊娠泌感方　1[△]

[方药] 桑白皮、冬葵子、柴胡、赤茯苓各30克，炒当归20克。

[用法] 为末，每次取12克，水煎服。

[功效] 补肾止浊。

[适应证] 妊娠小便淋漓（子淋）。

[方源] 宋·王怀隐等．太平圣惠方．北京：人民卫生出版社，1958

（188） 妊娠痫症 （子痫）

[方名] 治妊娠痫症方　1[△]

[方药] 桑叶、青龙齿各9克，茯神12克，石决明24克，白池菊6克，明天麻4.5克，盐水炒川连2.1克，陈木瓜3克。

[用法] 先用金银戒指各1枚，灯芯3小帚，煎汤代水，然后煎服。每日1剂，共2剂。

[功效] 潜阳镇痉，清热熄风。

[适应证] 孕妇热病子痫。

[方源]《全国名医验案类编》

[方名] 治妊娠痫症方　2[△]　（清伏热安胎煎）

[方药] 冬桑叶、东白薇、丝瓜络、生白芍、淡竹茹、肥知母各9克，青子芩4.5克，生甘草1.5克。

[用法] 先用淡海蜇60克，大地粟4个，煎汤代水，然后煎服。每日1剂，共3剂。

[功效] 清热安胎。

[适应证] 孕妇热病子痫。

[方源]《全国名医验案类编》

[方名] 治妊娠痫症方　3[△]　（养胃阴清热煎）

[方药] 桑叶、淡竹茹各6克，鲜石斛、北沙参、生白芍各9克，原麦冬4.5克，青皮甘蔗4节（切碎），鸭梨肉30克。

[用法] 水煎服。每日1剂，共4剂。

[功效] 养阴清热，解痉安胎。

[**适应证**] 孕妇热病子痫。
[**方源**]《全国名医验案类编》

[**方名**] 治妊娠痫症方　4[△]　（大泻心肝煎）
[**方药**] 冬桑叶、白池菊各6克，淡竹茹、青子芩各9克，生白芍15克，明天麻4.5克，小川连、龙胆草各3克。
[**用法**] 先用羚角片2.4克，真马宝、西牛黄各0.3克，煎汤调下。然后用本方水煎服，每日1剂，共2剂。
[**功效**] 清热镇痉，大泻心肝。
[**适应证**] 孕妇热病子痫。症见初则谵语，两手交痉，目窜上视，不省人事，约半小时，口吐涎沫，神识即醒，继则手舞足动，神昏发厥，间之不语。
[**按语**] 本症乃孕腹中早有伏热，后因生气怒火，随发痫厥。
[**方源**]《全国名医验案类编》

[**方名**] 治妊娠痫症方　5[△]
[**方药**] 霜桑叶6克，羚羊角4.5克，钩藤（后入）、滁菊花、生白芍各9克，川贝母12克，鲜生地、淡竹茹各15克，生甘草2.4克。
[**用法**] 水煎。日分2次温服。
[**功效**] 养阴除热，祛风解痉。
[**适应证**] 妊娠子痫的痉厥抽搐、壮热神昏。
[**方源**]《中医方药手册》

[**方名**] 治妊娠痫症方　6[△]
[**方药**] 桑叶、黄芩、莲子心、菊花、竹茹、白术、茯苓各10克，麦冬12克，生地、白芍各15克，生龙齿30克，黄连3克，甘草6克。
[**用法**] 水煎服。每日1剂，日分2次温服。
[**功效**] 养阴清热，解痉安胎。
[**适应证**] 先兆子痫。
[**方源**]《妇儿良方》

[**方名**] 治妊娠痫症方　7[△]
[**方药**] 桑寄生、钩藤、当归、茯神、桔梗、龙齿、生地、沙参、麦冬、阿胶、白芍各15克，生龟板、生牡蛎、生鳖甲各20克，羚羊角5克。
[**用法**] 水煎服。每日1剂，日分2次温服。
[**功效**] 养阴活血，解痉安胎。
[**适应证**] 子痫（妊娠痫症）属肝风内动者。
[**方源**]《妇儿良方》

[方名] 治妊娠痫症方 8△

[方药] 桑叶、生甘草各 6 克，羚羊角 2 克（另包），川贝母、生地、茯神、竹茹各 10 克，菊花、白芍各 15 克，钩藤 20 克。

[用法] 水煎服。每日 1 剂，日分 2 次温服。

[功效] 养阴清热，祛风解痉。

[适应证] 子痫（妊娠痫症）。

[方源]《妇儿良方》

[方名] 治妊娠痫症方 9△

[方药] 桑寄生 30 克，钩藤、茯神、人参、当归各 60 克，桔梗 90 克。

[用法] 水煎取汁，日分 3 次温服。

[功效] 补气益血，解痉安胎。

[适应证] 妊娠痫症（子痫）。

[按语] 本症系指妊娠晚期（24 周以后）或正直分娩时，或偶于分娩后 1～2 日，忽然发生颈项强直，目睛直视，牙关紧闭，口吐白沫，眩晕头痛，四肢抽搐，突然不省人事，或少时自醒，醒后又复发，或昏迷不醒，称为子痫。本症相当于西医学中的深度妊娠高血压综合征中的子痫。

[方源] 宋·王怀隐等. 太平圣惠方. 北京：人民卫生出版社，1958

[方名] 治妊娠痫症方 10△

[方药] 桑寄生、钩藤、人参、当归、茯苓各 9 克，桔梗 4.5 克。

[用法] 水煎服。每日 1 剂，日分 2 次温服。

[功效] 补气补血，解痉安胎。

[适应证] 子痫（妊娠痫症）。

[方源] 清·陈佳圆. 妇科秘书八种. 北京：中国古籍出版社，1999

[方名] 治妊娠痫症方 11△

[方药] 桑叶、菊花、贝母、天麻各 9 克，生地、茯神、钩藤（后下）各 12 克，石决明 30 克（先下），羚羊角粉 0.6 克（鼻饲）。

[用法] 水煎服。每日 1 剂，日分 2 次温服。

[功效] 清热镇痉，平肝熄风。

[适应证] 子痫属肝风内动型。症见妊娠后期，或临产，或产后不久，突然四肢抽搐，昏不知人，双目时张时半，目睛直视，牙关紧闭，肌肉颤动，口吐白沫，面色青紫或潮红，在抽搐发作前头痛目眩，心烦闷。舌质红，舌苔薄黄，脉弦滑数。

[方源]《实用中医手册》

[**方名**] 治妊娠痫症方　12[△]

[**方药**] 桑叶、菊花、黄芩、天麻、钩藤（后下）、山栀、怀牛膝各9克，夏枯草、茯苓、杜仲各12克，石决明30克，羚羊角粉0.3克（冲）。

[**用法**] 水煎服。每日1剂，日分2次温服。

[**功效**] 育阴潜阳，清热平肝。

[**适应证**] 先兆子痫属阴虚阳亢型。症见妊娠后期血压偏高，头晕目眩，视物昏花，咽干口燥，耳鸣如蝉，胸闷胁胀，冷恶漾漾，心悸怔忡，手指发麻，筋惕肉瞤，舌体伸出口上抖颤，肢体肿胀，小便短少。舌质红，舌苔薄，脉细弦数。

[**方源**]《实用中医手册》

[**方名**] 治妊娠痫症方　13[△]

[**方药**] 桑寄生、苎麻根、茯苓、钩藤、酒黄芩、莲子心、菊花、砂仁（后下）各10克，玳瑁6克，炒白术5克，石决明18克，冬瓜皮25克。

[**用法**] 水煎服，每日1剂，日分2次温服。

[**功效**] 育阴潜阳，清肝平肝。

[**适应证**] 先兆子痫（妊娠中毒症）。症见妊娠后期，下肢浮肿，血压升高，尿有蛋白等。

[**方源**]《偏方秘方大全》

[**方名**] 治妊娠痫症方　14[△]

[**方药**] 桑叶、黄芩、钩藤、胆草、黄连、天麻各15克，竹茹10克，羚羊角（先煎）、甘草、朱砂（冲服）各5克，牛黄2.5克，紫贝齿20克，白芍25克。

[**用法**] 水煎服。每日1剂，日分2次温服。

[**功效**] 滋阴熄风，开窍醒神。

[**适应证**] 妊娠子痫。症见妊娠后期，情绪不佳，突然抽搐，口吐白沫，不省人事，牙关紧闭，约半小时。平素手足心热，心烦头晕等。

[**方源**]《偏方秘方大全》

[**方名**] 治妊娠痫症方　15[△]

[**方药**] 桑寄生、当归、茯神各15克，生地、龙骨、石决明各12克，钩藤、炒杭芍、云母石各9克，竹茹6克，木香4.5克，羚羊角（水磨兑服）、甘草各3克，蛇胆陈皮末2支（分次调入）。

[**用法**] 水煎服。每日1剂，日分2次温服。

[**功效**] 镇肝熄风，育阴潜阳。

[**适应证**] 妊娠子痫属肝肾不足，阴虚阳亢者。症见妊娠后期、头眩眼花、心悸气短，面色潮红，肢体浮肿，手足麻木，突然扑倒，不省人事，双目直视，牙关紧闭，颈项强直，口流白沫，手足抽搐，自汗不止等。

[**方源**]《偏方秘方大全》

（189）妊娠瘫痪（子瘫）

[**方名**] 治妊娠瘫痪方 1[△]

[**方药**] 桑寄生 30 克，制首乌、枸杞子、熟地、白芍、炒枣仁各 15 克，当归 12 克，陈皮、炙甘草各 10 克，川芎 4.5 克，桂枝 3 克。

[**用法**] 水煎服。每日 1 剂，日分 2 次温服。

[**功效**] 滋补肝血，充养筋脉。

[**适应证**] 妊娠瘫痪属肝血亏虚，筋脉失养者。症见妊娠中期，出现半侧肢体瘫痪，伴恶心呕吐等。

[**按语**] 服本方 4 剂见效，10 剂基本恢复正常。

[**方源**]《中医奇症新编》

（190）妊娠手足剧痛

[**方名**] 治妊娠手足剧痛方 1[△]（止痛安胎汤）

[**方药**] 冬桑叶 6 克，鲜竹茹、焦山楂、白知母、大豆卷各 9 克，青子芩、东白薇各 4.5 克，鲜荷梗 5 寸。

[**用法**] 先用嫩桑枝、丝瓜络各 30 克煎汤代水，然后煎服。

[**功效**] 止痛安胎。

[**适应证**] 妊娠手足剧痛。症见腹热口干，四肢串痛，小便短数。

[**按语**] 本症乃孕已 5 月，时值夏令，手足初觉麻木，继而剧痛，专科恐其胎陨，用四物汤加减以安胎，4 剂不应，转服本方，连服 2 剂，痛止胎安，不用他药而愈。

[**方源**]《全国名医验案类编》

（191）妊娠失音（子喑）

[**方名**] 治妊娠失音方 1[△]

[**方药**] 桑白皮、地骨皮、茯苓、泽泻各 9 克，沙参、麦冬、山药、山茱萸各 12 克，熟地共 15 克。

[**用法**] 水煎服。每日 1 剂，日分 2 次温服。

[**功效**] 养阴开音。

[**适应证**] 妊娠失音，属阴虚痰火型，症见妊娠八九月，声音嘶哑，咽喉干燥，头晕耳鸣，掌心灼热，心悸而烦，大便干结，小便赤短。舌质红，舌苔花剥，脉细数。

[**方源**]《实用中医手册》

[**方名**] 治妊娠失音方 2△

[**方药**] 桑寄生、桑椹子、太子参、川续断各 12 克，北芪、北沙参、麦冬各 9 克，桔梗、玉蝴蝶各 6 克，蝉蜕、生甘草各 4.5 克，凤凰衣 3 克。

[**用法**] 水煎服。每日 1 剂，日分 2 次温服。

[**功效**] 益气开音。

[**适应证**] 子喑属肾气虚者。症见妊娠音哑，咽喉干燥，神疲乏力，腰酸肢软。舌淡苔薄，脉细滑。

[**按语**] 因妊娠而出现声音嘶哑，甚或不能出声者，称为子喑。

[**方源**]《实用中医手册》

（192）妊娠高血压综合征（子烦）

[**方名**] 治妊娠高血压综合征方 1△

[**方药**] 桑寄生、茯苓、大腹皮各 15 克，白术 12 克，猪苓、泽泻各 9 克，桂枝 6~9 克，木瓜 30 克，砂仁 6 克。

[**用法**] 水煎服。每日 1 剂，日分 2 次温服。

[**功效**] 滋肝肾，降血压，安胎元。

[**适应证**] 妊娠高血压综合征。

[**方源**] 陕西中医，1993，14（12）：534

[**方名**] 治妊娠高血压综合征方 2△

[**方药**] 桑叶、菊花、女贞子、黄芩各 10 克，生地、白芍、旱莲草各 15 克，珍珠母 30 克。

[**用法**] 水煎服。每日 1 剂，日分 2 次温服。

[**功效**] 平肝清热，养阴降逆。

[**适应证**] 妊娠高血压综合征。

[**方源**]《妇儿良方》

[**方名**] 治妊娠高血压综合征方 3△

[**方药**] 桑寄生、生地、女贞子、白芍、旱莲草、珍珠母各 30 克，菊花 15 克，黄芩 12 克。

[**用法**] 水煎服。每日 1 剂，日分 2 次温服。

[**功效**] 养血平肝，清热降逆。

[**适应证**] 妊娠高血压症综合征（妊高症）。

[**按语**] 本症属祖国医学的"阴虚阳亢"范畴。中医认为，妊娠期血聚养胎，胎前多热，阳盛于阴，阴气不足，导致肝肾阴虚，肝阳上亢，而出现妊娠期高血压综合征。

[**方源**]《百病良方》（第 2 集）

（193）产后出血不止（恶露不绝）

[方名] 治产后出血不止方　1△

[方药] 桑根适量。

[用法] 锯截桑根取屑五指撮，以醇酒服之，日三服。

[功效] 补气固冲，凉血止血。

[适应证] 恶露不绝。

[按语] 本病系指产后三周以上阴道仍排出血性恶露，淋漓不断者。多因产后气虚，冲任不固，或败血瘀阻冲任，血不循经所致。

[方源]《中药大辞典》

[方名] 治产后出血不止方　2△

[方药] 桑白皮适量。

[用法] 以烧桑白皮水饮之。

[功效] 清热止血固冲。

[适应证] 产后崩中（产后血崩）。

[方源] 明·朱橚. 普济方. 北京：人民卫生出版社, 1959

[方名] 治产后出血不止方　3△　（刘寄奴散）

[方药] 刘寄奴、当归（锉微炒）、肉桂各三分，桑寄生、延胡索、蒲黄、红蓝花、干地黄、赤芍药各半两，川大黄一两，木香一分。

[用法] 上捣粗罗为散，每服四钱，水一中盏，入生姜半分，煎至六分去滓，不拘时候，稍热服。

[功效] 温经散寒，固冲止血。

[适应证] 产后恶露不止。

[方源] 明·朱橚. 普济方. 北京：人民卫生出版社, 1959

[方名] 治产后出血不止方　4△　（济危上丹）

[方药] 桑寄生、乳香（研）、五灵脂（糖心香润水淘出涉）、生硫磺（别研）、玄精石（别研极细）、阿胶（炒）、生卷柏（焙）、净陈皮各等量。

[用法] 桑寄生、阿胶、生卷柏、净陈皮四味研细末，和其余药汁和丸梧桐子大，每服二十丸，空心当归酒下。

[功效] 安神收涩，补气养血，祛风止带。

[适应证] 产后下带不止。症见产后所下过多，虚极生风，气无所主，唇青肉冷，汗出目眩，神昏，命在须臾。

[方源] 明·朱橚. 普济方. 北京：人民卫生出版社, 1959

（194） 下血止后腰膝无力

[**方名**] 治下血止后腰膝无力方　1△

[**方药**] 桑寄生适量。

[**用法**] 上为末。每服一钱，非时白汤点服。

[**功效**] 利五脏，补气血，通经络。

[**适应证**] 下血后虚。症见下血止后，但觉丹田元气虚乏，腰膝沉重少力。

[**方源**] 明·李时珍．本草纲目．北京：中国中国医药出版社，1998

（195） 产后血晕痉厥

[**方名**] 治产后血晕痉厥方　1△

[**方药**] 桑枝（去皮）一尺。

[**用法**] 烧红入醋内，产妇吸之便醒。

[**功效**] 解毒，祛痰，镇痉。

[**适应证**] 产后血晕痉厥。

[**方源**]《常见病验方研究参考资料》

（196） 产后眩晕、头痛

[**方名**] 治产后眩晕、头痛方　1△

[**方药**] 桑寄生、双钩藤、生牡蛎（先煎）、生决明（先煎）各30克，白芍、云苓各15克，黄芩、杭菊各10克，川芎6克。

[**用法**] 水煎服。每日1剂，日分2次温服。

[**功效**] 补气养血，清热理虚。

[**适应证**] 产后眩晕。

[**方源**]《林德康诊馀录》

[**方名**] 治产后眩晕、头痛方　2△

[**方药**] 当归、防风、桑寄生、甘草、细辛、独活、川芎各一钱。

[**用法**] 为细末，每服一钱半，水一盏煎取九分，如头冷痛发作时，即空心吃。

[**功效**] 滋补肝肾，祛风止痛。

[**适应证**] 产后头痛。症见产后肝虚中风，其状头冷痛，忽偏痛，至晚即痛，但头痛时间，头骨内冷痛，大腑不调，吃食减少。

[**方源**] 明·朱橚．普济方．北京：人民卫生出版社，1959

（197）产后呕吐

[**方名**] 治产后呕吐方 1△

[**方药**] 桑寄生、官桂各半两，当归、川芎、独活、豆蔻各一两，细辛三铢，芫花（醋炒黄黑色土器内炒）十铢。

[**用法**] 为细末，修制，芫花研为末，每服众药末二钱，芫花末半钱，调匀为一服，空心土器内煎，葱汤调下，热服。

[**功效**] 活血化瘀，温中泻水，下气止呕。

[**适应证**] 产后呕吐。症见产后坐草多时，寒热所损，腹中成块，忽冲心背，脐腹痛，呕逆恶心，不思饮食。

[**方源**] 明·朱橚. 普济方. 北京：人民卫生出版社，1959

（198）产后消渴

[**方名**] 治产后消渴方 1△

[**方药**] 桑叶、制附子、白芍、白术、竹茹各9克，茯苓、金银花、连翘、山药各12克，荆芥6克。

[**用法**] 水煎服。每日1剂，日分2次温服。

[**功效**] 清热祛风，生津止渴。

[**适应证**] 产后消渴。

[**方源**] 《中医奇症新编》

（199）产后腹痛

[**方名**] 治产后腹痛方 1△

[**方药**] 桑椹子、当归各30克，炙黄芪15克，炙甘草6克。

[**用法**] 水煎服。每日1剂，日分2次温服。

[**功效**] 补血益气，通脉止痛。

[**适应证**] 产后腹痛属血虚者。

[**按语**] 产后腹痛系指产妇分娩以后出现的小腹疼痛或脘腹疼痛。一般经产妇症状较初产妇为重，3~4天后疼痛可逐渐消失，疼痛严重者，则需治疗。中医认为，产生本病的原因是气血运行不畅，不通则痛。

[**方源**] 《妇儿良方》

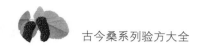

（200）产后腰痛

[方名] 治产后腰痛方 1△

[方药] 桑寄生、牛膝、当归各15克，泽兰12克，独活、续断、苏叶、川芎各10克，肉桂、桃仁各6克。

[用法] 水煎服。每日1剂，日分2次温服。

[功效] 活血，行瘀，止痛。

[适应证] 产后腰痛属血瘀型者。症见腰痛剧烈，不能俯仰，或痛如锥刺，活动后稍舒，时作时止，手不可近，或少腹疼痛，恶露不尽。舌质紫暗，或有瘀点，脉弦涩。

[方源]《实用中医手册》

[方名] 治产后腰痛方 2△

[方药] 桑寄生、牛膝、茯苓各15克，独活、白术各10克，干姜6克，甘草3克。

[用法] 水煎服。每日1剂，日分2次温服。

[功效] 温阳利湿止痛。

[适应证] 产后腰痛属寒湿型者。症见腰部及腰以下冷痛，转侧不利，遇寒加重，身重，肢节酸楚沉重，口不渴，饮食如常，小便自利。舌胖大有齿痕，苔白滑而腻，脉沉缓。

[方源]《实用中医手册》

[方名] 治产后腰痛方 3△

[方药] 桑寄生12克，当归、防风、独活、杜仲、续断各10克，川芎6克，肉桂3克。

[用法] 水煎服。每日1剂，日分2次温服。

[功效] 养血祛风，温经止痛。

[适应证] 产后腰痛属风寒型轻症者。

[方源]《实用中医手册》

[方名] 治产后腰痛方 4△

[方药] 桑寄生、牛膝各15克，独活、秦艽、防风、白芍、干地黄、杜仲、党参、茯苓各10克，当归12克，川芎、肉桂、甘草各6克。

[用法] 水煎服。每日1剂，日分2次温服。

[功效] 养血祛风，温经止痛。

[适应证] 产后腰痛属风寒型重症者。

[方源]《实用中医手册》

[方名] 治产后腰痛方 5△ （独活寄生汤）

[方药] 独活、桑寄生、牛膝、当归、白芍、鸡血藤、杜仲各12克，人参、秦艽、

肉桂各 10 克，细辛（后下）4 克。加减：上肢疼痛为主加桑枝 15 克；下肢疼痛为主加木瓜 12 克，威灵仙 15 克；肢体冷痛，喜热畏冷加炮附子 12 克；恶露量多，有块者加益母草 15 克；关节伸缩不利者，加木瓜 15 克。

[**用法**] 水煎服。每日 1 剂，日分 2 次温服。

[**功效**] 养血祛风，舒筋活络，温阳止痛。

[**适应证**] 产后身痛。

[**方源**] 实用医技杂志，2005（8）：2 141

（201）产后遍身疼痛

[**方名**] 治产后遍身疼痛方　1△

[**方药**] 桑寄生、独活、牛膝、黄芪、当归各 15 克，桂枝、白术、甘草各 10 克，生姜 5 克，葱白适量。

[**用法**] 水煎服。每日 1 剂，日分 2 次温服。

[**功效**] 舒筋活络，活血化瘀，通利关节。

[**适应证**] 产后遍身疼痛属血瘀者。

[**方源**] 《妇儿良方》

[**方名**] 治产后遍身疼痛方　2△

[**方药**] 桑枝、桑寄生各 15 克，羌活、秦艽、丹参各 10 克，桂枝、杭白芍各 9 克，薏苡仁 12 克，生黄芪 30 克，生姜 3 片，大枣 3 枚。

[**用法**] 水煎服。每日 1 剂，日分 2 次温服。

[**功效**] 舒筋活络，补气养血，通利关节。

[**适应证**] 产后遍身疼痛属血虚者。

[**方源**] 《妇儿良方》

[**方名**] 治产后遍身疼痛方　3△

[**方药**] 桑寄生 100 克，僵蚕 30 克，全蝎 15 克，蜈蚣 6 条。

[**用法**] 共为细末。每日 2 次，每次 10 克，温开水送服。

[**功效**] 补肝益肾，舒筋活络，通利关节。

[**适应证**] 产后遍身疼痛。

[**方源**] 《妇儿良方》

[**方名**] 治产后遍身痛方　4△

[**方药**] 独活、桑寄生、秦艽、干地黄、杜仲、牛膝、茯苓、桂心各 10 克，白芍、党参各 15 克，防风、川芎、甘草各 6 克，当归 12 克，细辛 3 克。

[**用法**] 水煎服。每日 1 剂，日分 2 次温服。

［**功效**］舒筋活络，通利关节。

［**适应证**］产后遍身痛属外感者。

［**方源**］《妇儿良方》

［**方名**］治产后遍身疼痛方　5△

［**方药**］桑寄生、独活、牛膝、薤白、黄芪、当归 10 克，生姜、甘草各 6 克，肉桂 3 克。

［**用法**］水煎服。每日 1 剂，日分 2 次温服。

［**功效**］养血祛风，通利关节。

［**适应证**］产后遍身疼痛属外感者。

［**方源**］《实用中医手册》

［**方名**］治产后遍身疼痛方　6△

［**方药**］独活、桑寄生、秦艽、防风、白芍、干地黄、杜仲、党参、茯苓各 10 克，当归 12 克，牛膝 15 克，川芎、肉桂、甘草各 3 克。

［**用法**］水煎服。每日 1 剂，日分 2 次温服。

［**功效**］养血祛风，通利关节。

［**适应证**］产后遍身疼痛属外感者。

［**方源**］《实用中医手册》

［**方名**］治产后遍身疼痛方　7△　（生化汤）

［**方药**］桑寄生、黄芪各 20 克，当归、羌活、独活、防己、秦艽各 15 克，川芎、赤芍、炮姜、桂枝各 10 克，甘草 5 克，大枣 5 枚。

［**用法**］水煎服，每日 1 剂，日分 2 次温服。

［**功效**］益气活血，温经散寒。

［**适应证**］产后身痛。属气弱血瘀，筋脉失养，复感外邪。

［**方源**］中国乡村医生杂志，1998（6）：35

（202）产后尿潴留

［**方名**］治产后尿潴留方　1△

［**方药**］桑寄生、黄芪、车前子（包煎）各 30 克，白术、当归、陈皮各 12 克，人参、桔梗、炙甘草各 10 克，柴胡 6 克。

［**用法**］水煎服。每日 1 剂，日分 2 次温服。

［**功效**］健脾益气，升清降浊，提升肺气，泻浊利尿。

［**适应证**］产后小便不通。

［**方源**］《中国特色医疗新技术》

[方名] 治产后尿潴留方 2△

[方药] 当归、桑白皮各10～15克，桃仁、紫菀各10～12克，川芎、炮姜各6～10克，炙甘草4～6克，白通草3～5克。

[用法] 水煎服，每日1剂，日分2次温服。

[功效] 活血补中，滋肾通关。

[适应证] 产后尿潴留。

[按语] 用本方治疗产后尿潴留25例，全部治愈，其中，服药2天愈9例，3天愈14例，7天愈2例。

[方源]《中华古医药宝典·中医祖传秘笈》

（203）产后发热

[方名] 治产后发热方 1△

[方药] 冬桑叶6克，光杏仁、青箬叶、东白薇、苏丹参各9克，根生地12克，鲜茅根15克，白桔梗5克，赤芍4.5克。

[用法] 水煎服，每日1剂，日分2次温服。

[功效] 和解少阳，化瘀退热。

[适应证] 产后发热。症见初起即身灼热汗自出，不恶寒，反恶热，咳嗽气逆，渴喜凉饮。

[按语] 本症乃时交暮春，产后三日伏温而发。

[方源]《全国名医验案类编》

[方名] 治产后发热方 2△

[方药] 桑叶、炒豆豉、黑芥穗、赤芍、酒当归、酒川芎、泽兰、桃仁各9克，苇根18克，炒山栀6克，醋柴胡5克，甘草3克。

[用法] 水煎服。每日1剂，日分2次温服。

[功效] 清热解表。

[适应证] 产后发热属外感者。

[方源]《妇儿良方》

[方名] 治产后发热方 3△

[方药] 桑叶、菊花各10克，芦根15克，金银花30克。

[用法] 水煎取汁，代茶饮，每日1剂。

[功效] 辛凉解表，疏风清热。

[适应证] 产后发热属外感风热者。症见发热，微恶寒，咳嗽。

[方源]《神方奇药治百病》

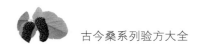

（204） 产后风

[方名] 治产后风方　1△

[方药] 桑寄生、赤芍、丹参各4.5克，荆芥穗（大豆炒熟用酒淋之，以酒浸）、熟枣仁、茯神6克，全当归9克，大川乌、泽兰叶各3克，石菖蒲、炙远志（去骨）、粉丹皮（酒炒）各2.4克，炙甘草1.5克，天竺黄0.9克。

[用法] 水煎服。每日1剂，日分2次温服。

[功效] 补肝益肾，祛风除湿，安神镇魂。

[适应证] 产后血虚生风。症见产后5~6日，头痛发热，无汗，言语失常，心神昏聩，如见鬼状。

[方源]《全国名医验案类编》

[方名] 治产后风方　2△

[方药] 桑寄生适量。

[用法] 上药炖猪蹄服。

[功效] 祛风除湿，通经活络。

[适应证] 产后风。

[方源] ①《常见病验方研究参考资料》；②《民间祖传秘方大全》

[方名] 治产后风方　3△

[方药] 桑寄生30克。

[用法] 将桑寄生炖鸡服。

[功效] 补肝肾，强筋骨，祛风湿，通经络。

[适应证] 产后风。

[按语] 本症为产后受风后抽搐不止，恶风头痛，身困疲倦。

[方源]《常见病乡村小单方》

（205） 产后虚弱

[方名] 治产后虚弱方　1△　（生液寄生散）

[方药] 桑寄生半两，人参一分，甘草（炙）三铢，沉香一铢。

[用法] 共为细末，非时口含化，咽津，每服一钱八分，时吃亦得。

[功效] 扶正通络，生津健脾。

[适应证] 产后虚弱。症见产后正气不足，咽喉干，口无津液，饮食减少，大腑不调，又以虚弱之故，不可凉其上膈。

[方源] 明·朱橚. 普济方. 北京：人民卫生出版社，1959

14. 儿科疾病

（206）小儿感冒

[方名] 治小儿感冒方 1△ （桑菊煎）

[方药] 霜桑叶、滁菊花、京川贝各 3 克，双钩藤、光杏仁各 4.5 克，茯神 6 克，天竺黄 2.4 克，苏薄荷 2.1 克。

[用法] 水煎服。每日 1 剂，日分 2 次温服。

[功效] 清热解毒，祛风除痰，安神解痉。

[适应证] 小儿感冒属风痉似惊者。症见初起寒热自汗，咳逆气粗，继即痰壅鼻扇。

[方源] 《全国名医验案类编》

[方名] 治小儿感冒方 2△ （小儿感冒退热糖浆）

[方药] 桑枝、大青叶、板蓝根、连翘、荆芥、防风、紫苏叶。

[用法] 上药依法制成糖浆剂。口服：1 岁以内，每次 4 毫升；2～5 岁，每次 6 毫升；6～8 岁：每次 8 毫升；9～10 岁：每次 10 毫升。均每日 3 次，饭后服用。

[功效] 清热解毒，疏风解表。

[适应证] 小儿风热感冒。症见发热畏寒，咽喉肿痛，头痛咳嗽。

[按语] 注意事项：①忌辛辣食物及热性中药。②脾虚食少便溏者慎用。③本品不宜与藜芦、海藻、大戟、甘遂、芫花、乌头及其制剂同用。

[方源] 《国家非处方药应用指南》

[方名] 治小儿感冒方 3△ （小儿宝泰康颗粒）

[方药] 桑叶、连翘、蒲公英、马兰、滇紫草、玄参、竹叶、生地黄、柴胡、浙贝母、桔梗、莱菔子、甘草。

[用法] 上药依法制成颗粒（冲剂），口服：1 岁以内，每次服 1/3 袋；1～3 岁，每次服 1/2 袋；3 岁以上，每次服 1 袋。均每日 3 次，饭后服用。

[功效] 清热解表，化痰止咳。

[适应证] 小儿风热感冒。症见发热恶寒，鼻流黄涕，咳嗽痰黄，咽喉肿痛。

[按语] 注意事项：①忌辛辣食物及热性中药。②脾虚食少便溏者慎用。③本品不

宜与藜芦、海藻、大戟、甘遂、芫花、乌头及其制剂同用。

[方源]《国家非处方药应用指南》

[方名] 治小儿感冒方 4[△]（桑果汁）
[方药] 75%桑果汁 250 毫升。
[用法] 每次 25～50 毫升，口服，每日 2～3 次。
[功效] 宣肺祛风，化痰止咳。
[适应证] 小儿感冒。
[方源] 中华世界综合医学杂志，2004，4（10）；32～38

[方名] 治小儿感冒方 5[△]（桑叶茶）
[方药] 桑叶茶适量。
[用法] 每次 10 克，开水泡饮，每日 2 次。
[功效] 疏风清热，宣肺祛痰。
[适应证] 小儿风热感冒。
[方源] 中华世界综合医学杂志，2004（10）：32～38

[方名] 治小儿感冒方 6[△]（祛风清热三叶饮）
[方药] 桑叶、苏叶各 12 克，荷叶 20 克，金银花 10 克。
[用法] 水煎服，每日数次。
[功效] 清热解毒，祛风除痰，安神解痉。
[适应证] 小儿风热感冒。症见发热重，恶寒轻，微汗，咽部干红，鼻塞，咳嗽。
[方源]《民间偏方奇效方》

[方名] 治小儿感冒方 7[△]
[方药] 桑叶、野茶花根、忍冬藤、鲜芦根、薄荷（后下）、淡竹叶、茶叶各 6 克，车前草 15 克。
[用法] 水煎服。每日 1 剂，日分 2 次温服。
[功效] 疏风清热，辛凉解表。
[适应证] 小儿风热感冒。
[方源]《妇儿良方》

[方名] 治小儿感冒方 8[△]
[方药] 桑叶、杏仁、黄芩、前胡、薄荷（后下）各 4 克，荆芥穗 5 克。
[用法] 水煎服。每日 1 剂，日分 2 次温服。
[功效] 疏风清热，辛凉解表。
[适应证] 小儿风热感冒。

［**方源**］《妇儿良方》

［**方名**］治小儿感冒方　9[△]　（退热饮）

［**方药**］霜桑叶、蝉蜕各10克，生石膏20克，苇根30克，甘草6克。

［**用法**］加水600～700毫升，煮沸后15～20分钟，去渣取汁，加白糖适量即可，2岁以下者徐徐温服，2～4岁分4次服，5岁以上者可分3次温服。

［**功效**］清热解表。

［**适应证**］小儿外感发热。

［**按语**］本药煎煮时间不宜过长。

［**方源**］①《千家妙方》；②《中华古医药宝典·万家奇方大全》

［**方名**］治小儿感冒方　10[△]　（疏风解热汤）

［**方药**］桑叶、薄荷（后下）、竹叶、荷叶各6克，野菊花根、忍冬藤、鲜芦根各9克，车前草15克。

［**用法**］水煎服。每日1剂，日分3次温服，连服3天。

［**功效**］宣肺清热，祛风解表。

［**适应证**］小儿风热感冒。

［**方源**］《中医儿科学》

［**方名**］治小儿感冒方　11[△]　（退热洗剂）

［**方药**］桑叶、菊花、板蓝根各30克，重楼40克，苏叶、防风、荆芥、薄荷（后下）各10克，柴胡15克。

［**用法**］外用。水煎取汁，外洗。2～3小时洗1次。

［**功效**］疏风清热，退热止咳。

［**适应证**］小儿夏季感冒高热。也可用于疮毒者。

［**方源**］中医杂志，1988（1）：19

［**方名**］治小儿感冒方　12[△]

［**方药**］桑叶、菊花、杏仁、连翘、芦根各10克，桔梗6克，甘草3克。

［**用法**］水煎服。每日1剂，日分2次温服。

［**功效**］辛凉解表。

［**适应证**］小儿感冒属风热型。症见发热较重，恶风，有汗或少汗，头痛鼻塞，喷嚏咳嗽，咽干。舌苔薄白或薄黄，脉浮数，指纹浮露，色较红赤。

［**方源**］《实用中医手册》

［**方名**］治小儿感冒方　13[△]

［**方药**］桑叶、茶花、牛蒡子、连翘、僵蚕、竹叶各6克，桔梗4.5克，生甘草3

克，薄荷2.4克（后下），葱白3寸（后下），香豆豉9克，芦根15克。

[用法] 水煎服。上药水煎2次，共取200毫升，每日1剂，日分2次温服。

[功效] 辛凉解表，退热止咳。

[适应证] 小儿风热感冒。

[方源]《偏方秘方大全》

[方名] 治小儿感冒方　14△

[方药] 桑叶、连翘各3克，杏仁、前胡、橘红、浙贝、桔梗、炒苏子、炒山栀、甘草各1.5克，芦根4.5克。

[用法] 水煎服。每日1剂，日分3次温服。

[功效] 辛凉解表，退热止咳。

[适应证] 小儿风热感冒。

[方源]《偏方秘方大全》

[方名] 治小儿感冒方　15△

[方药] 桑叶、菊花、建曲、连翘、大腹皮、蒺藜各6克，薄荷3克（后下）、桔梗、马勃、射干、甘草各1.5克。

[用法] 水煎服。每日1剂，日分3次温服。

[功效] 辛凉解表，化痰止咳。

[适应证] 小儿风热感冒。

[方源]《偏方秘方大全》

[方名] 治小儿感冒方　16△　（桑叶粥）

[方药] 冬桑叶10克，粳米50克。

[用法] 先将冬桑叶水煎取汁备用，另把粳米淘洗干净入锅，加水500毫升，先用武火烧沸，后用文火煮成稀粥，加入桑叶汁，稍煮即成。每日2～3次，温热食用。

[功效] 祛风清热。

[适应证] 小儿风热感冒。

[按语] 风寒感冒者不宜用本方。

[方源]《药食两用中药应用手册》

（207）小儿咳嗽

[方名] 治小儿咳嗽方　1△　（小儿化痰止咳糖浆）

[方药] 桑白皮流浸膏，桔梗流浸膏，吐根流浸膏，盐酸麻黄素碱。

[用法] 上药依法制成糖浆剂和颗粒（冲剂）。①小儿化痰止咳糖浆：口服，1～2岁，每次2～3毫升；3～5岁，每次3～5毫升；6～10岁，每次5～10毫升；均每日3

次，饭后服用。②小儿化痰止咳颗粒（冲剂）：1 岁，每次 1/2 袋，2 ~ 5 岁，每次 1 袋；6 ~ 10 岁，每次 1 ~ 2 袋。均每日 3 次，饭后开水冲服。

[功效] 祛痰止咳。

[适应证] 咳嗽属脾气不宣者。症见咳嗽痰黄，或白而黏稠，咳吐不利。

[按语] 注意事项：①心脏病患者慎用。②忌辛辣、油腻及高盐食物。

[方源]《国家非处方药应用指南》

[方名] 治小儿咳嗽方 2△ （小儿止咳金丸）

[方药] 桑白皮、玄参、知母、天花粉、麦冬、川贝母、瓜蒌仁、炒杏仁、炒苏子、竹茹、胆南星（酒蒸）、桔梗、甘草、紫苏子、炒槟榔。

[用法] 依法制成丸剂。口服：每次 1 丸，每日 2 次，饭后服用。3 岁以下儿童酌减。

[功效] 清热润肺，化痰降气。

[适应证] 咳嗽属燥热伤肺、肺气不降者。症见咳嗽气喘，痰黄黏稠，不易咯出，胸膈满闷，发热咽干，大便秘结。

[按语] 注意事项：①忌辛辣、油腻及高盐食物。②本品不宜与藜芦、乌头、海藻、大戟、芫花、甘遂及其制剂同用。

[方源]《国家非处方药应用指南》

[方名] 治小儿咳嗽方 3△ （热咳夹惊方）

[方药] 冬桑叶、双钩藤各 3 克，前胡、淡豆豉、粉丹皮、焦山栀、金银花各 2.4 克，炒牛蒡子 1.8 克，苏薄荷、象贝各 1.5 克，净蝉衣、苦桔梗各 1.2 克，鲜淡竹叶 10 片。

[用法] 水煎服。每日 1 剂，日分 3 次温服。

[功效] 清热化痰，止咳镇惊。

[适应证] 小儿咳嗽夹惊。症见一起即身热咳嗽，时发惊窜，咳嗽不爽，状似欲痉而不痉。

[方源]《全国名医验案类编》

[方名] 治小儿咳嗽方 4△ （热咳夹痉方）

[方药] 冬桑叶、川贝母、荆芥穗各 3 克，青黄连 6 克，金银花 10 克，紫背浮萍、双钩藤、滁菊花各 4.5 克，苦桔梗、苏薄荷各 2.1 克，天竺黄、生甘草各 1.5 克。

[用法] 水煎服。每日 1 剂，日分 2 次温服。

[功效] 清热化痰，止咳镇痉。

[适应证] 儿童咳嗽发痉，症见热咳微喘，手足抽搐。

[方源]《全国名医验方类编》

[**方名**] 治小儿咳嗽方 5[△]　（桑叶茶）

[**方药**] 桑叶茶 30 克。

[**用法**] 每次 10 克，开水泡饮，每日 3 次。

[**功效**] 清热化痰，宣肺止咳。

[**适应证**] 小儿热咳。

[**方源**] 中华世界综合医学杂志，2004，4（10）：32～38

[**方名**] 治小儿咳嗽方 6[△]

[**方药**] 桑白皮、川贝母各 10 克，红皮梨 1 个，白糖 1 匙。

[**用法**] 水煎，分多次小许服。

[**功效**] 宣肺清热，止咳平喘。

[**适应证**] 小儿咳嗽不止，便间尤甚，无痰。

[**方源**]《妇儿良方》

[**方名**] 治小儿咳嗽方 7[△]

[**方药**] 桑叶、黄芩、桔梗、杏仁各 9 克，芦根、瓜蒌各 12 克，前胡 6 克，贝母 3 克，羊角粉 0.9 克（冲服）。

[**用法**] 水煎服。每日 1 剂，日分 2 次温服。

[**功效**] 疏风清热，化痰止咳。

[**适应证**] 小儿咳嗽。

[**方源**]《妇儿良方》

[**方名**] 治小儿咳嗽方 8[△]　（桑菊银翘合剂）

[**方药**] 桑叶、菊花、金银花、连翘、苦杏仁、桔梗、牛蒡子、薄荷、甘草各 5 克。

[**用法**] 水煎过滤取汁，装瓶消毒，按年龄体重服用。

[**功效**] 清热化痰，止咳平喘。

[**适应证**] 小儿风热咳嗽。

[**方源**] 新中医，2001，33（7）：48

[**方名**] 治小儿咳嗽方 9[△]

[**方药**] 桑白皮、苏叶、陈皮、甘草、杏仁、官桂、薄荷、大腹皮、干姜各一钱，乌梅一枚。

[**用法**] 水煎，日温三服。

[**功效**] 宣肺化痰，止咳平喘。

[**适应证**] 小儿咳嗽。

[**方源**] 明·万密斋．万氏家传幼科指南心法．武汉：湖北人民出版社，1986

[**方名**] 治小儿咳嗽方 10△

[**方药**] 桑叶、金银花、前胡、杏仁、川贝母各4.5克，薄荷（后下）、菊花、橘络、枳壳、连翘各3克。

[**用法**] 水煎服。每日1剂，日分3次温服。

[**功效**] 辛凉解表，清热化痰。

[**适应证**] 小儿风热咳嗽多痰。

[**方源**] 《新编中医方剂手册》

[**方名**] 治小儿咳嗽方 11△

[**方药**] 桑白皮、杏仁、苏子、葶苈子各6克，地骨皮、茅根、前胡各10克，莱菔子、知母、黄芩各3克，瓜蒌、甘草各2克。

[**用法**] 水煎服。每日1剂，日分3~4次温服。

[**功效**] 清肺热止咳。

[**适应证**] 小儿急性支气管炎属风热咳嗽。

[**按语**] 加减法：发热初起、流涕，加麻黄0.6克，生石膏12克；高热3~4日不退，暮热早凉，加丹皮、青蒿、白芍各6克，鳖甲10克，生石膏18克，减去杏仁；腹泻，减杏仁、瓜蒌，加山药15克，水煎代茶。临床应用本方治疗小儿急性支气管炎（风热咳嗽）100例。结果：痊愈95例，好转5例。

[**方源**] 《百病效验良方》

[**方名**] 治小儿咳嗽方 12△

[**方药**] 桑白皮、杏仁、桔梗、牛蒡子、浙贝母、前胡各6~8克，白前5~8克，炙僵蚕8~10克，甘草3~6克。

[**用法**] 上药加冷水浸泡20分钟，煎沸5~10分钟。每日1剂，每剂煎2次，频频饮之。

[**功效**] 理肺止嗽。

[**适应证**] 疏风清热，化痰止咳。

[**按语**] 风热咳嗽。

[**按语**] 用本方治疗风热咳嗽88例，治愈86例，好转2例。

[**方源**] 《百病效验良方》

[**方名**] 治小儿咳嗽方 13△

[**方药**] 桑叶、菊花、杏仁、连翘、芦根各10克，桔梗、黄芩各6克，薄荷（后下）、甘草各3克。

[**用法**] 水煎服。每日1剂，日分2次温服。

[**功效**] 疏风肃肺。

[**适应证**] 小儿咳嗽属风热型。症见咳嗽不爽，痰黄黏稠，不易咯出，口渴咽痛，

鼻流浊涕，伴有发热头痛，恶风微汗出。舌质红，舌苔薄黄，脉浮数。

[方源]《实用中医手册》

[方名] 治小儿咳嗽方 14△

[方药] 桑白皮、海浮石、黛蛤散各10克，瓜蒌12克，葶苈子、苏子、黄芩、北杏、知母各6克。

[用法] 水煎服。每日1剂，日分2次温服。

[功效] 清肺化痰。

[适应证] 小儿咳嗽属内伤型，症见咳嗽气粗，痰多黏稠，烦急纳少，口渴便干，尿少色黄。舌质红，舌苔薄白，脉滑数。

[方源]《实用中医手册》

[方名] 治小儿咳嗽方 15△

[方药] 桑白皮、百部、枇杷叶各10克，沙参、白茅根、瓜蒌各15克，生地、麦冬、川贝各6克。

[用法] 水煎服。每日1剂，日分2次温服。

[功效] 养阴清热。

[适应证] 小儿咳嗽属阴虚型。症见咳嗽少痰，夜间咳重，口燥咽干，声嘶音哑，手足心热，夜寐盗汗。

[方源]《实用中医手册》

[方名] 治小儿咳嗽方 16△

[方药] 桑叶、杏仁、枳壳、前胡各10克，桔梗、牛蒡子、薄荷（后下）、甘草各6克，仙鹤草3克。

[用法] 水煎煮沸后再煎5分钟，得药液150~200毫升，分3次服完，每日1剂。1岁以内患儿每2日1剂，连服3剂为1疗程。

[功效] 宣肺化痰，降气止咳。

[适应证] 小儿风热咳嗽。

[方源]《中国特色医疗新技术》

[方名] 治小儿咳嗽方 17△

[方药] 桑白皮、连翘、板蓝根各10克，桔梗6克，荆芥4克，甘草3克。

[用法] 水煎2次，共取药液100毫升，分3次服完，每日1剂。（此为4~7岁患儿用量，临床随年龄大小增减）。

[功效] 宣肺止咳。

[适应证] 小儿外感咳嗽。

[方源]《中国特色医疗新技术》

[**方名**] 治小儿咳嗽方 18[△]

[**方药**] 桑白皮 3 克，白前、郁金各 1.5 克，川贝母、葶苈子各 15 克。

[**用法**] 上药研细备用。1～3 岁，每次 0.7 克；4～7 岁，每次 1.5 克；8～10 岁，每次 2.1 克。每日服 4 次。

[**功效**] 止咳利痰。

[**适应证**] 小儿久咳，尚适用于百日咳。

[**方源**]《秘验单方·儿科篇》

[**方名**] 治小儿咳嗽方 19[△]

[**方药**] 霜桑叶 6 克，紫菀、桔梗、枳壳、陈皮、薄荷（后下）各 4 克，杏仁、生白芍、甘草各 3 克。

[**用法**] 水煎服。本方剂量适用于 6 周岁以上患儿。3 岁以下每次 20 毫升，每日 3～4 次，3～6 岁每次 40 毫升，每日 2 次。

[**功效**] 清泻外邪，化痰止咳。

[**适应证**] 小儿外感咳嗽。

[**方源**]《中国民间本草偏方大全》（三）

[**方名**] 治小儿咳嗽方 20[△] （宣降平调汤）

[**方药**] 瓜蒌皮、桑白皮、莱菔子、茯苓各 10 克，苏子、制半夏、川贝母、橘皮、枳壳、侧柏叶各 5 克，炙麻黄 3～5 克。

[**用法**] 水煎服。日 1 剂，分 2 次温服。

[**功效**] 宣肺降浊，平喘调痰。

[**适应证**] 小儿咳嗽属痰嗽。

[**方源**] 湖南中医药，2004（7）：34

[**方名**] 治小儿咳嗽方 21[△] （竹沥汤）

[**方药**] 竹沥五合，大黄二两，桑寄生、麻黄、白微、甘草各半两，黄芩三十铢，白术、汉防己、羚羊角各六铢，茵芋三铢。

[**用法**] 咀，以水二升半，煮取药减半，内竹沥，煎取一升，分服二合，相去一食久，进一服。

[**功效**] 化痰止咳。

[**适应证**] 小儿咳嗽。

[**方源**] 唐·孙思邈．千金方．北京：人民卫生出版社，1982

[**方名**] 治小儿咳嗽方 22[△]

[**方药**] 桑白皮、地骨皮各 3 克，甘草 1.5 克，粳米 1 撮。

[**用法**] 粳米研末，与前 3 味一起水煎。饭后服。

[功效] 清泻肺热，止咳平喘。

[适应证] 小儿痰热咳嗽。

[方源]《药食两用中药应用手册》

[方名] 治小儿咳嗽方 23△ （桑叶粥）

[方药] 冬桑叶 10 克，粳米 50 克。

[用法] 先将冬桑叶水煎取汁备用。另将粳米淘洗干净入锅，加水 500 毫升，先用武火煮沸，后用文火熬成稀粥，加入桑叶汁，稍煮即成。每日 2～3 次，温热食用。

[功效] 清热祛风，化痰止咳。

[适应证] 小儿肺热咳嗽。

[按语] 风寒咳嗽不宜用本方。

[方源]《药食两用中药应用手册》

（208）小儿支气管炎

[方名] 治小儿支气管炎方 1△ （杏仁桑皮饮）

[方药] 杏仁、桑白皮、苏子、葶苈子各 6 克，地骨皮、白茅根、前胡各 10 克，黄芩、瓜蒌、知母、莱菔子各 3 克，炙甘草 1.5 克，人工牛黄 0.3 克（分冲）。

[用法] 水煎服。日 1 剂，日分 3～4 次温服。

[功效] 清肺解毒，降气平喘。

[适应证] 小儿支气管炎。

[按语] 用本方治疗小儿支气管炎 100 例，服药 3～6 日，治愈率达 95％。

[方源]《中华古医药宝典·中医祖传秘笈》

[方名] 治小儿支气管炎方 2△

[方药] 桑白皮、地骨皮各 10 克，苏子、莱菔子、荆芥、紫菀、百部、白前、橘红各 6 克，白芥子、桔梗各 4 克，甘草 3 克。

[用法] 水煎 2 次，取汁 300 毫升，分 3 次温服，每日 1 剂。连服 5 剂为 1 疗程，1～2 个疗程停药观察。

[功效] 理肺降逆，清泻伏热，化痰止咳。

[适应证] 小儿支气管炎。

[按语] 用本方治疗小儿支气管炎 100 例，服药 3～6 日，治愈率达 95％。

[方源]《中华古医药宝典·中医祖传秘笈》

[方名] 治小儿支气管炎方 3△

[方药] 虎杖、鱼腥草、桃仁、杏仁、葶苈子各 10 克，桑白皮、苏子各 9 克，大黄（后下）6～9 克，甘草 3 克。

[**用法**] 水煎服。每日 1 剂，日分 2 ~ 3 次温服。

[**功效**] 清热除湿，止咳平喘。

[**适应证**] 小儿喘息性支气管炎。

[**按语**] 用本方治疗小儿支气管炎 20 例，经 5 ~ 7 天治疗，痊愈 17 例，临床治愈 2 例，无效 1 例，总有效率 95%。

[**方源**]《中华古医药宝典·中医祖传秘笈》

[**方名**] 治小儿支气管炎方 4[△]　　（桑白皮粥）

[**方药**] 桑白皮 15 克，粳米 50 克。

[**用法**] 桑白皮切丝，加适量清水，煮取药液；粳米淘洗干净后，与桑白皮汁及适量清水共煮成粥。粥成后，加入白糖适量，调匀即成，佐餐用。

[**功效**] 清泻肺热，化痰止咳。

[**适应证**] 小儿支气管炎。

[**方源**]《药食两用中药应用手册》

（209）小儿哮喘

[**方名**] 治小儿哮喘方 1[△]

[**方药**] 桑皮白、陈皮、苏子各 9 克。

[**用法**] 上药共蜜炒，水煎服。每日 1 剂，日分 3 次温服。

[**功效**] 宣肺清热，止咳平喘。

[**适应证**] 小儿哮喘。

[**方源**]《常见病验方研究参考资料》

[**方名**] 治小儿哮喘方 2[△]　　（治喘汤）

[**方药**] 桑白皮、杏仁、瓜蒌各 10 克，麻黄、甘草各 5 克，石膏 30 克。

[**用法**] 水煎服。每日 1 剂，日分 2 次温服。

[**功效**] 宣肺清热，止咳平喘。

[**适应证**] 小儿哮喘属寒喘入里化热型。症见咳嗽频作，气促，喉间有哮鸣音，痰黄黏稠，发热面红。尿黄便干。舌苔薄黄，脉浮滑。

[**方源**]《民间偏方奇效方》

[**方名**] 治小儿哮喘方 3[△]

[**方药**] 桑白皮、枳壳、地龙各 10 克，瓜蒌、海浮石各 15 克，川贝、射干各 6 克，桔梗 3 克，葶苈子 20 克。

[**用法**] 水煎服。3 岁小儿每日 1 剂，分 10 余次服完。

[**功效**] 宣肺清热，止咳平喘。

[**适应证**] 小儿哮喘，痰多稠黄，哮鸣气促。

[**方源**]《妇儿良方》

[**方名**] 治小儿哮喘方 4△

[**方药**] 桑白皮、全瓜蒌各 12 克，黄芩、麦冬各 10 克，银杏 9 克，阿胶（烊化）、杏仁各 6 克，苏子、法半夏各 5 克，麻黄、甘草各 3 克，生石膏 15 克。

[**用法**] 水煎服。每日 1 剂，日分 3 次温服。

[**功效**] 宣肺清热，止咳平喘。

[**适应证**] 小儿哮喘属实热者。

[**方源**]《妇儿良方》

[**方名**] 治小儿哮喘方 5△

[**方药**] 桑白皮（炒）、地骨皮各一两，甘草（炙）一钱。

[**用法**] 上药锉散，粳米一撮，水二小盏，煎服。

[**功效**] 泻肺化痰，止咳平喘。

[**适应证**] 小儿肺盛，气急喘咳。

[**方源**] 宋·钱乙. 小儿药证直诀. 沈阳：辽宁科学技术出版社，1997

[**方名**] 治小儿哮喘方 6△

[**方药**] 桑白皮、光杏仁、葶苈子、苏子、枳壳、车前子各 10 克，炙麻黄、生甘草各 3～5 克。发高热者酌加生石膏 20～30 克。

[**用法**] 水煎取 100～200 毫升药汁，每次 10～30 毫升，频服。

[**功效**] 泻肺化痰，止咳平喘。

[**适应证**] 小儿支气管肺炎喘咳。

[**方源**] 中医报

[**方名**] 治小儿哮喘方 7△

[**方药**] 桑白皮 10 克，葶苈子 9 克，瓜蒌 6 克，杏仁 5 克，半夏、陈皮、云苓、黄连、黄芩、百部、甘草各 3.5 克，麻黄 3 克，石膏（先煎）15 克，白茅根 20 克。

[**用法**] 用冷水浸泡 20 分钟，水煎 2 次，药汁合并，浓缩成 200 毫升。2～5 岁小儿，每次服 10 毫升，每日 3 次。5 岁以上小儿，每次服 50 毫升，每日 2 次。

[**功效**] 泻肺清热，化痰定喘。

[**适应证**] 小儿支气管哮喘。

[**按语**] 用本方治疗小儿哮喘 87 例，总有效率 95.2%。

[**方源**]《百病效验良方》

[**方名**] 治小儿哮喘方　8△

[**方药**] 桑白皮、半夏、荆芥各4.5~6克，蜜炙麻黄1.5~3克，杏仁、焦楂炭各9克，炒莱菔子、炙苏子各6克，炙紫菀4.5~9克，蝉蜕3克，橘红4.5克。

[**用法**] 加水浸泡30分钟，煎煮7分钟取药汁50毫升，加冰糖15克调服，每剂煎服3次。

[**功效**] 泻肺平喘。

[**适应证**] 小儿支气管哮喘。

[**按语**] 加减法：痰多，喘甚者，加茯苓12克；痰黏不易咯出，加地龙6~9克。用本方治疗小儿支气管哮喘100例。结果：痊愈87例，好转11例，无效2例。

[**方源**]《百病效验良方》

[**方名**] 治小儿哮喘方　9△

[**方药**] 桑白皮、百合、生黄芪、浮小麦、玉竹、牡蛎各10克，白术6克，防风、五味子各3克。

[**用法**] 水煎服。每日1剂，日分2次温服。

[**功效**] 益气固表。

[**适应证**] 小儿哮喘属肺虚型。症见面色晄白，气短懒言，语声低微，倦怠乏力，自汗怕冷，四肢不温。舌质淡，舌苔薄白，脉细无力。

[**方源**]《实用中医手册》

[**方名**] 治小儿哮喘方　10△

[**方药**] 桑白皮、紫菀、款冬花、五味子、杏仁各3克，前胡、桔梗各6克。

[**用法**] 水煎服。1~1.5岁每日半剂，1.6~3岁每日1剂，加水煎2遍去渣，将药液混合分4份，6小时服1份。

[**功效**] 镇咳平喘，止咳化痰。

[**适应证**] 小儿肺炎喘息。

[**方源**]《世界优秀医学论文选要大全》

[**方名**] 治小儿哮喘方　11△

[**方药**] 桑白皮8克，地龙、陈皮各6克，炙麻黄、甘草各5克，杏仁、黄芩、法夏、丹参各10克，生石膏20克。

[**用法**] 以上诸药按比例配制煎煮浓缩成口服液。用量：小于5岁，每次5毫升，每日3~4次；大于5岁，每次10毫升，每日3次。服药至咳止喘停，肺部啰音消失，服药期间忌生冷之物。

[**功效**] 宣肺平喘，化痰止咳。

[**适应证**] 小儿哮喘。

[**方源**]《中国特色医疗新技术》

[**方名**] 治小儿哮喘方　12[△]

[**方药**] 霜桑叶15克，苏子6克，冰糖或蜂蜜15克。

[**用法**] 水煎服。水煎前2味，滤汁加入冰糖或蜂蜜，每日1剂，一般连服3日。

[**功效**] 清热止咳平喘。

[**适应证**] 小儿肺炎喘咳。

[**方源**]《秘验单方·儿科篇》

（210）小儿肺炎

[**方名**] 治小儿肺炎方　1[△]

[**方药**] 桑白皮、浙贝母、杏仁、桃仁、丹参各6克，黄芩、地龙、车前草各5克，桔梗、甘草各3克，鱼腥草8克。

[**用法**] 水煎服。每日1剂，日分3次温服。小于2岁者剂量减半。少数患儿酌情使用抗生素。

[**功效**] 宣肺清热，活血化瘀，化痰止咳。

[**适应证**] 小儿肺炎。

[**方源**] ①《当代妙方》；②《中华古医药宝典·中医祖传秘笈》

[**方名**] 治小儿肺炎方　2[△]

[**方药**] 桑白皮、黄芩、杏仁、桔梗、浙贝母、桃仁、紫草、当归各10克，甘草3克。

[**用法**] 水煎服。每日1剂。

[**功效**] 宣肺清热，化痰止咳。

[**适应证**] 小儿支原体肺炎。

[**方源**]《当代妙方》

[**方名**] 治小儿肺炎方　3[△]

[**方药**] 桑白皮15克，地骨皮、玄参、麦冬、天竹黄各10克，川贝母、北杏、腊梅花各6克，葶苈子5克，甘草3克，生石膏30克（先煎）。

[**用法**] 水煎服，每日1剂，日分2次温服。

[**功效**] 宣肺养阴，解毒化痰。

[**适应证**] 小儿病毒性肺炎（麻毒闭肺）。

[**方源**]《林德康诊馀录》

[**方名**] 治小儿肺炎方　4[△]

[**方药**] 桑白皮、黄芩、瓜蒌各10克，生石膏30克，丹参、桃仁、葶苈子各6克，生军（后下）5克，甘草3克。

[**用法**] 加水 500 毫升，煎至 160 毫升。1 岁以内每服 10 毫升；1~3 岁每服 20 毫升；4~7 岁每服 30 毫升；8~13 岁每服 40 毫升，均为 1 日 4 次。

[**功效**] 清热宣肺，化痰止咳。

[**适应证**] 小儿肺炎。

[**按语**] 采用本方治疗小儿肺炎 100 例，经服药 10 天，痊愈 81 例，好转 18 例，无效 1 例。

[**方源**]《百病效验良方》

[**方名**] 治小儿肺炎方 5[△]（华盖散加味）

[**方药**] 桑白皮、杏仁、苏子、赤茯苓各 10 克，橘红、紫菀各 6 克，麻黄、甘草各 3 克。

[**用法**] 水煎服。每日 1 剂，日分 2 次温服。

[**功效**] 辛温解表，宣肺止咳。

[**适应证**] 小儿肺炎属风寒闭肺型。症见发热无汗，呛咳气急，痰白而稀。舌质不红。舌苔薄白或白腻，脉浮紧。

[**方源**]《实用中医手册》

[**方名**] 治小儿肺炎方 6[△]

[**方药**] 桑叶、沙参、麦冬、玉竹、白扁豆、天花粉、地骨皮、紫菀、杏仁、炙杷叶各 10 克，生甘草 3 克。

[**用法**] 水煎服。每日 1 剂，日分 3 次温服。

[**功效**] 养阴清热，润肺止咳。

[**适应证**] 小儿肺炎属阴虚肺热型。症见潮热盗汗，面色潮红，口唇红赤，干咳无痰。舌质红而干，舌苔光剥，脉细数。

[**方源**]《实用中医手册》

[**方名**] 治小儿肺炎方 7[△]

[**方药**] 桑叶、生地、白芍、菊花、钩藤、黄芩、菖蒲各 10 克，栀子 3 克，羚羊角粉 1.5 克（冲）。

[**用法**] 水煎服。每日 1 剂，日分 3 次温服。

[**功效**] 清心开窍，平肝熄风。

[**适应证**] 小儿肺炎属内陷厥阴型。症见壮热神昏，烦躁谵语，四肢抽搐，双目上视，颈项强直，甚则角弓反张。舌质红绛，舌苔黄燥，脉弦细数。

[**方源**]《实用中医手册》

[**方名**] 治小儿肺炎方 8[△]

[**方药**] 桑白皮、紫菀、款冬花、五味子、杏仁各 3 克，前胡、桔梗各 6 克。

[**用法**] 水煎服。每日 1 剂，日分 3 次温服。

　　[**功效**] 镇咳平喘，止咳化痰。

　　[**适应证**] 小儿喘息性肺炎。

　　[**方源**]《世界优秀医学论文选要大全》

　　[**方名**] 治小儿肺炎方　9△

　　[**方药**] 桑白皮、杏仁、紫菀、金银花各 8 克，桔梗 7 克，炙麻黄 4～6 克，炙甘草、苏子、葶苈子、地龙各 5 克，板蓝根 9 克，生石膏 20 克。

　　[**用法**] 煎汤灌肠。

　　[**功效**] 解表清热，宣肺平喘。

　　[**适应证**] 小儿喘息性肺炎。

　　[**方源**]《世界优秀医学论文选要大全》

　　[**方名**] 治小儿肺炎方　10△

　　[**方药**] 桑白皮、桑叶、菊花、杏仁、甘草、薄荷（后下）各 5 克，黄芩、冬瓜仁、板蓝根各 10 克，芦根 15 克，石膏 25 克。

　　[**用法**] 水煎服。每日 1 剂，日分 3 次温服。

　　[**功效**] 宣肺清热，化痰止咳。

　　[**适应证**] 小儿肺炎属风湿者，症见发热咳喘，喉中痰鸣，鼻塞流涕，口渴引饮，两鼻微煽，两肺底有小水泡音等。

　　[**方源**]《偏方秘方大全》

　　[**方名**] 治小儿肺炎方　11△

　　[**方药**] 桑白皮、杏仁、紫苏、前胡、桔梗、升麻、葛根、赤芍、甘草各适量。

　　[**用法**] 水煎服。每日 1 剂，日分 3 次温服。

　　[**功效**] 宣肺清热，化痰止咳。

　　[**适应证**] 小儿肺炎。

　　[**方源**]《偏方秘方大全》

　　[**方名**] 治小儿肺炎方　12△

　　[**方药**] 地骨皮、茅根、前胡各 9 克，桑白皮、杏仁、苏子、葶苈子各 6 克，黄芩、知母、全瓜蒌、炒莱菔子各 3 克，生甘草 1.5 克，人工牛黄 0.6 克（分 2 次冲服）。

　　[**用法**] 水煎服。每日 1 剂，日分 3 次温服。

　　[**功效**] 补益肺气，健脾化痰。

　　[**适应证**] 小儿肺炎属里热者。症见发热已退或未发热，咳嗽气喘，痰鸣涕浊，心烦眠差，去衣揭被，扬手掷足，大便干燥。

　　[**方源**]《偏方秘方大全》

[方名] 治小儿肺炎方 13△ （加味桑菊饮）

[方药] 桑叶、菊花、杏仁、连翘、葛根各3克，薄荷（后下）、桔梗、黄芩各2.1克，甘草2.4克，僵蚕4.5克，芦根9克，蝉蜕7个，葱白2寸。

[用法] 水煎服。每日1剂，两次水煎，取药液120毫升，分3次温服。

[功效] 宣肺祛风，辛凉透表。

[适应证] 小儿腺病毒肺炎。

[方源]《中华古医药宝典·万家奇方大全》

[方名] 治小儿肺炎方 14△ （加减前胡汤）

[方药] 前胡、桑叶、杏仁、知母、麦冬、天花粉各3克，玄参6克，金银花、板蓝根各9克，甘草1.5克。

[用法] 水煎服。每日1剂，日分3次温服。

[功效] 清热化痰，养阴解毒。

[适应证] 麻疹合并肺炎。

[方源]《中华古医药宝典·万家奇方大全》

（211） 小儿急惊风

[方名] 治小儿急惊风方 1△ （清热熄风煎）

[方药] 桑叶、菊花、金银花、带心连翘、钩藤、玄参、淡竹叶、石斛、竹茹、莲子心各10克，龙胆草1.5克，生石膏15克，鲜苇根30克。

[用法] 加水浓煎，代茶频服。

[功效] 清热解毒，熄风镇惊。

[适应证] 小儿急惊风。症见发病急，突然高热，烦躁，牙关噤急，气促痰壅，继而四肢抽搐，神志昏迷，颈项强硬，甚则角弓反张。

[按语] 本病乃邪热炽盛，热极生风所致。

[方源]《妇儿良方》

[方名] 治小儿急惊风方 2△

[方药] 桑叶、防风、薄荷（后下）、钩藤、全蝎、羚羊角（锉末冲服）、白芍、胆星、天竺黄、干地龙、神曲、甘草各适量。

[用法] 水煎服。

[功效] 清热解毒，祛风镇惊。

[适应证] 小儿急惊风。

[方源]《林德康诊馀录》

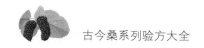

（212）小儿抽搐

[**方名**] 治小儿抽搐症方　1△

[**方药**] 桑寄生、党参、白术、茯苓、牛膝、杜仲、枣仁、夜交藤各 10 克，生石决明、生龙骨、珍珠母各 10～15 克，天麻、钩藤、制远志、栀子、黄芩各 5～10 克，僵蚕、蝉蜕、石菖蒲、甘草各 3～5 克。

[**用法**] 水煎服。每日 1 剂，日分 3 次温服。1 个月为 1 疗程。

[**功效**] 平肝熄风。

[**适应证**] 小儿抽搐症。

[**按语**] 用本方治疗小儿抽动症 18 例，用 2 个疗程，治愈 10 例，好转 6 例，无效 2 例。

[**方源**]《当代妙方》

[**方名**] 治小儿抽搐症方　2△

[**方药**] 桑叶、菊花、天麻、炒栀子、赤芍、僵蚕各 10 克，珍珠母 20 克，石决明、牡蛎各 30 克，白芍 15 克，甘草 5 克。

[**用法**] 水煎服。每日 1 剂。2 个月为 1 疗程，用至症状消失止。

[**功效**] 平肝熄风。

[**适应证**] 儿童多发性抽搐症。

[**按语**] 用本方治疗小儿抽搐症 30 例，治愈 21 例，显效 4 例，好转 3 例，无效 2 例，总有效率为 93.33%。

[**方源**]《当代妙方》

[**方名**] 治小儿抽搐症方　3△

[**方药**] 桑白皮、桃仁、法夏、天竺黄、柴胡、玄参各 15 克，地骨皮、车前子各 25 克。

[**用法**] 水煎服。每日 1 剂，日分 2 次温服。

[**功效**] 养阴清热，利湿化痰，熄风。

[**适应证**] 小儿习惯性抽搐。

[**按语**] 本症多为面部或颈、肩等处某些肌群急促的、刻板式的跳动，属于官能性疾病。其抽动的特点仅限于同一肌肉或同一肌群肌肉，短的时间内可控制，情绪紧张时可加剧，肌张力通常无改变，少有精神障碍。其病儿患病后无其他明显原因，乃受打骂后病情加重。

[**方源**] ①《千家妙方》；②《中华古医药宝典·万家奇方大全》

（213） 小儿痫证

[方名] 治小儿痫证方 1△

[方药] 家桑东行根适量。

[用法] 上药研汁服。

[功效] 泻肺清热，解毒镇惊。

[适应证] 小儿痫证（天吊惊痫）。

[方源] 宋·王怀隐等．太平圣惠方．北京：人民卫生出版社，1958

（214） 小儿流涎

[方名] 治小儿流涎方 1△ （桑白皮煎）

[方药] 桑白皮 20 克（1 岁以下用 10 克）。

[用法] 水煎服。每日 1 剂，日分 2～3 次温服，5 剂为 1 疗程。

[功效] 健脾益气，补肾摄涎。

[适应证] 小儿口角流涎症。

[按语] 用本方治疗小儿口角流涎症 130 例，经用药 1～2 个疗程，均获治愈。

[方源] ①《当代妙方》；②《偏方验方大全》；③《药食两用中药应用手册》

[方名] 治小儿流涎方 2△ （桑白皮汁）

[方药] 新桑根白皮适量。

[用法] 外用。上捣自然汁涂之，甚效。干者煎水。

[功效] 安神止涎。

[适应证] 小儿流涎。

[方源] 唐·孙思邈．千金方．北京：人民卫生出版社，1982

（215） 小儿热病

[方名] 治小儿热病方 1△ （蜜渍桑叶汤）

[方药] 桑叶（不拘多少），生蜜适量。

[用法] 用生蜜涂桑叶，线串阴干，搓碎，水煎内服。

[功效] 清热解毒。

[适应证] 小儿热病。

[方源] 《偏方大全》

[方名] 治小儿热病方　2△

[方药] 桑叶 10 克，山楂、神曲、天花粉各 10~15 克，青蒿、大青叶各 15~30 克，白薇 30 克，石膏 30~60 克，柴胡、槟榔各 6~9 克，赤芍 3~6 克，黄连 1.5~6 克，荆芥 9 克。

[用法] 水煎服，服药后盖被出汗，待病儿微汗出，用热毛巾擦汗，日服 3~5 次。小儿不足周岁去石膏；高热引动肝风者加羚羊角，犀角、钩藤；热入营血者选加丹皮、玄参、生地、麦冬。

[功效] 清热解毒。

[适应证] 小儿发热。

[方源]《妇儿良方》

[方名] 治小儿热病方　3△

[方药] 桑叶、桑白皮、藿香、杏仁、大青叶、板蓝根、银花、焦神曲、莱菔子各 10 克，豆豉、薄荷（后下）各 3 克，茅根、玄参各 15 克，小儿牛黄散 1 瓶（分冲）。

[用法] 水煎服。每日 1 剂，日分 2 次温服。

[功效] 解表退热。

[适应证] 小儿外感发热。

[方源]《偏方秘方大全》

[方名] 治小儿热病方　4△

[方药] 桑叶、钩藤、银藤、板蓝根各 10 克，薄荷（后下）、苏梗、豆豉、竹叶各 3 克，菖蒲、天竺黄、莲心各 6 克，全蝎 1.5 克，小儿牛黄散 2 瓶（分冲）。

[用法] 水煎服。每日 1 剂，日分 2 次温服。

[功效] 解表退热。

[适应证] 小儿外感发热。

[方源]《偏方秘方大全》

（216）小儿昏厥

[方名] 治小儿昏厥方　1△

[方药] 冬桑叶、青连翘、鲜竹叶、滁菊花各 3 克，双钩藤 6 克，鲜生地、乌玄参各 4.5 克，宣木瓜 2.1 克。

[用法] 水煎服。局方至宝丹 1 粒，研细，药汤调下。

[功效] 清热解毒，润燥解痉。

[适应证] 小儿昏厥属燥痉者。症见头痛身热，唇焦齿干，神烦惊啼，继则脊强痰壅，甚则昏厥。

[按语] 本病乃素因胎热，现因秋令久晴，新感燥热而发。

[方源]《全国名医验案类编》

（217） 小儿头白秃

[方名] 治小儿头白秃方 1△

[方药] 黑桑椹适量。

[用法] 外用。上药入罂中曝三七日，化为水，洗之，三七日神效。

[功效] 补肝益肾，祛风解毒。

[适应证] 小儿头白秃（癞头疮、白秃疮）。

[按语] 本病系指因接触传染所致的头部霉菌性皮炎，初起时头皮上呈散在性白色屑班，逐渐蔓延成片，瘙痒，久则发枯脱落，形成秃斑。

[方源] 明·李时珍. 本草纲目. 北京：中国中医药出版社，1982

（218） 小儿渴疾

[方名] 治小儿渴疾方 1△

[方药] 桑叶不拘多少。

[用法] 上药用生蜜逐叶上敷过，将线系叶蒂上棚，阴干，细切，用水煎汁，服之。

[功效] 清热生津。

[适应证] 小儿渴疾。

[方源]《中药大辞典》

[方名] 治小儿渴疾方 2△

[方药] 桑叶、蜂蜜适量。

[用法] 桑叶不拘多少，逐片染生蜜，绵系蒂上绷，阴干细切，煎汁日饮代茶。

[功效] 疏风清热止渴。

[适应证] 小儿渴疾。

[方源] 明·李时珍. 本草纲目. 北京：中国中医药出版社，1982

（219） 小儿重舌

[方名] 治小儿重舌方 1△

[方药] 桑根白皮适量。

[用法] 桑根白皮煮汁，涂乳上饮之。

[功效] 清热化瘀。

[适应证] 小儿重舌。

[按语] 本病系指舌下静脉淤血致舌下组织肿胀，常并见头项疼痛、发热等症状，常因心脾积热所致。

[方源] 明·李时珍. 本草纲目. 北京：中国中医药出版社，1998

（220）小儿形声病

[方名] 治小儿形声病方 1△ （加味泻白散）

[方药] 桑白皮、黄芩各3克，地骨皮、陈皮、知母、桔梗各2.1克，青皮1.5克，甘草0.9克。

[用法] 水煎服。每日1剂，日分2次温服。

[功效] 补肾养精，宣肺祛风。

[适应证] 小儿形声病。

[按语] 形者，身体皮肤是也。声者，语言是也。小儿为何形声，一身之相须明，齿不生齐步迟行，髓未满骨亏肾。脚膝细如鹤节，失声一似鸭声，龟胸龟背痼疾成，血余稀黄衰肾。语迟由来胎毒，母受惊邪迷心，儿感母气神不清，精不荣舌诸钝。凡卒暴风寒，语声不出者，加味泻白散主之。

[方源] 明·万密斋. 万氏家传幼科指南心法. 武汉：湖北科学技术出版社，1986

[方名] 治小儿形声病方 2△

[方药] 桑白皮、甜葶苈（炒）、石膏、百合、杏仁（去皮尖，另研）、天冬（去心）各9克，大黄（煨）6克。

[用法] 上药共为细末，炼蜜为丸。白汤送下。

[功效] 补肾养精，宣肺祛风。

[适应证] 小儿形声病。

[方源] 明·万密斋. 万氏家传幼科指南心法. 武汉：湖北科学技术出版社，1986

（221）小儿舞蹈病

[方名] 治小儿舞蹈病方 1△

[方药] 桑枝30克，生牡蛎24克（先煎），生代赭石21克（先煎），钩藤15克，白芍12克，白蒺藜、全蝎、防风、归尾各9克，天竺黄6克。

[用法] 水煎服。每日1剂。另用牛黄镇惊丸，每次1丸，随汤药服用，每日2次。

[功效] 疏散风邪，平肝熄风。

[适应证] 小儿舞蹈病属心经热盛者。

[按语] 本病是风湿性脑炎的一种特殊临床类型。约3/4的病例发病前后或同时合并有其他风湿性疾患。不自主的多动为本病最主要的症状。起病较慢，病前常有感染史。少数发病急者，常有精神刺激或惊吓等诱因。发病1~2周，不自主多动逐渐明显，

患儿常作"鬼脸"，挤眉弄眼，努嘴吐舌，佯笑等。多动可因外界刺激、精神紧张随意运动而加重，睡眠时消失。中医认为，本病因风邪外受，引动肝风所致。治宜疏散风邪，平肝熄风。

[**方源**] ①《偏方秘方大全》；②《中华古医药宝典·万家奇方大全》

（222） 小儿口角疮

[**方名**] 治小儿口角疮方　1△

[**方药**] 鲜桑叶适量。

[**用法**] 外用。上药研汁涂之。

[**功效**] 清热解毒。

[**适应证**] 小儿口角疮。

[**按语**] 口角疮又称口吻疮、燕口疮、燕口肥疮、燕口吻疮、口吻生白疮。指因脾胃湿热上攻口唇，或先天遗毒所致口角生疮，色白糜烂，疼痛微肿，湿烂有汁的病证。

[**方源**] 明·李时珍．本草纲目．北京：中国中医药出版社，1998

（223） 小儿鹅口疮

[**方名**] 治小儿鹅口疮方　1△

[**方药**] 鲜桑白皮适量。

[**用法**] 外用。上药研汁，和胡粉涂之。

[**功效**] 清热解毒。

[**适应证**] 小儿霉菌感染性口腔炎（鹅口疮）。

[**方源**] 明·李时珍．本草纲目．北京：中国中医药出版社，1998

[**方名**] 治小儿鹅口疮方　2△

[**方药**] 鲜桑树汁。

[**用法**] 外用。用刀划开桑树总干，深约1厘米，少顷其汁可从刀痕处外渗，将此汁抹口内患处，1日3~4次。

[**功效**] 清热解毒。

[**适应证**] 小儿鹅口疮。

[**方源**]《民间祖传秘方大全》

（224） 小儿瘰沥

[**方名**] 治小儿瘰沥方　1△　（连翘汤）

[**方药**] 连翘、桑白皮、白头翁、牡丹、防风、黄柏、桂心、香豉、独活、秦芃各

一两，海藻半两。

[用法] 末之，蜜丸如小豆，三岁儿饮服五丸，加至十丸，五岁以上者，以意加之。

[功效] 疏风泄毒。

[适应证] 小儿颈部淋巴结结核（瘰沥）。

[方源] 唐·孙思邈. 千金方. 北京：人民卫生出版社，1982

（225） 小儿脐疮

[方名] 治小儿脐疮方　1△

[方药] 桑叶汁适量。

[用法] 桑汁敷乳上，使儿饮之。

[功效] 疏风泄毒。

[适应证] 小儿脐疮。

[方源] 唐·孙思邈. 千金方. 北京：人民卫生出版社，1982

（226） 小儿瘘疮

[方名] 治小儿瘘疮方　1△

[方药] 桑根、乌羊角各适量。

[用法] 外用。烧桑根灰敷之，并烧乌羊角作灰，相和敷之。

[功效] 解毒生肌。

[适应证] 小儿瘘疮。

[按语] 瘘疮系指疮疡经久不愈，漏下脓水的病症。

[方源] 唐·孙思邈. 千金方. 北京：人民卫生出版社，1982

（227） 小儿头面遍身生疮

[方名] 治小儿头面遍身生疮方　1△

[方药] 桑白皮（炙）、连翘、白头翁、牡丹皮、防风、黄连、肉桂、独活、青皮各 15 克，乌贼骨 7.5 克。

[用法] 上药共成细末，炼蜜为丸，灯芯汤下。

[功效] 祛风清热，解毒化瘀。

[适应证] 小儿头面遍身生疮。

[方源] 明·万密斋. 万氏家传幼科指南心法. 武汉：湖北科学技术出版社，1986

（228） 小儿丹毒（火丹）

[方名] 治小儿丹毒（火丹）方 1[△]

[方药] 桑白皮一斗。

[用法] 外用。桑白皮切一斗，以水二斗，煎取汁浴之良。

[功效] 疏风泄毒，利湿解瘀。

[适应证] 火丹（丹毒）。

[按语] 火丹即丹毒，又称丹螺、丹、天火丹、丹烟、天火丹毒、流火等。系指因热毒炽盛所致皮肤红如凉丹，热如火灼的病症。

[方源] 唐·孙思邈. 千金方. 北京：人民卫生出版社，1982

[方名] 治小儿丹毒（火丹）方 2[△]

[方药] 冬桑叶、鲜芦根、连翘心、鲜石斛、人中黄各9克，金银花12克，川贝（去心）、黑山栀各6克，玄参心7.5克，生甘草、香白芷、紫马勃各3克。

[用法] 水煎服。每日1剂，日分2次服，共4剂。

[功效] 疏邪消热，解毒消肿。

[适应证] 小儿大头瘟。症见咳嗽气喘，口渴舌燥，壮热便结，神识昏迷，头痛难举，红肿一周，若戴箍焉，箍之内外，红肿成埠，游走不定，红块之上，细泡无数。

[按语] 大头瘟，又称大头天行、大头风、大头伤寒、天行大头病、抱头火丹、蛤蟆瘟、雷头风、大头毒等。本病乃冬令感寒，伏而不安，发即病势剧烈。相当于现代医学的颜面丹毒、猩红热、流行性腮腺炎等。

[方源]《全国名医验方类编》

[方名] 治小儿丹毒（火丹）方 3[△]

[方药] 生桑皮、赤芍、川芎、蝉衣、苏薄荷各3克，全当归6克，田生地9克，荆芥、防风各4.5克，柴胡、独活各2.1克。

[用法] 水煎服。每日1剂。

[功效] 宣肺清热，活血化瘀，止痒镇痛。

[适应证] 小儿赤游风，症见两臂两腿发焙雷而色红，浮肿欣烘热，痒而兼痛。即新生儿丹毒。

[按语] 本病皆由胎毒内邪，风热感触而发。

[方源]《全国名医验案类编》

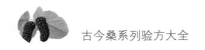

（229） 儿童早期股骨头坏死

[方名] 治儿童早期股骨头坏死方 1△ （复活康胶囊）

[方药] 桑寄生、独活、当归、鸡血藤、丹参、红花、自然铜、骨碎补、黄芪、薏苡仁、淫羊藿、香附、蜈蚣、冰片。

[用法] 依法制成胶囊剂，每粒0.4克，每日3次，每次1~2粒，温开水送服。3个月为1疗程。患肢用皮肤牵引法，重量根据体重，患肢缩短及骨盆倾斜程度增减，减少负重，持续牵引，制动1~3个月，髋部可局部热敷，理疗及按摩。

[功效] 补肝肾，利关节。

[适应证] 儿童早期股骨头坏死。

[按语] 用上法治疗儿童早期股骨头坏死患者46例（48髋），治愈46髋，好转2髋。

[方源]《当代妙方》

（230） 小儿肾小球肾炎

[方名] 治小儿肾小球肾炎方 1△

[方药] 桑白皮、茯苓皮、猪苓、白术、大腹皮、泽泻各9克，桂枝、陈皮、生姜皮各6克。

[用法] 水煎服。每日1剂，日分2次温服。

[功效] 补脾肾，祛湿邪，利水道。

[适应证] 小儿肾炎全身浮肿。

[方源]《妇儿良方》

[方名] 治小儿肾小球肾炎方 2△ （小儿肾炎方）

[方药] 桑白皮、银花、黄芩、黄柏、泽泻、茯苓皮、猪苓、丹皮、陈皮各9克，大青叶、车前子、山药、茅根各15克。

[用法] 水煎服。每日1剂，日分2次温服。

[功效] 宣肺利水。

[适应证] 小儿肾小球肾炎。

[方源] ①《千家妙方》；②《中华古医药宝典·万家奇方大全》

[方名] 治小儿肾小球肾炎方 3△

[方药] 桑白皮5~12克，淡子芩、生黄柏各6~8克，茯苓6~10克，党参6~15克，生黄芪12~20克，白茅根20~25克，陈皮3~5克。

[用法] 水煎服。每日1剂，日分2次温服。

[**功效**] 宣肺益脾，清热化瘀。

[**适应证**] 小儿肾炎（肾小球肾炎）。

[**方源**]《民间千家妙方》

[**方名**] 治小儿肾小球肾炎方 4[△] （陈氏风水方）

[**方药**] 麻黄 6 克，黄芪 10 克，金银花 6 克，云苓皮、桑白皮各 5 克，甘草 3 克。加减：表邪重者，加桂枝、防风各 5 克；热甚倍金银花，另加连翘 10 克；尿少倍麻黄，再加茅根 10 克；血尿加生地、茜草各 10 克。

[**用法**] 水煎服。每日 1 剂，日分 2 次温服。

[**功效**] 补脾肾，祛湿利水。

[**适应证**] 小儿急性肾炎，水肿。

[**按语**] 本方原治水肿，有学者用此方治疗小儿急性肾炎 32 例。治疗结果：经 10 天治疗痊愈 23 人，好转 8 人，转院 1 人，有效率 96.9%。

[**方源**] 安徽中医临床杂志，2000（4）：310

（231） 小儿浮肿

[**方名**] 治小儿浮肿方 1[△] （五皮汤）

[**方药**] 桑白皮、茯苓皮、大腹皮、生姜皮、五加皮各 6 克，灯芯 10 茎，大枣 3 枚。

[**用法**] 水煎服。每日 1 剂，日分 2 次温服。

[**功效**] 利水消肿。

[**适应证**] 小儿浮肿。

[**方源**] 清·陈复正.幼科集成.沈阳：辽宁科学技术出版社，1997

（232） 小儿阴肿

[**方名**] 治小儿阴肿方 1[△]

[**方药**] 桑木白汁适量。

[**用法**] 外用。桑木白汁涂之。

[**功效**] 疏风散热消肿。

[**适应证**] 小儿阴肿方。

[**方源**] 唐·孙思邈.千金方.北京：人民卫生出版社，1982

（233） 小儿直肠脱垂（脱肛）

[**方名**] 治小儿直肠脱垂方 1[△]

[**方药**] 桑叶、桃叶各 15 克，明矾 3 克。

［**用法**］外用。用桑叶、桃叶煎汤，入明矾末，洗之。

［**功效**］清热燥湿，益气固脱。

［**适应证**］小儿脱肛。

［**方源**］清·田间来是庵．灵验良方汇编．北京：中国古籍出版社，1986

［**方名**］治小儿直肠脱垂方　2△

［**方药**］黄皮桑树叶三升。

［**用法**］外用。上味水煎过，带温罨纳之。

［**功效**］清热固脱。

［**适应证**］小儿大肠脱肛（直肠脱垂）。

［**方源**］宋·杨士瀛．仁斋直指方．福州：福建科学技术出版社，1989

（234）小儿便秘

［**方名**］治小儿便秘方　1△　　（桑果汁）

［**方药**］75% 桑果汁 250 毫升。

［**用法**］<1 岁每次 50 毫升，口服；1～6 岁每次 80 毫升，口服；>6 岁每次 125 毫升，口服，每日 2 次。

［**功效**］润肠通便。

［**适应证**］小儿便秘。

［**方源**］中华世界综合医学杂志，2004，4（10）：32～38

［**方名**］治小儿便秘方　2△　　（桑叶茶）

［**方药**］桑叶茶 30 克。

［**用法**］每次 15 克（1 岁以内每次 10 克），开水泡饮，每日 2 次。

［**功效**］润肠通便。

［**适应证**］小儿便秘。

［**方源**］中华世界综合医学杂志，2004，4（10）：32～38

［**方名**］治小儿便秘方　3△

［**方药**］鲜桑椹子适量。

［**用法**］上药挤汁服。

［**功效**］润肠通便。

［**适应证**］小儿便秘。

［**方源**］《妇儿良方》

15. 骨科疾病

（235）落　枕

[**方名**] 治落枕方　1[△]　（桑枝葛根粥）

[**方药**] 桑枝 30 克，鲜葛根 120 克，粳米 30～60 克。

[**用法**] 桑枝洗净，用水先煎，去渣取汁备用。葛根去皮，洗净，切小块。把粳米洗净，与葛根一齐放入桑枝汁中，文火煮成粥，调味即可，随量食用。

[**功效**] 祛风散寒，通经活络，行气舒筋。

[**适应证**] 落枕。

[**按语**] 落枕是枕头高低不当及头颈歪斜致使颈椎长时间扭曲，或突然猛力转头导致颈椎后关节轻度移位，椎间肌力失去平衡，局部肌肉、肌腱、筋膜等软组织发生痉挛，导致颈部强硬。中医认为落枕为局部经络气血凝滞，复受风寒侵袭，筋脉拘急，转动不灵，不通则痛。

[**方源**]《疾病饮食疗法》（一）（修订版）

（236）颈椎病

[**方名**] 治颈椎病方　1[△]　（桑枝煎）

[**方药**] 桑枝 60 克。

[**用法**] 水煎服。每日 1 剂，日分 2 次温服。

[**功效**] 祛风寒，通经络，健筋骨。

[**适应证**] 颈椎病。

[**方源**] 中华世界综合医学杂志，2004，4（10）：32～38

[**方名**] 治颈椎病方　2[△]

[**方药**] 葛根 24 克，伸筋草、白芍、丹参各 15 克，桑枝、秦艽、灵仙、鸡血藤各 12 克。

[**用法**] 口服及外用。水煎服，每日 1 剂，日分 2 次温服。药渣用布包煎汤，早晚用毛巾沾药热敷颈部及肩部，每次 20 分钟，10 天为 1 疗程。

[**功效**] 祛风除湿，强筋壮骨。

［**适应证**］颈椎病。

［**方源**］《中华古医药宝典·中医祖传秘笈》

［**方名**］治颈椎病方 3△

［**方药**］桑寄生、虎杖、炒苡仁各 24 克，鹿筋、女贞子、杜仲、党参、续断各 18 克，蕲蛇 15 克，川木瓜 9 克。

［**用法**］水煎服。每日 1 剂，日分 2 次温服。

［**功效**］温通散寒，补肾除湿，解结健骨。

［**适应证**］颈椎综合征。

［**方源**］①《千家妙方》；②《中华古医药宝典·万家奇方大全》

［**方名**］治颈椎病方 4△

［**方药**］桑枝、制首乌、牛膝、当归、黄芪、姜黄各 10 克，山萸肉、葛根、骨碎补、枸杞子各 15 克。

［**用法**］水煎服。每日 1 剂，日分 2 次温服。

［**功效**］补气养血，舒筋活络，通利关节。

［**适应证**］颈椎病。

［**方源**］中国医学文摘（中医），1985（2）：86

［**方名**］治颈椎病方 5△

［**方药**］桑枝、葛根 15～30 克，威灵仙 15 克，白芷、桃仁、赤芍、玄胡索各 10 克，羌活、胆南星、龙胆草各 6 克，川芎、白芥子各 5 克。

［**用法**］水煎服。每日 1 剂，日分 2 次温服。

［**功效**］祛风散寒，通经活络，补肾壮骨。

［**适应证**］颈椎病。

［**方源**］新中医，1986（9）：5

［**方名**］治颈椎病方 6△

［**方药**］桑枝、木瓜、白芍、葛根、威灵仙、鸡血藤各 20 克，川芎、怀牛膝各 9 克。

［**用法**］将上药加水煮 2 次，取药汁混合，日分 2 次温服。每日 1 剂，5 剂为 1 疗程。

［**功效**］通经活络，祛风散寒，补肾壮骨。

［**适应证**］颈椎骨质增生，症见头痛头晕，颈项痛楚，上肢麻木等。

［**方源**］山东中医杂志，1986（1）：26

[**方名**] 治颈椎病方 7△

[**方药**] 桑寄生、天麻、山栀、黄芩、杜仲、益母草、夜交藤、茯神各 9 克，钩藤（后下）、川牛膝、葛根各 12 克，石决明 18 克（先煎）。

[**用法**] 水煎服。每日 1 剂，日分 2 次温服。

[**功效**] 益肾填精，补气养血，平肝熄风，清热安神。

[**适应证**] 椎动脉型颈椎病。

[**方源**] 湖北中医杂志，1996（5）：20

[**方名**] 治颈椎病方 8△

[**方药**] 葛根、丹参、白芍、威灵仙、防风各 50 克，桑枝、荆芥、川芎、乳香、没药、川椒、桂枝、生甘草各 20 克，全蝎、蜈蚣各 10 克，细辛 3 克。

[**用法**] 上药研细末，装瓶备用。每次 3 克，温开水或黄酒送服，每日 3 次。

[**功效**] 通经活络，疏通筋脉，补肾壮骨。

[**适应证**] 颈椎病。

[**方源**] 《偏方秘方大全》

[**方名**] 治颈椎病方 9△

[**方药**] 桑枝、生石膏、茅根各 30 克，生地 24 克，葛根 18 克，桑寄生、钩藤各 12 克，桂枝、白芍、黄芪、知母各 9 克，琥珀 6 克。

[**用法**] 水煎服。每日 1 剂。

[**功效**] 疏通筋脉，培补肝肾。

[**适应证**] 颈椎病。

[**方源**] 《偏方秘方大全》

[**方名**] 治颈椎病方 10△ （除痹逐瘀汤）

[**方药**] 桑枝、路路通各 30 克，当归、刘寄奴各 15 克，川芎、姜黄、白芷、威灵仙各 12 克，红花、羌活、胆星、白芥子各 9 克。

[**用法**] 水煎服。每日 1 剂，服 6 剂停药 1 天，12 天为 1 疗程。

[**功效**] 活血化瘀，行气通络，除湿调痰。

[**适应证**] 颈椎病（颈椎骨质增生）。

[**按语**] 对于颈椎病，一般认为其病变在骨，发病与肾虚有关，故治疗多以补肾为主。吕同杰名老中医认为，尽管该病与肾关系密切，但其主证是受累关节及其肢体剧烈疼痛，活动受限，审证求因，乃风、寒、湿、痰痹阻骨脉，经络淤滞所致，故治疗当以祛邪为主，只有祛除病邪，才能使气血调和，肾气得养，肾脉得充，疾病得愈。吕氏谓之曰"祛邪养正法"。

[**方源**] 《国家级名老中医验方大全》

[**方名**] 治颈椎病方　11[△]　（老桑枝鸡汤）

[**方药**] 老桑枝60克，母鸡1只（约500克），生姜3片。

[**用法**] 用清水把老桑枝洗净，切细；将母鸡去毛及内脏，洗净。二者与生姜一起放入瓦煲内，加清水2 500毫升（约10碗水量），用武火煮沸，文火煮2小时，加盐适量即可。此量可供3～4人用，可把鸡捞起，加入酱油佐食用。

[**功效**] 益精髓，祛风湿，利关节。

[**适应证**] 颈背牵引疼痛。

[**方源**] ①《药食两用中药应用手册》；②《常见病自我诊疗》

（237）腰椎骨质增生

[**方名**] 治腰椎骨质增生方　1[△]

[**方药**] 桑寄生、丹参、黄芪各30克，独活、川续断、熟地各15克，制草乌、制川乌、细辛各5克，牛膝、地龙、乌药、炙甘草各10克，土鳖虫6克。

[**用法**] 口服及外用。水煎2～3次，均匀分2～3次温服。药渣用纱布包好，趁热敷于腰部，以温热不伤皮肤为度。

[**功效**] 祛风降湿，舒筋活络，行血散瘀。

[**适应证**] 肥大性腰椎炎（腰椎骨质增生）。

[**方源**] 中国医学文摘，1986（10）：26

[**方名**] 治腰椎骨质增生方　2[△]

[**方药**] 桑枝、桂枝各12克，淫羊藿、鹿角胶、川断、狗脊、木瓜各15克，赤芍、牛膝、鸡血藤各20克，生地、熟地各30克。

[**用法**] 水煎服。每日1剂，日分2次温服。

[**功效**] 疏风祛湿，通经活络，活血散结。

[**适应证**] 腰椎骨质增生。

[**按语**] 腰椎骨质增生又称肥大性腰椎炎，增生性腰椎炎，腰椎骨刺，退行性腰椎炎，腰椎骨关节病。

[**方源**]《实用中医手册》

[**方名**] 治腰椎骨质增生方　3[△]

[**方药**] 桑寄生、杜仲、牛膝、白芍、狗脊各15～30克，黄藤、龙须藤、青风藤、海风藤、石楠藤、忍冬藤各15～20克，地龙、鹿含草、鹿角胶、玉竹、锁阳各12～20克，乳香、没药各12克，巴戟、补骨脂、丹参各15～18克，蜈蚣2～4条，黄芪15～100克。

[**用法**] 水煎服。每日1剂，日分2次温服。

[**功效**] 补肝肾，通关节，强筋骨。

[**适应证**] 腰椎病。症见患者常感腰部疼痛强直，或不能俯仰，或下肢放射疼痛，故行动艰难，甚至夜睡不宁，往往缠绵数年，屡医无效。患者椎体或横棘突有压痛，或腰部有固定疼痛点，或向下放射至臀部，膝部及髁部中点处有明显压痛点。舌质多紫暗或淡红。

[**按语**] 用本方治疗腰椎病患者共 2 700 例，并对部分患者进行了 1～9 年随访，总有效率为 98.1%，治愈率高达 81.9%。

[**方源**]《中医诊疗技术精典》

[**方名**] 治腰椎骨质增生方　4△

[**方药**] 桑椹子 50 克，大枣 10 克，蜂蜜适量。

[**用法**] 将桑椹子、大枣洗净，加水煎煮取汁，服前加入蜂蜜即成，每日 1 剂，日分 2 次温服。

[**功效**] 滋肝补肾，养血润燥。

[**适应证**] 骨质增生属肝肾两虚者。症见头晕目眩，眼花耳鸣，烦躁易怒，腰酸肢麻，小便短少，大便秘结。舌红少津，脉弦细。

[**方源**]《神方奇药治百病》

（238）骨质疏松

[**方名**] 治骨质疏松方　1△

[**方药**] 桑寄生、生地、熟地、当归尾、白芍、丹参、广木香、鸡血藤各 10 克，山萸肉、杜仲、五味子各 5 克。

[**用法**] 水煎服。每日 1 剂，日分 2 次温服。

[**功效**] 温阳散寒，除湿止痛。

[**适应证**] 腰椎骨质疏松症。

[**方源**]《中华当代优秀医学论文荟萃》

[**方名**] 治骨质疏松方　2△　（桑椹牛骨汤）

[**方药**] 桑椹、牛骨各 250 克。

[**用法**] 桑椹洗净，加酒、糖少许蒸制。牛骨置砂锅中，加水适量，武火煮沸，撇去浮沫，加姜、葱文火炖煮，至牛骨发白，即可捞出牛骨，加入已蒸制的桑椹，再煮 20 分钟即成。调味后即可食用。

[**功效**] 滋阴补血，益肾强筋。

[**适应证**] 骨质疏松症。

[**方源**]《药食两用中药应用手册》

（239） 腰椎间盘突出症

[方名] 治腰椎间盘突出症方 1△ （寄生猪肾汤）

[方药] 桑寄生 30 克，川断 20 克，猪肾 1 对。

[用法] 水煎服。饮汤食猪肾，连服 30 剂。

[功效] 清热除湿，通络活络，补肾壮骨。

[适应证] 腰椎间盘突出症。

[方源] 《常见病自我诊疗》

[方名] 治腰椎间盘突出症方 2△

[方药] 桑寄生、秦艽、防风、川椒、桂枝、小茴香、当归、川芎、独活、干姜、乳香、没药、红花、艾叶、千年健、苍术、桃仁、鸡血藤、伸筋草、透骨草各 10 ~ 30 克。（用药根据患部大小，病情轻重灵活掌握）

[用法] 外用。将上药粉碎为粗末，治疗时用适量白酒拌药末，装入纱布袋内将口扎紧，把药袋平稳地放在患处，将热水袋装入热水放在药袋上面，若患处部位小，药袋周围可用纱布或毛巾保护皮肤，以免烫伤。热敷温度以热而不烫为佳。治疗时间每次 20 ~ 30 分钟，视药袋温可连续使用 5 ~ 8 次后更换药末，7 ~ 10 天为 1 疗程。

[功效] 补肾壮骨，活血散瘀。

[适应证] 腰椎间盘突出症。

[方源] 《民间偏方奇效方》

[方名] 治腰椎间盘突出症方 3△

[方药] 桑寄生、桂枝、赤芍、丹参、王不留行、鸡血藤、伸筋草、刘寄奴、续断各 15 克，玄胡索、当归各 10 克，制草乌、制川乌各 5 克。

[用法] 水煎服。水煎 2 次，2 次药汁混合后，日分 2 次温服，每日 1 剂。

[功效] 补肾壮骨，活血通络。

[适应证] 腰椎间盘突出症。

[方源] 《中医秘单偏验方妙用大典》

[方名] 治腰椎间盘突出症方 4△

[方药] 桑寄生、怀牛膝、当归各 12 克，羌活、独活各 10 克，乌梢蛇 15 克，乌药 6 克，制川乌、制草乌各 4.5 克，桂枝、炙甘草各 6 克，黄芪、炒白芍各 30 克。

[用法] 水煎服。每日 1 剂，日分 2 次温服。

[功效] 强筋通络，祛风除湿，活血散瘀。

[适应证] 腰椎间盘突出症。

[方源] 中国中医急症，2002，11（5）：411

[**方名**] 治腰椎间盘突出症方　5$^{\triangle}$　（通络镇痛汤）

[**方药**] 桑枝、滑石、生苡仁各 30 克，火炭母 20 克，绵茵陈 18 克，蚕砂、栀子、黄柏各 10 克，苍术、桃仁、威灵仙各 9 克。

[**用法**] 水煎服。每日 1 剂，日分 2 次温服。

[**功效**] 补肾壮骨，清热除湿，活血祛瘀。

[**适应证**] 腰椎间盘突出症伴面色红赤，肢体烦热，口苦欲饮，尿黄便黏者。

[**方源**] 新中医，1986（3）：26

[**方名**] 治腰椎间盘突出症方　6$^{\triangle}$

[**方药**] 桑寄生、桂枝、木瓜、牛膝、伸筋草、骨碎补、丹参、苍术、透骨草、五加皮各 100 克，石南藤 150 克，当归、狗脊各 120 克，红花、羌活、独活、秦艽、防风、千年健、威灵仙、寻骨风各 50 克，制草乌、制川乌各 30 克，米醋 4 千克。

[**用法**] 外用。将上药磨成粗粉，分作 2 剂备用。罨敷时，取 1 剂中药粗粉掺米醋适量拌匀（以手握成团落地即散为度），入锅炒热，温度达到 50～60℃时，分别装入两个 30 厘米长、20 厘米宽的布袋内，轮换罨敷于俯卧患者的腰突部位，待罨药温度低于体温时，再入锅加醋加温，分装两袋轮换热敷，日罨敷 3～4 次，4 天 1 剂，8 天罨敷结束。

[**功效**] 祛风清热，培补肝肾，疏通筋脉。

[**适应证**] 腰椎间盘突出症。

[**方源**] 湖南中医，1988，8（3）：43

[**方名**] 治腰椎间盘突出症方　7$^{\triangle}$

[**方药**] 桑枝 80 克，当归、鸡血藤、牛膝各 15 克，黄芪、丹参、黄芩、威灵仙、地龙各 12 克，秦艽、狗脊各 10 克，桂枝 8 克，乳香、没药各 4 克。

[**用法**] 水煎服。每日 1 剂，日分 2 次温服。

[**功效**] 清热祛风，活血通络。

[**适应证**] 腰椎间盘突出症。

[**方源**]《实用中医手册》

[**方名**] 治腰椎间盘突出症方　8$^{\triangle}$

[**方药**] 桑寄生、川牛膝各 20 克，川断、威灵仙、赤芍各 15 克，独活、秦艽、防己、五加皮、川芎、制草乌各 10 克，细辛 3 克。

[**用法**] 上 12 味，水煎服。每日 1 剂，一个月为 1 疗程，一般服用 1～2 个疗程。

[**功效**] 补肾养肝，祛风除湿，温经通络，行痹止痛。

[**适应证**] 腰椎间盘突出症。

[**方源**]《中华古医药宝典·中医祖传秘笈》

[方名] 治腰椎间盘突出症方 9△

[方药] 桑寄生、鸡血藤、青风藤、黄芪各 20 克，独活、党参、川断、菟丝子、桂枝、仙茅、仙灵脾、狗脊、黑芝麻各 12 克，白芍、甘草各 10 克。

[用法] 上 15 味，水煎服。每日 1 剂，日分 2 次温服。

[功效] 益肝肾，祛风湿，助筋骨，除痹痛。

[适应证] 腰椎间盘突出症。

[方源]《中华古医药宝典·中医祖传秘笈》

（240）脊 痿

[方名] 治脊痿方 1△

[方药] 桑枝、桑寄生、杜仲、川续断、金狗脊、益智仁、补骨脂、当归、鸡血藤、红花、宣木瓜、焦白术、炙甘草各 10 克。

[用法] 水煎服。每日 1 剂，日分 2 次温服。

[功效] 通经活络，补肝强筋，补肾壮骨，活血生精。

[适应证] 脊痿。

[按语] 脊椎为督脉所过，脊梁痿软不耐久坐，为肾气不足，督脉气血虚弱乃毋庸置疑。

[方源]《中医奇证新编》

（241）腰 痛

[方名] 治腰痛方 1△ （寄生鸡蛋煎）

[方药] 桑寄生 30～60 克，鸡蛋 1～2 个。

[用法] 桑寄生煮鸡蛋食。

[功效] 通经活络，止痛。

[适应证] 腰痛。

[方源] 江西《草药手册》

[方名] 治腰痛方 2△

[方药] 桑寄生、地鳖虫、炒杜仲、制狗脊、川断、怀牛膝、当归各 10 克，骨碎补 12 克，鸡血藤 15 克。

[用法] 水煎服。每日 1 剂，服 10 剂后，以上方 10 倍量研细末，装入空心胶囊内备用，每次 9 克，温开水送服，每日 2 次。

[功效] 祛风湿，通经脉，活血散瘀。

[适应证] 腰肌劳损。症见腰脊酸痛连及两腿，或麻木不仁，遇劳加重，卧侧减轻。

[**方源**]《中医秘单偏验方妙用大典》

[**方名**] 治腰痛方 3△
[**方药**] 桑寄生、滑石各 18 克，黄芩、车前子（布包）、川牛膝各 15 克，柴胡、焦杜仲各 12 克，党参 10 克，法半夏 6 克，生姜 3 片，金钱草 30 克，大枣 3 枚。
[**用法**] 水煎服。每日 1 剂，日分 2 次温服，共 9 剂。
[**功效**] 利胆清热，祛湿益肾。
[**适应证**] 子夜腰痛。症常见每夜 12 点至 1 点，腰痛必犯，熟睡痛醒，辗转反侧，坐立不安，时过 1 点，疼痛渐消，夜夜如此。
[**按语**] 本症乃胆经当令，胆经湿热下注于肾所致。
[**方源**]《中医奇证新编》

[**方名**] 治腰痛方 4△
[**方药**] 桑寄生、鹿茸、杜仲各二钱。
[**用法**] 上药捣作散，白酒冲服，日 3 服。
[**功效**] 补肾止痛。
[**适应证**] 肾虚腰痛。
[**方源**] 宋·王璆. 是斋百一选方. 上海：上海科学技术出版社，2003

[**方名**] 治腰痛方 5△ （胜湿汤加减）
[**方药**] 桑枝、防风、秦艽、茯苓各 9 克，羌活、独活、藁本、川芎各 6 克。
[**用法**] 水煎服，每日 1 剂，日分 2 次温服。
[**功效**] 祛风除湿，温经止痛。
[**适应证**] 风湿腰痛。
[**方源**] 湖北中医杂志，1980（5）：15

[**方名**] 治腰痛方 6△ （搜风壮腰汤）
[**方药**] 桑寄生、威灵仙、鸡血藤、骨碎补各 15 克，怀牛膝、当归、茯苓各 12 克，独活 9 克，鹿角粉（分吞）、防风、红花、细辛、柴胡各 6 克，炙甘草 3 克。
[**用法**] 水煎服。每日 1 剂，日分 1 次温服。
[**功效**] 搜风壮腰。
[**适应证**] 五更腰痛，症见每于五更发作，腰痛酸楚难眠，晨起后腰痛即失。
[**方源**] 吉林中医药，1989（1）：18

[**方名**] 治腰痛方 7△ （散寒通络汤）
[**方药**] 桑寄生、地鳖虫、苍术、秦艽、当归、赤芍、怀牛膝各 10 克，独活、防风、川芎各 6 克。

[**用法**] 水煎服。每日 1 剂，日分 2 次温服。

[**功效**] 散寒通络，壮腰止痛。

[**适应证**] 寒湿腰痛。症见腰部冷痛重着，连及两腿，转侧不利，虽静卧而痛不减。

[**方源**] 浙江中医杂志，1987，22（3）：109

[**方名**] 治腰痛方 8△ （桑寄生散）

[**方药**] 桑寄生 10 克。

[**用法**] 上药研细末，用白酒调服。每日 1 剂，日分 2 次温服。

[**功效**] 补肝肾，强筋骨，止腰痛。

[**适应证**] 腰痛。

[**方源**]《中国民间小单方》

[**方名**] 治腰痛方 9△

[**方药**] 桑寄生、茯苓各 12 克，独活、秦艽、生地黄、川芎、当归、川牛膝、桂枝各 10 克，姜活 8 克，防风 6 克，细辛 3 克。

[**用法**] 水煎服。每日 1 剂，日分 2 次温服。

[**功效**] 祛风利湿，通络止痛。

[**适应证**] 风湿腰痛。

[**方源**]《实用中医手册》

[**方名**] 治腰痛方 10△

[**方药**] 桑寄生、核桃肉各 12 克，补骨脂、杜仲、金狗脊、枸杞子各 10 克。

[**用法**] 水煎服。每日 1 剂，日分 2 次温服。

[**功效**] 补肾强腰脊。

[**适应证**] 肾虚腰痛。

[**方源**]《实用中医手册》

[**方名**] 治腰痛方 11△ （速效腰痛饮）

[**方药**] 桑寄生、菟丝子、熟地各 30 克，当归、补骨脂、蛇床子、杞果、山萸肉各 15 克，肉桂、制附子各 3 克。

[**用法**] 上药水浸 2 小时，文火煮 40 分钟，取汁、复渣再煎 40 分钟取汁 300 毫升，分 2 次服，每日 1 剂。

[**功效**] 补益肝肾，壮阳益精，温壮督脉，祛风除温，活血通痹。

[**适应证**] 腰痛。

[**按语**] 传统医学认为，腰为肾之腑，肾主骨髓，肾藏精，肾之精血亏虚，不能濡养腰部，风寒湿乘虚而入，或因年老肾气已衰，精气亏耗，气血瘀滞不通而痛，是致腰

痛的主因。白锡三用本方治疗腰痛患者 152 例，服药 5 日疼痛缓解 76 例，占 50%；服药 5~15 日，疼痛缓解 76 例，占 50%。其中肾亏型 50 例，寒湿型 23 例，闪挫气逆型 29 例，腰椎间盘突出 50 例。

[方源]《中国精典文库》

[方名] 治腰痛方　12△

[方药] 熟地 30 克，山萸肉、白芍各 15 克，桑寄生、川断、牛膝、杜仲、当归、云苓各 12 克，青皮、五加皮各 10 克，甘草 3 克。

[用法] 上 12 味，水煎取汁。每日 1 剂，日分 2 次温服。

[功效] 补肾壮腰。

[适应证] 肾虚腰痛。

[方源]《新编诊疗常规》

[方名] 治腰痛方　13△

[方药] 桑寄生、独活、川断、牛膝、白术、茯苓各 12 克，桂枝、干姜各 9 克，鸡血藤 15 克，甘草 3 克。

[用法] 水煎取汁。每日 1 剂，日分 2 次温服。

[功效] 散寒祛湿，温经通络。

[适应证] 寒湿腰痛。

[方源]《新编诊疗常规》

[方名] 治腰痛方　14△

[方药] 桑寄生、芍药、杜仲各 15 克，当归、川芎、秦艽、牛膝、茯苓、桂枝各 12 克，独活、防风各 10 克，地黄 9 克，细辛、甘草各 6 克，人参 5 克。

[用法] 水煎服。每日 1 剂，日分 2 次温服。

[功效] 祛寒行湿，温经通络。

[适应证] 寒湿腰痛。

[方源] ①《秘方全书》；②《中华古医药宝典·验方大全》

[方名] 治腰痛方　15△

[方药] 桑寄生、牡丹皮、鹿茸、桂心各等分。

[用法] 治下筛，酒服方寸匕，日三。

[功效] 补肾壮腰。

[适应证] 肾虚腰痛。

[方源] 唐·孙思邈. 千金方. 北京：人民卫生出版社，1982

［方名］治腰痛方　16△

［方药］苍术、黄柏、牛膝、当归各12克，桑枝、汉防己、萆薢、木瓜、海桐皮各9克，薏苡仁30克，甘草3克。

［用法］水煎取汁。每日1剂，分2次服。

［功效］清热利湿，舒筋止痛。

［适应证］湿热腰痛。

［方源］《新编诊疗常规》

（242）腰背痛

［方名］治腰背痛方　1△　（独活寄生汤加减）

［方药］桑寄生、杜仲、牛膝、细辛、秦艽、茯苓、桂心、防风、川芎、人参、甘草、当归、芍药、干地黄各6克，独活9克。

［用法］锉细，水煎服。每日1剂，日分2次温服。

［功效］祛风胜湿，补气益血，舒筋活络，通经止痛。

［适应证］腰背痛。

［方源］《中药大辞典》

［方名］治腰背痛方　2△　（桑枝饮）

［方药］桑枝60克。

［用法］水煎服。每日1剂，日分2次温服。

［功效］祛风湿，利关节，活络止痛。

［适应证］腰背痛。

［方源］中华世界综合医学杂志，2004，4（10）：32～38

［方名］治腰背痛方　3△　（胜湿汤）

［方药］桑寄生、防风、秦艽、当归、川芎、生地各20克，羌活、独活、乌药、肉桂各25克。

［用法］外用。将上药共研至五成细，分装入两个布袋内，加入100克醋、10匙盐，文火蒸30分钟，稍凉后，摊放在颈背部，两袋交替敷，每日早晚各30分钟，每剂用2天，用时加热。

［功效］祛风胜湿，温经通脉，活血止痛。

［适应证］腰背肌筋膜炎。

［方源］中医药信息，1999，16（3）：28

［方名］治腰背痛方　4△　（独活寄生汤）

［方药］独活三两，桑寄生、杜仲、牛膝、细辛、秦艽、茯苓、桂心、防风、芎

劳、人参、甘草、当归、芍药、干地黄各二两。

[**用法**] 以上十五味药,咀。以水一斗,煮取三升,分三服,温身勿冷也。

[**功效**] 补肾强骨,补气补血,舒筋通络。

[**适应证**] 腰背痛。

[**方源**] 唐·孙思邈. 千金方. 北京:人民卫生出版社,1982

(243) 腰膝酸痛

[**方名**] 治腰膝酸方 1$^{\triangle}$ (桑枝煎)

[**方药**] 桑枝60克。

[**用法**] 水煎服。每日1剂,日分2次温服。

[**功效**] 祛风除湿,散寒止痛。

[**适应证**] 腰膝酸痛。

[**按语**] 本症系指腰部和膝部酸楚不适感。多因劳累过度,肾气亏损,气血运行不畅所致。

[**方源**] 中华世界综合医学杂志,2004,4(10):32~38

[**方名**] 治腰背痛方 2$^{\triangle}$ (通痹灵酒)

[**方药**] 桑枝、秦艽各15克,牛膝、全虫各20克,桂枝、杜仲、仙茅、巴戟天、红花、川芎、凤仙花各30克,干姜、独活、肉桂、麻黄各40克,55度白酒2 000毫升。

[**用法**] 外用。上述药物研为粗末,用白酒浸化,夏季14天,春秋季21天,冬季30天。过滤沉淀5天后,密封待用。在晚上用棉签蘸药酒1~5次于腰椎及膝关节疼痛处,用乙烯薄膜覆盖,外用布料覆盖,10分钟左右局部有发热,温度上升,灼热感属正常。

[**功效**] 温经散寒,补肾壮阳,活血化瘀,祛风除湿,强筋壮骨,通痹止痛。

[**适应证**] 腰膝酸痛。

[**方源**] 中医外治杂志,1999,8(2):12

[**方名**] 治腰背痛方 3$^{\triangle}$ (桑椹枸杞酒)

[**方药**] 桑椹、枸杞各50克,白酒500毫升。

[**用法**] 将桑椹、枸杞洗净晒干,放入酒瓶中封口,浸泡7天后可服用,每次10~20毫升,口服,每天2次。

[**功效**] 滋补肝肾,通利关节,消除痹痛。

[**适应证**] 腰膝酸痛。

[**方源**] 《药食两用中药应用手册》

（244） 腰腿痛

[方名] 治腰腿痛方 1[△]

[方药] 桑寄生 120～180 克。

[用法] 上药切片，晒干后酒浸，纸包阴干。每次 15 克，水煎服。

[功效] 通经活络，祛风除湿，补肾止痛。

[适应证] 腰腿痛。

[方源]《常见病验方研究参考资料》

[方名] 治腰腿痛方 2[△]

[方药] 桑寄生 15 克，牛膝、杜仲各 9 克。

[用法] 水煎服。每日 1 剂，日分 2 次温服。

[功效] 通经活络，强壮筋骨，补肾止痛。

[适应证] 腰腿痛。

[方源]《常见病验方研究参考资料》

[方名] 治腰腿痛方 3[△]

[方药] 桑寄生、杜仲、怀牛膝各 18 克，白酒 300 毫升。

[用法] 上 3 味药在白酒中浸泡 14 天，取液。每次 15～20 毫升饭后服，每日 3 次。

[功效] 补肝益肾，活络止痛。

[适应证] 腰腿痛。

[方源]《常见病验方研究参考资料》

[方名] 治腰腿痛方 4[△]

[方药] 桑寄生 15 克，牛膝、杜仲各 9 克。

[用法] 水煎服。每日 1 剂，日分 2 次温服。

[功效] 补肝肾，通筋脉。

[适应证] 腰腿痛。

[方源]《民间祖传秘方大全》

[方名] 治腰腿痛方 5[△]

[方药] 潞党参 30 克，茯苓 20 克，桑寄生、杜仲各 15 克，白术、怀牛膝各 12 克，法半夏、陈皮、元胡各 10 克，甘草 6 克，大枣 5 枚。

[用法] 水煎服。每日 1 剂。

[功效] 补肾健脾，利水除湿，通络止痛。

[适应证] 腰腿痛。

[方源]《中华古医药宝典·中医祖传秘笈》

[方名] 治腰腿痛方 6[△]
[方药] 桑寄生、杜仲、怀牛膝各 18 克，白酒 300 毫升。
[用法] 将上前 3 味药在白酒中浸泡 2 周。每服 15～20 毫升，每日 3 次。
[功效] 补肝肾，强筋骨。
[适应证] 腰腿痛。
[方源]《民间祖传秘方大全》

[方名] 治腰腿痛方 7[△]
[方药] 桑寄生、川断、杜仲、桃红、木瓜、乳香、没药各 3 克，酒赤芍、酒生地、川牛膝、皂角刺各 4 克，酒当归 6 克。
[用法] 水煎服。以酒为引，每日 1 剂，日分 2 次温服。
[功效] 培补肝肾，疏通筋脉。
[适应证] 腰腿痛。
[方源]《民间千家妙方》

[方名] 治腰腿痛方 8[△]　（桑寄生末）
[方药] 桑寄生 10 克。
[用法] 将上药炮制后，研细末，用白酒调服。
[功效] 补肝肾，强筋骨。
[适应证] 腰腿痛。
[方源]《常用乡村小单方》

[方名] 治腰腿痛方 9[△]　（桑寄生汤）
[方药] 桑枝 10～15 克。
[用法] 水煎服。每日 1 剂，日分 2 次温服。
[功效] 祛风湿，通络止痛。
[适应证] 腰腿痛。
[方源]《药物治疗手册》

[方名] 治腰腿痛方 10[△]
[方药] 桑枝、柳枝、槐枝各 1 000 克。
[用法] 外用。上药煎汤，先熏后洗。
[功效] 祛风除湿，通络止痛。
[适应证] 腿痛。
[方源]《常见病验方研究参考资料》

（245）肩周炎（漏肩风）

[**方名**] 治肩周炎方　1△

[**方药**] 桑枝 60 克，桂枝 9 克。

[**用法**] 水煎服。每日 1 剂，日分 2 次温服。

[**功效**] 祛风胜湿，散寒止痛。

[**适应证**] 肩关节周围炎（肩周炎）属风寒湿痹者。症见上肢酸痛，肩肘为甚，遇寒加剧，屈伸不利、上举或后屈则痛甚，口不渴等。

[**方源**]《中药大辞典》

[**方名**] 治肩周炎方　2△　（桑枝煎）

[**方药**] 桑枝 60 克。

[**用法**] 水煎服。每日 1 剂，日分 2 次温服。

[**功效**] 祛风湿，利关节，散寒止痛。

[**适应证**] 肩关节周围炎（肩周炎，漏肩风，五十肩）。症见肩部持续性疼痛，肩前或外侧区压痛，肩关节活动受限，以上举、外展和内外旋受限最明显，每遇阴雨寒冷天或夜间疼痛加剧。

[**按语**] 本病是一种因外感风湿或因强力举重，跌扑损伤致肩关节周围软组织病变，而引起的肩关节疼痛和活动受限的疾病。

[**方源**] 中华世界综合医学杂志，2004，4（10）：32～38

[**方名**] 治肩周炎方　3△

[**方药**] 桑枝、忍冬藤各 30 克，羌活、独活、当归各 12 克，秦艽、威灵仙各 10 克。

[**用法**] 水煎服。每日 1 剂，日分 2 次温服。

[**功效**] 舒筋活络，祛风止痛。

[**适应证**] 肩关节周围炎（肩周炎）。

[**方源**]《百病良方》（第 2 集）

[**方名**] 治肩周炎方　4△

[**方药**] 桑寄生、络石藤、海风藤、鸡血藤、伸筋草、黄芪各 30 克，续断 15 克。

[**用法**] 水煎服。每日 1 剂，日分 2 次温服。

[**功效**] 舒筋活络，活血祛瘀。

[**适应证**] 肩关节周围炎（肩周炎）。

[**方源**]《百病良方》（第 2 集）

[方名] 治肩周炎方 5△ （化瘀通络止痛汤）

[方药] 桑枝、羌活、枳壳、木瓜各 10 克，白芍、黄芪各 20 克，土鳖虫、甘草各 8 克，桂枝 6 克，通草 4 克，细辛 3 克。

[用法] 水煎服。每日 1 剂，日分 2 次温服。

[功效] 活血化瘀，补气通络，清热止痛。

[适应证] 肩关节周围炎（肩周炎）。

[方源] 广西中医药，1988（2）：24

[方名] 治肩周炎方 6△

[方药] 桑枝 12 克，党参 18 克，桂枝、炙甘草、威灵仙、乳香、没药各 19 克，白芍 24 克，生姜 6 片，红枣 5 枚，细辛 3 克（后下）。

[用法] 上药加水煎 2 次，2 次滤液混匀。每日 1 剂，日分 2 次温服。

[功效] 补气益血，通脉止痛。

[适应证] 肩关节周围炎属气血两虚，经脉失养者。症见肩关节周围疼痛，活动障碍，夜间尤甚，甚则不能入睡。

[方源] 江西中医药，1990，2（5）：24

[方名] 治肩周炎方 7△ （双枝汤）

[方药] 桑枝、桂枝、白芍、片姜黄、独活、当归、川芎各 10 克，威灵仙 12 克，甘草 6 克，田七末 1.5 克（冲服），黄芪、葛根各 30 克。

[用法] 水煎服。每日 1 剂，日分 2 次温服。

[功效] 祛风通络，活血止痛。

[适应证] 肩关节周围炎活动受限者。

[方源] 中医杂志，1998（12）：29

[方名] 治肩周炎方 8△ （松肩汤）

[方药] 桑枝、赤芍、白芍、青风藤、木瓜各 30 克，黄芪、片姜黄、羌活、独活各 15 克，威灵仙 18 克，桂枝、当归各 12 克，红花 10 克，细辛 6 克。

[用法] 口服及外用。上药加水 1 000 毫升，浸泡 30 分钟，用文火煎至 500 毫升，滤液，再加水 500 毫升，文火煎至 250 毫升，滤液，将 2 次滤液混匀，每次口服 250 毫升，每日 2 次，剩下药渣用布包好，热敷肩部。

[功效] 清热除湿，通经活络，通脉止痛。

[适应证] 肩关节周围炎。

[方源] 山东中医杂志，1988（7）：48

[方名] 治肩周炎方 9△

[方药] 鲜桑枝 90 克，鲜槐枝、鲜柏叶各 60 克，鲜松枝、鲜柳枝、鲜艾叶各 30

克，桂枝 15 克。

　　[用法] 外用。加水共煎，局部熏洗，每日 2 次，每次熏洗 20～30 分钟，洗后进行功能锻炼。

　　[功效] 温经散寒，舒筋活络。

　　[适应证] 肩周炎。

　　[方源]《民间千家妙方》

　　[方名] 治肩周炎方　10△

　　[方药] 桑枝、桂枝、白芍、姜黄、羌活、当归各 10 克，威灵仙 12 克，黄芪、葛根各 30 克，甘草 6 克，田七末（冲）1.5 克。

　　[用法] 水煎服。每日 1 剂，日分 2 次温服。

　　[功效] 温经活络定痛。

　　[适应证] 肩周炎。

　　[方源]《民间千家妙方》

　　[方名] 治肩周炎方　11△

　　[方药] 桑枝、桂枝、杜仲、当归、川芎、白芍、生姜各 10 克，党参、山萸肉各 20 克，黄芪 30 克。

　　[用法] 水煎服。每日 1 剂，日分 2 次温服。

　　[功效] 滋补肝肾，祛散风寒。

　　[适应证] 肩周炎。

　　[方源]《民间千家妙方》

　　[方名] 治肩周炎方　12△

　　[方药] 桑枝、当归各 10 克，独活、羌活、党参各 15 克，肉桂 2 克。

　　[用法] 口服及外用。水煎服，每日 1 剂，日分 2 次温服。药渣复煎后外洗患处，疗效更佳。

　　[功效] 益气行血，通经活络。

　　[适应证] 肩周炎。

　　[方源]《民间千家妙方》

　　[方名] 治肩周炎方　13△　（养血和营汤）

　　[方药] 桑枝、白芍、山茱萸各 20 克，黄芪 30 克，当归、地龙、羌活、葛根、甘草各 10 克，姜黄 6 克，大枣 12 枚。

　　[用法] 水煎服。每日 1 剂，日分 2 次温服。

　　[功效] 补气养血，温经和营，通络止痛。

　　[适应证] 老年性肩关节周围炎。

[**方源**] 河北中医，1999，21（8）：169

[**方名**] 治肩周炎方　14△

[**方药**] 桑枝60克，黄芪30克，桑寄生、桂枝、白芍、生姜各12克，姜黄、羌活各9克，大枣5枚。

[**用法**] 水煎服。每日1剂，日分2次温服。

[**功效**] 祛风散寒，舒筋活络。

[**适应证**] 肩关节周围炎。

[**方源**]《偏方秘方大全》

[**方名**] 治肩周炎方　15△

[**方药**] 桑枝、桑椹子、当归、伸筋草、山楂、片姜黄、桂枝、乌梅、丹参、生槐花、地龙、甘草各适量。

[**用法**] 水煎服。每日1剂，日分2次温服。

[**功效**] 舒筋活络，补血活血，散寒祛风。

[**适应证**] 肩关节周围炎。

[**方源**]《偏方秘方大全》

[**方名**] 治肩周炎方　16△

[**方药**] 桑椹、生山楂各50克，桑枝、乌梅各25克，白芍、伸筋草、醋制元胡各20克，姜黄、桂枝、威灵仙、醋制香附各15克，甘草10克。

[**用法**] 上12味，水煎温服。3日2剂，1个月为1疗程，服药期间除配合练功外，停用其他药物或疗法。

[**功效**] 舒筋通络，祛瘀止痛。

[**适应证**] 肩周炎。

[**方源**]《中华古医药宝典·中医祖传秘笈》

[**方名**] 治肩周炎方　17△

[**方药**] 桑枝、白芍各30克，桂枝、大枣、姜黄、羌活各15克，生姜、甘草各10克。

[**用法**] 水煎服，每日1剂，日分2次温服。

[**功效**] 助阳通脉，散寒止痛。

[**适应证**] 肩周炎。

[**按语**] 用本方治疗肩周炎患者30例，痊愈20例，显效8例，无效2例，总有效率93.33%。

[**方源**]《中华古医药宝典·中医祖传秘笈》

[**方名**] 治肩周炎方　18△

[**方药**] 生黄芪 50 克，红花、地龙各 20 克，桑寄生、桂枝、独活、木瓜、泽兰各 15 克，苏木、乳香、没药、土鳖虫各 10 克，蜈蚣 3 条。

[**用法**] 水煎服。每日 1 剂，日分 2 次温服。

[**功效**] 补卫气，通经络，散寒湿。

[**适应证**] 肩周炎。

[**方源**]《偏方秘方大全》

[**方名**] 治肩周炎方　19△

[**方药**] 黄芪 30 克，地龙 10 克，桑寄生 9 克，当归、赤芍、桂枝、羌活、姜黄各 6 克。

[**用法**] 水煎服。每日 1 剂，日分 2 次温服。

[**功效**] 疏风和脾，散寒祛风。

[**适应证**] 肩关节周围炎。

[**方源**]《偏方秘方大全》

（246）臂　痛

[**方名**] 治臂痛方　1△

[**方药**] 桑枝一小升。

[**用法**] 切炒，水 3 升，煎至 2 升，一日服尽。

[**功效**] 祛风胜湿，通经活络，舒筋止痛。

[**适应证**] 臂痛。

[**方源**] 明·李时珍.本草纲目.北京：中国中医药出版社，1998

[**方名**] 治臂痛方　2△

[**方药**] 桑寄生、威灵仙各 30 克，猪骨或羊骨 60 克。

[**用法**] 水煎服。每日 1 剂，日分 2 次温服。

[**功效**] 祛风湿，利关节，舒筋骨。

[**适应证**] 臂痛。

[**方源**]《常见病验方研究参考资料》

（247）肘部软组织扭挫伤

[**方名**] 治肘部软组织扭挫伤方　1△

[**方药**] 桑枝、麻黄、伸筋草、红花各 12 克，肉桂 10 克。局部淤肿加血竭，疼痛剧烈加乳香，没药。

[**用法**] 水煎服。每日 1 剂，日分 2 次温服。

[**功效**] 舒筋活络，行血祛瘀。

[**适应证**] 肘部软组织扭挫伤。

[**方源**]《百痛良方》（第 5 集）

[**方名**] 治肘部软组织扭挫伤方　2[△]

[**方药**] 桑寄生、威灵仙各 30 克，猪骨 60 克。

[**用法**] 加水炖服。日分 3 次温服。

[**功效**] 舒筋活络，祛风散瘀。

[**适应证**] 肘部软组织扭挫伤。

[**方源**]《中国民间百草良方》

（248）网球肘

[**方名**] 治网球肘方　1[△]

[**方药**] 桑枝、忍冬藤、白芍、仙鹤草各 30 克，姜黄、甘草各 10 克，大枣 15 克。

[**用法**] 水煎服。每日 1 剂，日分 2 次温服。

[**功效**] 补气养血，舒筋活络，清热祛瘀。

[**适应证**] 网球肘。

[**按语**] 网球肘是因网球运动员好发而得名。本病又名劳损性桡骨疼痛、肱骨外上髁炎、前臂伸肌联合肌腱炎、桡骨头滑囊炎等。

[**方源**]《百病良方》（第 3 集）

（249）筋骨扭挫伤

[**方名**] 治筋骨扭挫方　1[△]

[**方药**] 桑枝、忍冬藤、白芍、仙鹤草各 30 克，姜黄、甘草各 10 克，大枣 15 克。

[**用法**] 外用。将上药放入锅内，加水 2 000 毫升，煮沸 20 分钟左右，稍待片刻稍温时，把患处浸到药液中热浴。每日 1 次，连用 3 ～ 4 天。

[**功效**] 舒筋活络，清热散瘀。

[**适应证**] 手足筋扭伤。

[**方源**]《常见病验方研究参考资料》

[**方名**] 治筋骨扭挫方　2[△]

[**方药**] 鲜桑白皮、蛇葡萄根各适量。

[**用法**] 外用。上药用甜酒糟捣烂外敷。

[**功效**] 通脉络，强筋骨。

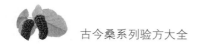

[适应证] 筋骨扭挫伤。

[方源] 江西《草药手册》

（250） 膝关节炎（膝眼风）

[方名] 治膝关节炎方 1△

[方药] 桑枝 90 克，酒洗当归、真新绛、旋覆花（包煎）各 4.5 克，酒洗白芍、细生地各 9 克，清炙草 2.1 克，青葱管 3 寸（冲，炒香）。

[用法] 桑枝煎汤代水，加上药煎服。

[功效] 祛风除湿，通利关节。

[适应证] 膝关节炎（膝眼风）。症见膝盖上下隐隐作痛，两膝胖肿，屈不能伸。

[按语] 本病乃初受风湿而不觉，继服滋补而疾发。

[方源]《全国名医验案类编》

[方名] 治膝关节炎方 2△ （桑枝煎）

[方药] 桑枝 60 克。

[用法] 水煎服。每日 1 剂，日分 2 次温服。

[功效] 祛风除湿，通利关节。

[适应证] 膝关节炎。

[方源] 中华世界综合医学杂志，2004，4（10）：32～38

（251） 膝关节创伤性滑膜炎

[方名] 治膝关节创伤性滑膜炎方 1△

[方药] 桑寄生、萆薢、当归、生地、赤芍、茯苓、泽泻、滑石、苡仁各 15 克，乌药、牛膝、路路通、车前子各 10 克。

[用法] 水煎服。每日 1 剂，日分 2 次温服。

[功效] 温肾利湿，壮筋通络。

[适应证] 膝关节创伤性滑膜炎（慢性期）。症见膝关节肿痛，经常因劳累等出现膝关节积液，股四头肌萎缩，膝关节滑膜肥厚，触摸有韧刃感，有压痛。舌质淡，舌苔薄，脉弱。

[方源]《实用中医手册》

（252） 膝关节结核（鹤膝风）

[方名] 治膝关节结核方 1△

[方药] 嫩桑枝 30 克，五加皮 12 克，苍术、川牛膝、川黄柏、生地、归尾、丝瓜

络各 9 克，真蕲蛇、白颈蚯蚓各 6 克，生甘草 3 克。

[用法] 水煎服。每日 1 剂，日分 2 次温服。

[功效] 清热除湿，补肾壮骨，通络化瘀。

[适应证] 鹤膝风（膝关节结核）。症见初起膝盖疼痛，久之渐发红肿，上下肌肉消瘦，形同鹤膝。

[方源]《全国名医验案类编》

[方名] 治膝关节结核方　2△

[方药] 嫩桑枝 15 克，大熟地、当归各 12 克，牡丹皮、地骨皮、五加皮、川牛膝各 9 克，黑驴胶、龟胶、白颈蚯蚓各 6 克，炙甘草 3 克。

[用法] 水煎服。每日 1 剂，日分 2 次温服。

[功效] 清热除湿，补肾壮骨，凉血散瘀。

[适应证] 鹤膝风（膝关节结核）。

[方源]《全国名医验案类编》

[方名] 治膝关节结核方　3△

[方药] 桑寄生、独活、防风、秦艽、杞子、桂枝、牛膝各 5 克，当归 6 克，甘草 2 克。

[用法] 水煎服。每日 1 剂，日分 2 次温服。

[功效] 祛风除湿，补肾散瘀。

[适应证] 鹤膝风（膝关节结核）。

[方源]《实用食疗秘方大全》

[方名] 治膝关节结核方　4△

[方药] 桑枝、仙鹤草、生地、鸡血藤、忍冬藤各 30 克，石斛、白芍各 15 克，丹皮、赤芍各 12 克，茜草、白薇、大黄各 10 克。

[用法] 水煎服。每日 1 剂，日分 2 次温服。

[功效] 补肾壮骨，凉血散瘀。

[适应证] 鹤膝风（膝关节结核）。

[方源]《百病良方》（第 3 集）

（253）关节腔积液

[方名] 治关节腔积液方　1△

[方药] 桑寄生、附片（先煎）、薏苡仁、赤小豆、木瓜各 30 克，炮山甲 15 克，肉桂 6 克，黄芪 60 克。

[用法] 水煎服。每日 1 剂，日分 2 次温服。

[**功效**] 舒筋活络，通阳利水。

[**适应证**] 关节腔积液。

[**方源**]《百病良方》（第 3 集）

（254） 大骨节病

[**方名**] 治大骨节病方 1△

[**方药**] 桑寄生、黄芪各 30 克，秦艽、桂枝、汉防己、茯苓、白术各 15 克，羌活、独活、威灵仙各 12 克。

[**用法**] 水煎服。每日 1 剂，日分 2 次温服。

[**功效**] 舒筋活络，散寒除湿，祛风止痛。

[**适应证**] 大骨节病属风寒湿痹者。症见关节疼痛，活动不利，四肢困重，大便不爽。舌苔白腻，脉弦滑。

[**按语**] 大骨节病属中医的"骨痹""筋痹"范畴。俗称"矮人病""算盘子病""柳捌子病""水土病"。本病多为起居不慎，水土不服，风寒湿三气杂至，合而为痹。初起在腑，久病入脏，肝肾终受其害，肝肾病损则筋骨失养，筋骨的发育和成长失其常度，出现骨节增粗，身材矮小，鸭步跛行。

[**方源**]《百病良方》（第 5 集）

（255） 骨性关节炎

[**方名**] 治骨性关节炎方 1△ （首乌丸）

[**方药**] 制首乌 360 克，桑椹清膏、金樱子清膏各 70 克，桑叶（制）、女贞子（制）、牛膝（酒制）各 40 克，地黄、金银花各 20 克，黑芝麻 16 克，墨旱莲 48 克，豨莶草、菟丝子各 80 克。

[**用法**] 依法制成水蜜丸，每袋重 6 克。每次 1 袋，温开水送服，每日 2 次。

[**功效**] 补肝肾，强筋骨。

[**适应证**] 老年性骨性关节炎。

[**方源**]《老年病最新专方专药 789》

[**方名**] 治骨性关节炎方 2△

[**方药**] 桑寄生、鸡血藤、黄芪各 20 克，三桠苦 30 克，白芍、虎杖、忍冬藤、威灵仙、当归、络石藤各 15 克，川芎、三七、姜黄、怀牛膝各 10 克，甘草 6 克，细辛、独活各 5 克。

[**用法**] 水煎服。每日 1 剂，日分 2 次温服。

[**功效**] 舒筋活络，祛风清热，补气益血，滋肝养肾。

[**适应证**] 骨性关节炎。

[**方源**] 湖南中医杂志，1999，15（1）：19

[**方名**] 治骨性关节炎方　3△

[**方药**] 桑寄生、牛膝各 12 克，独活、杜仲、秦艽、防风、川芎、赤芍各 10 克，茯苓、当归、熟地、牡蛎各 15 克，蜈蚣 2 条，细辛、甘草各 3 克。

[**用法**] 水煎服。每日 1 剂，日分 2 次温服。

[**功效**] 祛风除湿，益肾壮骨，养血散结，健脾通络。

[**适应证**] 膝关节骨性关节炎。

[**方源**] 吉林中医药，1998（4）：15

[**方名**] 治骨性关节炎方　4△

[**方药**] 桑寄生、牛膝、熟地、威灵仙、路路通各 15 克，秦艽、杜仲、当归各 12 克，独活、防风、淡附片、乳香、没药各 10 克，白芍 30 克。

[**用法**] 水煎服。每日 1 剂，日分 2 次温服。

[**功效**] 祛风湿，止痹痛。

[**适应证**] 膝关节骨性关节炎属风寒湿痹型。症见关节疼痛较重，尤以劳累或天气变化后更甚，有时出现关节肿胀，屈伸不利，时有重着感。舌苔薄白，脉眩细。

[**按语**] 膝关节骨性关节炎好发于中老年人，是膝关节疼痛最常见的原因之一。膝关节是一个负重关节，长期的关节活动使关节软骨退变，软骨下骨增生，骨端边缘形成骨赘而致本病。少数继发于创伤、畸形或其他关节疾病。

[**方源**] 《实用中医手册》

（256）内踝疽

[**方名**] 治内踝疽方　1△

[**方药**] 桑寄生、金银花、忍冬藤各 12 克，丹皮、络石藤、蒲公英、赤芍、皂角刺、萆薢、紫花地丁各 9 克，炒黄柏 6 克，重楼 4.5 克，黄连 2.4 克。

[**用法**] 水煎服。每日 1 剂，日分 2 次温服。

[**功效**] 清热解毒，补肾壮骨，通经活络。

[**适应证**] 内踝疽。

[**按语**] 内踝疽又称鞋带疽、脚拐毒。系指因寒湿下注，血凝气滞所致。

[**方源**] 《潘春林医案》

（257）骨髓炎（附骨疽）

[**方名**] 治骨髓炎方　1△

[**方药**] 桑寄生、忍冬藤各 12 克，炒当归、木瓜、汉防己、炒牛膝、萆薢、生黄

芪 9 克，炙甲片 6 克，白芍、赤芍、陈皮各 4.5 克，炙桂枝 3 克。

[用法] 水煎服。每日 1 剂，日分 2 次温服。

[功效] 补肝肾、强筋骨、清湿热、通经络。

[适应证] 附骨疽（骨髓炎）。

[按语] 本病系由于疔疮疖肿治疗不当，或温热病后温热余毒内蕴，留于筋骨，或骨骼损伤后感染邪毒所致，相当于西医学中的骨髓炎。

[方源]《潘春林医案》

（258）急性关节扭伤

[方名] 治急性关节扭伤方　1△

[方药] 桑寄生、续断、杜仲、千年健、防风、当归、赤芍各 12 克，独活、五加皮、乳香各 9 克，钻地风、血竭各 3 克，川椒 30 克，艾叶、透骨草各 250 克。

[用法] 外用。将上药入容器内，加入白酒或 75% 乙醇，酒量以泡过药面为度，浸泡 40 天后去渣取药酒备用。同时，以毛刷蘸药酒搽在患处，或用纱布垫浸药酒稍拧干后敷于患处，然后用吹风机吹热风 20 分钟（注意调节温度，避免灼烧皮肤）。如系急性扭伤，第 1 次宜吹冷风，以后改吹热风，每天治疗 1 次，5～10 次为 1 疗程。

[功效] 舒筋活络，通利关节。

[适应证] 急性关节扭伤。

[按语] 用上药治疗急性关节扭伤患者 37 例，除 1 例指关节畸形无效外，其余均在 3～10 天内获治愈。

[方源]《当代妙方》

[方名] 治急性关节扭伤方　2△

[方药] 桑枝、桂枝、牛膝、川断、赤芍、桃仁、川芎、乌药各 10 克，当归、鸡血藤 15 克，黄柏 6 克。

[用法] 水煎服。每日 1 剂，日分 2 次温服。

[功效] 舒筋活络，行血止痛。

[适应证] 踝关节扭伤。

[按语] 踝关节扭伤又称踝部伤筋，系指由于足踝过度内翻而引起的踝关节外侧副韧带撕裂，常在下台阶时致伤。

[方源]《实用中医手册》

（259）足跟痛

[方名] 治足跟痛方　1△

[方药] 桑寄生、白芍、赤芍、杜仲、熟地、泽兰、党参各 15 克，秦艽、茯苓各

12 克，独活、当归、乳香、没药、牛膝各 10 克。

[**用法**] 水煎服。每日 1 剂，日分 2 次温服。

[**功效**] 补益肝肾，活血通络。

[**适应证**] 跟骨骨刺。

[**按语**] 本病多发于 40 岁以上中年人，女性较男性发病率高，以活动时跟部疼痛为其主要特征，X 线拍片可看到跟骨增生。

[**方源**]《实用中医手册》

[**方名**] 治足跟痛方　2[△]

[**方药**] 桑枝、豨莶草、鸡血藤、黄芪、续断、薏苡仁各 30 克，汉防己、苍术、茯苓、桂枝各 15 克，羌活、独活、桃仁各 12 克。

[**用法**] 水煎服。每日 1 剂，日分 2 次温服。

[**功效**] 舒筋活络，补肾壮骨。

[**适应证**] 足跟痛。

[**方源**]《百病良方》（第 3 集）

[**方名**] 治足跟痛方　3[△]

[**方药**] 桑寄生、熟地黄、山萸肉、木瓜各 12 克，山药、白术各 25 克，牛膝 9 克，甘草 10 克。

[**用法**] 水煎服。每日 1 剂。15 天为 1 疗程。

[**功效**] 补肝益肾，强筋健骨。

[**适应证**] 老年人足跟痛（肝肾精血亏损）。

[**方源**]《中华古医药宝典·中医祖传秘笈》

（260）骨　折

[**方名**] 治骨折方　1[△]

[**方药**] 桑白皮、青棉花藤、香花崖豆藤各 60 克，毛冬青 1.5 克，糯米饭 30 克。

[**用法**] 外用。先将骨折整复后，再将上药用烧酒捣烂外敷，1 小时后骨折上端有热感时去药，敷后大部分病例有肿胀，无须处理，6 ~ 7 天后自退。

[**功效**] 舒经通络，益肾壮骨。

[**适应证**] 骨折。

[**按语**] 用上药治疗骨折患者 400 多例，均获治愈。

[**方源**]《当代妙方》

[**方名**] 治骨折方　2[△]　（接骨膏）

[**方药**] 桑白皮、桑枝、柳枝、槐枝、杨枝、楸枝各 500 克，椿白皮 1 000 克，透

骨草 1 500 克，牛角炭、血余炭各 250 克，乳香、没药、龙骨各 18 克，儿茶、象皮各 15 克，绿豆面 250 克，血竭、冰片各 30 克，元寸 18 克。

[用法] 外用。除后 4 味药外，其余诸药共入锅内，加水 15 千克，煎至 1 500 克，去渣，再用文风收膏，入血竭、绿豆面，搅匀摊成膏药即成，用时加元寸、冰片摊于膏药上敷贴患处皮肤表面。

[功效] 舒经通络，补肾壮骨。

[适应证] 骨折。

[按语] 本方随配随用，不可久放，以防干、霉。

[方源]《民间祖传秘方大全》

[方名] 治骨折方　3△

[方药] 桑寄生、当归、熟地各 24 克，黄芪、川芎、木瓜各 12 克，独活 9.3 克，羌活、炙甘草各 6 克，桂枝 3.3 克，白蔻 3 克。

[用法] 水煎服。每日 1 剂，日分 2 次温服。

[功效] 舒经通络，补肾壮骨。

[适应证] 骨伤愈后僵硬。

[方源]《民间祖传秘方大全》

[方名] 治骨折方　4△

[方药] 桑寄生 30 克，黄芪、大黄各 24 克，宽筋藤 15 克，归身、桃仁、白芍、白术各 12 克，血竭、独活各 9 克，桂枝 6 克，石楠藤 3.5 克。

[用法] 水煎服。每日 1 剂，日分 2 次温服。

[功效] 舒经通络，活血壮骨。

[适应证] 骨折。

[方源]《民间祖传秘方大全》

[方名] 治骨折方　5△

[方药] 桑白皮 125 克，生草乌、骨碎补、生南星、生军、紫荆皮各 93 克，五灵脂、制乳香、制没药、煅自然铜各 62 克，煅青花龙骨、土鳖、海螵蛸各 46 克，白芨 31 克。

[用法] 外用。上药共研细末，同凡士林调成 50% 软膏，敷贴于患处。

[功效] 祛瘀消肿，接骨止痛。

[适应证] 骨折。

[方源]《新编中医方剂手册》

[方名] 治骨折方　6△

[方药] 桑寄生、五瓜龙各 30 克，防风 20 克，骨碎补、花粉各 15 克，当归、川断

各 10 克，土鳖虫、乳香各 5 克。

[用法] 水煎服。每日 1 剂，日分 2 次温服。

[功效] 活血通络，接骨续筋，消肿止痛。

[适应证] 股骨干骨折中期。

[方源] 《中华古医药宝典·中医祖传秘笈》

[方名] 治骨折方 7△

[方药] 桑寄生、骨碎补、乌药、栀子、当归、生地黄、赤药各 500 克，川芎、红花、乳香、没药、莪术、元胡各 250 克，芦荟、血竭、白芷、白鸡肉各 150 克，田七 125 克。

[用法] 外用。田七、血竭、栀子、芦荟打碎，白鸡肉煮熟，与其他药混匀，放入缸内，加入米酒 1 000 克，密闭浸泡 30 天后，压榨、澄清、过滤、装瓶备用。用时，取适量外擦患处。

[功效] 活血通络，接骨续筋，消肿止痛。

[适应证] 肋骨骨折。

[方源] 《中华古医药宝典·中医祖传秘笈》

（261） 慢性损伤

[方名] 治慢性损伤方 1△ （外用无敌膏）

[方药] 乳香、没药、细辛、冰片、桑寄生、生草乌、生川乌、雪上一枝蒿、五香血藤、独活、透骨草、伸筋草等。

[用法] 上药依法制成膏剂，外用：取本品适量加温软化，贴敷患处，每日换药 1 次。

[功效] 活血化瘀，驱风除湿，消肿止痛。

[适应证] 慢性软组织损伤，跌打损伤或风湿内侵所致的肿胀、疼痛、麻木等。

[按语] 慢性损伤系指由慢性积累性劳损所致，或由急性损伤（包括急性软组织损伤、骨折、脱位）失治或误治而演变成慢性病变，如关节屈伸不利，肌肉萎缩，酸软无力，皮肤暗淡。本中成药非处方药主要用于慢性软组织损伤及骨折脱位后期的治疗。

[方源] 《国家非处方药应用指南》

[方名] 治慢性损伤方 2△ （无敌酒）

[方药] 黄芪、人参、白术、制黄精、当归、熟地、女贞子、枸杞子、菟丝子、覆盆子、金樱子、杜仲、肉桂、葫芦巴、骨碎补、桑寄生、续断、肉苁蓉、赤芍、川芎、桃仁、血竭、紫丹参、牡丹皮、三棱、地龙、鸡血藤膏、穿山甲、炮橡皮、葛根、桂枝、木瓜、丝瓜络、秦艽、白芷、制乳香、制没药共 37 味药。

[用法] 上药依法制成药酒。每次 20 毫升，口服，每日 2 次，饭后服。

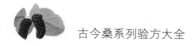

[**功效**] 补益气血，滋养肝肾，祛风除湿，活血通经，消肿止痛。

[**适应证**] 急慢性软组织损伤，骨折、脱位等症。症见颈、肩、腰、背、四肢酸痛，肢体软弱无力，关节疼痛，屈伸不利，遇寒加剧。

[**方源**]《国家非处方药应用指南》

16. 皮肤科疾病

（262）湿　疹

[方名] 治湿疹方　1[△]

[方药] 桑白皮、地丁、白花蛇舌草各 12 克，胆草、黄芩、当归、生地、泽泻、茯苓、车前子各 9 克。

[用法] 上 10 味，水煎服。每日 1 剂，日分 2 次温服。

[功效] 宣肺清热，祛湿散邪。

[适应证] 湿疹。

[方源] ①《当代妙方》；②《中华古医药宝典·中医祖传秘笈》

[方名] 治湿疹方　2[△]

[方药] 桑白皮、大青叶、地肤子、赤小豆各 30 克，麻黄、杏仁、生姜各 9 克，连翘 15 克，甘草 3 克，大枣 6 克。

[用法] 内服加外用。上 10 味，水煎 2 次服，第 3 煎药液洗浴。

[功效] 清热解毒，祛湿散邪。

[适应证] 湿疹。

[方源] 国医论坛，1990（3）：14

[方名] 治湿疹方　3[△]

[方药] 桑椹子、百合各 30 克，青果 9 克，大枣 10 枚。

[用法] 上 4 味，水煎服。每日 1 剂。连服 10～15 剂。

[功效] 补血润燥，祛湿散邪。

[适应证] 湿疹。

[方源]《护肤美容良方》

（263）神经性皮炎

[方名] 治神经性皮炎方　1[△]

[方药] 桑白皮、白鲜皮、白芷、荆芥、蒺藜、金银花、连翘各 15 克，防风、生

地、蝉蜕各 10 克，丹皮 25 克，全蝎 5 克，蜈蚣 1 条。

[**用法**] 水煎服或外用。每日 1 剂，日分 2 次温服。7 天为 1 疗程，疗程间隔 3 天。或将上药研成细末，香油调敷，2 周为 1 疗程。

[**功效**] 清热解毒，清金健脾，祛风止痒。

[**适应证**] 神经性皮炎。

[**方源**] 内蒙古中医药，1989，8（4）：6

（264）接触性皮炎

[**方名**] 治接触性皮炎方　1△

[**方药**] 桑枝、黄柏各 15 克，贯众、白前各 60 克。

[**用法**] 内服加外用。水煎服，每日 1 剂，日分 2 次温服。药渣加水再煮，待稍温后浸洗患处。

[**功效**] 清热祛风，除湿消肿。

[**适应证**] 漆疮（接触性皮炎）。

[**按语**] 治疗漆疮患者 8 例，均在 3 天内治愈，未见副作用。

[**方源**] 《当代妙方》

[**方名**] 治接触性皮炎方　2△

[**方药**] 桑叶、菊花、银柴胡各 15 克，防风、连翘各 12 克，乌梅、五味子各 6 克。

[**用法**] 水煎服。每日 1 剂，日分 2 次温服。

[**功效**] 疏风清热，除湿消肿。

[**适应证**] 漆性皮炎。

[**按语**] 漆性皮炎又称生漆过敏性皮炎、大漆皮炎。民间习称为"漆痱子""漆咬"。患者因接触漆树、漆木、漆液、漆器（均为生漆）而立即引起皮肤剧烈瘙痒、红肿、水泡等症状。发病部位最初多在脸部、颈部、腕关节周围、手背，继则向外阴部、胸、腹、腰、四肢等处扩延。但很少发生在背部和手掌。本证属毒邪外袭，肌肤蕴热。祖国医学认为"禀性畏漆，皮毛腠理不密，而受漆气辛热之毒而成。"

[**方源**] 《百病良方》（第 3 集）

[**方名**] 治接触性皮炎方　3△

[**方药**] 桑叶、棕榈炭、甘草各 30～60 克，枇杷叶 30～40 克。

[**用法**] 外用。水煎取汁，湿敷（或外洗）。

[**功效**] 疏风清热，除湿消肿。

[**适应证**] 漆性皮炎。

[**方源**] 《百病良方》（第 3 集）

（265）结节性红斑（瓜藤缠）

[**方名**] 治结节性红斑方 1△

[**方药**] 桑寄生、忍冬藤各 12 克，炒归须、桃仁、赤芍、炒牛膝、萆薢、泽泻、伸筋草各 9 克，炙甲片 6 克，炒黄柏 4.5 克，黄连 1.8 克。

[**用法**] 水煎服。每日 1 剂，日分 2 次温服。

[**功效**] 清火理湿，活血散瘀。

[**适应证**] 瓜藤缠（结节性红斑）。症见瓜藤缠，左右皆生，由股缝延至膝部，木硬漫肿，隐隐酸痛，步履不舒，形寒身热。舌苔黄腻，脉弦数。

[**方源**]《潘春林医案》

[**方名**] 治结节性红斑方 2△

[**方药**] 桑寄生、鸡血藤各 30 克，当归 15 克，炮附子、干姜、茯苓、白术、怀牛膝、甘草各 10 克。

[**用法**] 水煎服。每日 1 剂，日分 2 次温服。

[**功效**] 温经散寒，除湿通络。

[**适应证**] 结节性红斑属寒湿阻络重型者。症见病久反复，遇冷则甚，逢暖则轻，结节大如梅核，其色淡红或紫暗，伴关节冷痛，腿胫浮肿，手足不温，大便溏薄，小便清长。舌质色淡，脉细弱。

[**按语**] 结节性红斑，中医称瓜藤缠，亦有梅核火丹、室火丹等名。本病初起腿胫处生有硬结，其色紫红，梅核大小，灼热疼痛，继之数目增多，疼痛加剧，步履艰难。本症多见于青年女性，常在春秋季节发生。多因湿热内蕴，结聚体肤。

[**方源**]《实用中医手册》

（266）中毒性红斑

[**方名**] 治中毒性红斑方 1△ （加味凉血退斑汤）

[**方药**] 鲜生地、鲜芦根、大青叶各 30 克，金银花、白鲜皮各 15 克，连翘 12 克，桑叶、黄芩、板蓝根、白芍、滑石各 9 克，栀子 6 克，甘草 3 克。

[**用法**] 水煎服。每日 1 剂，日分 2 次温服。

[**功效**] 清热凉血，解毒利湿。

[**适应证**] 中毒性红斑。

[**方源**]《中华古医药宝典·万家奇方大全》

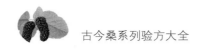

（267）荨麻疹

[方名] 治荨麻疹方 1△ （兰陵软膏2）

[方药] 桑寄生65克，桑根汁、泽兰、零陵香各70克，蔓荆子120克，白芷190克，乌麻油2 800克，松叶420克，竹叶42克，细辛、防风、续断、川芎、皂荚、柏叶、辛黄各35克，韭根汁22克。

[用法] 外用。上17味药混合后浸一夜，以棉裹煎，微火煎沸，三上三下，白芷色黄，去渣，滤后以瓷器盛。涂抹患处，每日3次。

[功效] 益气养血，祛风止痒。

[适应证] 荨麻疹属气血两虚型。症见疹块反复发作，劳累后则发作加剧，神疲乏力。

[方源]《民间偏方奇效方》

[方名] 治荨麻疹方 2△

[方药] 桑寄生15克，熟地24克，当归12克，川芎9克，羊肉90克。

[用法] 将羊肉洗净，切块；桑寄生、熟地、当归、川芎洗净。把全部用料一齐放入锅内，加清水适量，文火煮3小时。随量食用。

[功效] 滋补肝肾，养血祛风。

[适应证] 荨麻疹属肝肾阴虚者。

[方源]《疾病饮食疗法》（一）（修订版）

[方名] 治荨麻疹方 3△ （清荨汤）

[方药] 桑白皮15克，蝉蜕20克，葛根30克，白芷、白鲜皮、栀子、地骨皮、苦参、竹叶各10克，大黄2～3克。

[用法] 水煎服。先将药物用冷水浸泡1小时，浸透后煎煮。首煎沸后文火煎40分钟，二煎沸后文火煎20分钟。煎好后两煎液混匀，总量250～300毫升，每日1剂，日分2次温服。

[功效] 祛风止痒，清热解毒。

[适应证] 荨麻疹。

[按语] 本方是任继学名老中医验方。

[方源]《国家级名老中医验方大全》

[方名] 治荨麻疹方 4△

[方药] 桑白皮、地骨皮、茯苓皮、夏枯草、连翘、牛蒡子各10克，生姜皮3克，蝉蜕、地肤子、白蒺藜各6克。

[用法] 水煎服。每日1剂，日分2次温服。

[**功效**] 清热凉血，疏风散邪。

[**适应证**] 荨麻疹。

[**方源**]《家庭医疗保健大参考》

[**方名**] 治荨麻疹方 5△

[**方药**] 桑白皮、丹皮 6 克，生地、火麻仁、当归各 15 克，刺蒺藜、刺白芍、防风各 10 克。

[**用法**] 水煎服。每日 1 剂，日分 2 次温服。

[**功效**] 益气养血，祛风散邪。

[**适应证**] 荨麻疹属血虚者。

[**方源**]《中国特色医疗新技术》

[**方名**] 治荨麻疹方 6△

[**方药**] 桑枝、槐枝各 20 克，浮萍 30 克。

[**用法**] 水煎服。每日 1 剂，日分 2 次温服。

[**功效**] 祛风清热，透表除疹。

[**适应证**] 荨麻疹。

[**方源**]《护肤美容良方》

[**方名**] 治荨麻疹方 7△

[**方药**] 桑白皮、蒲公英各 15 克，生地炭、丹皮、豆豉各 12 克，白芷、白蒺藜、赤芍、大力子、党参、浮萍、地丁草、黄芩、黄芪各 9 克，蝉蜕、荆芥、防风、当归、薄荷各 6 克，麻黄 4.5 克，川连 3 克。

[**用法**] 将上药研为细末，水泛为丸。每次 6 克，温开水送服，每日 3 次。一般 7~14 日开始见效，连服 60 日，以巩固疗效。

[**功效**] 宣肺祛风，益气固表。

[**适应证**] 慢性荨麻疹。

[**方源**] ①《护肤美容良方》；②《当代妙方》

[**方名**] 治荨麻疹方 8△

[**方药**] 桑叶、菊花、防风、荆芥、赤芍、黄柏、知母、紫草各 9 克，薄荷 4.5 克（后下），生地 12 克，金银花 18 克，甘草 3 克。

[**用法**] 上 12 味，水煎服。每日 1 剂，日分 3 次温服。

[**功效**] 清热，祛风，散邪。

[**适应证**] 荨麻疹。症见突发性皮肤瘙痒，有时针刺样痛，用手抓或用针划之即起痕迹，高出皮肤，划痕两边发红等。

[**方源**]《偏方秘方大全》

（268）虫咬皮炎

[**方名**] 治虫咬皮炎方　1[△]

[**方药**] 桑白皮适量。

[**用法**] 外用。上药捣烂敷贴患处。

[**功效**] 解毒散瘀，凉血消肿。

[**适应证**] 蜈蚣、蜘蛛咬皮炎。

[**方源**] 明·胡濙．卫生易简方．北京：人民卫生出版社，1984

[**方名**] 治虫咬皮炎方　2[△]

[**方药**] 桑叶、米醋适量。

[**用法**] 外用。将桑叶捣烂，和米醋敷贴于患处。

[**功效**] 清热解毒，利水消肿。

[**适应证**] 蜈蚣咬皮炎。

[**方源**]《中医秘单偏验方妙用大典》

[**方名**] 治虫咬皮炎方　3[△]

[**方药**] 桑根 50 克。

[**用法**] 水煎服。每日 1 剂，日分 2 次温服。

[**功效**] 解毒散瘀，行血消肿。

[**适应证**] 蜈蚣咬皮炎。

[**方源**]《中国民间百草良方》

[**方名**] 治虫咬皮炎方　4[△]

[**方药**] 桑柴灰、白矾各适量。

[**用法**] 外用。将桑柴灰水煎数沸，过滤浓汁，调白矾涂患处。

[**功效**] 解毒除邪，祛风止痒。

[**适应证**] 壁虎咬皮炎。

[**方源**]《中医秘单偏验方妙用大典》

[**方名**] 治虫咬皮炎方　5[△]

[**方药**] 桑白皮、白矾（研末）各适量。

[**用法**] 外用。用桑白皮烧枯煎浓，调白矾末敷之，极效。

[**功效**] 解毒止痛。

[**适应证**] 蝤蜘咬皮炎。

[**按语**] 蝤蜘咬人最毒，不治必死。

［**方源**］《澹寮方》

［**方名**］治虫咬皮炎方　6△
［**方药**］桑树奶汁适量。
［**用法**］外用。桑树奶汁，涂上痛止。
［**功效**］解毒止痛。
［**适应证**］蜈蚣咬皮炎。
［**方源**］《黑蛾小录》

［**方名**］治虫咬皮炎方　7△
［**方药**］鲜桑叶适量。
［**用法**］外用。上药捣烂涂之。
［**功效**］疏风清热，解毒。
［**适应证**］蜈蚣毒、虫咬皮炎。
［**方源**］明·李时珍.本草纲目.北京：中国中医药出版社，1998

（269）狐尿刺人

［**方名**］治狐尿刺人方　1△
［**方药**］桑柴灰适量。
［**用法**］外用。热桑柴灰汁渍之，冷即易。
［**功效**］解毒止痛。
［**适应证**］狐尿刺人肿痛欲死。
［**按语**］狐尿刺系指因接触昆虫分泌物后引起的皮肤痛。患处皮肤起红紫斑点，肿胀揪痛，甚则溃烂成疮，脓水淋漓。
［**方源**］晋·葛洪.肘后备急方.北京：人民卫生出版社，1956

（270）鳞状上皮角化症

［**方名**］治鳞状上皮角化症方　1△
［**方药**］桑椹子、制首乌、当归、白芍、山药、苡仁各 30 克，熟地、生地各 20 克，天冬、麦冬各 15 克，川芎 6 克。
［**用法**］水煎服。每日 1 剂，日分 2 次温服。
［**功效**］养血，滋阴，润燥。
［**适应证**］鳞状上皮角化症。
［**按语**］本症的特点是，皮肤出现灰白色及褐色圆形小鳞屑斑，鳞屑中央有与毛孔一致黑色小点，多对称发现于胸、腹、腰、臀及大腿外侧等处，中医认为本症的病因病

机为血虚风燥，湿热内蕴，血虚不能营养肌肤，肤失濡润，腠理不密，风燥逗留肌肤引起皮肤脱屑。

[方源]《百病良方》（第5集）

（271） 牛皮癣（银屑病）

[方名] 治牛皮癣方 1△

[方药] 桑叶、菊花、蝉蜕、防风、苦参、牛蒡子、赤芍各10克，白鲜皮20克，茯苓30克。

[用法] 水煎服。将上药加水750毫升，用文火煎至250毫升，分2次温服，每日1剂。

[功效] 清热解毒，祛风散邪。

[适应证] 银屑病（牛皮癣）。

[按语] 用本方治疗银屑病患者，一般服30～50剂即可治愈。

[方源] ①《当代妙方》；②《偏方秘方大全》

[方名] 治牛皮癣方 2△

[方药] 桑叶、白鲜皮、丹皮、赤芍、乌梢蛇各9克，生地15克，菊花、蛇床子、苦参、苍耳子各6克。

[用法] 水煎服。每日1剂，日分3次温服。

[功效] 清热除湿，祛风散瘀。

[适应证] 银屑病（牛皮癣）。

[方源]《家庭保健大参考》

（272） 毛发红糠疹

[方名] 治毛发红糠疹方 1△

[方药] 桑椹、白鲜皮、生地、金银花、当归各30克，苍术、制首乌各15克，火麻仁各12克，桃仁10克。

[用法] 水煎服。每日1剂，日分2次温服。

[功效] 清热解毒，滋阴润燥。

[适应证] 毛发红糠疹（血热风燥）。

[按语] 本病属于角化性皮肤病，好发于躯干、四肢伸面和手指背面等处，丘疹为粟粒大小，坚硬，淡红或浅红褐色，毳毛贯穿，丘疹表面被覆细小鳞屑，剥除后可见毛囊口角栓嵌入，基底浸润发红，皮疹继续增多后可相互融合，自觉瘙痒。

[方源]《百病良方》（第5集）

（273）扁平疣

［方名］治扁平疣方　1△

［方药］桑叶、地龙、黄芩、紫草、赤芍、白蒺藜各 10 克，土牛膝 12 克，蒲公英、夏枯草、木贼草、生薏仁各 15 克。

［用法］水煎服。每日 1 剂，水煎 2 次分服。

［功效］清热解毒，散风平肝。

［适应证］扁平疣。

［按语］①病程较长疣疹呈深褐色者，加代赭石 15 克，桃仁 10 克。②扁平疣好发于青年，尤其多见于青春期前后的少女，是由于病毒感染引起的。中医认为本病与外受风热侵袭或与情绪变化有关。临床特点为：好发于面部及手背；皮疹为针尖大至豆大多角形扁平丘疹，呈正常皮肤色或淡黄色，淡褐色，表面光滑，有时微痒；可自行消退，亦可复发，愈后不留瘢痕。

［方源］《护肤美容良方》

（274）寻常疣（疣疮、千日疮）

［方名］治寻常疣方　1△

［方药］桑柴灰、风化石灰各 5 000 克，鲜威灵仙 150 克。

［用法］外用。将鲜威灵仙煎浓汁，同两灰熬成膏，用瓦器收贮。敷贴患处，不必挑破。

［功效］祛风除湿，凉血散结。

［适应证］疣疮。也适用于黑痣、鸡眼、皮肤息肉等。

［方源］清·赵学敏．串雅内编．北京：人民卫生出版社，1956

［方名］治寻常疣方　2△

［方药］桑叶、升麻、杜仲、生地、赤小豆、穿山甲、丹皮、桃仁、红花、白术、白芍各 9 克，牛膝 12 克。

［用法］水煎服。每日 1 剂，日分 2 次温服。

［功效］清热除湿，祛风滋阴，凉血散结。

［适应证］上半身为主的寻常疣（疣疮，千日疮）。

［按语］寻常疣，中医称疣疮、千日疮，民间俗称"刺瘊"。其表面针帽至绿豆大的半圆形或多角形疣状物，质略硬，表面干燥粗糙，呈灰褐色或正常皮肤色，顶端可分裂为花蕊或刺状，基底及周围无炎症。可有单个或数个，一般无症状，多见于儿童及青少年，好发于手背、手指、足缘或甲周等处。

［方源］福建医药杂志，1984，6（3）：54

（275）头白癣

[方名] 治头白癣方 1△

[方药] 桑椹子 60～100 克。

[用法] 外用。上药捣烂，剃头涂上。

[功效] 滋补肝肾，祛风止痒。

[适应证] 头白癣（癞头疮）。

[按语] 头白癣是发生于头部毛发及皮肤的一种真菌病。祖国医学称之为"癞头疮"。有黄癣及白癣之分。黄癣初起时毛囊口周围轻度炎症，有少量鳞屑，以后扩大为圆形蝶状，并可融合成片，有鼠臭味，毛发失去光泽，不均匀地脱落，日久发生萎缩性瘢痕。白癣初起时头皮有灰白色鳞屑，逐渐扩大，边界不清，毛发失去光泽，变脆易折断，成为高低不平的断发，并有典型的白套状毛发病灶可互相融合，愈后无瘢痕。

[方源] ①《常见病验方研究参考资料》；②《民间祖传秘方大全》；③《护肤美容良方》

[方名] 治头白癣方 2△

[方药] 桑椹子 500 克。

[用法] 外用。将上药放入磁罐内封固，埋于阴湿地 10～20 天。先把头发剃光，用米泔水加花椒煎汁，把头洗净，然后用桑椹水涂。

[功效] 滋补肝肾，祛风止痒。

[适应证] 头白癣（癞头疮）。

[方源] ①《民间祖传秘方大全》；②《护肤美容良方》

[方名] 治头白癣方 3△

[方药] 羊蹄根 5 升，桑柴灰适量。

[用法] 外用。羊蹄根以桑柴灰汁煮五六沸，洗之。

[功效] 祛风驱邪，止痒生发。

[适应证] 头白癣（癞头疮）。

[按语] 方中所用羊蹄根，以日未出采为佳。

[方源] 唐·孙思邈. 千金方. 北京：人民卫生出版社，1982

[方名] 治头白癣方 4△

[方药] 桑椹子 100 克，桃花 50 克。

[用法] 外用。取 3 月未开桃花，阴干，同赤色桑椹子（阴干）共研为末，加猪脂调和，先取草灰淋汁洗去疮痂，再涂此药，以治愈为度。

[功效] 解毒祛邪，止痒生发。

[**适应证**] 头白癣（癞头疮）。

[**方源**]《护肤美容良方》

（276） 平癣（鹅掌风）

[**方名**] 治平癣方 1[△]

[**方药**] 新鲜桑叶适量。

[**用法**] 外用。上药研烂，敷贴患处即可。

[**功效**] 祛风除湿，清热散邪。

[**适应证**] 鹅掌风。

[**按语**] 鹅掌风即平癣，多因风湿凝聚，气血失养所致；或由接触传染而来。

[**方源**] 清·杨清叟．仙传外科集验方．北京：人民卫生出版社，1957

[**方名**] 治平癣方 2[△]

[**方药**] 桑叶 7 片，砂仁 0.9 克。

[**用法**] 外用。上药用醋煮过，只用煮汁醋洗。

[**功效**] 祛风除湿，清热散邪。

[**适应证**] 鹅掌风。

[**方源**] 明·胡正心、胡正言．订补简易备验方．北京：中国古籍出版社，1991

（277） 硬皮病

[**方名**] 治硬皮病方 1[△]

[**方药**] 桑枝、海风藤各 12 克，当归、炒白芍、炙黄芪、羌活各 10 克，地骨皮、红花、广木香、川芎、防风、细辛各 6 克。

[**用法**] 水煎服。每日 1 剂，日分 2 次温服。

[**功效**] 疏风除湿，滋肾活血。

[**适应证**] 硬皮病属风湿外袭者。

[**方源**]《内科良方》

[**方名**] 治硬皮病方 2[△] （温补肾阳汤）

[**方药**] 桑寄生、仙灵脾、苡仁、鸡血藤各 30 克，制附子 20 克，太子参 15 克，鹿角霜、威灵仙、丝瓜藤、桂枝、当归各 10 克。

[**用法**] 水煎服。每日 1 剂，日分 2 次温服。

[**功效**] 活血化瘀，温补肾阳。

[**适应证**] 硬皮病浮肿期。

[**按语**] 硬皮病是一种比较难治的皮下组织发炎，纤维组织增生的结缔组织疾病。

病变分为浮肿期、硬化期及萎缩期三个阶段。临床上分为系统性硬皮病和局限性硬皮病两种。系统性硬皮病除皮损外，还可以累及内脏器官。目前多认为硬皮病是感染诱发的一种自身免疫病。中医认为硬皮病的病因与肾阳虚有关，患者常有腰酸、足跟痛、脱发、齿松动、耳鸣、畏寒、肢冷、自汗、便溏、性机能障碍、女性月经紊乱等证。

[方源]《百病良方》（第2集）

[方名] 治硬皮病方 3△ （消硬汤）

[方药] 桑白皮、枸杞子、当归、桃仁、五加皮各25克，寸冬30克，生地、胡麻仁各50克，葛根、藁本、甘草各15克，细辛5克。

[用法] 水煎服，每日1剂，日分2次温服。

[功效] 滋肾活血，宣通肺气。

[适应证] 硬皮病。

[方源] ①《千家妙方》；②《中华古医药宝典·万家奇方大全》

[方名] 治硬皮病方 4△ （桑叶注射液）

[方药] 25%桑叶（纤溶素）注射液。

[用法] 上药每支4毫升。每次4毫升，肌内注射，每日1次，10天为1疗程。

[功效] 宣肺滋肾，祛风软坚。

[适应证] 硬皮病。

[按语] 张希增用上方治疗硬皮病5例，其中4例收到满意的效果。

[方源]《中药临床新用》

[方名] 治硬皮病方 5△ （祛风愈硬汤）

[方药] 桑寄生、制首乌、川牛膝、桂枝、汉防己、玄参、当归各9克，秦艽、防风各6克，羌活、独活各4.5克，伸筋草、连翘、生黄芪各12克，白芥子1.5克。

[用法] 水煎服。每日1剂，日分2次温服。

[功效] 温补肾阳，活血祛风。

[适应证] 硬皮病。

[方源] 上海中医药杂志，1984（6）：8

（278）脂溢性皮炎

[方名] 治脂溢性皮炎方 1△

[方药] 桑白皮、枇杷叶（仓）、丹参各15克，党参、金银花、紫花地丁、蒲公英、生首乌各30克，菊花、黄柏、生山楂各10克，黄连3克，炙甘草5克。

[用法] 水煎服。每日1剂，2周为1疗程。

[功效] 清热解毒，除湿祛脂。

[**适应证**] 脂溢性皮炎。

[**按语**] 治疗脂溢性皮炎 160 例，用药 2 个疗程，治愈 136 例，好转 20 例，无效 4 例。

[**方源**]《当代妙方》

[**方名**] 治脂溢性皮炎方 2△　（凉血清肺饮）

[**方药**] 桑白皮、玄参、石斛、寒水石各 12 克，生甘草 13 克，生地、生山楂、虎杖各 15 克，生石膏、白花蛇舌草各 30 克，黄芩 9 克。

[**用法**] 水煎服。用水浸泡 30 分钟，再煎煮 30 分钟，每剂煎 2 次，将二次药液混匀，每日 1 剂，日分 2 次温服。2 周为 1 疗程。根据病情可连续用 3~4 个疗程。

[**功效**] 养阴除湿清热。

[**适应证**] 脂溢性皮炎。也适用于痤疮、酒渣鼻。

[**按语**] 本方是顾伯华名老中医验方。

[**方源**] ①《国家级名老中医验方大全》；②《中华古医药宝典·中医祖传秘笈》

（279）剥脱性唇炎

[**方名**] 治剥脱性唇炎方 1△

[**方药**] 桑叶、南沙参、玉竹、麦冬、白扁豆、天花粉各 10 克，生甘草 3 克。

[**用法**] 水煎服。每日 1 剂。小于 14 岁剂量减半。

[**功效**] 清热养阴，祛湿润燥。

[**适应证**] 剥脱性唇炎。

[**方源**]《当代妙方》

（280）痤　疮

[**方名**] 治痤疮方 1△

[**方药**] 桑白皮、白花蛇舌草、枇杷叶、金银花、连翘、茯苓、白术各 15 克，黄芩、赤芍、丹皮各 10 克，山楂 30 克。

[**用法**] 水煎服。每日 1 剂，日分 3 次温服。7 天为 1 疗程，禁烟及辛辣刺激之品。

[**功效**] 清肺祛风。

[**适应证**] 痤疮。

[**方源**]《当代妙方》

[**方名**] 治痤疮方 2△　（清肺消痤汤）

[**方药**] 桑白皮、黄芩、赤芍各 10 克，生地 12 克，金银花、白花蛇舌草、丹皮各 15 克，紫花地丁 20 克，白芷 6 克，生甘草 3 克。

［用法］水煎服。每日1剂，日分2次温服。

［功效］清肺疏风。

［适应证］痤疮。

［方源］北京中医学院学报，1989，12（3）：24

［方名］治痤疮方 3△ （清肺饮）

［方药］桑白皮、枇杷叶、党参各15克，生甘草6克，黄连、黄柏各10克。

［用法］水煎服。每日1剂，日分2次温服。

［功效］清肺祛风。

［适应证］痤疮。

［方源］四川中医，1987，35（10）：48

［方名］治痤疮方 4△

［方药］桑白皮、地骨皮各15克，紫草、槐花、苦参、生大黄各10克，生石膏30克，甘草6克。

［用法］水煎服。每日1剂，日分2次温服。

［功效］泻肺润肠，凉血疏风。

［适应证］痤疮。

［方源］四川中医，1987，5（7）：30

［方名］治痤疮方 5△

［方药］桑白皮、玄参、川石斛、寒水石各12克，生地、生山楂、虎杖各15克，生石膏、白花蛇舌草各30克，沙参9克，甘草3克。

［用法］水煎服。每日1剂，日分2次温服。2周为1疗程。

［功效］清肺泻火，清热滋阴，疏风散结。

［适应证］痤疮。

［方源］中医杂志，1988，29（8）：55

［方名］治痤疮方 6△

［方药］桑叶、枇杷叶、黄芩、牡丹皮、玄参、枳壳各10克，麦冬、生山楂各12克，地黄15克，紫草6克，大黄4克（后下），甘草3克。

［用法］水煎服。每日1剂，日分2次温服。

［功效］清热滋阴，凉血祛风。

［适应证］痤疮。

［方源］医药与保健，2002（11）：58

[**方名**] 治痤疮方　7△

[**方药**] 桑白皮、地骨皮、丹皮、黄芩、泽泻各 12 克，野菊花、白花蛇舌草、夏枯草各 30 克，生地 18 克，红花 9 克。

[**用法**] 水煎服。每日 1 剂，日分 3 次温服，3 周为 1 疗程。

[**功效**] 清热，养阴，散结。

[**适应证**] 痤疮。

[**按语**] ①加减法：如为囊肿样者加昆布；痒者加荆芥、防风；大便秘者加大黄。②临床用本方治疗痤疮 56 例，痊愈 10 例，显效 25 例，好转 16 例，无效 5 例。

[**方源**]《百病效验良方》

[**方名**] 治痤疮方　8△

[**方药**] 桑白皮、枇杷叶、黄柏各 9 克，黄连、人参、甘草各 6 克。

[**用法**] 水煎服。每日 1 剂，日分 2 次温服。

[**功效**] 清肺热，行气散结。

[**适应证**] 痤疮。

[**按语**] ①加减法：如皮损成结节形、色红、痛痒，去人参，加石膏 30 克，紫草 20 克，大黄、槐花各 15 克；如皮损色深暗，去人参，加红花、皂角刺各 15 克，水蛭 10 克，王不留行 30 克；皮损或溃烂流水，去人参，加苍术 15 克，苦参 20 克，土茯苓 30 克；皮损呈囊肿样，去人参、甘草，加三棱、莪术、昆布、海藻各 15 克，金银花 20 克。②临床用本方治疗痤疮 103 例，痊愈 90 例（皮疹消失，或留有色素沉着），好转 8 例（痛痒消失，皮疹减少一半以上），无效 5 例。

[**方源**] 河北中医，1986，3：36

[**方名**] 治痤疮方　9△

[**方药**] 桑白皮、山药、黄芩、山茱萸各 15 克，玄参 20 克，泽泻、茯苓、丹皮各 9 克，生熟地各 30 克。

[**用法**] 水煎服。每日 1 剂，日分 2 次温服。

[**功效**] 滋补肾阴，泻肺凉血。

[**适应证**] 粉刺（痤疮）。

[**方源**]《中国特色医疗新技术》

[**方名**] 治痤疮方　10△

[**方药**] 桑白皮、丹皮、黄芩、枇杷叶、赤芍、知母、连翘各 10 克，生地、生石膏各 30 克，大青叶 12 克。

[**用法**] 水煎服。每日 1 剂，日分 2 次温服。

[**功效**] 清泻肺胃蕴热。

[**适应证**] 痤疮属肺胃蕴热型。症见皮疹为针头或芝麻粒大小，色红或红黄，顶端

有黑头，可挤压出粉渣样物，颜色油亮，口干渴，便秘溲黄。舌质红，舌苔薄黄，脉滑数。

[方源]《实用中医手册》

[方名] 治痤疮方　11△　（痤愈方）

[方药] 桑叶、夏枯草、野菊花、蚤休、蒲公英、生山楂各 10 克，仙灵脾、丹参各 12 克，白花蛇舌草 15 克，大黄 6 克。

[用法] 水煎服。每日 1 剂，每剂煎 2 次，头汁晨服，二汁晚上服。

[功效] 祛风清热，活血调冲任。

[适应证] 痤疮。

[方源]《美容良方大全》

[方名] 治痤疮方　12△　（清肺散）

[方药] 桑白皮、连翘、川芎、白芷、川黄连、沙参、黄芩、荆芥、栀子、贝母、甘草各 9 克。

[用法] 水煎服。每日 1 剂，日分 3 次温服。

[功效] 清肺解毒，疏风散结。

[适应证] 粉刺（痤疮）。

[方源]《美容良方大全》

[方名] 治痤疮方　13△　（清肺消痤汤）

[方药] 桑白皮、生地各 12 克，金银花、白花蛇舌草、丹皮各 15 克，紫花地丁 20 克，黄芩、赤芍各 10 克，白芷、甘草各 6 克。

[用法] 水煎服。每日 1 剂，日分 2 次温服。

[功效] 清肺泻热，凉血消痤。

[适应证] 痤疮。

[方源]《美容良方大全》

[方名] 治痤疮方　14△　（消痤方）

[方药] 桑白皮、生地、丹参各 15 克，黄芩、连翘各 12 克，知母、栀子、赤芍、白芷、枳壳、浙贝、桃仁各 10 克，陈皮、红花各 5 克，薏苡仁 20 克。

[用法] 水煎服。上药先加工成粗末，煎煮时把药末放入纱布袋中，每剂药服 2 次。先服 4 剂，停 2 天，再服 3 剂，以此类推，每 14 剂药为 1 疗程。

[功效] 清泻肺胃蕴热，化痰活血散瘀。

[适应证] 痤疮。

[方源]《美容良方大全》

［**方名**］治痤疮方　15[△]

［**方药**］桑叶20克，丹皮、生地、赤芍、黄芩、菊花各15克，生石膏40克，甘草10克。

［**用法**］水煎服。每日1剂，日分2次温服。

［**功效**］清热凉血，活血祛风。

［**适应证**］痤疮。

［**方源**］《美容良方大全》

［**方名**］治痤疮方　16[△]

［**方药**］桑叶汁适量。

［**用法**］外用。黎明前捣桑叶，即有白汁，以瓷器承之，涂患处2次，即愈。

［**功效**］清肺热，祛脾湿。

［**适应证**］坐板疮。

［**按语**］坐板疮又名痱痈疮。系指生于臀部的痱疮。由肺热脾湿或夏季风热毒邪搏于肌肤所致。

［**方源**］《萧静视方》

［**方名**］治痤疮方　17[△]

［**方药**］桑白皮、连翘各15克，白芷、当归、三棱、莪术各10克，茵陈、蒲公英、生苡仁、茯苓、海藻各30克。

［**用法**］粉碎过80目筛，炼蜜为丸，每丸重10克，每次1丸，温开水送服，每日3次。

［**功效**］清热解毒，利湿散结。

［**适应证**］痤疮。

［**方源**］清·鲍相璈．偏方新编．北京：中国中医药出版社，1994

（281）普　秃

［**方名**］治普秃方　1[△]

［**方药**］桑白皮、南沙参、北沙参各12克，黄芩、天花粉各15克，石膏、蝉壳、芦根、杏仁、二至丸（包煎）各30克，天冬、麦冬各10克。

［**用法**］水煎服。每日1剂，日分2次温服。连服10剂。

［**功效**］清肺化痰养阴。

［**适应证**］普秃。

［**按语**］本症初为局限性圆形斑状脱发，日久病变范围逐渐扩大，终至发稀疏无几，毛色淡，质软，根浅易脱，不耐碰触，进而眉毛，胡须，腋毛、阴毛、毳毛俱脱，此称普秃。经曰："肺热叶焦，则皮毛虚弱急薄。"

[**方源**] 江苏中医杂志，1981（4）

[**方名**] 治普秃方　2△

[**方药**] 桑白皮、南沙参、北沙参、玄参、紫草各 12 克，生地、玉竹各 15 克，蛤壳、大青叶、清金散（包煎）各 30 克，天冬、麦冬各 10 克。

[**用法**] 水煎服。每日 1 剂，日分 2 次温服。连服 10 剂。

[**功效**] 清肺化痰，凉血养阴。

[**适应证**] 普秃。

[**方源**] 江苏中医杂志，1981（4）

[**方名**] 治普秃方　3△

[**方药**] 桑白皮、制首乌、当归、南沙参、北沙参、山药、生地、黄精、百合、玉竹、清金散（包煎）各 30 克。

[**用法**] 水煎服。每日 1 剂，日分 2 次温服。连服 10 剂。

[**功效**] 益肾补血，清肺养阴。

[**适应证**] 普秃。

[**方源**] 江苏中医杂志，1981（4）

（282）白癜风

[**方名**] 治白癜风方　1△

[**方药**] 桑椹子、益母草各 500 克，鲜桑枝 1 500 克，白蒺藜、制首乌、生地、补骨脂、玄参各 250 克。

[**用法**] 水煎取汁，浓缩成 1 000 毫升，加蜂蜜 500 毫升，合成 1 500 毫升。每次 20～30 毫升，口服，每日 2 次。

[**功效**] 祛风散邪。

[**适应证**] 白癜风。

[**方源**] 中医杂志，1988，29（9）：55

[**方名**] 治白癜风方　2△

[**方药**] 桑椹子、白蒺藜各 300 克，旱莲草 200 克，丹参 150 克，白附子 100 克，甘草 50 克，蜂蜜适量。

[**用法**] 依法制成蜜丸，每次 9 克，温开水送服，每日 2 次。

[**功效**] 祛风润燥。

[**适应证**] 白癜风。

[**方源**] 辽宁中医杂志，1992，6（7）：39

[方名] 治白癜风方 3△

[方药] 桑枝2 500克，益母草1 000克。

[用法] 文火煮2次，去渣，取汁再浓缩为稀膏。每次5～10毫升，温黄酒或温开水冲服，每日3次。

[功效] 清热除湿，活血祛风。

[适应证] 白癜风。

[方源] 《药食两用中药应用手册》

[方名] 治白癜风方 4△

[方药] 鲜桑白皮1 500克，桑椹子、益母草各500克，生地、白蒺藜、补骨脂各250克，制首乌2 500克。

[用法] 水煎后，去渣浓缩成1 000毫升，加蜂蜜500毫升，收成1 200毫升。每次20～30毫升，温开水送服，每日3次。

[功效] 滋阴养血祛瘢。

[适应证] 白癜风。

[方源] 《护肤美容良方》

[方名] 治白癜风方 5△

[方药] 桑椹子、制首乌各30克，白蒺藜18克，三棱、防风各15克，赤芍12克。

[用法] 水煎服。每日1剂，日分2次温服。

[功效] 活血祛风，调和气血。

[适应证] 白癜风。

[方源] 《神方奇药治百病》

[方名] 治白癜风方 6△

[方药] 桑柴灰二斗。

[用法] 外用。将桑柴灰置甑内蒸之，取釜内热汤洗，不过五六度瘥。

[功效] 除白癜。

[适应证] 白癜风。

[方源] 宋·王怀隐等．太平圣惠方．北京：人民卫生出版社，1958

（283）汗斑（紫白癜风）

[方名] 治汗斑方 1△

[方药] 桑枝500克，益母草150克。

[用法] 上药加水1 000毫升，文火煮至500毫升，去渣，再煎成膏。每次10毫升，卧前温酒调服。

[功效] 补益肝肾，祛风养血。

[适应证] 紫白癜风（汗斑）。症见局部皮肤有紫褐色或白色斑点，并可逐渐扩大互相融合成片，表面光滑，边缘清楚，有时微痒，夏重冬轻。

[按语] 本病多由脏腑积热，感受暑湿，气滞血凝而成。

[方源] ① 宋·王怀隐，等. 太平圣惠方. 北京：人民卫生出版社，1958；②《中药大辞典》

（284） 肌肤甲错

[方名] 治肌肤甲错方 1△ （桑麻丸）

[方药] 嫩桑叶（去蒂，洗净，晒干，为末）一斤，黑胡麻子（淘净）四两，白蜜一斤。

[用法] 将胡麻子擂碎，熬浓汁，和白蜜，炼至滴水成珠，入桑叶末为丸，如梧桐子大。每服三钱。空腹时盐汤、临卧时温酒送下。

[功效] 清热润肤。

[适应证] 肌肤甲错。

[按语] 肌肤甲错系指皮肤粗糙，干燥，角化过度，呈褐色，如鳞状，且常伴有身体消瘦，腹部胀满，食欲减退等症状。多因体内有淤血内阻，肌肤失养所致。

[方源] ①《医级》桑麻丸；②《中药大辞典》

（285） 皮肤瘙痒

[方名] 治皮肤瘙痒方 1△ （润燥止痛胶囊）

[方药] 桑叶、苦参、生地、生首乌、制首乌。

[用法] 依法制成胶囊（中成药）。每次 4 粒，温开水送服，每日 2 次，饭后服用。

[功效] 滋阴养血，祛风止痛，润肠通便。

[适应证] 血虚风燥所致的皮肤瘙痒症。症见皮肤干燥，痒，有抓痕，伴有头晕眼花，大便干结。

[按语] ①服用本品期间忌辛辣、油腻食物及鱼腹海味；②本品不宜与藜芦及其制品同用。

[方源]《国家非处方药应用指南》

[方名] 治皮肤瘙痒方 2△

[方药] 桑条二两。

[用法] 炒香，以水一升，煎二合，每日空心服之。

[功效] 润肤止痒。

[适应证] 遍体风痒干燥。

[方源] 明·李时珍. 本草纲目. 北京：中国中医药出版社，1998

（286） 瘢痕疙瘩（瘢痕出瘤）

[方名] 治瘢痕疙瘩方　1△

[方药] 桑叶适量。

[用法] 外用。上味烧灰淋汁，熬成膏，草茎刺破，以新水涂之。

[功效] 凉血软坚。

[适应证] 瘢痕出瘤。

[方源] 明·张时彻. 急救良方. 北京：中国古籍出版社，1982

（287） 黑痣、息肉、鸡眼

[方名] 治黑痣、息肉、鸡眼方　1△　（桑灰汁涂膏）

[方药] 桑枝适量。

[用法] 外用。上药烧灰淋汁，熬成膏，涂患处。

[功效] 祛风除湿，清热散结。

[适应证] 黑痣、息肉、鸡眼。

[方源] 明·李时珍. 本草纲目. 北京：中国中医药出版社，1998

[方名] 治黑痣、息肉、鸡眼方　2△　（桑灰汁石灰涂膏）

[方药] 桑条、石灰各适量。

[用法] 外用。取桑条烧灰淋汁，入石灰熬膏，用自己唾调点之，自落也。

[功效] 祛风除湿，清热散结。

[适应证] 面上黑痣。

[方源] 明·李时珍. 本草纲目. 北京：中国中医药出版社，1998

[方名] 治黑痣、息肉、鸡眼方　3△　（桑灰石灰威灵仙涂膏）

[方药] 桑柴灰、风化石灰各50克，鲜威灵仙15克。

[用法] 外用。将鲜威灵仙煎浓汁，以此汁淋桑柴灰和石灰，取汁再熬膏，瓷瓶收贮。用时点患处。

[功效] 祛风除湿，凉血散结。

[适应证] 黑痣、息肉、鸡眼。

[方源] 清·年希尧. 集验良方. 太原：山西科学技术出版社，1993

17. 眼科疾病

（288）急性结膜炎

[方名] 治急性结膜炎方 1[△]
[方药] 桑叶、菊花各9克，木贼草4.5克。
[用法] 水煎服。每日1剂，日分2次温服。
[功效] 祛风清热。
[适应证] 急性结膜炎。
[方源] ①《常见病验方研究参考资料》；②《民间祖传秘方大全》

[方名] 治急性结膜炎方 2[△]
[方药] 霜桑叶、金银花、白芷、车前叶各6克。
[用法] 水煎服。每日1剂，日分2次温服。
[功效] 祛风清热。
[适应证] 急性结膜炎。
[方源] ①《常见病验方研究参考资料》；②《民间祖传秘方大全》

[方名] 治急性结膜炎方 3[△]
[方药] 桑叶12克，菊花15克，青皮9克。
[用法] 水煎服。每日1剂，日分2次温服。
[功效] 祛风清热。
[适应证] 急性结膜炎。
[方源] ①《常见病验方研究参考资料》；②《民间祖传秘方大全》

[方名] 治急性结膜炎方 4[△]
[方药] 桑叶、人乳各适量。
[用法] 外用。桑叶剪条，以人乳浸透，捣烂，敷眼。1日2~3次。
[功效] 祛风清热。
[适应证] 急性结膜炎。
[方源] ①《常见病验方研究参考资料》；②《民间祖传秘方大全》

[**方名**] 治急性结膜炎方 5△

[**方药**] 桑叶、菊花各 9 克，黄连 3 克。

[**用法**] 外用。煎浓汁（半小碗），过滤点眼，每次 1～2 滴，每日 3～4 次。或煎淡汁一大碗，分 3 份洗眼，每日 3 次。

[**功效**] 祛风清热。

[**适应证**] 急性结膜炎。

[**方源**] ①《常见病验方研究参考资料》；②《民间祖传秘方大全》

[**方名**] 治急性结膜炎方 6△

[**方药**] 桑白皮、地骨皮各 9 克，甘草 3 克。

[**用法**] 水煎服。每日 1 剂，日分 2 次温服。

[**功效**] 祛风清热。

[**适应证**] 急性结膜炎。

[**方源**] ①《常见病验方研究参考资料》；②《民间祖传秘方大全》

[**方名**] 治急性结膜炎方 7△

[**方药**] 鲜桑椹 45 克，枸杞叶、鲜蚌肉各 250 克。

[**用法**] 把全部用料洗净，先将桑椹、蚌肉放入锅内，加清水适量，武火煮沸后，文火煮 1 小时，加枸杞叶煮片刻，调味供用，随量饮用。

[**功效**] 补肝益肾，去湿清热。

[**适应证**] 急性结膜炎属肝经有热型。症见头晕目眩，两眼昏花，干涩视朦。

[**方源**]《民间偏方奇效方》

[**方名**] 治急性结膜炎方 8△

[**方药**] 桑叶、菊花各 60 克。

[**用法**] 水煎服。每日 1 剂，日分 2 次温服。

[**功效**] 祛风清热。

[**适应证**] 急性结膜炎属风热者。

[**方源**]《疾病饮食疗法》（一）（修改版）

[**方名**] 治急性结膜炎方 9△

[**方药**] 桑叶、蔓荆子、白蒺藜各 12 克，荆芥、秦皮各 6 克，黄连 5 克，木贼 10 克，野菊花 30 克。

[**用法**] 外用。加水 1 000 毫升，煎至 600 毫升，用 2 层纱布过滤后趁热熏眼，待温后用纱布浸药液洗眼，每日 4 次。

[**功效**] 祛风清热。

[**适应证**] 急性结膜炎。

[**方源**]《百病效验良方》

[**方名**] 治急性结膜炎方 10△
[**方药**] 桑白皮、黄芩、栀子、连翘、生甘草、防风、荆芥、白芷、赤芍各10克，枳壳、生大黄（后下）各8克，生石膏30克（先下）。
[**用法**] 水煎服。每日1剂，日分2次温服。
[**功效**] 清热泻火，解毒散邪。
[**适应证**] 急性结膜炎属肺胃积热型。症见患眼灼热疼痛，胞睑红肿，白睛赤丝满布，眵泪黏稠，兼有头痛烦躁，便秘溲赤。苔黄，脉数。
[**方源**]《实用中医手册》

[**方名**] 治急性结膜炎方 11△
[**方药**] 野菊花50克，桑叶30克，红花15克。
[**用法**] 外用。放入砂锅内，加水煎汤，候温，洗患眼，每日2次。
[**功效**] 清热解毒。
[**适应证**] 急性结膜炎。
[**方源**]《神方奇药治百病》

[**方名**] 治急性结膜炎方 12△
[**方药**] 腊月不落桑叶适量。
[**用法**] 外用。煎汤，日日温洗。
[**功效**] 清热解毒。
[**适应证**] 风眼下泪（急性结膜炎）。
[**方源**] 明·李时珍.本草纲目.北京：中国中医学出版社，1998

[**方名**] 治急性结膜炎方 13△
[**方药**] 金银花、连翘、白茅根各15克，桑白皮、菊花、密蒙花、谷精草、生地、赤芍各9克，山栀、川黄连、桔梗各6克。
[**用法**] 水煎服。每日1剂，日分2次温服。
[**功效**] 泻肝清热，凉血明目。
[**适应证**] 急性结膜炎。
[**方源**]《中华古医药宝典·中医祖传秘笈》

[**方名**] 治急性结膜炎方 14△ （桑菊薄竹饮）
[**方药**] 桑叶、菊花、白茅根各10克，竹叶15～30克，薄荷6克。
[**用法**] 洗净，入茶壶内，用沸水浸泡10分钟，代茶饮。
[**功效**] 清热解毒，清肝明目。

[**适应证**] 急性结膜炎。

[**方源**]《药食两用中药应用手册》

[**方名**] 治急性结膜炎方 15[△] （桑皮苡仁粥）

[**方药**] 桑白皮（蜜炙）50 克，薏苡仁 20 克，粳米 100 克。

[**用法**] 桑白皮用水浸泡，熬煮 2 次，去渣取汁，加入薏苡仁、粳米，煮至熟烂，佐餐用。

[**功效**] 清热除湿，清肝明目。

[**适应证**] 余邪残留之急性结膜炎。

[**方源**]《药食两用中药应用手册》

[**方名**] 治急性结膜炎方 16[△] （桑叶白菊黄豆茶）

[**方药**] 桑叶、杭白菊各 12 克，黄豆 30 克，夏枯草 15 克，白糖 15 克。

[**用法**] 水煎服。前 4 味，水煎取汁，加白糖饮服。

[**功效**] 疏散风热，清肝明目。

[**适应证**] 急性结膜炎。

[**方源**]《药食两用中药应用手册》

（289）慢性结膜炎

[**方名**] 治慢性结膜炎方 1[△]

[**方药**] 霜桑叶 9 克。

[**用法**] 外用。煎汤，分 2 次，先趁热熏，后澄清再洗。第 2 次临用前温开，或加白菊花 9 克，熏洗。

[**功效**] 清热解毒。

[**适应证**] 慢性结膜炎。

[**方源**] ①《常见病验方研究参考资料》；②《民间祖传秘方大全》

[**方名**] 治慢性结膜炎方 2[△]

[**方药**] 桑叶、野菊花适量。

[**用法**] 外用。水煎取汁，趁热熏眼后，用纱布蘸药液，温洗眼，每日 2～3 次。

[**功效**] 清热解毒。

[**适应证**] 老年慢性结膜炎。

[**按语**] 得生用本方治疗老年慢性结膜炎患者 61 例，均获治愈。

[**方源**] 湖北中医学院学报，2000（4）：41

（290）春季性结膜炎（目痒）

[方名] 治春季性结膜炎方　1△

[方药] 桑白皮9克，羌活、防风、蕤仁各4.5克，净胆矾0.6克。

[用法] 外用。水煎取汁，洗眼。

[功效] 祛风除湿，通络止痒。

[适应证] 目风眼痒（春季性结膜炎）。症见眼睑作痒，似烂非烂，头重怕风，四肢倦怠。

[方源]《全国名医验案类编》

[方名] 治春季性结膜炎方　2△

[方药] 桑叶、白芷各3克，乌梅9克，川椒1.2克，白矾0.9克，青盐0.6克，文蛤、铜绿、红花各1.5克。

[用法] 外用。水煎取汁，分2次洗眼。

[功效] 疏风清热，化瘀止痒。

[适应证] 春季性结膜炎。

[方源]《常见病验方研究参考资料》

[方名] 治春季性结膜炎方　3△

[方药] 桑白皮、葛根、地骨皮各一两半，白鲜皮一两

[用法] 捣筛为粗散，每次三钱，饭后睡前温开水送服。

[功效] 宣解风热，通脉止痒。

[适应证] 目痒（春季性结膜炎）。

[方源] 宋·赵佶. 圣济总录. 北京：人民卫生出版社，1962

[方名] 治春季性结膜炎方　4△

[方药] 桑白皮、川乌、羌活、干姜、白菊花、细辛各四钱。

[用法] 外用。水煎取汁，熏洗眼睛。

[功效] 祛风清热，通络止痒。

[适应证] 目痒（春季性结膜炎）。

[方源] 清·黄岩. 眼科慕要. 上海千顷堂石印本，1925

（291）翼状胬肉（胬肉攀睛）

[方名] 治翼状胬肉方　1△

[方药] 桑白皮、黄芩、杏仁、归尾各10克，生地，淡竹叶、白蒺藜各12克，桔

梗 8 克，蝉蜕、生草梢各 6 克。

[用法] 水煎服。每日 1 剂，日分 2 次温服。

[功效] 祛风清热。

[适应证] 翼状胬肉属心肺风热者。症见胬肉胀起，赤脉集布，眵泪热结，痒涩羞明。苔薄黄，脉数。

[按语] 本病乃于睑裂部位的白睛上，生起三角形薄膜一片，日久逐渐变胬，有血丝相伴，进而攀侵爬上黑睛的一种外障眼病。中医称之为胬肉攀睛。

[方源]《实用中医手册》

（292）眦结膜炎（赤脉传睛）

[方名] 治眦结膜炎方　1△　（泻肝饮子）

[方药] 桑白皮、杏仁、蔇蓄各四钱。

[用法] 水煎热服。分温三。

[功效] 祛风清热，泻肝化瘀。

[适应证] 赤脉传睛（眦结膜炎，赤侵白处）起自两眦，渐向白睛侵犯的眼病，本病初起自沉眦部涩痒，皮肤红赤，赤脉多呈树枝状，发自眦头，横向伸引，渐贯气轮。

[方源] 明·杨清叟. 仙传外科集验方. 北京：人民卫生出版社，1957

（293）泡性眼炎（金疳）

[方名] 治泡性眼炎方　1△

[方药] 炙桑白皮 5 克，天花粉、龙胆草各 9 克，金银花、蒲公英各 15 克，枳壳、生甘草各 1.5 克。

[用法] 水煎服。每日 1 剂，日分 2 次温服。

[功效] 平肝泻火。

[适应证] 泡性眼炎。

[按语] 本病的特点是眼球有 1 个或数个小颗粒，结膜充血等。

[方源]《中医方药手册》

[方名] 治泡性眼炎方　2△

[方药] 桑白皮、黄芩、地骨皮、知母、麦冬、赤芍、连翘各 10 克，防风 8 克，桔梗 6 克。

[用法] 水煎服。

[功效] 泻肺散结。

[适应证] 泡性眼炎属肺经燥热型。症见涩痛畏光，泪热眵结，白睛之颗粒高隆，其周围赤丝怒张，可兼见口渴鼻干，便秘溲赤。舌红苔黄，脉数有力。

[按语] 泡性眼炎中医称之为金疳，其病表现是在白睛表层即球结膜生有灰白色的小颗粒，周围绕以赤丝血脉。多单眼发病，赤有双眼同时或先后发病者，愈后一般不留痕迹。发病原因多与肺经燥热或肺阴不足，虚火上炎，导致气血淤滞有关。

[方源]《实用中医手册》

（294）沙　眼

[方名] 治沙眼方　1△

[方药] 霜桑叶、野菊花、白朴硝各6克。

[用法] 外用。水煎取汁1大碗，澄清，分2次洗眼。

[功效] 清肝明目，凉血解毒。

[适应证] 沙眼。

[方源] ①《常见病验方研究参考资料》；②《民间祖传秘方大全》；③《偏方大全》

[方名] 治沙眼方　2△

[方药] 桑叶15克，青盐6克。

[用法] 外用。泡水，澄清取上清液洗眼。

[功效] 清肝明目。

[适应证] 沙眼。

[方源] ①《常见病验方研究参考资料》；②《偏方大全》

[方名] 治沙眼方　3△　　　（桑明散）

[方药] 桑叶15克，元明粉9克。

[用法] 外用。用水二大碗煎沸后5分钟去渣，倒入清洁脸盆用药汁热气熏眼，液温后洗眼，每日2次。

[功效] 清肝明目。

[适应证] 沙眼。

[方源]《中医秘单偏验方妙用大典》

[方名] 治沙眼方　4△

[方药] 霜桑叶、元明粉各15克，西瓜霜30克。

[用法] 外用。用2碗清水煎，药汁过滤澄清即成，趁热熏眼5～10分钟，再洗眼3～5分钟。

[功效] 清肝明目，凉血解毒。

[适应证] 沙眼。

[方源]《实用中医眼科学》

[**方名**] 治沙眼方 5[△]

[**方药**] 桑叶、菊花各 15 克。

[**用法**] 外用。上药加水煎汤，待温，洗眼，每日 3 次。

[**功效**] 疏风清热，消肿。

[**适应证**] 沙眼。

[**方源**]《神方奇药治百病》

（295）杂物入目（杂物咪眼）

[**方名**] 治杂物入目方 1[△]

[**方药**] 新鲜桑白皮适量。

[**用法**] 外用。上药洗净，捶烂入眼，拨之自出。

[**功效**] 疏肝明目，清热解毒。

[**适应证**] 杂物咪眼。

[**方源**] 宋·王怀隐等．太平圣惠方．北京：人民卫生出版社，1958

（296）目赤肿痛、涩痛

[**方名**] 治目赤肿痛、涩痛方 1[△]

[**方药**] 桑叶、菊花各 10 克。

[**用法**] 外用。水煎服，每日 1 剂，日分 2 次温服。

[**功效**] 清肝明目，消肿止痛。

[**适应证**] 目赤肿痛。

[**方源**] 江西《草药手册》

[**方名**] 治目赤肿痛、涩痛方 2[△]

[**方药**] 桑叶、菊花、木贼草各 10 克。

[**用法**] 外用。水煎熏洗眼睛。

[**功效**] 清肝明目，消肿止痛。

[**适应证**] 目赤肿痛。

[**方源**] 江西《草药手册》

[**方名**] 治目赤肿痛、涩痛方 3[△]

[**方药**] 霜桑叶、密蒙花各 3 克，荆芥穗、青葙子各 3.6 克，白菊花、芜蔚子、谷精珠、白蒺藜各 4.5 克，夜明砂、赤芍各 6 克，蝉蜕（去翅足）、酒浸生军各 2.4 克，蕤仁 1.5 克。

[**用法**] 水煎服。每日 1 剂，日分 2 次温服。

［**功效**］清肝明目，消肿止痛。

［**适应证**］目赤肿痛，流泪羞明。

［**方源**］《全国名医验案类编》

［**方名**］治目赤肿痛、涩痛方　4△

［**方药**］桑叶、菊花各 12 克，夏枯草、白糖各 15 克，黄豆 30 克。

［**用法**］将桑叶、菊花、夏枯草、黄豆一齐放入锅内，加水适量，煎至黄豆热，服时加白糖，每日 1 剂。

［**功效**］清热解毒，凉肝明目。

［**适应证**］目赤肿痛。

［**方源**］《偏方大全》

［**方名**］治目赤肿痛、涩痛方　5△　（清热解毒汤）

［**方药**］桑叶、白蒺藜、决明子、忍冬藤、败酱草、地丁、公英、赤芍、地肤子各 10 克，半边莲、蝉蜕、菊花各 6 克，甘草、荆芥各 3 克。

［**用法**］水煎服。每日 1 剂，日分 2 次温服。

［**功效**］清热解毒，凉肝明目。

［**适应证**］目赤肿痛，怕光羞明。

［**方源**］新中医

［**方名**］治目赤肿痛、涩痛方　6△　（桑菊退赤汤）

［**方药**］桑白芍、黄芩、连翘各 12 克，菊花、银花、公英各 15 克，夏枯草、丹皮、蔓荆子各 10 克，荆芥、薄荷、甘草各 6 克。

［**用法**］水煎服。每日 1 剂，日分 2 次温服。

［**功效**］清热消肿，凉血止血。

［**适应证**］目赤肿痛，怕光羞明。

［**方源**］广西中医药，1988，11（1）：14

［**方名**］治目赤肿痛、涩痛方　7△

［**方药**］桑叶 6 克，黄芩、赤芍各 5 克，防风、栀子、薄荷各 3 克，金银花、连翘、杭菊各 10 克。

［**用法**］水煎服。每日 1 剂，日分 2 次温服。

［**功效**］清热，疏风，解毒。

［**适应证**］初生儿目赤肿属风热型。症见睑肿弦烂，白睛红赤，眵生不多，无发热恶寒。舌质红，苔薄黄。

［**按语**］初生儿目赤肿是初生儿生后出现目赤红肿的症候，此症候包括目胞肿胀，睑弦赤烂，白睛红赤，眵泪封眼等。本症以实证热证为多。

［**方源**］《实用中医手册》

［**方名**］治目赤肿痛、涩痛方 $8^{\triangle}$ （神锦散）
［**方药**］桑灰一两，黄连半两。
［**用法**］外用。为末。每用一钱匕，沸汤浸，澄清洗之。
［**功效**］凉血止血，消肿止痛。
［**适应证**］目赤肿痛。
［**方源**］宋·赵佶．圣济总录．北京：人民卫生出版社，1982

［**方名**］治目赤肿痛、涩痛方 $9^{\triangle}$ （桑菊黄豆茶）
［**方药**］冬桑叶 20 克，菊花 15 克，黄豆 60 克，白糖 30 克。
［**用法**］将黄豆浸透，同桑叶、菊花一起加水适量，煎后去渣取汁，加白糖，待溶化后即可饮用。每日 1 剂，日分 2 次温服。
［**功效**］疏风清热，清肝明目。
［**适应证**］目赤肿痛。
［**方源**］《药食两用中药应用手册》

［**方名**］治目赤肿痛、涩痛方 $10^{\triangle}$
［**方药**］冬桑叶 12 克，白菊花 9 克。
［**用法**］水煎服。每日 1 剂，日分 2 次温服。
［**功效**］清热疏风，消涩止痛。
［**适应证**］目赤涩痛。
［**方源**］《中国民间百草良方》

［**方名**］治目赤肿痛、涩痛方 $11^{\triangle}$
［**方药**］桑叶适量。
［**用法**］外用。上药为末，纸卷烧烟熏鼻子取效。
［**功效**］清热疏风，消涩止痛。
［**适应证**］目赤涩痛。
［**方源**］明·朱橚．普济方．北京：人民卫生出版社，1959

［**方名**］治目赤肿痛、涩痛方 $12^{\triangle}$
［**方药**］铁扇子（桑叶）2 张。
［**用法**］外用。以滚水冲半盏，盖好，候汤温，其色黄绿，如浓茶样为味出，然后洗眼，拭干，隔 1～2 时，再以药汁碗隔水炖热，再洗。每日洗 2～3 次。
［**功效**］清热祛风，消涩止痛。
［**适应证**］目赤涩痛。

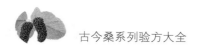

[方源]《中药大辞典》

（297）泪囊炎（泪眼）

[方名] 治泪囊炎方 1△ （生地桑皮汤）

[方药] 生地、桑白皮各30克，金银花20克，归尾15克，白蒺藜12克，丹皮、黄芩、赤芍、木贼、连翘、桔梗各10克，蝉蜕6克。

[用法] 水煎服。先将药放入药锅中，用清水泡20分钟，再煎20～30分钟，取药液150毫升。药滓再加水煎取药液150毫升，将2次煎出液混合，每日1剂，早饭后30～60分钟，晚上临卧前各服1次。

[功效] 清热养阴，疏肝明目。

[适应证] 泪囊炎。

[方源]《中华古医药宝典·中医祖传秘笈》

[方名] 治泪囊炎方 2△

[方药] 桑叶、滁菊花各6克，归尾、粉丹皮、赤芍、酒炒片芩、夏枯草各4.5克，荆芥穗3克，焦山栀9克，片红花1.8克。

[用法] 水煎服。每日1剂，日分2次温服。

[功效] 清肝祛风，止泪明目。

[适应证] 泪眼（泪囊炎，迎风流泪）。症见头痛恶风，身热自汗，迎风流泪。

[按语] 本病乃风热上受，首先犯目而发。

[方源]《全国名医验案类编》

[方名] 治泪囊炎方 3△

[方药] 腊月不落桑叶适量。

[用法] 外用。煎汤，温洗眼睛，每日1次。

[功效] 疏肝清热，止泪明目。

[适应证] 泪眼（泪囊炎，迎风流泪）。

[方源] 清·李用粹.证治汇补.北京：中国中医药出版社，1999

（298）睑缘炎（睑弦赤烂）

[方名] 治睑缘炎方 1△

[方药] 霜桑叶30克，醋60克。

[用法] 外用。桑叶切细，加醋内浸泡5日，滤液，用棉棒蘸涂患处。

[功效] 祛风除湿，清热解毒。

[适应证] 睑缘炎。

[**方源**] ①《常见病验方研究参考资料》；②《民间祖传秘方大全》

[**方名**] 治睑缘炎方　2△
[**方药**] 桑白皮五钱，侧柏叶、甘菊、明矾、铜绿各三钱，皮硝一两。
[**用法**] 外用。加水 1 000 毫升，煎至 400 毫升，洗眼及眉棱骨两太阳穴，涕出即爽。
[**功效**] 疏风除湿，清热解毒。
[**适应证**] 睑弦赤烂（睑绿炎）。
[**方源**] 清·李用粹．证治汇补．北京：中国中医药出版社，1999

[**方名**] 治睑缘炎方　3△
[**方药**] 桑白皮、胆矾、防风、独活、僵蚕各一钱。
[**用法**] 外用。诸药放入碗内，以纸封口，水蒸一炷香，取出露液，外洗患处。
[**功效**] 清热除湿，疏风化瘀。
[**适应证**] 赤红烂眼（睑缘炎）。
[**方源**] 清·青浦诸君子．寿世编．北京：中医古籍出版社，1986

（299）睑腺炎（麦粒肿）

[**方名**] 治睑腺方　1△
[**方药**] 桑叶、菊花、白蒺藜、败酱草、忍冬藤、蒲公英、赤芍、决明子、女贞子各9克，荆芥、蝉蜕各6克。
[**用法**] 水煎服。每日 1 剂，日分 2 次温服。
[**功效**] 疏风清热，平肝解毒。
[**适应证**] 麦粒肿（睑腺炎）。
[**方源**] 经验方

[**方名**] 治睑腺方　2△
[**方药**] 桑叶、蝉蜕、白芷、赤芍各 10 克，败酱草、野菊花各 12 克，地丁、半边莲、金银花各 15 克，荆芥、生甘草各 6 克。
[**用法**] 水煎服。水煎 3 次合并药液，分 2 ~ 3 次口服，每日 1 剂，5 剂为 1 疗程。
[**功效**] 疏风清热，平肝解毒。
[**适应证**] 睑腺炎（麦粒肿）。
[**方源**]《当代妙方》

[**方名**] 治睑腺方　3△
[**方药**] 桑白皮、夏枯草各 15 克，黄芪 18 克，生地、柴胡、甲珠、桔梗各 12 克，

当归、川芎、赤芍、白芷、金银花、玄参各 9 克，枳实、大黄（酒制）、甘草各 6 克。

    ［用法］水煎服。每日 1 剂，日分 2 次温服。

    ［功效］清热祛风，活血散结。

    ［适应证］睑腺炎（麦粒肿）。

    ［方源］《民间祖传秘方大全》

（300）巩膜炎

    ［方名］治巩膜炎方　1△

    ［方药］桑白皮 12 克，地骨皮、粳米、葶苈子、牛蒡子、杏仁、浙贝母、红花各 10 克，生甘草 8 克。

    ［用法］水煎服。每日 1 剂，日分 2 次温服。

    ［功效］泻肺利气，活血散结。

    ［适应证］巩膜炎属肺热亢盛型。症见发病较缓，局部紫红色结节隆起，自觉症状较轻，可见咽痛，咳嗽，便秘。舌苔黄，脉数。

    ［方源］《实用中医手册》

（301）虹膜睫状体炎

    ［方名］治虹膜睫状体炎方　1△

    ［方药］桑叶、菊花、黄芩、青葙子、车前子、赤芍各 10 克，僵蚕、蝉蜕、丹皮、龙胆草各 6 克，牛膝、甘草各 5 克。

    ［用法］水煎服。每日 1 剂，日分 2 次温服。

    ［功效］疏风清热，凉肝明目。

    ［适应证］虹膜睫状体炎。症见两目红肿，羞光流泪，眼部胀痛，视力减退。

    ［按语］目为肝之窍，目赤肿痛，其因大多为肝火上炎。桑叶入肝经而性寒，故可清肝明目。

    ［方源］宜春学院学报（自然科学），2004（4）：52～54

（302）病毒性角膜炎

    ［方名］治病毒性角膜炎方　1△

    ［方药］桑叶、金银花、连翘、蒲公英各 12 克，芦根 15 克，炙桑白皮、桔梗、竹叶、菊花、黄芩各 9 克，龙胆草、荆芥各 6 克，甘草 5 克。

    ［用法］水煎服。每日 1 剂，日分 2 次温服。

    ［功效］疏风清热，凉肝明目。

    ［适应证］病毒性角膜炎。

[**方源**]《千家妙方》

[**方名**] 治病毒性角膜炎方 2△
[**方药**] 桑叶、枯芩各 5 克，青葙子 6 克，蝉蜕 7 克，谷精草、荆蒺藜各 9 克，薄荷、粉草各 3 克。
[**用法**] 水煎服。每日 1 剂，日分 2 次温服。
[**功效**] 清肝凉血。
[**适应证**] 角膜炎。
[**按语**] 本方经临床验证，一般 3 剂症状减轻，服 5 剂左右临床治愈。
[**方源**]《民间祖传秘方大全》

[**方名**] 治病毒性角膜炎方 3△
[**方药**] 桑叶、野菊花各 10 克，板蓝根 15 克。
[**用法**] 外用。水煎 40 分钟，趁热熏洗患眼，每日 2～3 次。
[**功效**] 泻肝清热。
[**适应证**] 单纯疱疹病毒性角膜炎。
[**方源**]《中国民间百草良方》

[**方名**] 治病毒性角膜炎方 4△
[**方药**] 桑叶、菊花各 9 克，金银花、连翘各 12 克，防风、荆芥、赤芍各 6 克，甘草 3 克，白花蛇舌草、半枝莲、板蓝根、蒲公英各 15 克。
[**用法**] 水煎服。每日 1 剂，日分 2 次温服。
[**功效**] 疏风清热。
[**适应证**] 病毒性角膜炎。
[**方源**] 浙江中医杂志，1985（11）：506

（303） 角膜溃疡

[**方名**] 治角膜溃疡方 1△
[**方药**] 桑白皮、生地黄、川芎、木贼、车前子、枳壳各 12 克，柴胡、羌活、防风、大黄各 10 克，龙胆草 9 克，当归、赤芍各 15 克。
[**用法**] 水煎服。每日 1 剂。并用 1% 阿托品眼液扩瞳，用利巴韦林（病毒唑）眼液及庆大霉素眼液滴眼，两药交替使用。
[**功效**] 补肝益肾，活血化瘀，祛湿明目。
[**适应证**] 角膜溃疡。
[**按语**] 用上药治疗病毒性角膜溃疡 26 例，治愈 25 例，无效 1 例。
[**方源**]《当代妙方》

[方名] 治角膜溃疡方　2△

[方药] 桑叶、菊花、丹皮、黄芩、连翘、玄参各 12 克，蒲公英 15 克，薄荷 4.5 克。

[用法] 水煎服。每日 1 剂，日分 2 次温服。

[功效] 泻肝清热，消炎解毒。

[适应证] 树枝状角膜溃疡。

[方源]《千家妙方》

[方名] 治角膜溃疡方　3△

[方药] 桑叶 30 克，金银花 15 克，野菊花 12 克。

[用法] 水煎服。每日 1 剂，日分 2 次温服。

[功效] 泻肝清热，祛湿明目。

[适应证] 角膜溃疡。

[按语] ①加减法：早期加蒲公英、紫草、甘草。头痛溲赤加生地黄、栀子、黄芩、木贼、柴胡、蝉蜕、车前子、甘草。便秘加大黄。②临床以桑叶为主治疗角膜溃疡患者 38 例（52 只眼），治愈 19 例（21 只眼），好转 17 例（28 只眼），无效 2 例（3 只眼）。总有效率 94.7%。

[方源] 陕西中医，1994，15（2）：59

[方名] 治角膜溃疡方　4△　（消炎解毒汤）

[方药] 桑叶、菊花、黄芩、丹皮、花粉、赤芍、泽泻、车前子各 9 克，银花、连翘、玄参各 12 克，蒲公英 15 克，薄荷（后下）4.5 克。

[用法] 水煎服。每日 1 剂，日分 2 次温服。

[功效] 泻肝，清热，解毒。

[适应证] 树枝状角膜溃疡。

[方源] ①《中华古医药宝典·万家奇方大全》；②《中华古医药宝典·中医祖传秘笈》

（304）白内障

[方名] 治白内障方　1△

[方药] 桑叶 10 克，白芨、旱莲草、制首乌、蒺藜、神曲、石决明各 12 克，黑芝麻 15 克。

[用法] 水煎服。每日 1 剂，日分 2 次温服。

[功效] 滋肝补肾，补脾健胃，祛风清热。

[适应证] 老年性白内障。

[按语] 白内障属祖国医学的"圆翳内障"范畴。其病机是，肝肾两亏，脾胃虚

弱，或肝经风热上攻，以及神水受伤，睛珠混浊而致。

[**方源**]《百病良方》(第 2 集)

[**方名**] 治白内障方 2△ （桑叶桑椹蚌肉汤）

[**方药**] 鲜桑叶、桑椹子各 30 克，枸杞子 15 克，生姜 8 片，鲜蚌肉 60 克。

[**用法**] 先将桑叶、桑椹子、枸杞子、生姜、蚌肉洗净。再把全部用料一齐放入锅内，加清水适量，武火煮沸半小时，调味即可，随量饮汤吃蚌肉。

[**功效**] 补肝肾，健脾胃，祛风热。

[**适应证**] 老年性白内障属脾肾两虚型。症见视物模糊或逐渐加重，或视近昏蒙，视远清亮，双眼干涩，气短腰酸。

[**方源**]《民间偏方奇效方》

[**方名**] 治白内障方 3△

[**方药**] 桑椹子、菟丝子各 15 克，枸杞子 30 克，姜适量，鲜泥鳅 90 克。

[**用法**] 将泥鳅放在清水盆里，往盆内加少许食盐，泥鳅在游动中吸收盐水后肠内的污物很快往外排泄；桑椹子、菟丝子、枸杞子、姜洗净。再把全部用料一齐放入锅内，加清水适量，武火煮沸后，文火煮沸 1 小时，调味即可，随量饮汤食泥鳅肉。

[**功效**] 补肝益肾，明目消障。

[**适应证**] 老年性白内障属肝血不足型。症见视力减退，视物模糊，伴头晕眼花，腰酸无力，胃纳呆滞，失眠健忘。舌淡白，苔白润，脉细弦。

[**方源**]《民间偏方奇效方》

[**方名**] 治白内障方 4△ （明目治障糖浆）

[**方药**] 桑椹子、枸杞子、五味子、谷草精、刺蒺藜。

[**用法**] 依法制成 500 毫升糖浆。每服 50 毫升，每日 3 次。

[**功效**] 明目消障。

[**适应证**] 老年性白内障。

[**方源**]《老年病中医治疗学》

[**方名**] 治白内障方 5△

[**方药**] 桑白皮 60 克，皮硝 18 克。

[**用法**] 外用。纳入新药罐内，用水煮透，倾出澄清汁液，待温后洗眼，1 日洗数次，治疗期间，勿动肝火，勿食蒜韭。

[**功效**] 涵晶明目。

[**适应证**] 白内障。

[**方源**]《民间祖传秘方大全》

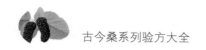

（305）急性色素膜炎

[方名] 治急生色素膜炎方　1△

[方药] 生石膏30克，鱼腥草、生地、生苡仁各12克，桑白皮、丹皮、白芷、甘草、萆薢、红花、蔓荆子各10克，黄柏、知母各8克，防风、防己、黄连、羌活各6克。

[用法] 水煎服。每日1剂，日分2次温服。

[功效] 疏风清热，活血利湿，解毒明目。

[适应证] 急性色素膜炎。

[方源] ①《中华古医药宝典·万家奇方大全》；②《千家妙方》

（306）视网膜炎（眼目昏花）

[方名] 治视网膜炎方　1△　　（洗眼复明神方）

[方药] 桑白皮30克。

[用法] 外用。上药烧灰存性，加水1 500毫升，煎至400毫升，去渣取汁，洗眼。

[功效] 滋补肝肾，清热明目。

[适应证] 眼目昏花（视网膜炎）

[方源] 清·姚俊. 经验良方全集. 北京：中国医药科技出版社，1992

[方名] 治视网膜炎方　2△

[方药] 桑柴灰一合。

[用法] 外用。上煎汤沃之，于瓷器中，澄取极清，稍热洗之。如冷即重汤顿温，不住手洗。每遇正月八、二月八、三月六、四月四、五月五、六月二、七月七、八月二十、九月十二、十月十七、十一月二十六、十二月三十日上件神日洗之，久久视物如鹰鹘也。

[功效] 平肝清热，解郁明目。

[适应证] 中心性视网膜炎。

[方源] 明·葆光道人. 眼科龙木论. 北京：人民卫生出版社，1982

[方名] 治视网膜炎方　3△

[方药] 桑寄生、枸杞子、山药各15克，菊花、茯苓、熟地各12克，山萸肉、泽泻、丹皮各10克。

[用法] 水煎服。每日1剂，日分2次温服。

[功效] 滋补肝肾，清热明目。

[适应证] 中心性浆液性视网膜炎属肝肾不足者。症见眼内干涩，视物昏朦而变

形，眼底黄斑区水肿轻度，并可有黄色渗出物或色素沉着，全身有头晕耳鸣，腰膝酸软，形寒肢冷，夜间多尿。脉沉细无力。

[方源]《实用中医手册》

（307） 视网膜静脉阻塞

[方名] 治视网膜静脉阻塞方 1△

[方药] 桑寄生、白芍各15克，茯神、生地各12克，天麻、钩藤、黄芩、山栀、牛膝、益母草、杜仲、夜交藤、丹皮、生蒲黄各10克，石决明30克（先下）。

[用法] 水煎服。每日1剂，日分2次温服。

[功效] 养阴补肾，平肝潜阳，凉血通脉。

[适应证] 视网膜静脉阻塞属肾阴亏虚，肝阳上亢型。症见阴虚阳亢，腰膝酸软，头晕耳鸣，烦躁易怒，失眠多梦，舌质黯红或紫，或有淤斑。

[按语] 本病可分中央静脉主干阻塞和分支阻塞两类。前者相当于中医之暴盲，后者则与视瞻昏渺相似。一般多发生于单眼，双眼同时发病者少见。多见于老年，眼底多有动脉硬化者。患者外观眼部正常，仅是视力的改变或暴盲，本病可用眼底镜看到视网膜出血为主的改变。

[方源]《实用中医手册》

（308） 视网膜脉络膜炎

[方名] 治视网膜脉络膜炎方 1△

[方药] 桑椹子、熟地、生地、枸杞子、女贞子各12克，山药、丹皮各9克，红花6克。

[用法] 水煎服。每日1剂，日分2次温服。

[功效] 滋补肝肾，活血解郁。

[适应证] 中心性视网膜脉络膜炎。

[方源] ①《千金妙方》；②《中华古医药宝典·万家奇方大全》

[方名] 治视网膜脉络膜炎方 2△

[方药] 桑椹子、熟地、生地、黄精、枸杞子、丹参各12克，玉竹、女贞子、丹皮各9克，红花6克。

[用法] 水煎服。每日1剂，日分2次温服。

[功效] 滋补肝肾，活血化瘀。

[适应证] 中心性视网膜脉络膜炎。

[方源]《千家妙方》

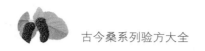

（309）艾迪氏综合征（瞳孔散大症）

[方名] 治艾迪氏综合征方　1△

[方药] 桑椹子、丹皮、泽泻、茯苓、山萸肉、盐黄柏、寸冬、五味子、女贞子、陈皮各9克，寒水石12克，生地、熟地各15克。

[用法] 水煎服。每日1剂，日分2次温服。

[功效] 补肾益阴，敛肺缩瞳。

[适应证] 艾迪氏综合征（瞳孔散大症）。

[按语] 艾迪氏综合征属于一种少见的病因尚未完全明了的眼科病症。祖国医学对本病早有认识。明代《审视瑶函》云："肾水固则气聚不散，不固则相火炽盛而散大……。"《内经》曰："五脏六腑之精气，皆上注于目。"瞳神主肾，水轮，肾藏精纳气。综上所述，阐明了本病症的发病机理，示属肝肾阴虚，精气不固而瞳孔散大。故见心悸、少寐、多梦、五心烦热，腰膝酸软等。

[方源] ①《千家妙方》；②《中华古医药宝典·万家奇方大全》

（310）单眼突出

[方名] 治单眼突出方　1△

[方药] 桑枝、决明子、淡竹叶、杭菊各10克，龙胆草7.5克，栀子、当归各6克，羌活、川芎各3克，防风、甘草各2.5克。

[用法] 水煎服。每日1剂，连服14天。

[功效] 泻肝清火，疏风退翳。

[适应证] 单眼突起。症见右眼突起，眼球胀痛，气轮红丝赤脉，白睛赤脉攀绕，下方水肿，风轮有灰白色条状薄翳，伴有头痛、口苦，夜寐不宁，左侧肢体麻木，大便干结，小便黄赤。舌尖红，苔厚黄腻，脉洪大有力。

[按语] 本病乃因素性急躁，嗜酒、烟、茶，湿热蕴伏，火毒内生。肝为风木之脏，肝开窍于目，火盛生风，引动肝热上攻，扰及清窍，导致眼球突起，肿胀伴头痛。

[方源] 《中医奇证新编》

（311）麻痹性斜视

[方名] 治麻痹性斜视方　1△

[方药] 桑枝、防风、生姜、附子、川芎、赤芍各10克，麻黄、人参、桂枝、黄芩、丝瓜络各8克。

[用法] 水煎服。每日1剂，日分2次温服。

[功效] 疏风通络，扶正祛邪。

[适应证] 麻痹性斜视属卫外不固，风邪中络者。症见眼球猝然偏向一侧，转动受限，视一为二，病前或贪凉受风，或起伴恶寒发热，头痛。苔薄白，脉浮。

[方源]《实用中医手册》

[方名] 治麻痹性斜视方 2△

[方药] 桑枝、川芎、赤芍、藁本、防风、白芷、鸡血藤各10克，当归12克，熟地15克，细辛6克。

[用法] 水煎服。每日1剂，日分2次温服。

[功效] 养血，祛风，通络。

[适应证] 麻痹性斜视属肝血不足，风中脉络者。症见眼珠偏斜，视一为二，转动受限，患者面色无华，头晕耳鸣，或见恶风发热表征。舌质淡，脉细。

[方源]《实用中医手册》

（312）夜盲症

[方名] 治夜盲症方 1△

[方药] 冬桑叶、晚蚕砂各15克，鸡肝1个。

[用法] 水煎服。每日1剂，连服数剂。

[功效] 疏风清热，补肝明目。

[适应证] 各型夜盲症。

[方源]《民间偏方奇效方》

[方名] 治夜盲症方 2△

[方药] 桑椹子、胡桃各500克，羊尾脂、蜂蜜各100克。

[用法] 将桑椹子洗净，胡桃去皮压碎，羊尾脂和蜂蜜与上2味共煮成膏，每服10克，每日3次。

[功效] 补肝明目。

[适应证] 夜盲症。

[方源]《民间祖传秘方大全》

[方名] 治夜盲症方 3△ （桑叶猪肝汤）

[方药] 桑叶15克，猪肝100克，盐少许。

[用法] 将桑叶洗净，猪肝洗净切片，一同放入砂锅内，加水煮熟，去桑叶，加盐调服，每日1剂，日分2次服食。

[功效] 疏风清热，养肝明目。

[适应证] 夜盲症。

[方源] ①《神方奇药治百病》；②《药食两用中药应用手册》

（313）青光眼

[方名] 治青光眼方 1△

[方药] 桑叶、黑芝麻（布包）各10克，石决明、生地各15克，糯米100克，白糖适量。

[用法] 前4味水煎取汁，糯米水煎为粥，将熟时加入药汁、白糖稍煮即可。

[功效] 补肝益肾，解郁明目。

[适应证] 青光眼。症见病久眼胀，腰酸。舌淡苔白，脉沉细无力。

[方源]《民间偏方奇效方》

（314）近视眼

[方名] 治近视眼方 1△

[方药] 桑椹子、覆盆子各15克，五味子、枸杞子、青葙子各20克，黄芪25克，桃仁、红花、鸡血藤、远志、野菊花、决明子各12克，石菖蒲、升麻各10克，冰片0.15克。

[用法] 研为极细末，炼蜜为丸，每丸重9克。每日2次，每次1丸，温开水送服。同时，每日做眼保健操3次，2个月为1疗程，每半个月测视力1次。

[功效] 滋肝补肾，活血化瘀，降压明目。

[适应证] 近视眼。

[按语] 用本方治疗近视眼患者85例，视力提高至5.1者12例，5.0者35例，4.9者20例，4.8者5例，4.7者13例，提高视力后，经5~7个月观察，视力未见下降。

[方源]《当代妙方》

（315）老视眼

[方名] 治老视眼方 1△ （桑叶芝麻丸）

[方药] 桑叶120克，黑芝麻500克，千里光、女贞子各200克，蜂蜜适量。

[用法] 将上药（蜂蜜除外）研细末，蜂蜜炼至滴水成珠，入药末为丸。每次9克，温开水送服，每日3次。

[功效] 养肝补肾，滋阴明目。

[适应证] 老视眼属肝肾阴虚者。症见视力减退，日见加重，伴头眩耳鸣，腰酸无力，须发早白，大便干结，形体消瘦。舌淡红苔白，脉沉细数。

[方源]《疾病饮食疗法》（一）（修订版）

[**方名**] 治老视眼方 2[△] （桑杞蚌肉汤）

[**方药**] 桑椹子、桑叶各 30 克，枸杞子 15 克，生姜 8 片，蚌肉（鲜）60 克。

[**用法**] 将上述药物分别洗净，把全部用料一齐放入锅内，加清水适量，武火煮沸半小时，调味即可，随量饮用。

[**功效**] 清肝明目。

[**适应证**] 老视眼属肝虚有热者。症见视物昏蒙，视远物较清亮，双眼干涩，伴有心烦易怒，咽干口燥，畏光羞明。舌红苔少，脉弦细数。

[**方源**]《疾病饮食疗法》（一）（修订版）

[**方名**] 治老视眼方 3[△]

[**方药**] 干桑叶 2 克，白菊花 3 克。

[**用法**] 每日用开水泡饮（可泡 3 遍），连续泡饮 1～3 月，可补肝明目，使视力恢复，并可预防老视眼的形成。忌吃葱、姜、蒜、羊肉、猪肉等热性食物。

[**功效**] 补肝明目。

[**适应证**] 老视眼，视力不清。

[**方源**]《民间千家妙方》

（316） 视神经萎缩

[**方名**] 治视神经萎缩方 1[△]

[**方药**] 桑椹子、生地黄、熟地黄、菟丝子、山茱萸、黄芪各 15 克，枸杞子、茯苓各 12 克，当归、桃仁、红花、石菖蒲、枳壳各 10 克，柴胡 6 克，丹参 24 克。

[**用法**] 水煎服。每日 1 剂，日分 2～3 次温服。

[**功效**] 补肝益精，活血通窍。

[**适应证**] 视神经萎缩。

[**按语**] 用本方治疗视神经萎缩 29 例 41 只眼，治愈 6 眼，显效 10 眼，好转 17 眼，无效 8 眼。

[**方源**]《当代妙方》

[**方名**] 治视神经萎缩方 2[△]

[**方药**] 桑叶、黑芝麻、白蜜。

[**用法**] 依法制成蜜丸。每次 1～2 丸，温开水送服，每日 2 次。

[**功效**] 滋补肝肾，散风明目。

[**适应证**] 视神经萎缩属肝肾阴虚者。

[**方源**]《老年病中医治疗学》

[**方名**] 治视神经萎缩方 3[△]

[**方药**] 桑寄生、炙黄芪各 15 克，白术、当归身各 10 克，柴胡 8 克，陈皮、升麻各 6 克。

[**用法**] 水煎服。每日 1 剂，日分 2 次温服。

[**功效**] 补脾益气。

[**适应证**] 视神经萎缩属脾气虚弱者。症见面白神疲，食少纳呆，四肢无力。舌质淡，脉弱。眼底镜检查，示视神经萎缩。

[**方源**]《实用中医手册》

[**方名**] 治视神经萎缩方 4[△]

[**方药**] 桑寄生、生芪各 15 克，当归、生地各 12 克，桃仁、红花、牛膝各 10 克，枳壳 8 克，柴胡、甘草、桔梗、川芎各 6 克。

[**用法**] 水煎服。每日 1 剂，日分 2 次温服。

[**功效**] 行气活血，化瘀通络。

[**适应证**] 视神经萎缩属气血瘀滞者。症见视网膜血管明显变细，全身可有头痛健忘，舌质瘀暗，脉涩（本症多由头部或眼部外伤所致）。

[**方源**]《实用中医手册》

[**方名**] 治视神经萎缩方 5[△]

[**方药**] 桑寄生、太子参、炙黄芪、白芍、枸杞子各 15 克，菊花 12 克，蔓荆子、葛根各 10 克，升麻、盐黄柏、炙甘草各 6 克。

[**用法**] 水煎服。每日 1 剂，日分 2 次温服。

[**功效**] 升阳，益气，补阴。

[**适应证**] 视神经萎缩属全身症型不显型。症见全身无症状，眼底检查示视神经萎缩改变。

[**方源**]《实用中医手册》

[**方名**] 治视神经萎缩方 6[△]

[**方药**] 桑寄生、菊花、白芍、生地、白术、阿胶（烊化冲服）各 10 克，熟地、当归各 20 克，菟丝子 30 克。

[**用法**] 水煎服。每日 1 剂，日分 2 次温服。

[**功效**] 养肝滋肾，补血明目。

[**适应证**] 妊娠视神经萎缩。

[**方源**]《中国特色医疗新技术》

[**方名**] 治视神经萎缩方 7[△]

[**方药**] 桑柴灰一合。

[**用法**] 外用。上煎汤沃之，于瓷器中，澄取极清，稍热洗之。如冷即重汤顿温，不住手洗。每遇正月八，二月八，三月六，四月四，五月五，六月二，七月七，八月二十，九月十二，十月十七，十一月二十六，十二月三十上件神日洗之，久久视物如鹰鹘也。

[**功效**] 平肝清热，解郁明目。

[**适应证**] 青盲（视神经萎缩）。

[**方源**] 明·葆光道人．眼科龙木论．北京：人民卫生出版社，1982

[**方名**] 治视神经萎缩方　8△

[**方药**] 桑柴灰、童子尿各适量。

[**用法**] 外用。以桑柴灰、童子小便和作丸，每用一丸，泡汤澄洗。

[**功效**] 平肝清热，解郁明目。

[**适应证**] 青盲（视神经萎缩）

[**方源**] 明·葆光道人．眼科龙木论．北京：人民卫生出版社，1982

[**方名**] 治视神经萎缩方　9△　　（青盲洗法）

[**方药**] 青桑叶适量。

[**用法**] 外用。逐月按日采收青桑叶，就地上烧存性。每以一合，于瓷器内煎至二分，倾出澄清，温热洗目，至百度，屡试有验。正月初八，二月初八，三月初六，四月初四，五月初六，六月初二，七月初七，八月二十，九月十二，十月十三，十一月初二，十二月三十日。

[**功效**] 清热解郁明目。

[**适应证**] 青盲（视神经萎缩）。

[**按语**] 昔武胜军宋仲孚患青盲二十年，用此法，二年目明如故。

[**方源**] 明·朱橚．普济方．北京：人民卫生出版社，1959

[**方名**] 治视神经萎缩方　10△

[**方药**] 桑椹子、枸杞子、菟丝子、熟地、制首乌、黄精、覆盆子、丹参各12克，车前子（布包煎）9克，川芎6克。

[**用法**] 水煎服，每日1剂，日分2次温服。

[**功效**] 补肝益肾，活血通络。

[**适应证**] 早期视神经萎缩。

[**方源**] 《中华古医药宝典·万家奇方大全》

18. 耳鼻咽喉科疾病

（317）耳　鸣

[方名] 治耳鸣方　1△　　（桑椹糖）

[方药] 桑椹 200 克，白糖 500 克，菜油适量。

[用法] 把白糖放入锅中，加水适量，以文火煎熬至稠时，加入桑椹末，调匀，继续熬至用锅铲挑起呈丝状时，停火；然后再把糖汁倒入涂有熟菜油的搪瓷盘内，待凉，切成小块食用即可。

[功效] 补肝肾，通经络。

[适应证] 耳鸣属肝肾阴虚型，症见听力逐渐下降，声细高调如蝉鸣，胁胀腰酸，五心烦热。

[方源]《民间偏方奇效方》

[方名] 治耳鸣方　2△

[方药] 桑叶、菊花各 5 克，苦竹叶 20 克。

[用法] 上药用沸水泡闷 2 分钟后即可代茶饮用。

[功效] 补肝肾，通经络。

[适应证] 耳鸣耳聋属肝火上扰型。症见耳鸣如风声，耳聋时轻时重，随情绪变化而波动。

[按语] 桑叶具有清肝火，疏风清热的功效，配以菊花增强疗效，使肝火平熄，火熄则耳鸣得消。

[方源]《民间偏方奇效方》

[方名] 治耳鸣方　3△

[方药] 桑椹 15 克。

[用法] 水煎服。每日 1 剂，日分 2 次温服。

[功效] 补肝肾，通经络。

[适应证] 耳鸣。

[方源]《乡村常用小单方》

[**方名**] 治耳鸣方 4[△]

[**方药**] 嫩桑叶、白菊花、苦竹叶各 20 克。

[**用法**] 开水冲泡，代茶饮。

[**功效**] 清火除烦，疏风清热。

[**适应证**] 耳鸣。

[**方源**]《神方奇药治百病》

[**方名**] 治耳鸣方 5[△] （桑椹醪）

[**方药**] 鲜桑椹子 1 000 克，糯米 500 克。

[**用法**] 上 2 味，将鲜桑椹子洗净捣烂取汁，再将药汁与糯米共同烧煮，做成糯米干饭，加酒曲适量，拌匀，发酵成为酒酿，每日随量佐餐食用。

[**功效**] 滋补肝肾，聪耳明目。

[**适应证**] 耳鸣属肝肾阴亏者。

[**方源**] ①《传世偏方验方》；②《中华古医药宝典·验方大全》；③《药食两用中药应用手册》

[**方名**] 治耳鸣方 6[△] （桑椹蜜膏）

[**方药**] 桑椹 1 000 克，蜂蜜 400 克。

[**用法**] 将桑椹洗净加水适量煎煮 30 分钟取汁 1 次，药渣加水再煎 1 次，合并两次煎液再以文火煎熬浓缩至较黏稠时，加蜂蜜煮沸，退火待冷装瓶，每次 1 汤匙，开水冲服。每日 2 次。

[**功效**] 聪耳止鸣。

[**适应证**] 耳鸣。

[**方源**]《药食两用中药应用手册》

[**方名**] 治耳鸣方 7[△] （桑椹枸杞酒）

[**方药**] 桑椹子、枸杞各 50 克，白酒 500 毫升。

[**用法**] 将桑椹、枸杞洗净晒干，放入酒瓶中封口，浸泡 7 天后可服用。每次 10 ～ 20 毫升，每日 2 次。

[**功效**] 滋肝补肾，聪耳止鸣。

[**适应证**] 耳鸣属肝肾不足型。

[**方源**]《药食两用中药应用手册》

（318）耳闭、失聪

[**方名**] 治耳闭，失聪方 1[△]

[**方药**] 桑叶、菊花、绿茶各 3 克。

［**用法**］用沸水泡，代茶饮。

［**功效**］祛风除湿，凉肝通络。

［**适应证**］耳闭，失聪。

［**方源**］《中医秘单偏验方妙用大典》

（319）美尼尔氏综合征

［**方名**］治美尼尔氏综合征方　1△　　（眩晕汤）

［**方药**］炙黄芪、西党参、煅磁石、生牡蛎各 30 克，桑寄生、白蒺藜、淮牛膝、女贞子、枸杞子各 15 克，当归、法半夏各 12 克，菊花、石菖蒲、陈皮各 10 克。

［**用法**］每日 1 剂，日分 2 次温服。

［**功效**］滋补肝肾，行气止眩。

［**适应证**］美尼尔氏综合征。

［**方源**］《中华古医药宝典·万家奇方大全》

（320）化脓性中耳炎（脓耳）

［**方名**］治化脓性中耳炎方　1△

［**方药**］鲜桑叶适量。

［**用法**］外用。洗净，冷开水透洗，捣烂取汁，滴 1～2 滴入耳内，每日 3 次，连用 2～3 天。

［**功效**］行气疏风，清泻热毒。

［**适应证**］化脓性中耳炎。

［**方源**］《中国民间百草良方》

［**方名**］治化脓性中耳炎方　2△

［**方药**］桑寄生、刘寄奴、代赭石各 30 克。

［**用法**］水煎服。每日 1 剂，日分 2 次温服。

［**功效**］解毒消炎，拔毒排脓。

［**适应证**］中耳炎。

［**方源**］《民间祖传秘方大全》

［**方名**］治化脓性中耳炎方　3△

［**方药**］桑白皮、黄柏、泽泻、茯苓、地丁、千里光、大耳铃各 10 克，金银花 12 克，骨碎补 8 克，甘草 6 克，生地黄、蒲公英各 15 克。

［**用法**］水煎服。每日 1 剂，日分 2 次温服。

［**功效**］补肝益肾，清热解毒。

［**适应证**］化脓性中耳炎。

［**方源**］《中国特色医疗新技术》

（321）鼻前庭炎

［**方名**］治鼻前庭炎方　1△

［**方药**］桑白皮、黄芩、栀子、赤芍、桔梗、金银花、连翘各 10 克，公英 12 克，生甘草 6 克。

［**用法**］水煎服。每日 1 剂，日分 2 次温服。

［**功效**］清热解毒，疏风宣肺。

［**适应证**］鼻前庭炎属邪毒侵犯，肺经有热型。症见发病初期前鼻孔灼热干掀，微痒微痛，皮肤可见粟粒样小丘，继之则呈表浅糜烂，微红结痂，甚至皲裂，久则鼻毛脱落，经久不愈。舌质红，舌苔黄，脉数。

［**方源**］《实用中医手册》

（322）过敏性鼻炎

［**方名**］治过敏性鼻炎方　1△

［**方药**］桑椹子、白芍、枸杞子各 12 克，川芎、白芷、乌梅、蛇床子、锁阳、淫羊藿、白蒺藜各 10 克，荜拨 5 克，细辛 3 克。

［**用法**］水煎服。每日 1 剂，日分 2 次温服。

［**功效**］温补肺肾，祛风散寒。

［**适应证**］过敏性鼻炎。

［**方源**］①《千家妙方》；②《中华古医药宝典·中医祖传秘笈》；③《中华古医药宝典·万家奇方大全》

［**方名**］治过敏性鼻炎方　2△　（苍耳辛荑汤）

［**方药**］苍耳子、辛荑、桑寄生、赤芍、川芎、当归、枸杞子、熟地、酸枣仁各 10 克，附子、防风各 6 克。

［**用法**］水煎服。每日 1 剂，日分 2 次温服。

［**功效**］补肾祛风。

［**适应证**］过敏性鼻炎。

［**方源**］①《千家妙方》；②《中华古医药宝典·中医祖传秘笈》；③《中华古医药宝典·万家奇方大全》

（323） 萎缩性鼻炎

[方名] 治萎缩性鼻炎方 1△

[方药] 桑叶、麻仁各15克，麦冬、石斛、阿胶（烊化）各12克，杏仁、黄芩各10克，沙参、石膏各30克。

[用法] 水煎服。每日1剂，日分2次温服。

[功效] 清肺养阴，泻火润燥。

[适应证] 萎缩性鼻炎。

[按语] 本病属中医学的"鼻藁"，俗称"臭鼻子"，是肺经有火或肺阴不足，阴虚火旺，鼻失濡养，血络受损所致。

[方源]《百病良方》（第2集）

[方名] 治萎缩性鼻炎方 2△

[方药] 桑白皮50克。

[用法] 水煎服。每日1剂，日分2次温服。并于每次洗脸时双手捧水至鼻孔，使劲拉鼻内吸水，连吸3~4次，刺激鼻黏膜，防止萎缩发展。

[功效] 养肺润燥。

[适应证] 萎缩性鼻炎。

[方源]《中国民间百草良方》

（324） 鼻 炎

[方名] 治鼻炎方 1△ （鼻通方）

[方药] 桑白皮（蜜炙）9克。

[用法] 水煎服。每日1剂。日日服之，以愈为度。

[功效] 宣肺清热，疏风通鼻。

[适应证] 鼻炎，鼻塞不通。

[方源]《常见病验方研究参考资料》

[方名] 治鼻炎方 2△ （桑菊杏仁粥）

[方药] 桑叶、菊花、甜杏仁各5克，粳米60克。

[用法] 前2味药煎水去渣，加甜杏仁、粳米煮粥食，每日1剂，连服数剂。

[功效] 清热疏风，通鼻止痒。

[适应证] 慢性鼻炎属外感风热型。症见鼻塞时轻时重，鼻痒，喷嚏，涕黄稠。

[方源]《民间偏方奇效方》

[方名] 治鼻炎方 3△ （桑菊苍耳煎）

[方药] 桑叶、菊花、苍耳子各9克，白芷、薄荷（后下）各6克，升麻、荆芥穗各3克，金银花、连翘各12克，辛荑30克，甘草3克。

[用法] 水煎服。每日1剂，日分2次温服。

[功效] 清热消炎，驱散风寒。

[适应证] 慢性鼻炎。症见反复鼻塞，流鼻涕，头晕头痛等。

[方源] 《偏方大全》

（325） 鼻窦炎（鼻渊）

[方名] 治鼻窦炎方 1△

[方药] 桑叶、天麻、苍耳子、夏枯草、僵蚕各30克，黄菊花、姜制南星、白芷、甘草、蒿本、香木瓜、钩藤、姜活、白蒺藜、蔓荆子、制香附、川芎各15克。

[用法] 外用。共研为细末，与猪脂调匀成膏，收贮瓷盒中备用。摊涂于鼻腔内。

[功效] 清热解毒，疏风化痰。

[适应证] 鼻窦炎属肝胆郁热型，症见鼻涕黄稠如脓，量多，有臭味，间歇鼻塞，嗅觉差，头痛多重。兼见口苦，目眩耳鸣，急躁易怒。

[方源] 《民间偏方奇效方》

[方名] 治鼻窦炎方 2△

[方药] 桑白皮、辛荑各6克。

[用法] 水煎服。每日1剂，日分2次温服。

[功效] 宣肺清热，疏风化痰。

[适应证] 慢性鼻窦炎（鼻渊）。

[方源] ①《常见病验方研究参考资料》；②《民间祖传秘方大全》

[方名] 治鼻窦炎方 3△

[方药] 桑白皮、地骨皮、金银花、连翘、栀子、黄芩、麦冬、赤芍、辛荑各9克，薄荷4.5克，甘草3克。

[用法] 水煎服。每日1剂，日分2次温服。

[功效] 疏风清热。

[适应证] 慢性鼻窦炎。

[方源] 《新编中医方剂手册》

[方名] 治鼻窦炎方 4△ （石膏桑叶汤）

[方药] 生石膏30克，桑叶12克，银花、连翘、黄芩、山栀、合欢皮各10克，葛根6克，陈皮5克，甘草3克。

［用法］水煎服。每日 1 剂，日分 2 次温服。

［功效］清热解毒。

［适应证］郁热型化脓性鼻窦炎。症见鼻塞，黄浓鼻涕，或为黄绿色浓涕，或有恶心欲吐，厌食。脉数，苔黄。

［按语］用本方治疗鼻窦炎 30 例，其中，治愈 12 例，好转 15 例，无效 3 例。

［方源］《中华古医药宝典·中医祖传秘笈》

（326）鼻出血（鼻衄）

［方名］治鼻出血方　1△

［方药］桑白皮 3 克。

［用法］水煎服。每日 1 剂，日分 2 次温服。

［功效］宣肺止血。

［适应证］鼻衄（鼻出血）。

［方源］《一味中药巧治百病》

［方名］治鼻出血方　2△

［方药］桑白皮、黄芩、玄参、生地黄、丹皮、栀子各 12 克，藕节、侧柏叶各 15 克，怀牛膝 8 克，三七粉 6 克，仙鹤草、白茅根各 30 克。

［用法］水煎服，每日 1 剂，3 天为 1 疗程。

［功效］宣肺清热，凉血止血。

［适应证］鼻出血。

［方源］《当代妙方》

［方名］治鼻出血方　3△

［方药］桑叶 9 克，菊花 6 克，白茅根 15 克，白糖适量。

［用法］水煎服。每日 1 剂，连服数剂。

［功效］凉血止血。

［适应证］鼻出血。

［方源］《疾病自然疗法》

［方名］治鼻出血方　4△

［方药］桑叶、麦冬、玄参、地黄、侧柏炭、黄柏、藕节炭各 10 克，白茅根 15 克，丹皮 5 克，牛膝、水牛角、竹叶各 3 克。

［用法］水煎服。每日 1 剂，3 剂后鼻衄止。

［功效］清热养阴，凉血止血。

［适应证］鼻衄（鼻出血）。

[按语] 鼻衄临床上多见于春秋季，因春秋季气候较干燥，容易引起肺燥，不管大人小孩均易发病。发病原因多由热或燥损伤肺络，鼻为肺之门户，故出现鼻衄。出血时间有一天几次，或几天1次，量或多或少。桑叶经冬后其性寒凉而其性质轻扬，故容易清头面热邪。以桑叶为主，加入滋阴降火，凉血止血之品，无不效验。

[方源] 时珍国医国药，1999，10（4）：281

[方名] 治鼻出血方　5[△]

[方药] 桑叶20克，蒲公英、荷叶、藕节、乌贼骨各15克。

[用法] 水煎服。每日1剂，日分2次服。

[功效] 清热解毒，凉血止血。

[适应证] 鼻衄（鼻出血）。

[方源] 时珍国医国药，1999，10（4）：281

[方名] 治鼻出血方　6[△]

[方药] 桑白皮30克，黄芩、山栀炭、白茅根、茜草、侧柏叶、紫草、当归、旱莲草各10克，怀牛膝6克。

[用法] 水煎服。每日1剂，日分2次温服。

[功效] 宣肺清热，凉血止血。

[适应证] 鼻衄（鼻出血）。

[按语] 俞军等用本方治疗鼻出血143例，治愈110例，好转25例，无效8例，总有效率94.4%。

[方源] 中国医药学报，1988（1）：44

[方名] 治鼻出血方　7[△]　（泻肝润肺止衄汤）

[方药] 桑白皮、白茅根、生地各30克，粉丹皮、玄参、草决明各10克，麦冬、仙鹤草各12克，生甘草6克。

[用法] 水煎服。每日1剂，水煎2次，早晚分服。

[功效] 泻肝润肺，凉血止血。

[适应证] 鼻出血（鼻衄）。

[方源]《中国特色医疗新技术》

[方名] 治鼻出血方　8[△]

[方药] 桑白皮、茜草炭、丹皮、白薇、甘露消毒丹各15克，鲜生地、鲜石斛各30克，鲜芦根90克，焦山栀4.5克，藕节炭3克，水牛角粉9克（冲）。

[用法] 水煎服。每日1剂，日分3次温服。

[功效] 清热凉血止血。

[适应证] 鼻出血（鼻衄）。症见突然不明原因鼻出血，量多，继后少量渗血，反

复多次发作。

[方源]《偏方秘方大全》

[方名] 治鼻出血方 9△ （四黄二桑止血汤）

[方药] 黄连 3 克，大黄 6 克，黄柏 10 克，黄芩、桑叶、黑椹、山栀、水牛角（锉）各 12 克，地榆、茜草根、仙鹤草、金银花、玄参各 15 克，白茅根 30 克，甘草 3 克。

[用法] 水煎服，每日 1 剂，日分 2 次温服。

[功效] 清热解毒，补肝益肾，消瘀止血。

[适应证] 鼻衄（鼻出血）。

[方源]《中华古医药宝典·万家奇方大全》

（327）嗅觉异常

[方名] 治嗅觉异常方 1△ （鼻香煎）

[方药] 桑白皮、地骨皮、黄芩、知母、沙参、麦冬、辛荑花各 9 克，桔梗、陈皮各 6 克。

[用法] 水煎服。每日 1 剂，日分 2 次温服。

[功效] 宣肺清热，滋阴通络。

[适应证] 嗅觉异常。症见自觉花香扑鼻，时而又香中带臭，严重时头昏脑涨，室内外未栽花木。舌质稍红，苔薄黄，脉细。

[按语] 患者服"鼻香煎" 2 剂，鼻臭顿失，病除。《灵枢·脉度篇》云："肺气通于鼻，肺和则鼻能知臭香矣。"本病虽鼻知香臭，但嗅觉异常，乃为肺气不和之症，肺气之所以不和，乃肺热阴虚气弱所致。

[方源]《中医奇证新编》

（328）鼻疳（鼻疮）

[方名] 治鼻疳方 1△

[方药] 桑白皮、金银花各 15 克，黄芩、连翘各 12 克，栀子、赤芍各 10 克。

[用法] 水煎 2 次，取汁混匀，日分 2 次温服。每日 1 剂。

[功效] 泻肺清热。

[适应证] 鼻疳（鼻疮）。

[按语] 本病为肺热素犯所致鼻前孔皮肤红肿、糜烂。

[方源]《中医秘单偏验方妙用大典》

[方名] 治鼻疳方 2[△]　（桑叶散）

[方药] 桑叶适量。

[用法] 用好桑叶洗净，蒸熟（一宿）日干为末。水调二钱匕服。

[功效] 清热解毒。

[适应证] 肺毒风疮。

[按语] 肺毒风疮系指因肺热蕴毒发于鼻上所致红肿疡溃形似疬风的病症。

[方源] 明·李时珍. 本草纲目. 北京：中国中医药出版社，1998

（329）酒渣鼻（鼻赤）

[方名] 治酒渣鼻方 1[△]

[方药] 桑白皮、枇杷叶、赤茯苓、车前子、鱼腥草、厚朴、玄参、麦冬各15克，葶苈子、生石膏、黄芩各20克，熟大黄10克，枳实12克。

[用法] 内服加外用。水煎餐后服，每日1剂。丘疹、脓疮用药渣加水再煎取汁，温敷患处。15天为1疗程。禁烟酒、辛辣及肥甘厚腻之品。

[功效] 宣肺清热，滋阴化瘀。

[适应证] 酒渣鼻。

[按语] 用本方治疗酒渣鼻163例，治愈141例，明显好转22例，总有效率为100%。

[方源] ①《当代妙方》；②《中华古医药宝典·中医祖传秘笈》

[方名] 治酒渣鼻方 2[△]

[方药] 桑白皮、枇杷叶、山栀、黄芩各10克，菊花12克，生地15克，桔梗6克，甘草5克。

[用法] 水煎服。每日1剂，日分2次温服。

[功效] 宣肺清热，滋阴通络。

[适应证] 酒渣鼻红斑期。

[方源] 辽宁中医杂志，1987，11（2）：19

[方名] 治酒渣鼻方 3[△]

[方药] 桑白皮、枇杷叶、知母、黄芩、丹皮、赤芍各9克，生甘草6克，生地、生石膏各30克。

[用法] 水煎服。每日1剂，日分2次温服。

[功效] 泻肺清热，滋阴通络。

[适应证] 酒渣鼻。

[方源] 《朱仁康临床经验集》

[**方名**] 治酒渣鼻方 4[△]

[**方药**] 桑白皮、枇杷叶、栀子、黄芩、川芎各 10 克，红花、桃仁、陈皮、甘草各 9 克，生石膏 15 克，金银花 30 克。

[**用法**] 水煎餐后服。每日 1 剂，日分 2 次温服。

[**功效**] 理肺清热，活血化瘀。

[**适应证**] 酒渣鼻。

[**方源**] 河北中医，1986（1）：16

[**方名**] 治酒渣鼻方 5[△]

[**方药**] 桑白皮、丹皮、黄芩、枇杷叶、赤芍、知母、生甘草各 10 克，生地、生石膏各 30 克，黄连 6 克。

[**用法**] 水煎服。每日 1 剂，日分 2 次温服。

[**功效**] 清热凉血。

[**适应证**] 酒渣鼻属肺胃积热型，症见鼻部潮红，或有血丝可见，进食辛辣或热饮食后更加明显。舌质红，舌苔黄，脉数。

[**方源**]《实用中医手册》

[**方名**] 治酒渣鼻方 6[△] （凉血五花汤）

[**方药**] 桑叶、鸡冠花、野菊花、凌霄花、玫瑰花、丹参各 15 克，薄荷（后下）赤芍各 12 克，大枣 7 克，红花 5 克。

[**用法**] 水煎服。每日 1 剂，共 5 剂。

[**功效**] 凉血活血，疏风清热。

[**适应证**] 酒渣鼻。

[**方源**]《中国特色医疗新技术》

[**方名**] 治酒渣鼻方 7[△]

[**方药**] 桑白皮、元参、川石斛、寒水石各 12 克，生地、生山楂、虎杖各 15 克，白花蛇舌草 30 克，生甘草 3 克。

[**用法**] 水煎服。每日 1 剂，先将上药用水浸泡 30 分钟，再煎煮 30 分钟，每剂药煎 2 次，合并药汁分 2 次服。2 周为 1 疗程，根据病情可连服 3~4 个疗程。

[**功效**] 清热泻肺，凉血解毒。

[**适应证**] 酒渣鼻。

[**方源**]《美容良方大全》

[**方名**] 治酒渣鼻方 8[△]

[**方药**] 桑白皮、当归、赤芍、桃仁、地骨皮、黄柏、丹皮各 10 克，生地黄、枇杷叶各 15 克，红花、黄连各 6 克。

[用法] 水煎服。每日1剂，日分2次温服。

[功效] 清泻肺胃，凉血解毒。

[适应证] 酒渣鼻。

[方源]《美容良方大全》

[方名] 治酒渣鼻方　9^△

[方药] 桑白皮15克，紫草、红花各9克，金银花30克。

[用法] 内服加外用。水煎服，每日1剂，日分2次温服。同时配用外擦方（樟脑15克，核桃仁、紫草各9克），涂擦患部，日涂3~4次，以愈为度。

[功效] 泻肺解毒，凉血散血。

[适应证] 酒渣鼻。

[方源]《神方奇药治百病》

[方名] 治酒渣鼻方　10^△　（七叶饮）

[方药] 人参叶、桑叶、荷叶、竹叶各6克，枇杷叶10克，侧柏叶12克，大青叶15克。

[用法] 水煎服。每日1剂，7日为1疗程，连用3个疗程皮损无明显消退者停药。若皮损有好转者，可继续治疗。

[功效] 泻肝火，清胃热，兼以解毒，凉血，散结。

[适应证] 酒渣鼻。

[方源]《专科专病名医临症经验丛书·皮肤病》

[方名] 治酒渣鼻方　11^△　（加味养阴清热汤）

[方药] 生地15克，玄参、生石膏、侧柏叶、生山楂各12克，桑白皮、黄芩、制大黄各9克，白花蛇舌草30克。

[用法] 水煎服。每日1剂，日分2次温服。

[功效] 养阴清热通腑。

[适应证] 酒渣鼻。

[方源] ①《千家妙方》；②《中华古医药宝典·万家奇方大全》

[方名] 治酒渣鼻方　12^△

[方药] 桑白皮、陈皮、黄芩、赤芍、红花、桃仁、生甘草各10克，生石膏（先煎）、生地黄各15克，苏败酱、金银花各30克。

[用法] 将上药水煎3次后合并药液，分早、晚2次口服。每日1剂，10剂为1疗程。

[功效] 凉血化瘀，清热解毒。

[适应证] 酒渣鼻。

[按语] 用本方治疗酒渣鼻 31 例，其中治愈 28 例，好转 2 例，无效 1 例，服药最少者 1 个疗程，最多者 3 个疗程。

[方源]《当代妙方》

（330）声带息肉

[方名] 治声带息肉方　1△　（加味养阴汤）

[方药] 桑白皮、麦冬、桔梗、柿霜、茜草根、赤芍各 9 克，干地黄 15 克，玄参、龙胭叶、瓜蒌皮各 12 克，甘草 4.5 克，红花、三七末（冲服）各 3 克。

[用法] 水煎服。每日 1 剂，日分 2 次温服。

[功效] 养阴润肺，活血化瘀。

[适应证] 声带息肉。

[方源]①《千家妙方》；②《中华古医药宝典·万家奇方大全》

（331）失　音

[方名] 治失音方　1△

[方药] 桑白皮、白茯苓各 60 克，白果仁 120 克，马豆 500 克，蜂蜜 250 克。

[用法] 煮熟，晒干为末，以乳汁半碗拌匀，制丸如绿豆大。每服 30～50 丸，白汤送下。

[功效] 宣肺润燥开音。

[适应证] 失音。

[方源]《中医秘单偏验方妙用大典》

（332）咽喉神经官能症

[方名] 治咽喉神经官能症方　1△

[方药] 桑白皮、香附各 12 克，玄参 15 克，代赭石、板蓝根各 30 克，青果、苏子各 10 克，炒葶苈子、甘草各 6 克。

[用法] 水煎服。每日 1 剂，日分 2 次温服。

[功效] 疏肝降逆，化痰利咽。

[适应证] 咽喉神经官能症。

[方源]①《千家妙方》；②《中华古医药宝典·万家奇方大全》

（333）咽　炎

[**方名**] 治咽炎方　1[△]　（利咽汤）

[**方药**] 桑白皮、天花粉各 12 克，黄芩 15 克，北沙参、麦冬各 30 克，桔梗 10 克，生甘草 6 克。

[**用法**] 水煎服。每日 1 剂，日分 2 次温服。

[**功效**] 滋阴补肾，清热利咽。

[**适应证**] 慢性咽炎。

[**按语**] 中医认为慢性咽炎多属肾阴虚，津液不足，或者是痰热蕴积，肺阴受损所致。

[**方源**]《百病良方》（第 2 集）

[**方名**] 治咽炎方　2[△]

[**方药**] 桑叶、桔梗、甘草、薄荷各 10 克，知母、丹皮、石斛各 15 克，金银花、川贝母、麦冬、生地、玄参各 20 克。

[**用法**] 水煎服。每日 1 剂，日分 2 次温服。

[**功效**] 解毒消炎。

[**适应证**] 慢性咽炎。

[**按语**] 临床采用本方治疗慢性咽炎 71 例，痊愈 62 例，好转 9 例。疗程最短 8 天，最长 32 天。

[**方源**]《百病效验良方》

[**方名**] 治咽炎方　3[△]

[**方药**] 桑白皮、荆芥、防风、牛蒡子、金银花、连翘、赤芍、桔梗、黄芩、天花粉、玄参、浙贝母各 10 克，甘草 6 克。

[**用法**] 水煎服。每日 1 剂，日分 2 次温服。

[**功效**] 清热凉血解毒。

[**适应证**] 急性咽炎发病初期，症见咽干微痛，灼热，吞咽不利，咽部黏膜充血。

[**方源**]《神方奇药治百病》

[**方名**] 治咽炎方　4[△]

[**方药**] 桑叶、荆芥、桔梗各 6 克，金银花、菊花、大青叶、连翘、山豆根各 10 克，马勃、蝉蜕各 3 克。

[**用法**] 水煎服。每日 1 剂，日分 3 次温服。

[**功效**] 疏风清热，宣肺散邪。

[**适应证**] 急性咽喉炎。

[方源]《民间千家妙方》

[方名] 治咽炎方 5△

[方药] 桑叶 9～15 克。

[用法] 煎服。每日 1 剂，日分 2 次温服。

[功效] 清热，消肿，止痛。

[适应证] 咽喉肿痛。

[方源]《上海常用中草药》

（334）喉 炎

[方名] 治喉炎方 1△

[方药] 冬桑叶、羚羊角、川贝母各 6 克，白蒺藜、紫草、元明粉、人中白各 4.5 克，黑元参、莲子心各 12 克，鲜生地 15 克，麦冬、杏仁、生大黄各 9 克。

[用法] 水煎服。每日 1 剂，日分 2 次温服。

[功效] 宣肺养阴，清热解毒。

[适应证] 温毒喉痧（重症急性喉炎）。症见初起发热，丹痧可见，咳嗽音哑，喉头痒痛，继则目赤面青，大热昏狂。延旬日间，焦躁异常，更见昏迷，手常撕其喉腭，不能制止，鲜血常流，形枯体瘦，唇焦面黑，不能语言。

[按语] 本病乃系因嗜酒无量，并食辛热太过，以致肠胃积热，适秋感温燥厉气而发。

[方源]《全国名医验案类编》

[方名] 治喉炎方 2△

[方药] 冬桑叶 15 克，桑白皮、玄参、杏仁、地骨皮各 12 克，鲜生地、天花粉、知母、大黄各 9 克，丹皮、川贝母各 6 克，甘草 3 克。

[用法] 水煎服。每日 1 剂，日分 2 次温服。

[功效] 宣肺养阴，清热解毒。

[适应证] 温毒喉痧（重症急性喉炎）。

[方源]《全国名医验案类编》

[方名] 治喉炎方 3△

[方药] 蜜炙桑白皮、百合各 15 克。

[用法] 水煎服。每日 1 剂，日分 3 次温服。

[功效] 滋阴清肺，清热解毒。

[适应证] 急性喉炎，喉痛咳嗽。

[方源] ①《常见病验方研究参考资料》；②《民间祖传秘方大全》

［**方名**］治喉炎方 4[△] （桑菊薄竹饮）

［**方药**］桑叶、菊花、白茅根各 10 克，竹叶 15～30 克，薄荷 6 克。

［**用法**］上 5 味洗净，放入茶壶中，用沸水浸泡 10 分钟，代茶饮。

［**功效**］清热解毒。

［**适应证**］喉痛。

［**方源**］《药食两用中药应用手册》

（335）扁桃体炎（乳蛾）

［**方名**］治扁桃体炎方 1[△]

［**方药**］桑寄生 30 克，野菊花，射干各 10 克。

［**用法**］外用。捣烂外敷，每日 1 剂。

［**功效**］宣肺疏风，清热解毒。

［**适应证**］扁桃体炎。

［**方源**］江西《草药手册》

［**方名**］治扁桃体炎方 2[△] （桑叶菊花粥）

［**方药**］桑叶、菊花各 15 克，粳米 100 克。

［**用法**］先将前 2 味水煎取汁，粳米洗净，共煮为粥。每日 1 剂，早晚服用。

［**功效**］清热解毒。

［**适应证**］急、慢性扁桃体炎属风热外侵，肺经有热型。症见咽部疼痛渐重，伴咽干灼热，兼见发热恶寒，头痛。舌尖红。

［**方源**］《民间偏方奇效方》

［**方名**］治扁桃体炎方 3[△]

［**方药**］桑叶、荆芥各 6 克，牛蒡子、竹叶、瓜蒌仁各 10 克，赤芍、板蓝根各 15 克，石膏、芦根各 30 克，山豆根、杏仁、象贝各 12 克，甘草 3 克。

［**用法**］水煎服。每日 1 剂，日分 3 次温服。

［**功效**］散风清热，清肺解毒，散瘀消肿。

［**适应证**］急性化脓性扁桃体炎属风温痰热，温蒸肺胃者。症见高热，体温 40 度以上，咳呛气短，咽红喉痛，扁桃体肿大，血白细胞升高等。

［**方源**］《偏方秘方大全》

（336）咽喉骨哽

［**方名**］治咽喉骨哽方 1[△]

［**方药**］红桑椹适量。

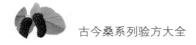

［**用法**］红桑椹子细嚼，先咽汁，后咽滓，新水送下，干者亦可。

［**功效**］软坚化骨。

［**适应证**］诸骨哽咽。

［**方源**］明·李时珍．本草纲目．北京：中国中医药出版社，1998

19. 口腔科疾病

（337）上唇疔

[**方名**] 治上唇疔方 1[△]

[**方药**] 桑寄生、忍冬藤、茯苓、金银花、蒲公英、紫花地丁各15克，丹皮、赤芍、野菊花、重楼、陈皮（炒）各4.5克，连翘1.5克。

[**用法**] 水煎服。每日1剂，日分2次温服。

[**功效**] 清热解毒。

[**适应证**] 上唇疔。

[**方源**]《潘春林医案》

（338）下颌关节功能紊乱

[**方名**] 治下颌关节功能紊乱方 1[△]

[**方药**] 桑枝、金银花、藁本各15克，野菊花、白芷各12克，紫花地丁20克，蒲公英、葛根各30克。

[**用法**] 水煎服。每日1剂，日分2次口服。

[**功效**] 祛风散寒，除湿通络。

[**适应证**] 下颌关节功能紊乱属血瘀痹痛者。

[**按语**] 本病是一个包括关节本身及其周围肌群的综合征，是口腔科常见疾病。其主要症状为下颌关节区不适，疼痛，张口酸痛，受限，症状加重后，则发生关节区的弹响声，强响与疼痛成反比，即疼痛明显时没有弹响声。而强弹响声大时，则疼痛减轻或消失。由于张口障碍，不能咀嚼较硬的食物。影响患者正常生活。本病属中医痹证范畴。中医认为该关节周围筋脉受外邪侵袭，脉络阻滞，开合失司，关节不利，以致"不通则痛"。

[**方源**]《百病良方》（第3集）

[**方名**] 治下颌关节功能紊乱方 2[△]

[**方药**] 桑寄生、白芍各30克，当归20克，秦艽、葛根各15克，独活、羌活、防风、川芎各12克，生地10克。

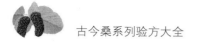

［用法］水煎服。每日1剂，日分2次温服。

［功效］祛风散寒，除湿通络。

［适应证］下颌关节功能紊乱属虚寒痹痛者。

［方源］《百病良方》（第3集）

（339）口腔黏膜白斑

［方名］治口腔黏膜白斑方　1$^\triangle$

［方药］桑椹子、沙参、麦冬各12克，石斛、制首乌、黄精各9克，葛根、甘草各6克，升麻3克，党参、黄芪各20克。

［用法］水煎服。每日1剂，日分2次温服。

［功效］滋补肾阴，引火归原。

［适应证］口腔黏膜白斑，体质虚弱，或口腔黏膜白斑术后等。

［方源］《中医秘单偏验方妙用大典》

（340）口腔溃疡

［方名］治口腔溃疡方　1$^\triangle$

［方药］桑寄生、生地各30克，地骨皮、野菊花、山药各15克，连翘12克，升麻10克，砂仁（后下）3克。

［用法］水煎服。每日1剂，日分2次温服。

［功效］滋心补肾，养阴解毒。

［适应证］复发性口腔溃疡属心肾阴虚型。症见黏膜溃疡以舌、唇、颊和齿龈等部位多见。色鲜红，数量多为3~5处，形状不一，大小不等，周界清楚，溃疡面较深且凹陷，表面有灰黄色纤维膜覆盖，灼痛，心悸心烦，失眠多梦，健忘，眩晕耳鸣，腰膝酸痛，咽干口燥，男子遗精，女子经少或崩漏。

［方源］《百病良方》（第3集）

（341）口疮、舌疮

［方名］治口舌疮方　1$^\triangle$

［方药］桑叶6克，灯草1.5克，板蓝根1个，竹叶（卷心）10根。

［用法］水煎服。每日1剂，日分2次口服。

［功效］清热解毒。

［适应证］口疮。

［方源］《常见病验方研究参考资料》

［**方名**］治口舌疮方 2[△]

［**方药**］桑白皮适量。

［**用法**］外用。上药中之白汁，敷之立效。

［**功效**］宣肺解毒。

［**适应证**］口疮。

［**方源**］清·黄伯垂．经验良方大全．哈尔滨：哈尔滨出版社，1991

［**方名**］治口舌疮方 3[△]

［**方药**］桑叶适量。

［**用法**］外用。取桑叶汁涂之。

［**功效**］养阴，疏风，泄毒。

［**适应证**］小儿口疮。

［**方源**］唐·孙思邈．千金方．北京：人民卫生出版社，1982

（342）舌　痛

［**方名**］治舌痛方 1[△]

［**方药**］桑叶、生甘草各 10 克，杏仁、连翘、浙贝母、牛蒡子各 12 克，牡丹皮、天花粉各 15 克。

［**用法**］上 8 味，水煎服。每日 1 剂，日分 2 次温服。

［**功效**］清热养阴，润燥止痛。

［**适应证**］舌痛。属阴虚所致口苦，干燥，舌痛。

［**方源**］《中医秘单偏验方妙用大典》

（343）舌尖奇麻

［**方名**］治舌尖奇麻方 1[△]

［**方药**］桑叶、胡连、桔梗各 12 克，麦冬、沙参、前仁各 15 克，玉竹 20 克，甘草 5 克。

［**用法**］水煎服。每日 1 剂，日分 2 次温服。

［**功效**］清热除湿，养阴通络，止痹祛麻。

［**适应证**］舌尖奇麻。

［**按语**］舌尖奇麻属中医舌痹范畴，记载于《赤水玄珠》，又名"麻舌"。

［**方源**］《中医奇证新编》

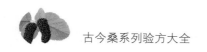

（344）舌伸出外不收（舌纵）

[方名] 治舌纵方 1，2△

[方药] 舌纵1方：桑寄生、沙参、玉竹、女贞子、龙骨、牡蛎、珍珠母各30克，白芍24克，神曲、甘草各10克。

舌纵2方：桑寄生、白芍、元肉各24克，沙参、女贞子、龙骨、磁石、珍珠母各30克。

[用法] 上两方均为水煎服。每日1剂，日分2次温服。先服舌纵1方1剂，再服舌纵2方3剂。

[功效] 上两方均见有镇肝熄风，养心滋肾之功效。

[适应证] 舌伸出外不收（舌纵）属心肾两虚，肝风上扰者。症见先有发热，恶寒，2日后出现唇颤，舌伸出口外不能收回，流涎不绝，心中悸烦，脉搏每分钟达110次之多，约1小时后，舌收脉静。1日3~4作，既往有失眠多梦，筋骨疼痛史，先服1方1剂见效。再服2方3剂病愈。

[按语]《中医临证备要》云：舌伸长吐出口外不收，名为"舌纵"，由内火炽盛所致……。《中医舌诊》谓："舌常伸出口外，内收困难，或者不能收缩，流涎不止，叫做'舌纵'。"《灵枢·寒热病》篇曰："舌纵涎下，烦挽，取足少阴。"已取其证治之要矣。

[方源]《中医奇证新编》

（345）老年口干症

[方名] 治老年口干症方 1△ （补肝生津汤）

[方药] 桑寄生、丹参、制首乌各50克，泽泻40克，茵陈蒿30克，黄精、牛膝各20克，红花15克。

[用法] 水煎服。每日1剂，日分2次温服。

[功效] 补肝肾以调阴阳，通血脉以生津液。

[适应证] 老年口干症。

[按语] 杨桂森等用上方治疗老年口干症160例，完全缓解134例，占83.75%，有效24例，占15%，无效2例，总有效率98.75%。

[方源] 中医药信息，1997（4）：40

（346）牙周肿痛

[方名] 治牙周肿痛方 1△

[方药] 桑叶9~15克。

[用法] 水煎服。每日 1 剂，日分 2 次温服。

[功效] 清热止痛。

[适应证] 牙周肿痛。

[方源]《中药大辞典》

（347）牙 痛

[方名] 治牙痛方 1△

[方药] 桑叶、紫苏叶、薄荷叶各 15 克，樟脑片 60 克。

[用法] 外用。将 4 味药放入碗中，再用另碗盖好，置火炉中升丹备用。用时将丹药撒入患者牙处即效。

[功效] 清热解毒，凉血止痛。

[适应证] 龋齿痛。

[方源] 江西《草药手册》

[方名] 治牙痛方 2△

[方药] 桑树根、葱子各适量。

[用法] 外用。将桑树根、葱子燃着，上扣一碗，让烟气落存于碗内，加水漱口。

[功效] 清热解毒，凉血止痛。

[适应证] 龋齿痛。

[方源]《一味中药巧治病》

[方名] 治牙痛方 3△

[方药] 桑叶 9~15 克。

[用法] 煎服。

[功效] 清热解毒，止痛。

[适应证] 牙痛。

[方源]《上海常用中草药》

[方名] 治牙痛方 4△

[方药] 桑叶、黑山栀各适量。

[用法] 外用。泡浓汤热漱，其痛乃止。

[功效] 祛邪止痛。

[适应证] 牙痛。

[方源]《集验方》

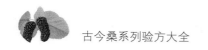

20. 护肤美容

（348）面色不华

[方名] 悦泽美容方　1△

[方药] 桑椹子1 000克，柠檬5个，白糖100克，米酒1 800毫升。

[用法] 将桑椹子、柠檬、白糖浸泡米酒，10天后便可饮用。数月后效果更佳，用时应将酒过滤，取出桑椹子。

[功效] 滋阴补血，美容颜，延年益寿。

[适应证] 适用于养颜。

[方源]《护肤美容良方》

[方名] 悦泽美容方　2△

[方药] 桑椹子、冰糖各30克，女贞子25克，粳米100克。

[用法] 洗净桑椹子与女贞子，用清水浸泡一晚；淘洗干净粳米，置于砂锅内，加入桑椹子、女贞子及浸泡了一夜的清水，文火煨粥，粥成时加入冰糖（打碎），再煮片刻，待冰糖溶化时即成。每日1剂，当早餐温热时1次吃完。20剂为1疗程，间隔5天可服下1个疗程。

[功效] 补肝益精，滋肝明目，乌发嫩肤，疏风止痛。

[适应证] 适用于养颜。

[方源]《护肤美容良方》

[方名] 悦泽美容方　3△

[方药] 桑椹子、制女贞子、虎杖、陈皮各45克，制香附50克，人参、淡菜各60克，南沙参、北沙参、牡蛎、续断、地黄各90克，丹参、鸡血藤各120克，灵芝、黄芪、稻芽、麦芽、枇杷叶各150克，当归、淫羊藿、制远志各30克，甘松18克，制五味子、菖蒲各15克，珍珠粉3克。

[用法] 先取人参水煎2次，第一次4小时，第二次2小时，过滤，合并滤液，备用。其余25味除珍珠粉外，水煎2次，第一次4小时，第二次2小时，过滤，合并，浓缩。加人参液，浓缩成清膏。每100克清膏加砂糖110克，蜂蜜110克，用稀释法加入珍珠粉，混匀，浓缩收膏。每次15克，开水冲服，每日2次。

[**功效**] 补益气血，调和阴阳，健脾开胃，补益肝肾，宁心安神。

[**适应证**] 适用于养颜。

[**方源**]《护肤美容良方》

[**方名**] 悦泽美容方　4△

[**方药**] 鸡桑嫩枝适量。

[**用法**] 上阴干为末，蜜和为丸，如梧桐子大。每日酒服 60 丸。

[**功效**] 祛风补肾，白皙皮肤，令面白如玉。

[**适应证**] 面色不华。

[**方源**] ①《传世偏方验方》；②《中华古医药宝典·验方大全》；③《偏方大全》

[**方名**] 悦泽美容方　5△

[**方药**] 冬桑叶适量。

[**用法**] 外用。煎浓汁收贮。冬日早晨用适量掺入水内洗面。

[**功效**] 悦泽美容。

[**适应证**] 冬日面色不华。

[**按语**] 本方既可冬日悦泽美容，又有预防面额部冻伤、皲裂的作用。

[**方源**]《中华古医药宝典·验方大全》

（349）皮肤粗糙

[**方名**] 润肤方　1△　（美容液）

[**方药**] 冬桑叶 500 克。

[**用法**] 外用。煎煮浓汁将贮。冬月早晨用一酒杯兑入洗脸水中洗脸。

[**功效**] 美容，能使人颜面光滑如镜又不冻脸。

[**适应证**] 皮肤枯燥无华。

[**方源**] ①《中药大辞典》；②《美容良方大全》

[**方名**] 润肤方　2△　（美容液）

[**方药**] 桑叶 500 克，黑芝麻 120 克，蜂蜜 360 克。

[**用法**] 将桑叶从家中嫩而存树者采数斤，洗以长流水，曝晒干为末，取 500 克；黑芝麻用阴阳水煎浓汁 2 碗，去麻存汁；将桑叶末、黑芝麻汁与蜂蜜混匀为丸，如梧桐子大，每服百丸，早盐汤，晚酒下。

[**功效**] 驻容颜，乌髭发，起尪羸，济危终，补髓填精，祛疾延年。

[**适应证**] 皮肤枯燥无华。

[**按语**] 本方药用于美容，可令皮肤洁白，素滑，有光泽。

[**方源**]《一味中药巧治病》

［方名］润肤方 3△ （润肤液）

［方药］桑叶、黑芝麻各 100 克，蜂蜜 600 克。

［用法］将桑叶漂洗干净，晒干；黑芝麻炒香。共研细末，过 80 目筛；再将蜂蜜炼至"滴水成珠"为度，上 3 味混匀，制成蜜丸，每丸重 9 克。每服 1 丸，温开水送服，每日 2 次。

［功效］润肤。

［适应证］体虚皮肤枯燥无华。

［方源］《中国民间百草良方》

［方名］润肤方 4△ （洗面光彩液）

［方药］冬桑叶适量。

［用法］外用。上药水煎取浓汁，藏于冰箱内备用。每日早晨洗脸时，于洗脸水中加本浓缩液 30 毫升，以之洗面。

［功效］散风解毒，防冻防燥，润滑面部。皲裂等。

［适应证］面部皮肤粗糙，雀斑，粉刺。也适用于预防面部冻疮，皲裂等。

［按语］本美容液先面后可使脸部"光滑如镜，面赤不冻"。

［方源］①《民间千家妙方》；②《美容良方大全》

［方名］润肤方 5△ （美容液）

［方药］桑白皮 24 克，胡桐泪 15 克，波斯白石蜜 30 克（螺），淮紫铆 500 克（别捣）。

［用法］外用。于铜铁铛器中注水 1 600 毫升。急火煎水令鱼眼沸，纳紫铆；又沸，纳白皮，搅令稠；又沸，纳胡桐泪及石蜜，总经 10 余沸，紫铆并沉向下，即熟。以生绢滤之，渐渐浸叠絮上，每浸沉，以竹夹如干脆，炭火上炙至燥，复浸之，浸至 6～7 遍即成，10 遍以上更佳。涂面。

［功效］祛痰生肌，散风解毒，润美面部。

［适应证］面部皮肤粗糙。

［方源］《民间千家妙方》

［方名］润肤方 6△ （桑皮猪蹄汤）

［方药］猪蹄一具，桑白皮、芎䓖、白茯苓、当归、白芷、萎蕤各三两，白术二两。

［用法］外用。咀，以水三斗，煎猪蹄及药，取一斗，去滓。温一盏，洗手面，大佳。

［功效］润肤。

［适应证］皮肤粗糙。

［方源］唐·孙思邈. 千金方. 北京：人民卫生出版社，1982

（350） 皮肤皱纹

[**方名**] 抗皱方 $1^{\triangle}$

[**方药**] 桑根白皮、白蔹、白芷、玉竹、白芨、细辛、当归、桃仁、土瓜根、白茯苓、商陆、鸬鹚屎、密陀僧、瓜蒌仁、橘仁、川芎、白附子、冬瓜仁、鹿角胶、硇砂各30克，白面500克，绿豆面200克。

[**用法**] 外用。前18味共捣为散。将鹿角胶、硇砂，以水煮令胶，用之和白面500克，薄作饼子晒干，捣筛为末，再入绿豆面200克，与前18味药末相合令匀。常用洗手面。

[**功效**] 防皱，可令面光润洁白。

[**适应证**] 皮肤皱纹。

[**方源**] ①《传世偏方验方》；②《美容良方大全》

（351） 面部痤疮（青春痘）

[**方名**] 祛痘方 $1^{\triangle}$ （桑果汁）

[**方药**] 100%桑果汁250毫升。

[**用法**] 每次125毫升，口服，每日2次。

[**功效**] 疏肝解郁，养血健脾，祛风散结。

[**适应证**] 青春痘（面部痤疮）。

[**按语**] 痤疮系指发生于青年面、胸、背部的毛囊、皮脂腺的慢性炎症，属中医学的"肺风粉刺"范畴。其症状特点为多发生于皮脂腺分布较多的部位，常为粉刺、脓疮、囊肿、结节等。发生于面部的痤疮，俗称"青春痘"。治宜疏肝解郁，养血健脾，清热滋阴，凉血疏风。达祛风散结之效。治疗期间忌烟酒和辛辣之品；不用碱性香皂洗面，而改用酸性香皂洗面。

[**方源**] 中华世界综合医学杂志，2004，4（10）：32～38

[**方名**] 祛痘方 $2^{\triangle}$ （桑叶茶）

[**方药**] 桑叶茶30克。

[**用法**] 内服加外用。每次15克，开水泡饮，每日2次，泡茶后的茶渣用以擦面。

[**功效**] 清热疏风，润燥祛痘。

[**适应证**] 青春痘（面部痤疮）。

[**方源**] 中华世界综合医学杂志，2004，4（10）：32～38

[**方名**] 祛痘方 $3^{\triangle}$

[**方药**] 桑白皮、黄芩、生山栀、丹皮、赤芍各12克，丹参15克，连翘9克，大

黄6克（后下），甘草3克。

　　[用法] 水煎服。每日1剂，日分2次温服。

　　[功效] 泻肺清热，凉血活血，润肠通便。

　　[适应证] 青春痘（面部痤疮）。

　　[按语] 治疗期间，忌饮酒和辣椒，保持大便通畅，不用刺激性大的香皂洗面。

　　[方源]《常见病自我诊疗》

　　[方名] 祛痘方　4△

　　[方药] 桑叶、丹皮、蝉蜕、黄芩、黄连、赤芍各10克，水牛角（先煎）、生地各30克，当归尾6克。

　　[用法] 水煎服。每日1剂，日分2次温服。

　　[功效] 凉血疏风。

　　[适应证] 青春痘（面部痤疮）。

　　[方源] ①《千家妙方》；②《中华古医药宝典·万家奇方大全》

　　[方名] 祛痘方　5△

　　[方药] 桑白皮、地骨皮各15克，紫草、槐花、苦参、生大黄各10克，生石膏30克，甘草6克。

　　[用法] 水煎服。每日1剂，日分2次温服。

　　[功效] 宣肺清热，凉血祛痘。

　　[适应证] 青春痘（面部痤疮）。

　　[方源]《护肤美容良方》

　　[方名] 祛痘方　6△

　　[方药] 桑白皮、生枇杷叶、生地各15克，黄芩、黄连、丹皮各10克。

　　[用法] 水煎服。每日1剂，水煎2次，早晚分服。

　　[功效] 宣肺清热，疏风祛痘。

　　[适应证] 青春痘（面部痤疮）。

　　[方源]《美容良方大全》

　　[方名] 祛痘方　7△

　　[方药] 桑白皮（鲜者佳）、枇杷叶（去毛，蜜炙）各6克，黄连、黄柏各3克，人参、生甘草各0.6克。

　　[用法] 水煎服。每日1剂，日分2次食后服。

　　[功效] 宣肺清热，疏风祛痘。

　　[适应证] 青春痘（面部痤疮）。

　　[方源] 清·吴谦. 医宗金鉴. 沈阳：辽宁科学技术出版社，1997

[方名] 祛痘方 8△

[方药] 桑白皮、天仙藤、赤豆、苦参各 15 克，地骨皮、防风、荆芥、黑豆各 30 克，制首乌 45 克。

[用法] 共研细末，炼蜜为丸如梧桐子大，贮瓶备用。每次 30～40 丸，温开水送服。

[功效] 清热解毒，祛风泻火，凉血祛痘。

[适应证] 青春痘（风热粉刺，面部痤疮）。

[方源]《美容良方大全》

[方名] 祛痘方 9△

[方药] 桑白皮、枇杷叶、丹皮、赤芍、黄芩、知母各 9 克，生地、生石膏各 30 克，生甘草 6 克。

[用法] 水煎服。每日 1 剂，日分 2 次温服。

[功效] 清肺胃热，养阴祛痘。

[适应证] 青春痘（颜面部粉刺，面部痤疮）。症见颜面部黑头粉刺，颜面潮红，与毛囊一致的散在丘疹，无明显自觉症状。舌淡红，苔薄黄，脉浮数。

[方源]《美容良方大全》

[方名] 祛痘方 10△

[方药] 桑白皮 20 克。当归、桃仁各 15 克，栀子、丹皮、川芎各 10 克。

[用法] 水煎服。每日 1 剂，水煎 2 次，分服。

[功效] 宣肺清热，化瘀行滞，凉血解毒。

[适应证] 面部痤疮（青春痘）。

[方源]《神方奇药治百病》

[方名] 祛痘方 11△ （桑叶煎）

[方药] 鲜桑叶 50 克。

[用法] 水煎服。每日 1 剂，日分 3 次温服。

[功效] 疏散风热，清肺润燥。

[适应证] 面部痤疮（青春痘）。

[按语] 一般 15 天即可见效。

[方源]《药食两用中药应用手册》

（352）面部黄褐色斑、黑斑

[方名] 消斑方 1△

[方药] 鸡桑嫩枝适量。

［用法］阴干为末，蜜和为丸如梧桐子大。每日酒服 60 丸。

［功效］通气血，利五脏。

［适应证］黑斑。

［按语］①黑斑又名黑变病，是一种多因性色素沉着病，以黄褐色、淡褐色斑点或弥漫性斑片为临床特征。好发于前额，面颊、耳前后，以致扩展到整个面部甚至波及颈侧。本病好发于青壮年女性，尤其是妊娠期的妇女。相当于中医所指的鼾黑斑。中医对本病早有记载，宋《太平圣惠方》称此为面鼾；明·陈实功命名为鼾黑斑；清《医宗金鉴·外科心法要诀·鼾黑鼾黯》云："此症一名鼾黑斑，初起色如尘垢，日久黑似煤炭。大小不等，小者如粟粒、赤豆，大者似莲子、芡实、或长或斜或圆，与皮肤相平。"本病发病多由肾气不足，其色外泛所致。或因脾虚不能化生精微，气血亏虚，肌肤失养，或因肾水亏不能制火，血弱不能华面，虚热内盛，郁结不散，阻于皮肤所致。②鸡桑嫩枝，为桑树刚刚萌芽或始结花黄时的桑枝，此时其芽和蕾形如雏鸡胫骨上的一拇指，故似鸡桑名之。桑枝具有祛风行水，通利关节作用，为祛风良药，同时也为服食延年美容的佳品。李时珍在《本草纲目》中指出"久服轻身，聪明耳目，令人光泽。"鸡桑嫩枝可作为服食增白的美容佳品。

［方源］宋·王怀隐等．太平圣惠方．北京：人民卫生出版社，1958

［方名］消斑方 2$^{\triangle}$ （桑叶饮）

［方药］桑叶 500 克。

［用法］经隔水蒸煮消毒，干燥后备用。每次 15 克，沸水泡，代茶饮。

［功效］祛风清热，解毒消斑。

［适应证］妇女面部黄褐色斑。

［按语］朱庚甫用上方治疗本病 20 例，随访 8 例，全部有效，一般用药半个月即显效。

［方源］①浙江中医杂志，1992（9）：432；②《药食两用中药应用手册》

［方名］消斑方 3$^{\triangle}$ （桑叶洗脸液）

［方药］桑叶适量。

［用法］外用。煎浓汁，冬月洗脸时，用 1 酒杯浓汁兑入洗脸水中洗脸。

［功效］使脸光彩，光滑如镜，亦不受寒风皲裂。

［适应证］面鼾黯（黑斑，黑变病）。

［方源］四好居士．古今灵验秘方大全．北京：中医古籍出版社，1991

［方名］消斑方 4$^{\triangle}$

［方药］桑椹子、麦冬、生地、熟地、泽泻、山药、女贞子、制首乌各 500 克，生白芍、五味子各 250 克。

［用法］将桑椹子、女贞子、生地、熟地 4 味药煎二汁浓缩，其余药研细粉，过

100 目筛，把浓缩液伴入药粉内，搅拌成颗粒，轧片，每片含生药 0.3 克。每次 5 片，温开水送服，每日 2~3 次。

[**功效**] 滋补肝肾，养阴消斑。

[**适应证**] 黄褐斑属肾水不足者。

[**方源**]《护肤美容良方》

[**方名**] 消斑方 5[△]

[**方药**] 桑寄生、菟丝子、女贞子各 300 克，旱莲草、鸡血藤各 200 克，生地、熟地、丹皮各 150 克，当归、天花粉、茯苓各 120 克。

[**用法**] 共研细末，炼蜜为丸，每丸重 10 克。每次 1 丸，温开水送服，每日 3 次。

[**功效**] 补肾养阴，通络消斑。

[**适应证**] 黄褐色斑。

[**方源**]《护肤美容良方》

（353）脱发、短发不长

[**方名**] 生发长发方 1[△] （固肾生发丸）

[**方药**] 桑椹、黑芝麻、何首乌、枸杞子、女贞子、当归、熟地黄、党参、川芎、丹参、木瓜。

[**用法**] 依法制成丸剂。口服，每次 2.5 克，每日 2 次，饭后服用。

[**功效**] 养血滋阴，活血祛风，生发乌发。

[**适应证**] 脱发属阴血不足，血瘀风盛者。症见头发脱落，或斑秃，面色无华。

[**按语**] 注意事项：1. 孕妇禁用；2. 脾虚食少便溏者慎用；3. 忌生冷、辛辣、油腻食物；4. 不宜与藜芦及其制剂同用。

[**方源**]《国家非处方药应用指南》

[**方名**] 生发长发方 2[△] （生发方）

[**方药**] 桑椹子、何首乌、女贞子、墨旱莲、黑枣、地黄、麦冬、黑豆、山药、茯苓、泽泻、牡丹皮。

[**用法**] 依法制成丸剂。口服，每次 6 片，每日 3 次，饭后服用。

[**功效**] 滋补肝肾，益气养血，生发乌发。

[**适应证**] 脂溢性脱发属肝肾不足，气血亏虚者。症见头发早白，头发脱落。本品也可用于斑秃，普秃。

[**按语**] 注意事项：忌辛辣、油腻食用。

[**方源**]《国家非处方药应用指南》

[**方名**] 生发长发方 3$^{\triangle}$ （益肾生发丸）

[**方药**] 桑椹子、菟丝子、制首乌、熟地、当归、白芍、生地、女贞子、菊花、羌活、炙黄芪、大枣。

[**用法**] 依法制成丸剂，每丸重9克。每次9克，饭后温开水送服。每日2次。

[**功效**] 润发生发，去头皮白屑。

[**适应证**] 气血亏虚，发失濡养所致的脱发，斑秃，头屑多。

[**按语**] ①服用本品期间忌辛辣、油腻食物；②本品不宜与藜芦及其制品同用。

[**方源**] 《国家非处方药应用指南》

[**方名**] 生发长发方 4$^{\triangle}$

[**方药**] 桑椹子、侧柏叶各120克，黄柏、当归各60克。

[**用法**] 共研细末，水泛为丸，如梧桐子大。每次9克，盐水送服，每日2次，20天为1疗程，可连服数个疗程。

[**功效**] 滋补肝肾，健脾清热，活血生发。

[**适应证**] 脱发。

[**方源**] 《常见病自我诊疗》

[**方名**] 生发长发方 5$^{\triangle}$

[**方药**] 紫桑椹、制首乌、松仁子各15克，当归10克。

[**用法**] 水煎服。每日1剂，日分2次温服。

[**功效**] 滋补肝肾，健脑宁心，活血生发。

[**适应证**] 脱发。

[**方源**] 《老年人健康生活大全》

[**方名**] 生发长发方 6$^{\triangle}$

[**方药**] 桑叶、生麻油适量。

[**用法**] 外用。用生麻油煎桑叶，去滓，沐发。

[**功效**] 润发乌发。

[**适应证**] 头发早白。

[**方源**] 明·朱橚. 普济方. 北京：人民卫生出版社，1959

[**方名**] 生发长发方 7$^{\triangle}$

[**方药**] 鲜桑叶、芝麻叶各适量。

[**用法**] 外用。上药煮泔水沐发。隔日1次。

[**功效**] 生发长发。

[**适应证**] 头发不长。

[**按语**] 方中桑叶含有多量胡萝卜素及鞣酸，芝麻叶含有脂肪油，淘米水含有维生

素 B$_1$，都有营养头皮及促进头发生长的作用。用本方药沐发，7 次后可见明显效果。

[**方源**] 唐·孙思邈. 千金方. 北京：人民卫生出版社，1982

[**方名**] 生发长发方　8$^\triangle$
[**方药**] 桑柴灰适量。
[**用法**] 外用。桑柴灰，热汤淋取汁，用洗头面。
[**功效**] 生发长发。
[**适应证**] 眉发髭脱落。
[**方源**] 宋·王怀隐，等. 太平圣惠方. 北京：人民卫生出版社，1958

[**方名**] 生发长发方　9$^\triangle$　（桑白皮洗发方）
[**方药**] 桑白皮 90～1 200 克。
[**用法**] 外用。上药锉细末，以水淹浸，煮 5～6 沸去渣，频频沐发，头发自不复落。
[**功效**] 泻肺清热，祛风生发。
[**适应证**] 脱发。
[**方源**] 宋·王怀隐，等. 太平圣惠方. 北京：人民卫生出版社，1958

[**方名**] 生发长发方　10$^\triangle$
[**方药**] 桑椹子、生地、熟地、墨旱莲、制首乌、朱茯神、黄精各 15 克，当归、木瓜各 9 克，川芎、砂仁（后下）各 6 克，白芍 12 克，磁石 30 克。
[**用法**] 水煎服。每日 1 剂，日分 2 次温服。
[**功效**] 补肾荣发，养血宁心。
[**适应证**] 斑秃。
[**方源**]《千家妙方》

[**方名**] 生发长发方　11$^\triangle$
[**方药**] 桑椹子、生地黄、熟地黄、鸡血藤、何首乌、白芍各 15 克，生黄芪 30 克，川芎、旱莲草各 9 克，天麻、冬虫夏草、木瓜各 6 克。
[**用法**] 水煎取汁。每日 1 剂，日分 2 次温服。
[**功效**] 滋补肝肾，养血生发。
[**适应证**] 脱发，斑秃，普秃。
[**方源**] ①《传世偏方验方》；②《民间千家妙方》；③《中华古医药宝典·万家奇方大全》

[**方名**] 生发长发方　12$^\triangle$　（桑白皮酊）
[**方药**] 桑白皮 100 克，生姜、枸杞、黄芪、首乌、川椒、红花各 10 克，75% 乙

醇 2 000 毫升。

[**用法**] 浸泡 7 天后，去渣存酊。每次 15 毫升，口服。

[**功效**] 生发长发。

[**适应证**] 男性脱发。

[**方源**]《药食两用中药应用手册》

[**方名**] 生发长发方　13△

[**方药**] 桑叶茶 30 克。

[**用法**] 口服加外用。每日 1 剂，每次 15 克，开水泡饮，每日 2 次。药渣加温开水，外涂局部。14 日为 1 疗程，可连用 2～6 个疗程。

[**功效**] 生发养发。

[**适应证**] 头发脱落。

[**方源**] 中华世界综合医学杂志，2004，4（10）：32～38

[**方名**] 生发长发方　14△

[**方药**] 桑椹子、黑芝麻各适量。

[**用法**] 取适量桑椹子洗净，晒干，研末，与 4 倍的黑芝麻粉拌匀，贮存于瓶中；用时取桑麻粉适量，加入蜂蜜，成面团，再分成约 10 克重的小丸。每日 2 次，每次 1 丸，温开水送下。

[**功效**] 滋补肝肾，生发养发。

[**适应证**] 头发脱落。

[**方源**]《民间千家妙方》

[**方名**] 生发长发方　15△

[**方药**] 鲜桑椹、蜂蜜各适量。

[**用法**] 依法制成膏，装瓶备用。每日 2 次，每次 1～2 汤匙，温开水送下。

[**功效**] 滋补肝肾，生发养发。

[**适应证**] 头发脱落。

[**方源**]《民间千家妙方》

[**方名**] 生发长发方　16△　（祛湿健发汤）

[**方药**] 桑椹子、泽泻、车前子（布包）、川芎各 10 克，赤石脂，生地、熟地各 12 克，炒白术、猪苓、草薢、白鲜皮，夜交藤各 15 克。

[**用法**] 水煎服。每日 1 剂，日分 2 次温服。

[**功效**] 健脾祛湿，乌须生发。

[**适应证**] 脂溢性脱发属热内蕴型。症见头皮潮红，搔痒，有渗出或表面有灰白色鳞屑，毛发脱落，伴有心烦口渴，便溏或便秘。舌质红，舌苔薄白，脉滑或滑数。

[**方源**]《实用中医手册》

[**方名**] 生发长发方 17[△]

[**方药**] 桑椹子、苣胜子、黑芝麻、川芎、当归、甘草各 10 克，菟丝子、制首乌、白芍各 12 克，炒白术 15 克，木瓜 6 克。

[**用法**] 水煎服。每日 1 剂，日分 2 次温服。

[**功效**] 养血润燥，乌须生发。

[**适应证**] 脂溢性脱发属血虚风燥型。症见头皮干燥，有糠秕状鳞屑，搔痒，头发干燥无光，逐渐脱落稀少。舌质红，舌苔薄白干，脉弦滑或滑细。（本型为干性脂溢所致）

[**方源**]《实用中医手册》

[**方名**] 生发长发方 18[△]

[**方药**] 桑白皮、白芷、辛荑、旱莲草、蔓荆子、川芎、干柏叶各二两，甘菊花四两。

[**用法**] 粗筛，每用四两，水三大碗，煎至二大碗，去滓，沐发。

[**功效**] 生发。

[**适应证**] 头发脱落。

[**方源**] 元·许国桢. 御药院方. 北京：人民卫生出版社，1992

[**方名**] 生发长发方 19[△] （生发膏）

[**方药**] 桑白皮、桑寄生、丁香、甘松香、白芷、泽兰、大麻子、牡荆子、芷蓿、辛荑、杏仁、芎䓖、防风、莽草各一两，零陵香、藿香、细辛、罗椒各二两，胡麻油、腊猪膏各一升，竹叶、松叶、柏叶各半升，乌鸡脂、雁脂各半合。

[**用法**] 外用。咀，以醋渍一宿，内油膏中微火三上三下，白芷色黄膏成，去滓，涂头上发生，日二夜一。

[**功效**] 生发长发。

[**适应证**] 鬓发脱落。

[**方源**] 唐·孙思邈. 千金方. 北京：人民卫生出版社，1982

[**方名**] 生发长发方 20[△]

[**方药**] 桑柴灰、桑椹各适量。

[**用法**] 外用。桑柴灰汁洗头，捣桑椹封之，日中暴头睡。

[**功效**] 解毒生发。

[**适应证**] 斑秃。

[**方源**] 唐·孙思邈. 千金方. 北京：人民卫生出版社，1982

[方名] 生发长发方 21[△]

[方药] 桑白皮 250 克，韭根汁 200 毫升，桑寄生 90 克，零陵香、泽兰各 75 克，柏叶、白芷各 60 克，细辛、防风（去芦头）、续断、川芎、皂荚、辛荑各 30 克，竹叶、松叶各 25 克，蔓荆子 20 克，乌麻油 2 500毫升。

[用法] 外用。将药细切，以水 2 000毫升，煮桑白皮取 500 毫升，与韭根汁 200 毫升相合，内余药浸 1 宿，以棉裹入于乌麻油中，微火煎，三上三下，候白芷色黄，去渣，以瓷器盛之。用时涂摩头发，日夜三两度，可生发长发。

[功效] 生发长发。

[适应证] 脱发。

[方源] ①《传世偏方验方》；②《民间千家妙方》

[方名] 生发长发方 22[△]

[方药] 桑根白皮 500 克，松叶、莲子叶、马鬐膏（炼成膏者）、韭根各 250 克，蔓荆子 60 克，防风（去芦头）、白芷各 30 克，桑寄生、辛荑、川升麻、川芎、独活、藿香、沉香、零陵香、盐各 15 克。

[用法] 外用。细切，先用水 8 升，煮桑根白皮取 5 升，然后内余药，煎取汁，盛于瓷器中。每日 3 ~ 5 次，外涂局部。

[功效] 生发长发。

[适应证] 眉发须不生。

[方源]《传世偏方验方》

[方名] 生发长发方 23[△]

[方药] 桑椹子、枸杞子、菟丝子、夜交藤、白芍各 15 克，熟地、旱莲草、当归各 10 克，生芪 30 克，明天麻、羌活、川芎各 6 克。

[用法] 水煎服。每日 1 剂，日分 2 次温服。

[功效] 滋肝补肾，养血祛风。

[适应证] 斑秃属肝肾阴虚，风盛血燥型。症见突然脱发，呈圆形或椭圆形，重时毛发全部脱落，同时伴有头晕目眩，耳鸣，五心烦热，腰酸腿软，遗精盗汗，夜寐不安。舌淡少苔，脉弦细数或缓弱无力。

[方源]《实用中医手册》

[方名] 生发长发方 24[△]

[方药] 桑椹子、菟丝子、女贞子、枸杞子、制首乌、旱莲草、熟地、茯苓各 12 克，当归、肉苁蓉各 9 克。

[用法] 水煎服。每日 1 剂，日分 2 次温服。

[功效] 补肝益肾，生发长发。

[适应证] 脱发。

[方源] ①《中华古医药宝典·中医祖传秘笈》；②《中华古医药宝典·万家奇方大全》

（354）头发不润泽、早白

[方名] 润发乌发方 1△ （首乌丸）

[方药] 制首乌 360 克，菟丝子、制豨莶草各 80 克，桑椹清膏、金樱子清膏各 70 克，旱莲草清膏 48 克，桑叶、补骨脂、女贞子、牛膝各 40 克，地黄、制金银花各 20 克。

[用法] 依法制为水蜜丸。每次 6 克，温开水送服，每日 2 次。

[功效] 滋养肝肾，安神止眩，润发乌发。

[适应证] 肝肾两虚，头晕眼花，耳鸣，头发早白等症。

[方源]《中华人民共和国药典》

[方名] 润发乌发方 2△ （桑椹黑发丸）

[方药] 桑椹子（农历 3 月收阴干）、旱莲草（5 月收，阴干）各 300 克，女贞子（冬青子）520 克。

[用法] 桑椹子、旱莲草为末，女贞子浸入白酒中，1 日内取出蒸透晒干，研细末。上 3 味共和匀，炼蜜丸如梧桐子大。每次 70～80 丸，淡盐汤送下。

[功效] 滋补肝肾，养阴潜阳，润发乌发。

[适应证] 肝肾阴虚，腰膝无力，衰老白发。

[方源] ①《本草纲目》；②《民间千家妙方》；③《中华古医药宝典·验方大全》；④《传世偏方验方》；⑤《秘方全书》

[方名] 润发乌发方 3△ （乌发益寿酒）

[方药] 桑椹子、旱莲草各 60 克，女贞子 80 克，黄酒 1 500 克。

[用法] 将上药捣碎，盛入细纱布袋中扎紧备用，将酒、药袋一起置入小坛内，加温密封。每日晃动 1 次，14 天后可饮用。每次 20 毫升，口服，每日 2 次。

[功效] 滋肝补肾，清热除湿，润发乌发。

[适应证] 头发早白。

[方源]《中老年健康长寿小百科》

[方名] 润发乌发方 4△ （桑椹酒）

[方药] 鲜桑椹 100 克。

[用法] 将桑椹洗净，捣汁装入纱布袋内，扎紧，将纱布袋浸入 500 毫升白酒中，盖好，封口，3 天即成。随饮，每次 1 小杯。

[功效] 补肝益肾，润发乌发。

[**适应证**] 头发早白属血虚发枯者。

[**方源**]《民间偏方奇效方》

[**方名**] 润发乌发方 5[△] （乌发丸）

[**方药**] 桑叶、生首乌（赤者）、熟地各 90 克，黑芝麻（炒）30 克，生白果（去壳）30 粒，桔梗 10 克，花椒（焙）6 克，万年青 1 000 克，生姜 10 克。

[**用法**] 共研细末，勿用铁器，炼蜜为丸，每丸梧桐子大。每次 30 丸，早饭后温开水送服，每日 1 次。

[**功效**] 清热补肾，润发乌发。

[**适应证**] 头发早白。

[**方源**]《实用食疗秘方大全》

[**方名**] 润发乌发方 6[△]

[**方药**] 桑叶 100 克，黑芝麻（炒）50 克，白果 30 个，桔梗 15 克，万年青（霜叶）2 片，熟地黄、生首乌各 150 克。

[**用法**] 将上药用非铁器器皿研成细末。每日早晚饭后口服 50 克。

[**功效**] 补肾清热，润发乌发。

[**适应证**] 头发早白。

[**方源**]《当代妙方》

[**方名**] 润发乌发方 7[△]

[**方药**] 桑椹子 300 克，熟地黄 259 克，旱莲草、制首乌各 200 克，北枸杞子 150 克，菟丝子、当归、丹参各 100 克，蜂蜜适量。

[**用法**] 依法制成蜜丸。每日 2 次，每次 9 克，温开水送服。服药的同时，在长白发的头皮处配合做局部微按摩，每次 2～5 分钟，早、晚各 1 次，至治愈为止。

[**功效**] 补养血，润发乌发。

[**适应证**] 头发早白。

[**按语**] 用本方治疗青少年白发患者 12 例，疗效稳定，均获治愈。

[**方源**]《当代妙方》

[**方名**] 润发乌发方 8[△]

[**方药**] 桑椹子、制首乌各 30 克。

[**用法**] 水煎服。每日 1 剂，日分 2 次温服。经常服用。

[**功效**] 滋肝补肾，润发乌发。

[**适应证**] 头发早白。

[**方源**]《老年人健康生活大全》

[**方名**] 润发乌发方 9[△]

[**方药**] 桑椹、黑芝麻各适量。

[**用法**] 取适量桑椹洗净，晒干，研末，与 4 倍的黑芝麻粉拌匀，贮存于瓶中。用时取桑麻粉适量，加入蜂蜜，揉成面团，再分成约 10 克重的小丸，每日早、晚各服 1 丸，温开水送服。

[**功效**] 润发乌发。

[**适应证**] 白发。

[**方源**]《传世偏方验方》

[**方名**] 润发乌发方 10[△] （桑椹糕）

[**方药**] 桑椹、黑芝麻各 120 克，粳米 60 克，白糖适量。

[**用法**] 前 3 味共捣烂，加入白糖，调成糊状制成糕蒸熟。空腹服用，每日 2 次。

[**功效**] 补肝肾，润五脏，祛风湿，清虚火。

[**适应证**] 须发早白。

[**方源**]《药食两用中药应用手册》

[**方名**] 润发乌发方 11[△]

[**方药**] 100% 桑果汁 250 毫升。

[**用法**] 口服。每日 1 剂，早、晚空腹各服 125 毫升。半个月为 1 疗程，可连用 2~6 个疗程。

[**功效**] 滋补肝肾，养血乌发。

[**适应证**] 肝肾不足，血虚白发。

[**方源**] 中华世界综合医学杂志，2004，4（10）：32~38

[**方名**] 润发乌发方 12[△]

[**方药**] 嫩桑叶、白蜜各 500 克，黑芝麻 200 克。

[**用法**] 将黑芝麻擂碎煎浓汁，加白蜜炼至滴水成珠，入桑叶末为丸。每服 10 克，早盐汤，晚米酒送下。

[**功效**] 润发乌发。

[**适应证**] 白发。

[**方源**] 清·汪昂. 医方集解. 上海：上海科学技术出版社，1959

[**方名**] 润发乌发方 13[△] （桑椹膏）

[**方药**] 桑椹子膏。

[**用法**] 每次 1~2 匙，开水调服，每日 2 次。

[**功效**] 补肝益肾，润发乌发。

[**适应证**] 头发早白。

[**方源**]《偏方大全》

[**方名**] 润发乌发方　14[△]

[**方药**] 桑叶丫枝适量。

[**用法**] 上药暴曝捣末，蜜和为丸。如梧桐子大。每次二十丸，温开水送服，日三服。

[**功效**] 温热补肾，润发乌发。

[**适应证**] 头发早白。

[**方源**] 明·朱橚. 普济方. 北京：人民卫生出版社，1959

[**方名**] 润发乌发方　15[△]　（桑皮柏叶汤）

[**方药**] 桑白皮、柏叶各一两。

[**用法**] 外用。上药水煎去渣沐发。

[**功效**] 润发。

[**适应证**] 血脉虚极，发鬓不润泽。

[**方源**] 宋·王怀隐，等. 太平圣惠方. 北京：人民卫生出版社，1958

[**方名**] 润发乌发方　16[△]

[**方药**] 桑白皮、赤芍、半夏、知母、紫菀、炙甘草、黄芩各三钱，桔梗、人参各一钱半，柴胡、秦艽、地骨皮、赤茯苓各二钱，天冬、鳖甲各五钱。

[**用法**] 上药研末为散，每次六钱，水煎服。

[**功效**] 润发。

[**适应证**] 皮毛干枯症。

[**方源**] 宋·王怀隐，等. 太平圣惠方. 北京：人民卫生出版社，1958

[**方名**] 润发乌发方　17[△]

[**方药**] 黑熟桑椹适量。

[**用法**] 外用。上药水浸日晒，擦涂，令黑而复生也。

[**功效**] 生发长发。

[**适应证**] 发白不生。

[**方源**] 唐·孙思邈. 千金方. 北京：人民卫生出版社，1982

[**方名**] 润发乌发方　18[△]

[**方药**] 桑白皮90克。

[**用法**] 外用。上为末，煮五六沸后去滓，频沐鬓发。

[**功效**] 润发乌发。

[**适应证**] 白发。

[方源]《中华古医药宝典·验方大全》

[方名] 润发乌发方　19△
[方药] 桑椹子、菟丝子、枸杞子各 15 克，桑叶、赤芍、生地各 12 克，丹皮、杭菊花各 10 克，白芷 6 克。
[用法] 水煎服。每日 1 剂，日分 2 次温服。
[功效] 补肝益肾，润发乌发。
[适应证] 头发早白。
[方源]《民间千家妙方》

[方名] 润发乌发方　20△
[方药] 桑白皮 30 克，五味子 15 克，青葙子 60 克。
[用法] 外用。水煎取汁，外洗。
[功效] 宣肺补肾，润发乌发。
[适应证] 头发早白。
[方源] ①《民间千家妙方》；②《中华古医药宝典·验方大全》

[方名] 润发乌发方　21△
[方药] 桑椹子、黑芝麻、茯苓、山茱萸各 12 克，生地、制首乌、菟丝子、巨胜子各 15 克，龟板胶 10 克（烊化）、甘草 6 克。
[用法] 水煎服。每日 1 剂，日分 2 次温服。
[功效] 益气养血，补肾益精，润发乌发。
[适应证] 头发早白。
[方源]《民间千家妙方》

[方名] 润发乌发方　22△
[方药] 桑椹子、熟地各 100 克，山药 200 克，万年青 300 克，黑芝麻 80 克，南烛皮 40 克，巨胜子 30 克，川椒、白果 10 克。
[用法] 上药共研细末，炼蜜为丸，每丸重 10 克。每次 1 丸，白酒送下，每日 2 次，忌食萝卜。
[功效] 滋肝补肾，润发乌发。
[适应证] 头发早白。
[方源]《护肤美容良方》

[方名] 润发乌发方　23△
[方药] 桑椹子 1 000 克，地骨皮、制苍术各 500 克。
[用法] 将上药捣汁调匀露晒 50 天，再研末，炼蜜为丸，如赤豆大。每服 10 丸，

每日 3 次。

[**功效**] 滋肝补肾，润发乌发。

[**适应证**] 头发早白。

[**方源**]《护肤美容良方》

[**方名**] 润发乌发方 24△

[**方药**] 桑椹子、人参、熟地、砂仁、木香、沉香、生地（酒洗）各 15 克，山药、茯苓、川椒（去目）大茴香（酒洗），枸杞子、旱莲草、甘草、苍术（米泔水泡 3 日，去皮，盐炒用）各 30 克，制首乌 120 克。

[**用法**] 上药研细末，炼蜜为丸。每次 10 克，盐汤或酒送下，忌食萝卜。

[**功效**] 滋肝补肾，润发乌发。

[**适应证**] 头发早白。

[**方源**]《护肤美容良方》

[**方名**] 润发乌发方 25△

[**方药**] 桑白皮 250 克，桑寄生 90 克，韭根汁 180 毫升，竹叶、松叶各 180 克，蔓荆子 120 克，泽兰、零陵香各 74 克，柏叶、白芷各 60 克，细辛、川芎、皂荚、辛荑各 30 克。

[**用法**] 外用。先取桑白皮加水 1 500 毫升，煎取药汁 500 毫升，与韭根汁混合，其余药研细，置于混合药液中泡浸 1 宿，然后微火熬成膏，去渣。涂摩头发，每周 2 ~ 3 次。

[**功效**] 理肺补肾，润发乌发。

[**适应证**] 头发早白。

[**方源**]《护肤美容良方》

[**方名**] 润发乌发方 26△

[**方药**] 桑椹子、旱莲草、女贞子、侧柏叶各 60 克，当归、黑芝麻各 90 克。

[**用法**] 上药共研细末，炼蜜为丸，每丸重 9 克。每次 1 丸，温开水送服，每日 2 次。

[**功效**] 凉血清热，滋肝益肾，润发乌发。

[**适应证**] 头发早白属血热风燥者。

[**方源**]《美容良方大全》

[**方名**] 润发乌发方 27△

[**方药**] 黑椹、蝌蚪各一斤。

[**用法**] 外用。瓶盛封闭，悬屋东头一百日，尽化为黑泥，以染白发如漆。

[**功效**] 润发乌发。

[**适应证**] 白发。

[**方源**] 明·李时珍. 本草纲目. 北京：中国中医药出版社，1998

[**方名**] 润发乌发方　28[△]

[**方药**] 冬桑叶适量。

[**用法**] 上药水煎 15 分钟后去渣取汁，再加热浓缩即成，藏于冰箱内备用。用此液洗头，可令头发黑润光亮。

[**功效**] 凉血清热，益肾乌发。

[**适应证**] 头发不泽。

[**方源**]《民间千家妙方》

[**方名**] 润发乌发方　29[△]

[**方药**] 桑白皮、桑寄生、白芷、泽兰、大麻子、辛黄、蔓荆子、莽草各 30 克，丁香、甘松香各 45 克，川芎、竹叶、细辛、川椒各 60 克，零陵香、芷蓿香、防风、杏仁、柏叶各 90 克，乌鸡脂 200 克，胡麻油 200 毫升，腊月猪脂 2 000 克。

[**用法**] 外用。上述药物，川椒去目，防风去芦头，杏仁去皮尖，均为末，米醋浸一宿，滤出，入油脂鸡脂中，以慢火煎，候白芷色焦黄膏成，去渣，以瓷盒盛。取液洗头。

[**功效**] 润发美容。

[**适应证**] 头发不泽，白发。

[**方源**]《护肤美容良方》

[**方名**] 润发乌发方　30[△]　　（乌龙髓）

[**方药**] 桑椹子（大黑紫者）100 个，当归 60 克，汉防己、绿矾各 30 克。

[**用法**] 外用。上药以罐盛，用麻油 360 克浸，以纸数重，紧扎罐口，于甑上蒸，饭熟为度，取出埋地下，窨 100 天。用以染须发。

[**功效**] 滋肝补肾，润发乌发。

[**适应证**] 须发早白。

[**方源**]《美容良方大全》

[**方名**] 润发乌发方　31[△]

[**方药**] 桑白皮、柏子仁各 500 克。

[**用法**] 外用。上药煎汁，待温时沐发。

[**功效**] 补肾润发。

[**适应证**] 头发不泽，白发。

[**方源**] 清·邹存淦. 外治寿世方. 上海：上海科技出版社，1985

[**方名**] 润发乌发方 32[△] （沐发方）

[**方药**] 桑白皮、柏叶各 500 克，宣木瓜 250 克。

[**用法**] 外用。上药浸油，擦头用。

[**功效**] 润发乌发。

[**适应证**] 白发。

[**方源**] 清·邹存淦．外治寿世方．上海：上海科技出版社，1985

[**方名**] 润发乌发方 33[△]

[**方药**] 桑椹子 1 000 克，桑叶、玉竹、旱莲草、女贞子、熟地各 500 克。

[**用法**] 上药浓煎 3 次，去渣，取 3 次药液混匀，再浓缩，加白糖 3 500 克，搅匀，待冷贮瓶备用。每次 20 克，开水冲服，每日 2 次。

[**功效**] 滋补肝肾，润发乌发。

[**适应证**] 白发。

[**方源**]《新编美容本草》

[**方名**] 润发乌发方 34[△] （桑椹蜜膏）

[**方药**] 桑椹 1 000 克，蜂蜜 400 克。

[**用法**] 将桑椹子洗净，水煎 2 次，每次 30 分钟，合并两次药液，再用文火煎熬至较浓时，加入蜂蜜再煮沸，待冷装瓶备用。每次 1 汤匙，开水冲服，每日 2 次。

[**功效**] 滋肝益肾，养阴补血，润发乌发。

[**适应证**] 须发早白。

[**方源**]《药食两用中药应用手册》

[**方名**] 润发乌发方 35[△] （血热白发方）

[**方药**] 桑叶、黑芝麻各 30 克，首乌、旱莲草各 20 克，生地 15 克，丹皮、赤芍、当归、黄芩、女贞子各 12 克。

[**用法**] ①水煎服，每日 1 剂。②上药以比例增加，共为细末，炼蜜为丸，每次 9 克，温开水送服，每日 2 次。

[**功效**] 润发乌发。

[**适应证**] 血热白发。

[**方源**]《脱发的中医防治》

[**方名**] 润发乌发方 36[△]

[**方药**] 桑白皮适量。

[**用法**] 外用。桑白皮为末，羊膏和涂。

[**功效**] 润发乌发。

[**适应证**] 发槁不泽，白发。

[**方源**] 唐·孙思邈. 千金方. 北京：人民卫生出版社，1982

（355）头皮白屑

[**方名**] 除屑方 1△

[**方药**] 桑枝适量。

[**用法**] 外用。上药烧成灰，用温热水淋浇桑枝灰，取其过滤液洗头。每日1次，约数次可愈。

[**功效**] 疏风止痒，润皮防屑。

[**适应证**] 头痒白屑。

[**按语**] 据称用本方洗头数次，头痒白屑可愈。

[**方源**]《偏方大全》（第三版）

[**方名**] 除屑方 2△

[**方药**] 桑寄生、防风各90克，蔓荆子、火麻仁各100克，白芷120克，秦椒30克。

[**用法**] 外用。上6味，切，以水1 500毫升，煮取1 000毫升，去滓，沐头。

[**功效**] 疏风祛屑。

[**适应证**] 头白屑。

[**方源**] 唐·王焘. 外台秘要. 北京：人民卫生出版社，1996

[**方名**] 除屑方 3△

[**方药**] 外用。桑根白皮、桑寄生、甘菊花、零陵香、附子（去皮脐）、藁本、松叶、旱莲草、蔓荆子各90克，桑柴灰适量。

[**用法**] 前9味细切，每用150克，以绢袋盛之，用桑柴灰汁煎，令药味出，冷热得所，去药袋，以此药沐头，并注意避风。

[**功效**] 止痒除屑。

[**适应证**] 头皮白屑。

[**方源**] 宋·王怀隐，等. 太平圣惠方. 北京：人民卫生出版社，1958

[**方名**] 除屑方 4△

[**方药**] 桑柴灰适量。

[**用法**] 外用。以桑灰汁沐头，去白屑，神良。

[**功效**] 祛屑止痒。

[**适应证**] 头皮白屑。

[**方源**] 宋·王怀隐，等. 太平圣惠方. 北京：人民卫生出版社，1958

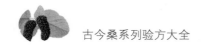

（356）视力不清

[方名] 明目方 1△

[方药] 炒决明子、桑椹子、菟丝子、制首乌、黄芪、升麻、五味子、远志（甘制）、石菖蒲、丹参、鹅不食草、冰片、蔗糖、硬脂酸镁。

[用法] 上药依法制成片剂，口服，每次4~8片，每日3次，饭后服用。

[功效] 滋肾养肝，益气升清，开窍明目。

[适应证] 视物不清属气阴两虚者。症见视物不清，头晕目眩，心悸失眠，记忆减退，腰腿酸软。

[按语] 注意事项：①忌辛辣、烟、酒及油腻食物。②本品不宜与藜芦及其制剂同用。

[方源] 《国家非处方药应用指南》

[方名] 明目方 2△ （桑麻片）

[方药] 桑叶、黑芝麻。

[用法] 依法制成片剂，口服，每次6克，每日3次，饭后服用。

[功效] 滋养肝肾，祛风明目。

[适应证] 视物不清属肝肾不足，风热上扰者。症见头晕眼花，视物不清，迎风流泪，耳鸣耳聋，腰膝酸软无力。

[按语] 注意事项：①大便稀溏者慎用。②忌辛辣、烟、酒。

[方源] 《国家非处方药应用指南》

[方名] 明目方 3△ （明目丸）

[方药] 桑叶、甘菊、生地、女贞子（研）、生牡蛎各6克，羚羊角尖（锉细为末）、密蒙花、生杭芍、炒枳壳各4.5克，泽泻3克。

[用法] 上药为末，炼蜜为丸如绿豆大。每服6克，温开水送下。

[功效] 平肝明目。

[适应证] 可作为眼睛的日常保健方。

[方源] ①《民间千家妙方》；②《中华古医药宝典·验方大全》

[方名] 明目方 4△ （桑菊明目丸）

[方药] 霜桑叶、菊花各6克。

[用法] 上药共研细末，炼蜜为丸，如绿豆大。每服6克，温开水送服。

[功效] 平肝明目。

[适应证] 慢性眼疾。

[方源] ①《传世偏方验方大全》；②《中华古医药宝典·验方大全》

[**方名**] 明目方　5$^\triangle$

[**方药**] 霜桑叶、甘菊花、夏枯草、生地各 9 克，羚羊角尖 1.5 克，薄荷（后下）3 克。

[**用法**] 外用。水煎，先熏后洗。

[**功效**] 平肝清热，通脉明目。

[**适应证**] 可作为眼睛的日常保健方。

[**方源**] ①《传世偏方验方大全》；②《中华古医药宝典·验方大全》；③《民间千家妙方》④《秘方全书》

[**方名**] 明目方　6$^\triangle$　　（桑椹枸杞酒）

[**方药**] 桑椹、枸杞各 50 克，白酒 500 毫升。

[**用法**] 将桑椹、枸杞洗净晒干，放入酒瓶中封口，浸泡 7 天可服用。每次 10～20 毫升，口服，每日 2 次。

[**功效**] 滋肝补肾，聪明耳目。

[**适应证**] 目花属肝肾不足者。

[**方源**]《药食两用中药应用手册》

[**方名**] 明目方　7$^\triangle$　　（桑椹蜜膏）

[**方药**] 桑椹 1 000 克，蜂蜜 400 克。

[**用法**] 将桑椹洗净水煎 2 次，每次 30 分钟，合并两次煎液，再以文火煎熬浓缩至较黏稠时，加蜂蜜煮沸，退火待冷装瓶备用。每次 1 汤匙，开水冲服，每日 2 次。

[**功效**] 补肝明目。

[**适应证**] 目暗。

[**方源**]《药食两用中药应用手册》

（357）鼻部干燥

[**方名**] 健鼻方　1$^\triangle$

[**方药**] 霜桑叶、枇杷叶、生地、白芍各 10 克，川贝、黑芝麻各 12 克，玄参、麦冬各 15 克，丹皮、甘草各 6 克，薄荷（后下）3 克。

[**用法**] 水煎服。每日 1 剂，日分 2 次温服。

[**功效**] 养阴润燥，清肺健鼻。

[**适应证**] 鼻部干燥失泽。

[**方源**] ①《民间千家妙方》；②《传世偏方验方》；③《秘方全书》

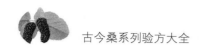

（358）牙齿动摇

[**方名**] 固齿方 1△ （三物膏）

[**方药**] 桑枝、柳枝、槐枝各等份。

[**用法**] 外用。上药以水 20 升同煮至 10 升，入好盐一斤熬成膏，瓷盒内贮，临卧揩牙。

[**功效**] 令牙齿牢固。

[**适应证**] 齿动。

[**方源**] 明·朱橚．普济方．北京：人民卫生出版社，1959

[**方名**] 固齿方 2△

[**方药**] 骨碎补 30 克，胡桃 24 克（去皮，煨去油），黑桑椹、食盐（炒）各 15 克。

[**用法**] 外用。共研细末，擦敷牙龈，每日早、晚各 1 次。

[**功效**] 凉血泻火，益肾固齿。

[**适应证**] 牙齿动摇，牙龈红肿疼痛。

[**方源**]《中国民间偏方大全》

（359）牙齿发黑

[**方名**] 白齿方 1△ （桑白楷齿方）

[**方药**] 桑白皮适量。

[**用法**] 外用。切成片，如指大，以醋浸三日，常揩齿。

[**功效**] 润洁牙齿。

[**适应证**] 白齿退色发黑。

[**方源**] 宋·赵佶．圣济总录．北京：人民卫生出版社，1962

[**方名**] 白齿方 2△ （桑椹散）

[**方药**] 干桑椹子、川升麻、皂荚（盐水中浸一宿焙）、生干地黄、槐白皮各一两。

[**用法**] 外用。上药细锉，以糯米饭为团，炭火烧赤，入麝香一分，研细，早晚先以浆水漱口后揩齿。

[**功效**] 光润洁白牙齿。

[**适应证**] 白齿退色变黑。

[**方源**] 宋·王怀隐，等．太平圣惠方．北京：人民卫生出版社，1958

（360）口　臭

[**方名**] 香口方　1[△]　（治肺热口臭方）

[**方药**] 桑白皮、地骨皮、生黄芪、栀子。

[**用法**] 上甘草煎，食后噙咽。

[**功效**] 清肺热，除口臭。

[**适应证**] 肺热口臭，症见口臭，口中如胶瓦干，发渴，小便多。

[**方源**] 明·朱橚．普济方．北京：人民卫生出版社，1959

[**方名**] 香口方　2[△]

[**方药**] 桑白皮6克，桔梗4.5克，地骨皮、甘草各3克，麦冬、黄芩各2克，知母2.5克，五味子15粒。

[**用法**] 水煎服。每日1剂，日分2次温服。

[**功效**] 清肺热，除口臭。

[**适应证**] 肺热口臭。

[**方源**]《美容良方大全》

[**方名**] 香口方　3[△]　（加减泻白散）

[**方药**] 桑白皮10克，桔梗7.5克，地骨皮、炙甘草各5克，知母3.5克，麦冬、黄芩各2.5克，五味子15克。

[**用法**] 水煎服。每日1剂，日分2次温服。

[**功效**] 清肺热，除口臭。

[**适应证**] 肺热口臭。

[**方源**] 清·沈金鳌．杂病源流犀烛．北京：中国中医药出版社，1994

21. 传染科疾病

［国家法定管理甲类传染病］

（361）霍　乱

［**方名**］治霍乱方　1△

［**方药**］鲜桑叶或干桑叶适量。

［**用法**］上药煎汁服。日三夜二。

［**功效**］疏风清热解毒。

［**适应证**］霍乱腹吐痛下。

［**方源**］明·李时珍．本草纲目．北京：中国中医药出版社，1998

［**方名**］治霍乱方　2△　（桑叶煎）

［**方药**］桑叶一握。日三夜二。

［**用法**］上味煎饮，一二服立定。

［**功效**］清热除湿，驱风止痉。

［**适应证**］霍乱转筋。

［**方源**］宋·王怀隐，等．太平圣惠方．北京：人民卫生出版社，1958

［**方名**］治霍乱方　3△

［**方药**］桑白皮适量。

［**用法**］上药水煎服。日三夜二。

［**功效**］固元气，止霍乱吐泻。

［**适应证**］霍乱吐泻。

［**方源**］明·李时珍．本草纲目．北京：中国中医药出版社，1998

［国家法定管理乙类传染病］

（362）病毒性肝炎

［**方名**］治病毒性肝炎方 1△

［**方药**］鲜桑白皮60克，白糖适量。

［**用法**］上药水煎服。每日1剂，日分2次温服。

［**功效**］清热除湿，疏肝利胆。

［**适应证**］传染性肝炎。

［**方源**］《中药大辞典》

［**方名**］治病毒性肝炎方 2△ （桑椹寄生饮）

［**方药**］桑寄生、桑椹子、韭菜各20克，生地、熟地、鹿衔菜子、甘菊花、腊树子、补骨脂各15克，北五味子、山萸肉、薯蓣、泽泻、茯苓、丹皮各10克，枸杞子30克。

［**用法**］水煎取汁。每日1剂，日分2次温服。或制成蜜丸，每丸重9克，每次1丸，温开水送服，每日2~3次。

［**功效**］补肾益肝。

［**适应证**］乙型病毒性肝炎。

［**方源**］①《偏方秘方大全》；②《当代妙方》；③《中华古医药宝典·中医祖传秘笈》

［**方名**］治病毒性肝炎方 3△

［**方药**］桑寄生、虎杖、贯众、丹皮、苡仁、土茯苓、白术、巴戟、丹参各10克，黄芪15克，半边莲20克。

［**用法**］水煎服。每日1剂，日分2次温服，2个月为1疗程。

［**功效**］清热除湿，和胃降逆，疏肝利胆。

［**适应证**］乙型病毒性肝炎。

［**方源**］《民间祖传秘方大全》

［**方名**］治病毒性肝炎方 4△

［**方药**］桑寄生60克，芦根30克，黄鳝3条，油盐各少量。

［**用法**］黄鳝去肠杂，切段，洗净，与桑寄生、芦根加水同煨汤，以油、盐调味，吃鱼饮汤。

［**功效**］清热利湿，补气养血。

[**适应证**] 肝炎。

[**方源**]《偏方大全》

[**方名**] 治病毒性肝炎方　5△

[**方药**] 桑椹子 10～15 克。

[**用法**] 水煎服。每日 1 剂，日分 2 次温服。

[**功效**] 滋补肝肾，清热除湿。

[**适应证**] 肝炎，贫血。

[**方源**] ①《药物治疗手册》；②《常用中草药手册》

[**方名**] 治病毒性肝炎方　6△

[**方药**] 丹参、桑寄生、菟丝子各 30 克，虎杖、仙灵脾各 15～30 克，黄芩 15～20 克，巴戟天 15 克，陈皮 6 克。

[**用法**] 上 8 味，水煎取汁。每日 1 剂，日分 2 次温服。

[**功效**] 活血补肾，健脾化湿。

[**适应证**] 乙型肝炎。

[**方源**] ①《传世偏方验方》；②《中华古医药宝典·验方大全》

[**方名**] 治病毒性肝炎方　7△

[**方药**] 桑枝 30 克，丹参、生地、黄精、草决明各 15 克，金钱草、车前子（包）、泽泻、薏苡仁、山栀、制首乌、草荷车各 12 克，丹皮、桃仁、大黄炭各 10 克，生黄芪 5 克。

[**用法**] 水煎服。每日 1 剂，日分 2 次温服。

[**功效**] 消除里邪，扶正补虚，调理气血。

[**适应证**] 乙型病毒性肝炎。

[**方源**] ①《偏方大全》；②《秘方全书》；③《中华古医学宝典·验方大全》

（363）脊髓灰质炎（小儿麻痹症）

[**方名**] 治小儿麻痹症方　1△

[**方药**] 桑寄生 24 克，葛根、白芍、钩藤各 15 克，玄参、黄芩各 12 克，秦艽、防风、川连、甘草各 9 克，升麻 6 克，苡仁 30 克。

[**用法**] 上药用水一碗半，煎成半碗。每隔 1 小时服 1 匙。

[**功效**] 补肝肾，强筋骨。

[**适应证**] 小儿麻痹症（脊髓灰质炎）。

[**方源**]《常见病验方研究参考资料》

[**方名**] 治小儿麻痹症方 2△

[**方药**] 桑叶、葛根、羌活各 10 克，金银花 15 克。

[**用法**] 水煎服。每日 1 剂，日分 3 次温服。

[**功效**] 清热除湿。

[**适应证**] 小儿麻痹症属邪注经络型。症见再度发热，肢体疼痛，转侧不利。舌红苔腻。

[**方源**]《民间偏方奇效方》

[**方名**] 治小儿麻痹症方 3△

[**方药**] 桑枝、丝瓜络各 25 克。

[**用法**] 水煎服。每日 1 剂，日分 4 次温服。

[**功效**] 祛风除热。

[**适应证**] 小儿麻痹症发热阶段。

[**方源**]《妇儿良方》

[**方名**] 治小儿麻痹症方 4△

[**方药**] 桑叶、银花、连翘各 15 克，菊花、前胡、丝瓜络、葛根各 10 克。

[**用法**] 水煎服。每日 1 剂，日分 3 次温服。

[**功效**] 清热除湿。

[**适应证**] 小儿脊髓灰质炎（小儿麻痹症）。

[**方源**]《妇儿良方》

[**方名**] 治小儿麻痹症方 5△

[**方药**] 桑寄生、淫羊藿各等量。

[**用法**] 将上药制成每毫升含生药 1 克的注射液，每安瓿 2 毫升。急性期每日 2 次，每次 2 毫升，肌内注射，连用 20 天；后遗症期，隔日 1 次穴位注射，隔日 1 次肌内注射 4 毫升。

[**功效**] 补肝益肾，舒筋活络。

[**适应证**] 小儿麻痹症。

[**方源**]《当代妙方》

[**方名**] 治小儿麻痹症方 6△

[**方药**] 桑寄生、连翘、苡仁各 15 克，汉防己、滑石、独活各 12 克，法半夏、杏仁、山栀各 10 克。

[**用法**] 水煎服。每日 1 剂，日分 3 次温服。

[**功效**] 补肝肾，通经络，强筋骨。

[**适应证**] 小儿麻痹症（脊髓灰质炎）。

[方源]《百病良方》（第5集）

[方名] 治小儿麻痹症方　7△
[方药] 桑寄生、淫羊藿各9克，灯盏细辛6克，杜仲50克，猪脚1支。
[用法] 先将洗净猪脚煮熟，再与方中诸药合煎，服时猪脚与药汁同服。每剂服2日，分6次服用，重症患者每日1剂。
[功效] 温通经脉，调和气血，补益肝肾，强壮筋骨。
[适应证] 小儿麻痹症。
[方源]《民间祖传秘方大全》

[方名] 治小儿麻痹症方　8△
[方药] 桑寄生10～15克。
[用法] 水煎服或煎水代茶饮。每日1剂。
[功效] 补肝肾，强筋骨。
[适应证] 脊髓灰质炎（小儿麻痹症）。
[方源]《药物治疗手册》

（364）麻　疹

[方名] 治麻疹方　1△　（清金肃肺和中汤）
[方药] 冬桑叶、瓜蒌皮、前胡各6克，川贝母、鲜石斛、淡豆豉、北沙参、生扁豆各9克，鲜生地15克，青庶汁半杯、青盐4.5克，枇杷叶5片（去毛）。
[用法] 水煎服。每日1剂，日分3次温服。
[功效] 清金宣肺，和中祛疹。
[适应证] 麻疹属伏热疫痧。症见身热咳嗽，口渴神烦，便溏尿赤，痧透不足，热邪不退。苔白而花，舌质干燥。
[方源]《全国名医验案类编》

[方名] 治麻疹方　2△
[方药] 桑叶、炒牛蒡子、青连翘各4.5克，前胡、金银花、瓜蒌皮各3克，苏薄荷2.4克，蝉蜕2.1克，桔梗1.8克，青箬叶9克。
[用法] 水煎服。每日1剂，日分3次温服。
[功效] 宣肺清热，祛风除疹。
[适应证] 麻疹属风温疫痧，症见头痛身热，恶风自汗，继即头面项下均见红疹隐隐，咳嗽气逆，神烦少寐。
[方源]《全国名医验案类编》

[**方名**] 治麻疹方　3△

[**方药**] 冬桑叶、金银花、光杏仁、益母草、天花粉各 6 克，青连翘 9 克，川贝母 4.5 克，生甘草 1.2 克。

[**用法**] 水煎服。每日 1 剂，日分 3 次温服。

[**功效**] 清热活血，祛风消疹。

[**适应证**] 麻疹属冬温疫痧，症见初起发热恶寒，咳嗽体倦，饮食减少，尚未见有痧点，后因感冬温触发。

[**方源**]《全国名医验案类编》

[**方名**] 治麻疹方　4△

[**方药**] 生桑白皮、生鸡金、前胡各 4.5 克，杭菊 6 克，地骨皮 9 克，炒枳壳 3 克，荸荠 2.4 克，佛手 1.8 克，生甘草梢 1.2 克。

[**用法**] 水煎服。每日 1 剂，日分 3 次温服。

[**功效**] 宣肺化痰，健脾消食。

[**适应证**] 小儿麻疹后受风夹食，症见咳嗽痰多，咬牙弄齿。

[**按语**] 本症乃疫痧回后，不忌风寒，恣食油腻而发。

[**方源**]《全国名医案验类编》

[**方名**] 治麻疹方　5△

[**方药**] 桑白皮、黄荆梗各 30 克。

[**用法**] 将黄荆梗砍断，用稻草烧之取油，桑白皮水煎取汁，加油服，每日 1 剂。日分 2 次温服。

[**功效**] 清热祛风，宣肺止咳。

[**适应证**] 麻疹咳嗽，呼吸迫促。

[**方源**]《常见病验方研究参考资料》

[**方名**] 治麻疹方　6△　（清热退疹汤）

[**方药**] 桑白皮 6 克，地骨皮 10 克，沙参、知母各 3 克。

[**用法**] 水煎服。每日 1 剂，日分 3 次温服。

[**功效**] 清热退疹。

[**适应证**] 麻疹，疹后发热。

[**方源**]《民间偏方奇效方》

[**方名**] 治麻疹方　7△　（收疹汤）

[**方药**] 桑叶 3 克，青蒿 4.5 克，沙参、麦冬、花粉、生扁豆各 10 克，芦根 15 克。

[**用法**] 水煎服。每日 1 剂，日分 3 次温服。

[**功效**] 透疹止咳。

［适应证］小儿麻疹疹回期。症见发热渐退，疹点隐隐，咳嗽口干。

［方源］《民间偏方奇效方》

［方名］治麻疹方 8△ （杷叶桑皮汤）

［方药］桑白皮、枇杷叶、生石膏各 15 克，冰糖适量。

［用法］水煎服。每日 1 剂，日分 2～3 次温服。

［功效］宣肺止咳。

［适应证］疹后咳嗽不止。

［方源］《民间偏方奇效方》

［方名］治麻疹方 9△

［方药］桑叶、淡豆豉、连翘各 4.5 克，蝉蜕、薄荷（后下）、栀子、甘草各 1.5 克，苇根 6 克，菊花 3 克。

［用法］水煎服。每日 1 剂，日分 3 次温服。

［功效］辛凉透疹，促使麻疹透发。

［适应证］麻疹出疹前期。

［方源］《妇儿良方》

［方名］治麻疹方 10△ （清解透表汤）

［方药］桑叶、菊花各 12 克，金银花、紫草、牛蒡子各 9 克，连翘、甘草、葛根、升麻各 6 克，蝉蜕 3 克。

［用法］水煎服。每日 1 剂，代茶饮。

［功效］清解透表。

［适应证］麻疹。

［方源］《当代妙方》

［方名］治麻疹方 11△

［方药］桑叶、杏仁、淡竹叶、浙贝母、玄参、生地、沙参、麦冬各 10 克，枇杷叶 15 克。

［用法］水煎服。每日 1 剂，日分 3 次温服。

［功效］清热疏肝，益气养阴。

［适应证］麻疹恢复期。

［方源］《当代妙方》

［方名］治麻疹方 12△ （清热疏散汤）

［方药］桑叶 5 克，牛蒡子、蝉蜕各 6 克，金银花、连翘各 10 克。

［用法］水煎服。每日 1 剂，日分 3 次温服。

[**功效**] 宣肺清热，疏肝散疹。

[**适应证**] 小儿麻疹属肺热壅盛者。

[**方源**]《中医秘单偏验方妙用大全》

[**方名**] 治麻疹方　13△　（益气养阴汤）

[**方药**] 桑叶6克，川贝5克，沙参、麦冬、石斛、扁豆各10克，甘草3克。

[**用法**] 水煎服。每日1剂，日分3次温服。

[**功效**] 益气养阴，祛风除疹。

[**适应证**] 小儿麻疹属气阴两虚者。

[**方源**] 浙江中医杂志

[**方名**] 治麻疹方　14△　（宣肺清热汤）

[**方药**] 冬桑叶、麻黄、桔梗、杏仁、牛蒡子、前胡、甘草、炒枳壳各10克，生石膏粉15克，鲜芦苇根60克。

[**用法**] 水煎1小时，去上沫，频频口服，可代茶饮，每日1剂，3日为1疗程。

[**功效**] 宣肺清热，止咳平喘。

[**适应证**] 麻疹后咳喘（麻疹失治并发肺炎）。

[**方源**]《临证会要》

[**方名**] 治麻疹方　15△　（辛凉透疹汤）

[**方药**] 桑叶、连翘各4.5克，菊花、牛蒡子、薄荷、蝉蜕、枳壳各3克。

[**用法**] 水煎服。每日1剂，日分3次温服。

[**功效**] 发表透疹，清肺宣毒。

[**适应证**] 麻疹。

[**方源**]《新编中医方剂手册》

[**方名**] 治麻疹方　16△

[**方药**] 桑叶、葛根各10克，紫草15克，甘草20克。

[**用法**] 水煎服。每日1剂，日分3~4次温服。连服1周。

[**功效**] 清热解毒。

[**适应证**] 用于预防麻疹。

[**按语**] 某地流行麻疹时，服用上方者，无1例发病。

[**方源**]《当代妙方》

[**方名**] 治麻疹方　17△

[**方药**] 桑白皮、贝母、知母、牛蒡子各5克，炒山栀、连翘、杏仁、玄参各7克，生石膏、瓜蒌仁各10克，炒葶苈子3克。

[**用法**] 水煎服。每日 1 剂，日分 4 次温服。

[**功效**] 宣肺清热，调和营卫，益气透疹。

[**适应证**] 麻疹并发肺炎。症见麻疹出后，体温持续增高，喘息鼻煽，胸闷口渴，唇舌焦赤，口臭等。

[**按语**] 麻疹患儿透疹不顺，疹子过稀过密，出后早回，或逾期不收，并伴高热，气急，鼻翼煽动，咳嗽，或呼吸不规则等表现者，提示并发肺炎，中医认为，麻疹合并肺炎乃痧毒过盛或正气虚弱，邪闭肺胃所致。

[**方源**] 《偏方秘方大全》

[**方名**] 治麻疹方 18△

[**方药**] 鲜芦根 15 克，桑叶、金银花各 10 克，大青叶、连翘各 6 克，僵蚕、牛蒡子、薄荷（后下）、豆豉、葛根、莲心、天竺黄各 3 克，局方至宝散 0.6 克（冲服）。

[**用法**] 水煎服。每日 1 剂，日分 4 次温服。

[**功效**] 宣肺泄热，回阳救逆。

[**适应证**] 麻疹合并肺炎属疹毒内蕴，蒙闭心窍者。症见发热，疹已出现，颌下隐隐不出，体温 40 度以上，咳喘息粗，鼻煽，嗜睡，音嘶发呛等。

[**方源**] 《偏方秘方大全》

[**方名**] 治麻疹方 19△

[**方药**] 桑叶、蝉蜕各 6 克。

[**用法**] 水煎服。每日 1 剂，日分 2 次口服。

[**功效**] 透疹。

[**适应证**] 麻疹应出不出或疹出不透者。

[**方源**] 《常见病验方研究参考资料》

[**方名**] 治麻疹方 20△

[**方药**] 桑叶、芦苇根各 10 克。

[**用法**] 水煎服。每日 1 剂，日分 2 次口服。

[**功效**] 透疹。

[**适应证**] 麻疹前驱期，发疹期，恢复期均可服用。

[**方源**] 《常见病验方研究参考资料》

[**方名**] 治麻疹方 21△ （银花桑叶汤）

[**方药**] 银花、桑叶、大青叶、连翘、淡竹叶、丝瓜络各 10 克，芦根 12 克，紫草 20 克，牛蒡子、桔梗、蝉蜕各 6 克，甘草 3 克。

[**用法**] 水煎服。每日 1 剂，分 2 次服。配合竹蔗 500 克，鲜茅根、荸荠各 250 克，煎水代茶，频频饮服。

[**功效**] 清热除湿，透疹除邪。

[**适应证**] 麻疹疹前期，出疹期。症见发热，鼻塞，流涕，目赤流泪，倦怠，思睡，双侧口腔麻疹黏膜斑，或发热时伴见疹出，由胸腹至头面四肢，伴尿黄短等。

[**方源**]《中华古医药宝典·中医祖传秘笈》

（365）流行性出血热

[**方名**] 治流行性出血热方　1△

[**方药**] 桑叶、金银花、丹皮各 12 克，人参 10 克，五味子 15 克，麦冬、龙骨、牡蛎各 30 克。

[**用法**] 水煎服。每日 1 剂，分 3 次温服。

[**功效**] 补气生津。

[**适应证**] 流行性出血热低血压者。症见轻者血压偏低波动，重者血压骤降。或不能测出，此期出现汗多，口渴，呕吐加剧，尿量开始减少，烦躁，谵妄，狂躁。脉数而弱。

[**方源**]《百病良方》（第 2 集）

（366）流行性乙型脑炎（乙脑）

[**方名**] 治流行性乙型脑炎方　1△

[**方药**] 桑叶、金银花各 10 克，连翘 9 克，大青叶 15 克，黄菊花、芦竹根各 12 克，薄荷 6 克。

[**用法**] 水煎服。每日 1 剂，日分 2 次温服。

[**功效**] 清热解毒。

[**适应证**] 流行性乙型脑炎属轻度或普通型者。症见发热，头痛或呕吐，神志清醒或轻度嗜睡，抽搐不明显，体温在 39 度以下。

[**方源**]《家庭医疗保健大参考》

（367）痢　疾

[**方名**] 治痢疾方　1△　（仿吴氏增液润肠汤）

[**方药**] 桑白皮（蜜炙）、地骨皮各 9 克，大生地、原麦冬各 12 克，大玄参、西洋参（另炖）、阿胶（烊化）各 15 克，酒杭菊、白归身、淡天冬各 6 克，炒杏仁 4.5 克，桔梗、青子芩、生甘草各 3 克。

[**用法**] 水煎服。每日 1 剂，日分 2 次温服。

[**功效**] 宣肺清热，补气养阴，活血止痢。

[**适应证**] 疫痢末期。症见下痢脓血参半，小腹疼痛，里急后重。

[**按语**] 本病乃当夏令痢疾盛行，忽染此病。

[**方源**]《全国名医验案类编》

[**方名**] 治痢疾方　2△

[**方药**] 桑寄生二两，防风、大芎各二钱半，炙甘草三铢。

[**用法**] 为末。每服二钱，水一盏，煎至八分，和滓服。

[**功效**] 清热祛风，活血止痢。

[**适应证**] 毒痢脓血，症见下脓血便，六脉微小，并无寒热。

[**方源**] 明·李时珍. 本草纲目. 北京：中国中医药出版社，1998

[**方名**] 治痢疾方　3△

[**方药**] 黄连二两，桑寄生、白头翁、当归、牡蛎、犀角、甘草各一两，黄柏、黄芩、升麻、石榴皮各六分，艾叶二分。

[**用法**] 咀，以水六升煮取三升，分三服。

[**功效**] 清热解毒，止痢。

[**适应证**] 热痢。症见热毒下黄汁，赤如烂血，滞如鱼脑，腹痛壮热。

[**方源**] 唐·孙思邈. 千金方. 北京：人民卫生出版社，1982

[**方名**] 治痢疾方　4△　　（增损健脾丸）

[**方药**] 钟乳石粉，赤石脂各三两，桑寄生、矾石、干姜、肉苁蓉、桂心、石斛、五味子、泽泻、远志、柏子仁、人参、白头翁、天雄、当归、石榴皮、牡蛎、龙骨、甘草各二两。

[**用法**] 末之，蜜丸。酒服二十丸，日三，加至四十丸，此方止痢，神验。

[**功效**] 祛寒，解毒，止痢。

[**适应证**] 冷利。症见虚劳，五脏六腑伤败受冷，初作带下，久变五赤黑如烂肠极臭秽。

[**方源**] 唐·孙思邈. 千金方. 北京：人民卫生出版社，1982

[**方名**] 治痢疾方　5△

[**方药**] 黄柏、黄芩、黄连、桑寄生、白头翁、升麻、当归、牡蛎、石榴皮、甘草各二分，犀角、艾叶各一分。

[**用法**] 咀，以水三升，煮取一升二合，百日儿至二百日，一服三合，二百余日至期岁，一服三合半。

[**功效**] 清热止痢。

[**适应证**] 小儿痢，属小儿温病热盛，复遇暴寒，热入腹中，下赤血滞如鱼脑者。

[**方源**] 唐·孙思邈. 千金方. 北京：人民卫生出版社，1982

[**方名**] 治痢疾方 6[△]　（泽兰汤）

[**方药**] 桑白皮、麻子仁各半升，远志三十铢，泽兰、石膏各二十四铢，当归、甘草、厚朴各十八铢，藁本、芎藭各十五铢，干姜、人参、干地黄、桔梗各十二铢，白术、蜀椒、白芷、柏子仁、防风、山萸肉、细辛各九铢。

[**用法**] 咀，以水一斗五升，先内桑白皮，煮取七升半，去之，内诸药，煮取三升五合，去滓，分三服。

[**功效**] 解毒止痢。

[**适应证**] 产后痢。

[**方源**] 唐·孙思邈．千金方．北京：人民卫生出版社，1982

（368）肺结核

[**方名**] 治肺结核方 1[△]　（清金宁血饮）

[**方药**] 桑白皮 10 克，黄柏 15 克。

[**用法**] 水煎服。每日 1 剂，日分 2 次温服。

[**功效**] 清金宁血。

[**适应证**] 肺结核。

[**按语**] 本方为肺结核的辅助治疗药。

[**方源**] 江西《草药手册》

[**方名**] 治肺结核方 2[△]

[**方药**] 桑白皮、地骨皮、黄芪、山栀各 9 克。

[**用法**] 水煎服。每日 1 剂，日分 2 次温服。

[**功效**] 清泻肺热，止咳平喘。

[**适应证**] 肺结核咳嗽。

[**按语**] 本方为肺结核的辅助治疗药。

[**方源**]《中医方药手册》

[**方名**] 治肺结核方 3[△]

[**方药**] 桑白皮、地骨皮各 10 克，生甘草 3 克，粳米 1 摄。

[**用法**] 水煎服。每日 1 剂，日分 2 次温服。

[**功效**] 清泻肺热，止咳平喘。

[**适应证**] 肺结核的咳嗽、低热。

[**按语**] 本方仅作肺结核的辅助治疗药。

[**方源**]《中医方药手册》

[方名] 治肺结核方 4△

[方药] 桑白皮、地骨皮、黄芪、山栀各 10 克。

[用法] 水煎服。每日 1 剂，日分 2 次温服。

[功效] 清泻肺热，止咳平喘。

[适应证] 肺结核的咳嗽、气促、汗出等。

[按语] 本方仅作肺结核的辅助治疗药。

[方源]《中医方药手册》

[方名] 治肺结核方 5△ （桑椹膏）

[方药] 桑椹膏（中成药）。

[用法] 每次 10 克，温开水送服，每日 3 次。

[功效] 滋阴降火。

[适应证] 老年肺结核属阴虚火旺者。

[按语] 本方为肺结核的辅助治疗药。

[方源]《常见病自我诊疗》

[方名] 治肺结核方 6△ （加味益肺汤）

[方药] 炙桑白皮、沙参、桔梗、炒杏仁、百部、陈皮、法半夏、白术、白豆蔻、当归各 9 克，紫菀、夏枯草、鸡内金各 12 克，炙甘草 6 克，白芨 15 克，炒酸枣仁 18 克，山药 24 克。

[用法] 水煎服。每日 1 剂，日分 2 次温服。

[功效] 益肺健脾，行瘀化痰，散结。

[适应证] 浸润型肺结核。

[按语] 本方为肺结核的辅助治疗药。

[方源]《千家妙方》

[方名] 治肺结核方 7△

[方药] 桑白皮、黄芪、三角风、水杨柳、叶上花、阎王刺根各 15 克，桑寄生、栀子各 10 克，排风藤、五加皮、刺五加、香清藤、叶上果、四楞草各 20 克，尖贝、橘红、防风各 30 克，黄芩 6 克。

[用法] 水煎服。每日 1 剂，日分 2 次温服。15 天为 1 疗程，隔 1 周，开始第 2 疗程。

[功效] 益肺健脾，化痰散结。

[适应证] 肺结核。症见咳嗽无力，痰中带血，身体日益消瘦，午后潮热。

[按语] 本方仅作抗肺结核的辅助治疗药。

[方源]《民间祖传秘方大全》

[**方名**] 治肺结核方　8△

[**方药**] 桑白皮、生地、黄精、北沙参各 12 克，百部、黄芩、丹参各 9 克。

[**用法**] 水煎服。每日 1 剂，日分 2 次温服。

[**功效**] 清热解毒，宣肺化痰。

[**适应证**] 肺结核痰黏稠面黄者。

[**按语**] 本方为抗肺结核的辅助治疗药。

[**方源**]《家庭医疗保健大参考》

[**方名**] 治肺结核方　9△

[**方药**] 桑白皮、丹皮、栀子、生地、当归、川芎、白芍、生侧柏叶、牛膝各 10 克。

[**用法**] 水煎服。每日 1 剂，日分 2 次温服。

[**功效**] 宣肺清热，凉血止血。

[**适应证**] 浸润型肺结核咯血。

[**按语**] 本方仅作肺结核的辅助治疗药。

[**方源**] 江苏中医，1980（9）

[**方名**] 治肺结核方　10△

[**方药**] 桑白皮、法半夏、知母、紫菀、黄芪、赤芍、甘草各 30 克，秦艽、地骨皮、柴胡各 35 克，天冬、生地、党参各 50 克，鳖甲 75 克，桔梗 20 克。

[**用法**] 为末。每次 2 克，温开水送下，每日 2 次。

[**功效**] 宣肺健脾，凉血散结。

[**适应证**] 肺结核。

[**按语**] 本方仅作肺结核的辅助治疗药。

[**方源**]《中国民间本草偏方大全》（三）

[**方名**] 治肺结核方　11△

[**方药**] 桑白皮、天花粉、仙鹤草、红枣、党参、生地、陈皮、五味子、甘草等适量。

[**用法**] 水煎服。每日 1 剂。另用百合炖猪瘦肉食。

[**功效**] 宣肺凉血，化瘀散结。

[**适应证**] 肺结核属气阴两虚型。

[**按语**] 本方仅作肺结核的辅助治疗。

[**方源**]《偏方秘方大全》

[**方名**] 治肺结核方　12△

[**方药**] 桑柴灰二斗，赤小豆二斗，羊肉或鹿肉适量。

[**用法**] 用桑树白皮曝干，烧灰二斗，着甑中蒸透，以釜中汤三四斗，淋之又淋，凡三度极浓，澄清止取二斗，以渍赤小豆二斗一宿，曝干复渍，灰汁尽乃止，以豆蒸熟，或羊肉或鹿肉作羹，进此豆饭，初食一升至二升，取饮，微者三四斗愈，极者七八斗愈，病去时，体中自觉疼痒淫淫，若根本不尽，再为之，神效方也。

[**功效**] 滋阴降火，清肺解毒。

[**适应证**] 尸注（肺结核）：症见寒热淋沥，沉默少语，腹痛胀满，喘息不得，气息上冲心胸，挛引腰脊，举身沉重，精神错乱，视觉昏谬，积月累年，以至于死，复传亲人。

[**按语**] 古今计量单位折算：古代的一斗，相当于现今的 2 000 毫升，古代的一升，相当于现今的 200 毫升。本方仅作抗肺结核的辅助治疗药。

[**方源**] 晋·葛洪．肘后备急方．北京：人民卫生出版社，1956

（369）伤　寒

[**方名**] 治伤寒方　1△

[**方药**] 桑枝 24 克，生地、白茅根各 18 克，淡豆豉 12 克，佩兰、生内金各 10 克，桑叶、桔梗、黑芥穗、赤芍、薄荷（后下）、山栀衣、杏仁、黄芩各 6 克，炒枳壳、紫雪散各 3 克，鲜苇根 30 克。

[**用法**] 水煎服。每日 1 剂，日分 2 次温服。

[**功效**] 清热化湿。

[**适应证**] 肠伤寒属湿温肠热者。症见发热头痛，恶心呕吐，下午热甚，腹痛口干，神昏谵语等。

[**按语**] 伤寒是伤寒杆菌引起的一种肠道传染病。主要表现为持续发热，第 1 周热型呈梯形上升，第 2 周持续在 39~40 度，第 3 周呈弛张热，上升下降幅度较大，第 4 周体温逐渐恢复，同时可有表情淡漠，听觉减退，腹泻，便秘，嗜睡，谵妄或昏迷等，皮肤可出现粉红色小疹，肝、脾多肿大，在病程第 2~3 周，可能出现肠出血或穿孔等并发症。本病属中医学的"湿温"范畴，多因脾胃功能差，湿热互结肠胃，熏蒸而致病。当治以清热化湿为主，并应分清湿、热主次及转化、辨证用药。

[**方源**]《偏方秘方大全》

（370）流行性脑脊髓膜炎（流脑）

[**方名**] 防治流行性脑脊髓膜炎方　1△

[**方药**] 桑叶、金银花、菊花各 18 克，黄柏 9 克，甘草 3 克。

[**用法**] 水煎服。每日 1 剂，日分 2 次温服。连服 7 天。

[**功效**] 补肝肾，强筋骨，清热毒。

[**适应证**] 预防流脑。

[**方源**] ①《常见病验方研究参考资料》; ②《民间祖传秘方大全》

[**方名**] 防治流行性脑脊髓膜炎方　2△
[**方药**] 钩藤、瓜蒌仁（打）各 10 克，桑叶、菊花各 7 克，贝母、炒栀子、天竺黄、秦艽、黄芩各 5 克，胆南星、炒僵蚕、枳壳各 3 克，牛黄清心丸 1 粒（泡）。
[**用法**] 水煎服。每日 1 剂，日分 3 次温服。
[**功效**] 清营透热，清心开窍。
[**适应证**] 流行性脑脊髓膜炎。
[**方源**]《偏方秘方大全》

（371）百日咳

[**方名**] 治百日咳方　1△
[**方药**] 桑白皮 6 克，葶苈子、沙参各 5 克，川贝 4 克，杏仁 3 克。
[**用法**] 水煎服。每日 1 剂，日分 3 次温服。
[**功效**] 宣肺止咳。
[**适应证**] 百日咳。
[**方源**]《妇儿良方》

[**方名**] 治百日咳方　2△
[**方药**] 桑白皮、浙贝母、天竺黄、沙参、枇杷叶、杏仁各 6 克，麦冬 5 克，麻黄、甘草各 3 克，生石膏、百部、生山药、连翘各 9 克。
[**用法**] 水煎服。痉咳日久不愈，去麻黄，加党参，当归，百合各 6 克；咳而伴发热，加地骨皮 9 克，玄参 12 克，咳而伴呕吐者，加炒山楂 6 克，乌梅 9 克，竹茹 3 克。
[**功效**] 宣肺止咳。
[**适应证**] 百日咳。
[**方源**]《妇儿良方》

[**方名**] 治百日咳方　3△
[**方药**] 制桑白皮、葶苈子、瓜蒌各 10 克，炒杏仁、百部、旋覆花、黄芩各 6 克，紫菀、桃仁各 3 克，大枣 3 枚。
[**用法**] 水煎服。每日 1 剂，日分 3 次温服。
[**功效**] 宣肺止咳。
[**适应证**] 百日咳。
[**方源**]《妇儿良方》

［**方名**］治百日咳方　4[△]

［**方药**］桑白皮、葶苈子、杏仁各 15 克，黄芩 10 克，麻黄 5 克，石膏 50 克。

［**用法**］水煎服。每日 1 剂，日分 3 次温服。

［**功效**］宣肺清热，止咳平喘。

［**适应证**］百日咳属肺热者。

［**方源**］《妇儿良方》

［**方名**］治百日咳方　5[△]

［**方药**］炙桑白皮、南天竹、嫩射干、地骨皮、炙百部、大贝母、金沸草、葶苈子各 10 克，生甘草 3 克，黛蛤散 15 克。

［**用法**］水煎服。每日 1 剂，日分 2 ~ 4 次温服。连续用药至症状消失。

［**功效**］补肝益肾，化痰止咳。

［**适应证**］百日咳。

［**按语**］应用本方治疗百日咳 50 例，全部治愈，治疗期间未见副作用。

［**方源**］《当代妙方》

［**方名**］治百日咳方　6[△]

［**方药**］桑叶、白菊花、连翘、芦根、枇杷叶各 10 克，杏仁、荆芥、百部、竹茹各 6 克。

［**用法**］水煎服。每日 1 剂，日分 3 ~ 4 次温服。连服 10 ~ 15 天。

［**功效**］疏风清肺，活络化痰。

［**适应证**］小儿百日咳。

［**方源**］《千家妙方》

［**方名**］治百日咳方　7[△]

［**方药**］桑白皮、百部、沙参、枇杷叶、车前子、冬瓜子各 9 克，生地、熟地、天冬、麦冬各 12 克，陈皮 6 克，苏子、贝母各 3 克，葶苈子 1.5 克。

［**用法**］水煎服。每日 1 剂，日分 3 ~ 4 次温服。

［**功效**］清肺下气，化痰止咳。

［**适应证**］小儿百日咳。

［**方源**］①《千家妙方》；②《中华古医药宝典·万家奇方大全》

［**方名**］治百日咳方　8[△]

［**方药**］桑白皮、白芍、百部各 15 克。

［**用法**］水煎服。每日 1 剂，日分 3 ~ 4 次温服。5 天为 1 疗程。

［**功效**］清肺润肺，降气化痰，止咳平喘。

［**适应证**］百日咳痉咳期。

[**方源**]《老年人健康生活大全》

[**方名**] 治百日咳方　9[△]
[**方药**] 鲜桑叶、百部各 60 克，枇杷叶 30 片（去净毛）。
[**用法**] 上药水煎取浓汁，加白糖制成糖浆。频服。
[**功效**] 化痰止咳。
[**适应证**] 百日咳。
[**方源**]《民间祖传秘方大全》

[**方名**] 治百日咳方　10[△]
[**方药**] 桑白皮、陈皮、苏子各 6 克。
[**用法**] 水煎服。每日 1 剂，日分 3 次温服。
[**功效**] 化痰止咳。
[**适应证**] 小儿百日咳。
[**按语**] 若面目浮肿及咯血，本方加黑山栀、大力子各 6 克。
[**方源**]《民间祖传秘方大全》

[**方名**] 治百日咳方　11[△]
[**方药**] 桑白皮、蜜枣各 1.5 克，苏子 3 克。
[**用法**] 上药共研细末，水煎服。每日 1 剂，日分 3 次温服。
[**功效**] 泻肺止咳。
[**适应证**] 小儿百日咳。
[**方源**]《民间祖传秘方大全》

[**方名**] 治百日咳方　12[△]　（清肺止咳汤）
[**方药**] 桑叶、前胡、紫菀、百部、天冬、冬花、枳壳、杏仁、甘草各 10 克，桔梗 6 克，鲜芦苇根 60 克，竹茹 15 克。
[**用法**] 水煎服。每日 1 剂，日分 3 ~ 4 次温服。可连服 2 ~ 5 剂。
[**功效**] 清肺止咳。
[**适应证**] 小儿百日咳。
[**方源**]《临症会要》

[**方名**] 治百日咳方　13[△]　（顿咳止）
[**方药**] 桑白皮、山栀、黄芩、枇杷叶（布包）、百部、北沙参、天冬、麦冬各 10 克，蜈蚣 2 条，生甘草 6 克。
[**用法**] 加水 500 毫升，浓煎成 200 毫升药液。1 岁以内每日喂 50 毫升，1 ~ 2 岁每日 100 毫升，3 岁以上每日 200 毫升，上述用量每日分 3 ~ 4 次服完，连服 3 剂后，去蜈

蚣，加僵蚕 10 克，再服 3 剂，服法及用量同上。

[**功效**] 清肺化痰，止咳平喘。

[**适应证**] 小儿百日咳痉咳期。

[**方源**] 中医杂志，1985，29（1）：54

[**方名**] 治百日咳方 14△ （桑菊饮加减）

[**方药**] 炙桑白皮、菊花、牛蒡子、杏仁、连翘各 10 克，桔梗 6 克，薄荷（后下）、甘草各 3 克。

[**用法**] 水煎服。每日 1 剂，日分 3 次温服。

[**功效**] 疏风宣肺，止咳平喘。

[**适应证**] 百日咳（初咳期）。症见咳嗽，流涕、喷嚏，或有发热，2～3 天后，咳嗽逐渐加重，痰稀白或黏稠，不易咳出，入夜咳重。舌苔薄白或薄黄，脉浮数或浮紧。（本期约 1 周）

[**方源**]《实用中医手册》

[**方名**] 治百日咳方 15△ （桑白皮汤加减）

[**方药**] 炙桑白皮、黄芩、川贝母、炙苏子、杏仁、法半夏、鲜茅根各 10 克，山栀、白僵蚕各 6 克，川连 3 克。

[**用法**] 水煎服。每日 1 剂，日分 3 次温服。

[**功效**] 泻肺清热，止咳平喘。

[**适应证**] 百日咳（痉咳期）。症见痉挛性咳嗽，夜间加重，重症每日咳四五十次，轻症每日咳五六次，发作时连咳持续，面部红赤，涕泪交作，握拳曲背，最后伴有深吸气样的鸡鸣声，同时吐出大量痰涎及食物后始得缓解，但不久又复发作，严重者可见眼结膜下出血，舌下系带溃烂，婴儿时期还可引起抽风窒息。（本期约 2～6 周）

[**方源**]《实用中医手册》

[**方名**] 治百日咳方 16△

[**方药**] 桑白皮、沙参、麦冬、玉竹、天花粉、杏仁各 10 克，全瓜蒌、生牡蛎（先下）各 15 克。

[**用法**] 水煎服。每日 1 剂，日分 3 次温服。

[**功效**] 润肺健脾。

[**适应证**] 百日咳（恢复期）属肺阴耗损者。症见痉咳缓解后，咳嗽次数减少，咳嗽程度减轻，但咳呈干呛状，易出汗。舌苔薄净或光剥无苔，舌质红，脉细数。另一种情况为咳声不扬，咳而无力，精神萎靡，食欲不振，形体消瘦。舌苔薄白，舌质较淡，脉沉细。（本期约 2～3 周）

[**方源**]《实用中医手册》

［**方名**］治百日咳方 17△ （解痉止咳汤）

［**方药**］桑白皮、苏子、百部、地龙、白僵蚕各 6 克，白芥子、蜈蚣、甘草各 3 克。

［**用法**］水煎服。每日 1 剂，每剂煎 2 次，混合后，上下午 2 次分服。

［**功效**］清热泻肺，化痰止咳。

［**适应证**］百日咳痉咳期。

［**按语**］陈锦文用本方治疗百日咳患儿 60 例，服药 1 ~ 3 周后，临床体征、痉咳和鸡啼音全部消失者 56 例，无效者 4 例（均因合并支气管肺炎而改用中西医结合治疗，治愈病例中疗程为 7 日以内者 33 例，8 ~ 14 日者共 17 例，15 ~ 20 日者共 6 例）。

［**方源**］中国中医药信息杂志，2001，8（3）：61

［**方名**］治百日咳方 18△

［**方药**］桑白皮 10 ~ 20 克。

［**用法**］水煎服。每日 1 剂，日分 2 ~ 3 次温服。5 剂为 1 疗程。

［**功效**］宣通肺络，止痉镇咳。

［**适应证**］百日咳。

［**方源**］《偏方秘方大全》

［**方名**］治百日咳方 19△

［**方药**］天竺子 30 克，桑白皮、苏子、杏仁、款冬花、法半夏各 9 克，黄芩 6 克，白果 5 枚，甘草 3 克。

［**用法**］水煎服。每日 1 剂，日分 2 次温服。

［**功效**］清热化痰，润肺止咳。

［**适应证**］百日咳。症见阵发性痉挛性咳嗽，咳时面红，咳后有回声音，流泪，甚至呕吐，夜间更甚等。

［**方源**］《偏方秘方大全》

［**方名**］治百日咳方 20△ （痉咳方）

［**方药**］桑白皮、杏仁、黄芩、百部、天竺子、腊梅花各 9 克，天浆壳 4 只，生石膏 30 克。

［**用法**］水煎服。每日 1 剂，日分 2 次温服。

［**功效**］清肺降逆，化痰止咳。

［**适应证**］百日咳痉咳期。

［**按语**］本方是徐迪等三名老中医验方。

［**方源**］《国家级名老中医验方》

[**方名**] 治百日咳方 21△

[**方药**] 百部 15 克，桑白皮、苏叶各 10 克，冰糖 15 克。

[**用法**] 前 3 味水煎取汁，然后入冰糖。每日 1 剂，1 周为 1 疗程。

[**功效**] 驱风、化痰、止咳。

[**适应证**] 百日咳。

[**方源**] ①《传世偏方验方》；②《中华古医药宝典·验方大全》；③《秘方全书》

[**方名**] 治百日咳方 22△

[**方药**] 百部、天冬各 9 克，桑叶、前胡、甘草、紫菀、冬花、枳壳、杏仁各 8 克，知母 7 克，桔梗 6 克，姜块 4 克，竹茹 12 克，葱结 15 克，鲜苇根 20 克，猪腰 4 个，番茄 2 个，琼脂 10 克，白糖 400 克。

[**用法**] 将猪腰洗净，对剖开，去白筋，切薄片，番茄用开水烫一下撕去外膜，切薄片，琼脂洗净，中药淘去杂质，入砂罐煎取药汁，加姜葱，下腰片煮熟，捞入方瓷盘，放入番茄片铺平。另将琼脂投入药汁中，小火熔化，放白糖溶化入腰片面上，待凉后放入冰箱凝结成冻，划成三角形，佐餐食用。

[**功效**] 止咳平喘。

[**适应证**] 百日咳。

[**方源**]《秘方全书》

（372）白　喉

[**方名**] 治白喉方 1△

[**方药**] 霜桑叶 9 克，生甘草 6 克，金银花、麦冬各 4.5 克，制僵蚕、苦桔梗、牛蒡子各 3 克，陈金汁 60 克（分冲）。

[**用法**] 水煎服。每日 1 剂，日分 3 次温服。

[**功效**] 清热解毒，润燥止痛。

[**适应证**] 风火白喉。症见初起头痛，发热恶寒，心烦口渴，便涩，鼻出血丝，继见喉旁白块两条，肿痛异常，汤水难咽。

[**按语**] 本病乃素因血虚肝旺，现因风热传染而发，时疫白喉虽以白喉杆菌为病原，而其发病之诱因，或因燥热，或因风水，或因虚热，或因阴寒而发。

[**方源**]《全国名医验案类编》

[**方名**] 治白喉方 2△

[**方药**] 冬桑叶 3 克，金果榄 6 克，瓜蒌皮 12 克，鲜生地 18 克。

[**用法**] 水煎服。每日 1 剂，日分 2 次温服。

[**功效**] 清热解毒，润燥止痛。

[**适应证**] 燥疫白喉。症见初起时仅咽喉两旁红肿，继起白点，发热，恶寒，

头痛。

[**按语**] 本病乃疫喉盛行时感染随患喉症。

[**方源**]《全国名医验案类编》

[**方名**] 治白喉方　3△

[**方药**] 霜桑叶 30 张，鲜生地 18 克，鲜石斛 12 克，京玄参、金银花、川贝母、青连翘各 30 克，薄荷叶、甘中黄各 2.4 克，川雅连 1.5 克，鲜竹叶 30 片，活水芦根 30 克（去节）。

[**用法**] 水煎服。每日 1 剂，日分 2 次温服。

[**功效**] 清热解毒，润燥止痛。

[**适应证**] 燥疫白喉。症见喉劳左右内关腐烂，蒂丁赤去其半，身热不壮，4 日粒米不进。

[**按语**] 本病乃素因阴虚肝热，现因染时疫时气，与内蕴伏热相应为患。

[**方源**]《全国名医验案类编》

[**方名**] 治白喉方　4△

[**方药**] 霜桑叶、西洋参各 6 克，光杏仁 9 克，生石膏 24 克（研细），陈金汁 30 克（冲服），金银花 60 克（冲服），苏薄荷 4.5 克，生甘草 2.4 克，白蛇蜕 3 寸。

[**用法**] 水煎服。每日 1 剂，日分 2 次温服。

[**功效**] 清热解毒，润燥止痛。

[**适应证**] 燥疫白喉，症见初起头痛，恶风，身热微寒，咽干无痰，喉间介介如梗，发白如粉皮样，或干咳或不咳，或咽痛或不痛。

[**按语**] 本病乃秋冬之交，久晴无雨，燥气流行，从口鼻吸入，潜伏化火，适感风而暴发。

[**方源**]《全国名医验案类编》

[**方名**] 治白喉方　5△

[**方药**] 霜桑叶、北沙参各 9 克，生石膏 6 克，原麦冬 4.5 克，黑芝麻、甜杏仁各 3 克，陈阿胶 2.4 克，生甘草 2.1 克，枇杷露 30 克（冲）。

[**用法**] 水煎服。每日 1 剂，日分 2 次温服。

[**功效**] 清热解毒，健脾止泻。

[**适应证**] 白喉兼泻者。症见身无寒热，口渴，满喉发白，又兼泄泻，小便时清时浊。

[**按语**] 本病乃秋杪感温燥而发。

[**方源**]《全国名医验案类编》

[方名] 治白喉方　6△

[方药] 桑叶9克，耦根6克，土牛膝根15～30克。

[用法] 水煎服，每日1剂，日分3次温服，连服3～4天，本方为成人剂量，儿童酌减。

[功效] 清热解毒，润燥止痛。

[适应证] 白喉。

[方源] ①《常见病验方研究参考资料》；②《民间祖传秘方大全》

[方名] 治白喉方　7△

[方药] 桑叶、葛根各10克，土牛膝30克。

[用法] 水煎服。每日1剂，日分2次温服，连服3～5天。

[功效] 清热解毒，润燥止痛。

[适应证] 白喉初起，发热，咽喉红肿灼痛。

[方源]《药物治疗手册》

（373）新生儿破伤风

[方名] 治新生儿破伤风方　1△

[方药] 桑叶、杏仁各6克，蒲公英12克，丁香、穿心莲各3克。

[用法] 外用。共研细末，调蜂蜜适量，每日2次，外敷脐部。

[功效] 清热邪，行气血，通脉络，止痉厥。

[适应证] 新生儿破伤风（脐风）。

[方源]《妇儿良方》

（374）猩红热

[方名] 治猩红热方　1△

[方药] 霜桑叶、鲜橄榄各9克，金银花15克，连翘、杭菊各5克。

[用法] 水煎服。每日1剂，日分3次温服。

[功效] 清热解毒，祛风除痧。

[适应证] 猩红热。

[按语] 本病，中医称为"疫痧""烂喉痧""丹痧"，是由乙型溶血性链球菌引起的急性呼吸道传染病，以发热，咽喉肿痛，或伴腐烂，全身弥漫性猩红热皮疹为特征，通过空气飞沫直接或间接传染，其流行多在冬春二季，发病年龄以2～8岁多见。

[方源]《常见病验方研究参考资料》

（375） 布鲁氏菌病

[方名] 治布鲁氏菌病方 1△

[方药] 桑寄生 15 克，独活、杜仲、牛膝、秦艽、川芎、防风、当归、赤芍、生地各 10 克，党参、黄芪、鸡血藤各 30 克，肉桂 6 克，细辛 3 克。

[用法] 水煎服。每日 1 剂，日分 2 次温服。

[功效] 祛风胜湿，益气补虚。

[适应证] 布鲁氏杆菌病。症见长期发热，自汗不止，全身大关节肿痛，乏力纳差。舌质淡，苔薄，脉沉细而数。

[按语] 布鲁氏杆菌病又名波浪热，是由各型布氏杆菌引起的人和畜类共患的传染病，其临床特点是长期发热，多汗，疲乏，大关节痛，肝脾肿大，易反复发作而转为慢性。本病急性期属中医的湿温症，而慢性期属湿痹症。

[方源]《实用中医手册》

（376） 钩端螺旋体病 （钩体病）

[方名] 治钩体病方 1△

[方药] 桑枝、金银花、丝瓜络、茵陈蒿、鸭跖草、薏苡仁各 30 克，黄芩 18 克，秦艽、山栀各 15 克，蚕砂 12 克。

[用法] 水煎服。每日 1 剂，日分 2 次温服。

[功效] 清热除湿，解毒。

[适应证] 钩端螺旋体病属湿痹型。症见发热，畏寒，头痛，周身痛，小腿痛，步行困难，尿少。舌润苔白，脉滑。

[方源]《百病良方》（第 2 集）

［ 国家法定管理丙类传染病 ］

（377） 流行性感冒 （流感）

[方名] 治流感方 1△

[方药] 生桑白皮、天花粉、北杏仁各 15 克，羚羊角 9 克（先煎）、犀角尖（磨冲）、西红花各 6 克，鲜钗斛、金银花、人中白各 12 克，肥知母 18 克，生石膏 60 克，水芦荟 120 克，鲜茅根 90 克。

[用法] 先将水芦荟、鲜茅根煎汤代水，然后加入上述其他药物煎汤，煎成后加竹沥 1 杯，口服。

[功效] 宣肺清热，养阴祛风，凉血驱邪。

[适应证] 伤风时疫（流行性感冒）。症见恶寒发热，头目俱痛，腰脊硬痛，四肢痛倦，咳嗽气喘，咽干口燥，痰涎胶黏，咳则困难，间或咯血，继则全身大热，昼夜大休，烦躁已极，痰涎上壅，咳更困难，声破而嗄，不能语言，神识不醒乍昏，面色紫黑，目赤血丝，唇赤黑肿，便结数日不行，溺短赤涩。

[按语] 本病乃素因过食生冷果实，以至脾难运化，蓄湿生热。诱因风疫流行，菌毒由口鼻吸入直接传染。

[方源]《全国名医验案类编》

[方名] 治流感方　2△

[方药] 桑叶、银花、淡豆豉各 9 克，芦根 15 克。

[用法] 水煎服。每日 1 剂，连服 3 天。

[功效] 发汗解表，清热解毒。

[适应证] 流行性感冒。

[方源]《偏方秘方大全》

[方名] 治流感方　3△　　（解毒清热饮）

[方药] 金银花、连翘、菊花各 30 克，桑叶、芦根各 20 克，黄芩、蝉蜕、薄荷（后下）、甘草各 15 克，柴胡 10 克，生石膏（先煎）、滑石各 20 ~ 30 克。

[用法] 水煎服。每日 1 剂，日分 2 次温服。

[功效] 清热解毒，辛凉透表。

[适应证] 流行性感冒。也适用于感冒，高热，低热者。

[按语] 本方是在银翘散、桑菊饮、六一散、白虎汤的基础上，经刘绍勋名老中医临床摸索多年而成。

[方源] ①《国家级名老中医验方大全》；②《中华古医药宝典·验方大全》

[方名] 治流感方　4△

[方药] 桑叶、野菊花、枇杷叶各 10 克。

[用法] 晒干，共制粗末，放入保温杯中，冲入沸水，加盖焖 30 分钟，代茶饮用，每日 1 剂。

[功效] 清热散风，解表化痰。

[适应证] 流行性感冒。

[方源]《神方奇药治百病》

（378）风　疹

[方名] 治风疹方　1△

[方药] 桑叶、麻黄各 6 克，连翘、杏仁各 9 克，赤小豆 31 克，甘草 3 克，生姜 2

片，大枣 1 个。

　　[用法] 水煎服。每日 1 剂，日分 2 次温服。

　　[功效] 清热解毒，祛风除疹。

　　[适应证] 风疹。皮肤风疹块伴发浮肿，尿少，发热者。

　　[方源]《新编中医方剂手册》

　　[方名] 治风疹方　2[△]　（五皮四君汤）

　　[方药] 桑白皮 15 克，五加皮 12 克，大腹皮 9 克，陈皮、生姜皮各 6 克，白术 18 克，西潞党、云苓各 12 克，粉甘草 3 克。

　　[用法] 水煎服。每日 1 剂，日分 2 次温服。

　　[功效] 清热解毒，祛风消疹。

　　[适应证] 妊娠兼风燥时疫（风疹）。症见初起头痛目眩，恶寒发热，咳嗽痰黏，肢倦神烦，口渴胃钝，继则气喘声嘎，咳痰甚难，咳则咯咯有声，胸膈胀满，食则呕难下咽，肌肉脱落，形体枯瘦，不能起立，起则昏朴，神识乍醒乍昏，谵语唇缩，咽干口燥。

　　[按语] 本病素因受孕后气血不充，神烦少睡，诱因秋后风燥时疫流行，菌毒飞扬，由口鼻吸入，直接传染。

　　[方源]《全国名医验案类编》

　　[方名] 治风疹方　3[△]　（桑菊饮加减）

　　[方药] 桑叶、菊花、牛蒡子、连翘各 6 克，薄荷（后下）、黄连、赤芍、紫花地丁各 3~6 克，甘草 3 克。

　　[用法] 水煎服。每日 1 剂，日分 2 次温服。

　　[功效] 清热解毒，祛风化瘀。

　　[适应证] 风疹发热较高者。

　　[方源]《家庭医疗保健大参考》

　　[方名] 治风疹方　4[△]　（桑叶粥）

　　[方药] 冬桑叶 10 克，粳米 50 克。

　　[用法] 先将冬桑叶水煎取汁备用，另将粳米淘洗干净入锅，加水 500 毫升，先用武火煮沸，再用文火煮成稀粥，加桑叶汁，稍煮即成，每日 2~3 次，温热食用。

　　[功效] 祛风清热，解表透疹。

　　[适应证] 风疹。

　　[方源]《药食两用中药应用手册》

（379）急性出血性结膜炎（红眼病）

[方名] 治急性出血性结膜炎方　1△

[方药] 桑白皮、连翘、白蒺藜、谷精草、赤芍各15克，忍冬藤、板蓝根、蒲公英、野菊花、夏枯草各20克，薄荷、生甘草各8克。

[用法] 水煎3次后合并药液，分2～3次温服，每日1剂。

[功效] 清热解毒，凉血止血。

[适应证] 流行性出血性结膜炎。

[按语] 用本方治疗流行性出血性结膜炎患者159例，治愈157例，无效2例，治愈的157例中，用药2天治愈者39例，3天治愈者48例，4天治愈者60例，5天治愈者10例。

[方源] 《当代妙方》

[方名] 治急性出血性结膜炎方　2△

[方药] 桑白皮、天花粉各15克，地骨皮、桔梗、葛根各12克，木贼草、杏仁、栀子、川芎、荆芥、僵蚕、车前草各9克，甘草3克。

[用法] 水煎服。每日1次，日分2次温服。

[功效] 清热解毒，凉血止血。

[适应证] 红眼病（急性出血性结膜炎）。

[方源] 民间验方

[方名] 治急性出血性结膜炎方　3△　（夏桑菊饮）

[方药] 冬桑叶15克，野菊花24克，夏枯草30克。

[用法] 水煎服。每日1剂，日分2次温服，连服3～4天。

[功效] 祛风清热，凉血化瘀。

[适应证] 红眼病（急性出血性结膜炎）。

[方源] 《民间祖传秘方大全》

[方名] 治急性出血性结膜炎方　4△

[方药] 桑叶、白菊花、谷精草、枸杞根、石斛各6克，石决明、草决明、碧玉散、夜明砂、蒲公英、蕤仁各9克。

[用法] 水煎服。每日1剂，日分2次温服。

[功效] 清热解毒，凉肝明目。

[适应证] 一切赤眼及赤眼转变诸症。

[方源] 浙江中医杂志，1980，15（9）

[**方名**] 治急性出血性结膜炎方　5[△]

[**方药**] 冬桑叶、野菊花各等量。

[**用法**] 外用。煎水，俯首盆口，上覆布袱，使热气入眼，待温，将水洗之，有效。

[**功效**] 驱邪止血。

[**适应证**] 红眼。

[**方源**] 明·龚信纂辑，龚庭贤续编．古今医鉴．南昌：江西科学技术出版社，1990

[**方名**] 治急性出血性结膜炎方　6[△]

[**方药**] 桑叶、金银花、白茅根、黄芩各9克，白菊花、连翘各12克，大青叶15克，板蓝根18克，防风、夏枯草各6克，蝉蜕4.5克。

[**用法**] 内服加外用。水煎，第一煎内服，第二煎纱布过滤，用其液洗其眼，日3~5次。

[**功效**] 疏风清热。

[**适应证**] 急性流行性出血性结膜炎。

[**按语**] 用本方治疗本病101例（198只眼）多数在1~2天内充血明显减轻，3~4天治愈。

[**方源**] 《中华古医药宝典·万家奇方大全》

（380）麻风病

[**方名**] 治麻风病方　1[△]　（眉落复生方）

[**方药**] 桑叶七片。

[**用法**] 外用。煎汤洗之，每日一剂。

[**功效**] 清热解毒，宣肺生毛。

[**适应证**] 麻风病眉毛脱落不生者。

[**方源**] 清·赵学敏．串雅内编．北京：人民卫生出版社，1956

[**方名**] 治麻风病方　2[△]　（疠风煎）

[**方药**] 桑白皮、大黄、芒硝各一钱半。

[**用法**] 外用。水煎取汁，洗患处，一日二次，如烂，用琥珀末涂患处。

[**功效**] 清热解毒，滋肺生毛。

[**适应证**] 麻风病。

[**方源**] 清·云川道人．绛囊撮要．上海：上海科学技术出版社，1985

（381） 丝虫病

[**方名**] 治丝虫病方　1△

[**方药**] 嫩桑枝 500 克。

[**用法**] 将嫩桑枝切断成 3.3 厘米左右，淘洗干净，放锅内用文火炒至米黄色，加水 5 000 毫升，煮成汁 3 000 毫升，去渣，用纱布过滤即成。成人每服 180～240 毫升，每日晚间 10 点钟服 1 次。7 天为 1 疗程。儿童用量酌减。

[**功效**] 攻毒杀虫。

[**适应证**] 丝虫病。

[**按语**] 一般服药后没有不良反应。个别有轻微头晕、腹痛、恶心等症状。

[**方源**] ①《常见病验方研究参考资料》；②《民间祖传秘方大全》

[**方名**] 治丝虫病方　2△

[**方药**] 50％冬桑叶注射液。

[**用法**] 每次 4 毫升，肌内注射，连用 7 天。

[**功效**] 攻毒杀虫。

[**适应证**] 丝虫病。

[**按语**] 有人采用 50％冬桑叶注射液治疗丝虫病微丝蚴阳性者 36 例，用药后 3 天阴转率为 33.3％。用药 1 个半月后阴转为 55.6％。笔者认为，桑叶的疗效虽然不及枸橼酸乙胺嗪，但临床应用无禁忌证，故凡对枸橼酸乙胺嗪禁忌者，均可使用冬桑叶注射液。

[**方源**] ①《中药临床新用》；②《一味中药治顽疾》（第 3 版）

[**方名**] 治丝虫病方　3△

[**方药**] 桑叶、车前子（另包）、生地各 15 克，黄芩、栀子、泽泻、胆草、柴胡、川楝子、橘核、防己、青皮各 10 克。

[**用法**] 水煎服。每日 1 剂，晚上 10 时温服。

[**功效**] 攻毒杀虫。

[**适应证**] 疏肝，清热，利湿。

[**按语**] 丝虫病属肝经湿热型。症见下肢红肿，阴囊肿痛，口苦咽干，胸闷脘痞。舌苔薄，脉弦数。

[**方源**]《实用中医手册》

［国家法定管理其他传染病］

（382）天　花

[**方名**] 治天花方　1△

[**方药**] 冬桑叶、金银花、青箬尖各6克，连翘9克，鲜芦根15克，牛蒡子、粉丹皮各4.5克，苦桔梗3克，蝉蜕2.1克，生甘草1.5克。

[**用法**] 水煎服。每日1剂，日分2次温服。

[**功效**] 清热解毒，宣肺疹回。

[**适应证**] 小儿天花。症见壮热自汗，面红颊赤，目中泪出，喷嚏，咳嗽，痘已见点，中央红疹，胸闷气粗，神烦不宁。

[**按语**] 本病乃素禀肌色苍白而多火，适暮天气暴热，天花盛行，感春温时气而发痘。

[**方源**] 《全国名医验案类编》

（383）水　痘

[**方名**] 治水痘方　1△

[**方药**] 桑叶、淡豆豉各5克，金银花、连翘、紫花地丁各6克，蝉蜕3克，栀衣2克，薄荷1克（后下），苇根9克。

[**用法**] 水煎服。每日1剂，日分2次温服。

[**功效**] 清热疏风，补肺祛痘。

[**适应证**] 水痘初起。

[**方源**] 《妇儿良方》

[**方名**] 治水痘方　2△

[**方药**] 冬桑叶、粉葛、杭菊各12克，黄芩10克，蝉蜕6克，甘草3克。

[**用法**] 加水一碗半，煎存大半碗，日分2次温服。

[**功效**] 清热解毒，补肺祛痘。

[**适应证**] 小儿水痘初起。症见全身水疱，伴发热，烦躁不宁。

[**方源**] 《中医秘单偏验方妙用大典》

（384） 恙虫病

[**方名**] 治恙虫病方　1△

[**方药**] 桑白皮、黄芩、地骨皮、杏仁各 10 克，大青叶、芦根、生石膏（先煎）各 30 克，麻黄 6 克。

[**用法**] 水煎服。每日 1 剂，日分 3 次温服。

[**功效**] 宣肺散郁，清热解毒。

[**适应证**] 恙虫病属邪热郁肺。症见壮热不退，咳嗽气急，鼻翼扇动，斑疹隐没。舌苔黄，脉滑数。

[**按语**] 恙虫病是由恙虫的幼虫（恙螨）叮咬而传播的急性传染病，其病原体是东方立克次体。为一种和啮齿类动物（鼠类）共患的自然疫源性疾病，其临床表现是高热，皮疹，恙螨叮咬处焦痂溃疡形成，局部淋巴结肿大，并发症常见心肌炎，支气管肺炎。

[**方源**]《妇儿良方》

22. 肿瘤科疾病

（385） 鼻咽癌

[方名] 治鼻咽癌方 1△

[方药] 桑椹子、薏苡仁、山药、白茅根、连子、党参各15克，白术、茯苓、鸡内金各10克。

[用法] 水煎服。每日1剂，日分2次温服。

[功效] 解毒抗癌。

[适应证] 鼻咽癌。

[按语] 本方中主药桑椹含胡萝卜素，可阻止致癌物质引起的细胞突变，对癌变细胞有抗癌活性，使细胞内的酶体破裂，放出水解酶，使癌变细胞溶解死亡，适用于鼻咽癌者。

[方源]《抗癌中药大全》

[方名] 治鼻咽癌方 2△ （鼻上方）

[方药] 桑寄生、半枝莲、莪术各15克，山慈菇。钩藤、走马各12克，蜈蚣3条，蜂房9克，葵树子50克。

[用法] 水煎服，每日1剂，日分2次温服。

[功效] 解毒抗癌。

[适应证] 鼻咽癌以鼻咽肿块为主的血热型者。

[按语] 中山医学院用本方治疗鼻咽癌12例，临床治愈1例，显效1例，有效1例，无效9例，总有效率为25%。

[方源]《抗癌中草药制剂》

[方名] 治鼻咽癌方 3△ （健脾活血汤）

[方药] 桑椹子10克，党参、茯苓、山药各15克，鸡血藤30克，炙甘草6克。

[用法] 水煎服。每日或隔日1剂，日分2次温服。

[功效] 补气健脾。

[适应证] 鼻咽癌放疗后，病情基本控制，有脾气亏损症状者。

[按语] 本方与固本培元汤均用于鼻咽癌放疗后的巩固治疗阶段，如有复发、转

移，则注意祛邪与扶正相结合。

[方源] 新中医，1989（5）：38

[方名] 治鼻咽癌方 4△

[方药] 沙参、桑白皮、桑叶、地骨皮、麦冬、玉竹、白扁豆、天花粉、石斛、葛根、干地黄、玄参、谷芽、山楂肉、神曲、麦芽、竹茹。

[用法] 水煎服。每日1剂，日分2次温服。

[功效] 清泻肺热，生津养胃，和胃消滞。

[适应证] 鼻咽癌放疗中肺胃阴虚者。

[按语] 方中以泻白散清泻肺热，沙参麦冬汤甘寒生津，清养肺胃，石斛、葛根、玄参、谷芽、麦芽、山楂、神曲、竹茹、干地黄均以清养肺胃，和胃消滞。

[方源] 新中医，1984（4）：45

[方名] 治鼻咽癌方 5△

[方药] 桑寄生、生黄芪、茯苓各30克，白花蛇舌草、仙灵脾、女贞子、杭芍各20克，党参、当归各15克，人参、甘草、熟地、五味子各10克。

[用法] 水煎服。每日1剂，日分2次温服。

[功效] 补气养血，通络化瘀。

[适应证] 晚期鼻咽癌。

[方源]《恶性肿瘤良方大全》

[方名] 治鼻咽癌方 6△

[方药] 炒桑白皮、白菊花、丹皮、天麻、甘草各10克，金银花、钩藤、白芍各15克，生石膏、生石决明（先煎）各30克。

[用法] 水煎服。每日1剂，日分2次温服。

[功效] 清热熄风通络。

[适应证] 鼻咽癌放疗中面神经麻痹。

[方源] 江苏中医杂志，1986（5）

[方名] 治鼻咽癌方 7△

[方药] 羚羊角，桑叶、川贝、菊花、竹茹、栀子各10克，生地、白芍、茯神各15克，钩藤、夏枯草、半枝莲各20克，仙鹤草25克，丹参30克。

[用法] 水煎服。每日1剂，日分2次温服。

[功效] 清热宣肺，解毒熄风。

[适应证] 鼻咽癌属堵塞肺络者。

[方源]《肿瘤方》

[**方名**] 治鼻咽癌方　8[△]

[**方药**] 桑白皮、黄芩、竹叶、麦冬、法半夏、百部、杏仁各 10 克，白芨、白茅根各 15 克，北沙参、芦根各 20 克，生石膏 30 克，炙甘草 6 克，粳米 1 撮。

[**用法**] 水煎服。每日 1 剂，日分 2 次温服。

[**功效**] 清热生津，益气和胃。

[**适应证**] 鼻咽癌属肺胃热盛者。

[**方源**] 江西中医药，2005（3）

[**方名**] 治鼻咽癌方　9[△]

[**方药**] 透骨草 60 克，桑寄生、入地金牛各 30 克，补骨脂、怀牛膝、杜仲、自然铜各 20 克，骨碎补、女贞子各 15 克。

[**用法**] 水煎服。每日 1 剂，日分 2 次温服。

[**功效**] 补肝肾，强筋骨，解毒化瘀。

[**适应证**] 鼻咽癌骨转移。

[**方源**]《现代中医肿瘤学》

（386）喉　癌

[**方名**] 治喉癌方　1[△]

[**方药**] 桑白皮、牛蒡子、射干、川贝、蝉蜕、胖大海、甘草各 6 克，桔梗、玄参各 15 克，薄荷 4 克。

[**用法**] 水煎服。每日 1 剂，日分 2 次温服。

[**功效**] 宣肺补肾，生津利咽。

[**适应证**] 喉癌属肺肾阴虚者。

[**方源**] 陕西中医，1998，19（8）：358～360

（387）扁桃体癌

[**方名**] 治扁桃体癌方　1[△]

[**方药**] 桑白皮、白蚤休、沙参、麦冬、玉竹、天花粉、菊花各 15 克，金银花、连翘各 12 克，竹叶 10 克，甘草 5 克。

[**用法**] 水煎服。每日 1 剂，日分 2 次温服。

[**功效**] 清热解毒，养阴生津。

[**适应证**] 扁桃体癌放疗后。

[**方源**]《恶性肿瘤良方大全》

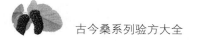

[方名] 治扁桃体癌方 2△

[方药] 桑白皮、夏枯草、菊花、花粉、沙参、麦冬、玉竹各 15 克，金银花、连翘各 12 克，竹叶、甘草各 10 克，白花蛇舌草 30 克。

[用法] 水煎服。每日 1 剂，日分 2 次温服。

[功效] 益气养阴，清热解毒。

[适应证] 扁桃体癌放疗后。

[方源]《恶性肿瘤良方大全》

（388） 甲状腺癌

[方名] 治甲状腺癌方 1△

[方药] 桑白皮、沙参、麦冬、玉竹、夏枯草、白花蛇舌草各 15 克，金银花、连翘各 12 克，竹叶、甘草各 10 克，鸡血藤 30 克。

[用法] 水煎服。每日 1 剂，日分 2 次温服。

[功效] 清热解毒，益气养阴。

[适应证] 甲状腺癌放疗后。

[按语] 甲状腺癌是发生于甲状腺滤泡上皮，滤泡细胞及甲状腺间质的恶性肿瘤的总称。占恶性肿瘤的 1%～2%，以女性多见，30～45 岁的青壮年达高峰，本病的发生与缺碘与高碘、放射线损伤、内分泌紊乱，甲状腺增生性疾病等因素有关，本病属中医学"瘿瘤"范畴，其发病多由情志内伤、饮食水土失宜，以致气滞，痰凝，血瘀互结于颈部而成瘿瘤。

[方源]《恶性肿瘤良方大全》

（389） 胸腺瘤

[方名] 治胸腺瘤方 1△ （清肺化痰汤加减）

[方药] 桑白皮、瓜蒌皮各 20 克，白蚤休、白花蛇舌草各 30 克，山慈菇、黄芩各 15 克，茯苓 12 克，胆南星、法半夏、陈皮、杏仁、枳实、贝母各 10 克。

[用法] 水煎服。每日 1 剂，日分 2 次温服。

[功效] 清肺化痰，降逆平喘。

[适应证] 胸腺瘤属痰热肺型。症见胸痛不适，咳嗽喘息气粗，痰多色黄质黏，咯痰不爽，口渴欲饮，面赤身热，便干尿黄。舌质红，苔黄或黄腻，脉滑数。

[按语] ①胸腺瘤发病率占纵隔肿瘤的 10%～20%，该肿瘤多位于前纵隔。本病属中医的"胸痹""虚劳"范畴。胸痹是指胸部闷痛，甚者胸痛彻背，短气，喘息不得卧为主症的一种疾病。②清肺化痰汤源于《医方考》。

[方源]《中医治疗恶性肿瘤》

[**方名**] 治胸腺瘤方 2[△] （沙参麦冬汤加减）

[**方药**] 桑白皮、地骨皮、沙参、麦冬、天花粉各 15 克，白蚤休、半枝莲各 30 克，桑叶、玉竹、百合、扁豆、川贝母、杏仁各 10 克，甘草 5 克。

[**用法**] 水煎服。每日 1 剂，日分 2 次温服。

[**功效**] 滋阴润肺，化痰止咳。

[**适应证**] 胸腺瘤属肺阴亏损型。症见胸部隐痛，干咳少痰，口干咽燥，午后潮热，夜寐盗汗，日渐消瘦。舌红少苔，脉细数。

[**按语**] 方中桑白皮清泄肺热，桑叶滋养肺胃，沙参麦冬汤源于《温病条辨》。

[**方源**]《中医治疗恶性肿瘤》

（390）乳腺癌

[**方名**] 治乳腺癌方 1[△]

[**方药**] 桑寄生、鹿角霜、生地、丹参各 20 克，旱莲草、牛膝、女贞子各 15 克，黄柏、知母各 10 克，桂枝 6 克服，薏苡仁 30 克。

[**用法**] 水煎服。每日 1 剂。

[**功效**] 补肝益肾，化瘀解毒。

[**适应证**] 乳腺癌骨转移。

[**方源**]《恶性肿瘤良方大全》

[**方名**] 治乳腺癌方 2[△] （加减乳安方）

[**方药**] 桑枝、茯苓皮、薏苡仁、白花蛇舌草、丹参、鸡血藤各 15 克，茯苓、白术、灵芝、肉苁蓉各 12 克，鹿角片、当归、红花、桃仁、露蜂房各 9 克，黄芪、太子参各 30 克。

[**用法**] 水煎服。每日 1 剂，日分 2 次温服。

[**功效**] 扶正祛邪，活血通络。

[**适应证**] 乳腺癌术后上肢肿胀。

[**方源**] 上海中医药大学学报，2002（3）

[**方名**] 治乳腺癌方 3[△]

[**方药**] 桑枝、威灵仙、当归各 20 克，黄芪、鸡血藤、白花蛇舌草各 30 克，薏苡仁 40 克，青皮、苦杏仁、丹参、汉防己、木通、黄柏各 15 克，地龙 10 克。

[**用法**] 水煎服。每 2 日 1 剂，日分 2 次温服。

[**功效**] 益气养血，行气祛瘀，利水消肿。

[**适应证**] 乳腺癌术后上肢肿胀。

[**方源**] 新中医，2006（2）

（391）肺 癌

[方名] 治肺癌方 1[△] （杏仁桑皮炖猪肺汤）

[方药] 炙桑白皮、甜杏仁各 15 克，猪肺 250 克。

[用法] 杏仁捣烂，猪肺洗净切片，与桑白皮及少许精盐一起放入锅内，加水炖熟，吃猪肺喝汤，每 1～3 日服用 1 次。

[功效] 养阴润肺，清热化痰。

[适应证] 肺癌体质虚弱，有阴虚潮热者。

[方源]《老年病中医治疗学》

[方名] 治肺癌方 2[△] （肺复方）

[方药] 桑白皮、南沙参、北沙参各 15 克，重楼、白花蛇舌草、臭牡丹各 30 克，百合、熟地、生地、玄参、当归、麦冬、白芍、黄芩各 10 克。

[用法] 水煎服。每日 1 剂，日分 2 次服用，连服 2 个月为 1 疗程。

[功效] 养阴润肺。

[适应证] 原发性支气管肺癌。

[按语] 临床上使用本方时，还须随症加减。气短乏力，加黄芪、党参各 10 克；胸痛、舌质紫暗有淤斑，加红花、川芎各 10 克，桃仁 6 克；痰血，加蒲黄炭，藕节炭，生南星、生半夏各 10 克（低热，加银柴胡 15 克，地骨皮 10 克；高热，加生石膏 30 克。潘敏求等报道，用本方及化疗对照治疗原发性支气管肺鳞癌各 40 例，结果：中药组中位生存期 420 天，化疗组中位生存期 240 天。中药组 1 年生存率 57.5%，化疗组 1 年生存统治 27.5%，经统计学处理有显著差异。其 4 期患者治疗后 1 年生存率，中药组为 42.86%，化疗组为 6.25%，有显著差异。表明中药肺复方能延长患者生存期，提高生存率，且表明晚期肺鳞癌可以中医药为主要治疗手段。黎月恒等亦有报导，用本方治疗 78 例原发性支气管肺癌，确诊后均未经手术，化疗，放疗。结果：存活 3～6 个月 8 例，6～12 个月 23 例，1～2 年 31 例，2～3 年 12 例，3～4 年 1 例，4～5 年 1 例，6～7 年 1 例。其中，存活 1 年以上 46 例，占 59%，存活 2 年以上 15 例，占 19%。症状改善，病灶稳定 55 例，瘤体稳定率为 70%。）

[方源] 北京中医杂志，1988（1）：22

[方名] 治肺癌方 3[△]

[方药] 桑白皮、白花蛇舌草、党参（或红参）、白术、茯苓、甘草、陈皮、半夏、黄芪、紫菀、五味子、熟地。

[用法] 水煎服。每日 1 剂，日分 2 次温服。

[功效] 益气健脾，解毒消肿。

[适应证] 原发性肺癌属肺脾两虚者。

[按语] 须与百合熟地汤、生脉补肺汤辨证使用。

[方源] 中医药信息，1987（2）：12

[方名] 治肺癌方　4△

[方药] 桑白皮、党参、茯苓各15克，麦冬20克，黄芪30克，浙贝母12克，当归、百合、紫菀各10克，参三七3克，冬虫夏草2克。

[用法] 水煎服。每日1剂，日分2次温服。

[功效] 补肝养阴，宣肺化痰，活血化瘀。

[适应证] 晚期肺癌。

[按语] 临床应用时，当随症加减。痰湿，加半夏，瓜蒌，贝母；痰热，加黄芩，鲜竹沥；胸水，加龙葵，葶苈子；血瘀，加露蜂房，鳖甲；咯血，加仙鹤草，茜草，白茅根；放疗时，加养阴及活血化瘀药沙参、天冬、黄精、丹参、赤芍；化疗时，加健脾和胃降逆药砂仁，法半夏，竹茹，扁豆，白术；间歇期，加清热散结药白花蛇舌草，半枝莲，重楼。梁清华等报道，以中医中药配合化疗、放疗治疗晚期肺癌27例，与单纯西医西药治疗13例，单纯中药治疗4例作对比观察。结果：中西医综合治疗的有效率为66.6%，化、放疗组的有效率为30.7%。平均生存期为：中西医结合组22.4个月，西医组为11.8个月。

中西医结合治疗晚期肺癌可降低放、化疗毒副反应，促进病人体质康复。放疗时加用养阴及活血化瘀之中药能减少放射性肺炎的发生。观察表明，采用中医中药配合化疗和或放疗能充分发挥放、化疗时肿瘤病灶局部癌细胞的直接杀伤作用，又能充分发挥中医药扶助正气，调整病人已失衡的整体机能，提高免疫功能，保证放、化疗的顺利完成，达到"祛邪不伤正"的目的，增强了抗癌力量，提高治疗效率，最终能防止肿瘤的复发和转移，提高生存率。

[方源] 实用中西医结合杂志，1991，4（4）：199

[方名] 治肺癌方　5△　（白皮五草汤）

[方药] 桑白皮、对坐草、白花蛇舌草、地棉草、仙鹤草各30克，佛耳草、生苡仁、大蓟各15克，炙百部9克，西黄醒消丸6克（分吞）。

[用法] 水煎服。每日1剂，日分2次温服。

[功效] 止血，抗癌。

[适应证] 肺癌咳吐血者。

[方源] 浙江中医学院学报，1990，14（3）：54～56

[方名] 治肺癌方　6△

[方药] 桑白皮、望江南、仙鹤草、黛蛤散、冬瓜子各15克，生苡仁24克，苇茎60克，百合、百部、紫菀、桃仁各9克。

[用法] 水煎服。每日1剂，日分2次温服。

［功效］ 止血，抗癌。

［适应证］ 肺癌咳嗽，痰中带血者。

［方源］ 浙江中医学院学报，1990，14（3）：54～56

［方名］ 治肺癌方　7△

［方药］ 桑白皮 15 克，白英石、麦冬各 12 克，钟乳石、款冬花各 9 克，人参、紫菀各 6 克，五味子 4.5 克，肉桂 2 克，生姜 3 片，大枣 3 枚，粳米 1 撮。

［用法］ 水煎服。每日 1 剂，日分 2 次温服。

［功效］ 扶正，抗癌。

［适应证］ 肺癌日久体虚者。

［方源］ 浙江中医学院学报，1990，14（3）：54～56

［方名］ 治肺癌方　8△

［方药］ 桑白皮、麦冬、黄芪各 12 克，山慈菇、党参、土茯苓、大川贝、当归各 9 克，鹿角片、白芍、五味子 6 克。

［用法］ 水煎。每日 1 剂，日分 2 次温服。

［功效］ 扶正，抗癌。

［适应证］ 肺癌。

［方源］ 浙江中医学院学报，1990，14（3）：54～56

［方名］ 治肺癌方　9△

［方药］ 桑白皮、炙甘草各 90 克，人参、茯苓、贝母各 60 克，蛤蚧 1 对，杏仁 150 克，知母（酒炒）30 克。

［用法］ 共研细末。每服 6 克，蜜汤下。

［功效］ 扶正，抗癌。

［适应证］ 肺癌。

［方源］ 元·罗天益．卫生宝鉴．北京：人民卫生出版社，1963

［方名］ 治肺癌方　10△　（清肺散结方）

［方药］ 桑白皮、瓜蒌皮、知母、竹茹、法半夏、百部各 9 克，半枝莲、虎耳草、海浮石各 15 克，白英、黄毛耳草各 30 克。

［用法］ 水煎服。每日 1 剂，日分 2 次温服。

［功效］ 清肺化痰，解毒抗癌。

［适应证］ 肺癌。

［方源］ 浙江中医杂志，1981（2）

[**方名**] 治肺癌方 11△

[**方药**] 桑白皮、龙葵、党参、白术、甘草、法半夏、冬虫夏草、桔梗、枇杷叶各10 克，茯苓、苡仁各 12 克，半边莲、核桃树枝、八月札、猪殃殃各 15 克。

[**用法**] 水煎服。每日 1 剂，日分 2 次温服。

[**功效**] 解毒祛邪，益气健脾。

[**适应证**] 肺癌属肺脾两虚型。

[**方源**] 湖南医药杂志，1983（4）：37

[**方名**] 治肺癌方 12△

[**方药**] 沙参、桑白皮、茯苓皮、桑枝、苡仁、石菖蒲、扁豆、法半夏、臭牡丹、旱莲草、白茅根、络石藤。

[**用法**] 水煎服。每日 1 剂，日分 2 次温服。

[**功效**] 涤痰化浊，醒脾和中，通利水道，滋养肺阴。

[**适应证**] 原发性肺癌。

[**按语**] ①方中沙参、桑白皮、茯苓皮、苡仁、石菖蒲、扁豆、法半夏化浊和中；牡丹清肺；旱莲草、白茅根活血止血；络石藤，桑枝通利关节。②原方未标出剂量，应用时可参照常用剂量。

[**方源**] 湖南医药杂志，1987（4）：8～9

[**方名**] 治肺癌方 13△

[**方药**] 桑白皮、沙参、麦冬、杏仁、全瓜蒌、石苇、臭牡丹、党参、茯苓、鸡血藤。

[**用法**] 水煎服。每日 1 剂，日分 2 次温服。

[**功效**] 养阴益胃，清燥救肺。

[**适应证**] 阴虚内热型转移性肺癌症。

[**按语**] 原方未标出剂量，应用时可照常用剂量。

[**方源**] 湖南医药杂志，1987（4）：8～9

[**方名**] 治肺癌方 14△

[**方药**] 桑白皮、茯苓各 15 克，肥知母、炙紫菀各 12 克，光杏仁、浙贝母各 9 克，生晒参、生甘草各 6 克，山海螺、生苡仁、熟苡仁各 24 克。

[**用法**] 水煎服。每日 1 剂，日分 2 次温服。

[**功效**] 化痰散瘀，抗癌。

[**适应证**] 肺癌。

[**方源**]《肿瘤的辨证施治》

[方名] 治肺癌方 15[△]

[方药] 桑白皮、藕节、天冬各12克，石斛15克，肺形草、蒲公英各30克，苦桔梗、生甘草各6克。

[用法] 水煎服。每日1剂，日分2次温服。

[功效] 解毒抗癌。

[适应证] 肺癌。

[方源] 《肿瘤的辨证施治》

[方名] 治肺癌方 16[△]

[方药] 桑叶、炒党参各12克，寻骨风、茯苓各24克，蜀羊泉、菝葜、土茯苓各30克，生黄芪15克。

[用法] 水煎服。每日1剂，日分2次温服。

[功效] 解毒散结，抗癌。

[适应证] 肺癌。

[方源] 《肿瘤的辨证施治》

[方名] 治肺癌方 17[△]

[方药] 桑白皮15克，云苓、半夏、前胡、白术、橘红、黛蛤散、胆南星各9克，瓜蒌、半枝莲、白花蛇舌草、生苡仁、夏枯草各30克。

[用法] 水煎服。每日1剂，日分2次温服。

[功效] 清毒利肺，抗肺癌。

[适应证] 肺癌。

[方源] 《抗癌中药方选》

[方名] 治肺癌方 18[△]

[方药] 桑白皮、昆布、海藻、夏枯草各15克，佛甲草30～60克，生石膏30克，黄芩、山栀、连翘各9克，金银花12克。

[用法] 水煎服。每日1剂，日分2次温服。

[功效] 化痰散结，解毒抗癌。

[适应证] 肺癌。

[按语] 湖北省黄石市中医院肿瘤组报导，用本方治疗肺癌有一定效果，1例确诊肺癌用本方治疗1年，症状消失，癌肿变小。

[方源] 《抗癌中药方选》

[方名] 治肺癌方 19[△]

[方药] 桑白皮、葶苈子、猫人参、川贝母、象贝母、蒲公英、七叶一枝花、徐长卿、蜀羊泉、铁树叶、石见穿、王不留行、丹皮、白花蛇舌草、泽泻、猪苓、茯苓。

［**用法**］水煎服，每日1剂，日分2次饮服。持续治疗满3个月以上。

［**功效**］化痰止咳，清热解毒，软坚散结，平喘降逆。

［**适应证**］原发性肺癌合并胸水者。

［**方源**］上海中医药杂志，1986（10）：9

［**方名**］治肺癌方　20△

［**方药**］桑白皮、全瓜蒌、焦神曲、焦山楂、焦麦芽各12克，地骨皮、贝母、枳壳、杏仁、桔梗、前胡、半夏各10克，丹参20克，土茯苓60克，甘草3克。

［**用法**］水煎服。每日1剂，日分2次温服。

［**功效**］宽胸理气，清热解毒，化痰祛瘀。

［**适应证**］肺癌。

［**方源**］《临证心得》

［**方名**］治肺癌方　21△

［**方药**］桑白皮、北沙参、麦冬、芦根、玄参、半枝莲、白花蛇舌草、金银花、天花粉。

［**用法**］水煎服。每日1剂，日分2次温服。

［**功效**］滋阴清热解毒。

［**适应证**］肺癌。

［**方源**］山东中医杂志，1992（1）：31

［**方名**］治肺癌方　22△

［**方药**］桑白皮、白蚤休、白花蛇舌草、百合、生地、熟地、沙参、麦冬、玄参、当归、白芍、臭丹皮、黄芩。

［**用法**］水煎服。每日1剂，日分2次温服。

［**功效**］泻肺清热，化痰散结。

［**适应证**］肺癌。

［**方源**］《肿瘤研究》

［**方名**］治肺癌方　23△

［**方药**］桑白皮、百部、黄芩、知母、石苇、石斛各15克，麦冬、百合各20克，蒲公英、连翘、沙参各30克，白花蛇舌草60克。

［**用法**］水煎服。每日1剂，日分4次温服。

［**功效**］清热解毒，养阴润肺。

［**适应证**］肺癌。

［**方源**］湖北中医杂志，1990（6）：29

[方名] 治肺癌方 24△

[方药] 桑白皮 15～20 克，当归、熟地、白术各 12 克，人参、沙参、桔梗、川贝母、乌梅、石斛各 10 克，沉香 6 克，黄芪、枸杞子、薏苡仁各 30 克。

[用法] 水煎服。每日 1 剂，日分 2 次温服。

[功效] 培补脾肾，充养肺阴。

[适应证] 晚期肺癌。

[方源] 山东中医杂志，1989，8（3）：10

[方名] 治肺癌方 25△

[方药] 桑叶、金银花、半枝莲、白花蛇舌草、川贝母、生扁豆、天花粉、百部、南沙参、北沙参、天冬、麦冬。

[用法] 水煎服。每日 1 剂，日分 2 次温服。

[功效] 清热养阴，解毒散结。

[适应证] 肺癌属阴虚毒热型。症见咳嗽、少痰，或痰中带血，或成为浓痰腥臭，便干尿赤。舌红而干，脉细数。

[方源] 《中医治疗恶性肿瘤》

[方名] 治肺癌方 26△

[方药] 沙参、麦冬、桑叶各 9 克，生扁豆 12 克，天花粉 15 克，玉竹 6 克，甘草 3 克。

[用法] 水煎服。每日 1 剂，日分 2 次温服。

[功效] 养阴生津，解毒散结。

[适应证] 肺癌属阴虚火旺、热毒蕴肺者。

[方源] 清·吴瑭（鞠通）．温病条辨．沈阳：辽宁科学技术出版社，1984

[方名] 治肺癌方 27△

[方药] 桑叶、杏仁、沙参、麦冬、栀子、土贝母各 10 克，枇杷叶、旱莲草、生地黄炭各 15 克。

[用法] 水煎服。每日 1 剂，日分 2 次温服。

[功效] 清肺润燥，宁咳止血。

[适应证] 肺癌属燥热伤肺者。症见喉痒咳嗽，痰中带血，口干鼻燥，或有身热，心烦口渴。舌红少津，苔薄黄，脉数。

[方源] 《中医治疗恶性肿瘤》

[方名] 治肺癌方 28△

[方药] 桑白皮、地骨皮、海蛤壳、青黛、白茅根、旱莲草、藕节各 15 克，生地 10 克，白蚤休 30 克，甘草 5 克。

[用法] 水煎服。每日 1 剂，日分 2 次温服。

[功效] 泻肝清肺，凉血止血。

[适应证] 肺癌属肝火犯肺者。症见咳嗽，痰中带血或咯吐纯血，血色鲜红，胸胁疼痛，头痛眩晕，烦躁易怒，口苦而干。舌质红，苔薄黄，脉弦数。

[方源]《中医治疗恶性肿瘤》

[方名] 治肺癌方　29△

[方药] 桑寄生、白花蛇舌草、猪苓各 30 克，沙苑子、山慈菇各 15 克。

[用法] 上 5 味，水煎服。每日 1 剂，日分 2 次温服。

[功效] 益肾利湿解毒。

[适应证] 肺癌，属体质较好，正气不虚者。

[方源] ①新医药学杂志，1997（7）；②《秘方全书》

[方名] 治肺癌方　30△

[方药] 桑白皮、全瓜蒌、黄芪各 20 克，天冬、麦冬、北沙参、百部各 15 克，五味子 12 克，西洋参（蒸兑）、杏仁各 10 克，白蚤休、白花蛇舌草、半枝莲各 30 克，甘草 5 克。

[用法] 水煎服。每日 1 剂，日分 2 次温服。

[功效] 益气养阴，清热解毒。

[适应证] 肺癌。

[方源]《恶性肿瘤良方大全》

[方名] 治肺癌方　31△

[方药] 桑叶、川贝、生地、知母、茯苓、阿胶（烊化）各 10 克，沙参、天冬、麦冬、山药各 15 克，半枝莲、白花蛇舌草各 30 克，三七 3 克（冲服），甘草 5 克。

[用法] 水煎服。每日 1 剂，日分 2 次温服。

[功效] 益气生津，清肺解毒。

[适应证] 晚期肺癌属气阴两虚者。

[方源]《恶性肿瘤良方大全》

[方名] 治肺癌方　32△　（秦艽寄生汤）

[方药] 桑枝 30 克，桑寄生 20 克，木瓜 15 克，秦艽、苏木、骨碎补、透骨草、海桐皮、千年健、茜草、狗脊、徐长卿各 10 克。

[用法] 水煎服。每日 1 剂，日分 2 次温服。

[功效] 通阳壮骨。

[适应证] 肺癌骨转移。

[方源]《恶性肿瘤良方大全》

[**方名**] 治肺癌方 33△

[**方药**] 党参、生薏苡仁（包煎）、苇茎各 30 克，桑白皮、白术、茯苓、法半夏、紫荷车各 10 克，桔梗、冬虫夏草各 6 克。

[**用法**] 水煎服。每日 1 剂，日分 2 次温服。

[**功效**] 补肺健脾。

[**适应证**] 肺癌属脾肺两虚者。

[**方源**]《恶性肿瘤良方大全》

[**方名**] 治肺癌方 34△ （肺复方加减）

[**方药**] 桑白皮、瓜蒌皮各 20 克，麦冬、当归、沙参、黄芩各 15 克，百合、生地、熟地、白芍、杏仁、川贝各 10 克，玄参 20 克，臭牡丹、白花蛇舌草各 30 克，甘草 5 克。

[**用法**] 水煎服。每日 1 剂，日分 2 次温服。

[**功效**] 滋阴生津，宣肺化痰。

[**适应证**] 肺癌。

[**方源**] 北京中医药杂志，1988（1）

[**方名**] 治肺癌方 35△ （养阴清肺汤）

[**方药**] 桑白皮 15 克，党参、沙参、五味子、百合、川贝母、全瓜蒌各 10 克，白花蛇舌草 30 克。

[**用法**] 水煎服。每日 1 剂，日分 2 次温服。

[**功效**] 清肺养阴。

[**适应证**] 肺癌。

[**方源**] 中国临床医生，2004（2）

[**方名**] 治肺癌方 36△

[**方药**] 黄芩 30 克，太子参、白花蛇舌草、五指毛桃各 20 克，南北沙参各 15 克，麦冬、玉竹、汉防己各 12 克，桑叶 9 克，生甘草 6 克，冬虫夏草、三七末（冲服）各 3 克。

[**用法**] 水煎服。每日 1 剂，日分 2 次温服。

[**功效**] 健脾益气，清热化痰解毒。

[**适应证**] 非小细胞肺癌化疗后。

[**方源**] 新中医，2006（4）

[**方名**] 治肺癌方 37△

[**方药**] 桑白皮、瓜蒌皮、大贝各 15 克，半枝莲 20 克，仙鹤草、白花蛇舌草、南沙参、北沙参、天冬、麦冬各 30 克，小蓟炭 10 克。

[**用法**] 水煎服。每日 1 剂，日分 2 次温服。

[**功效**] 养阴清热、软坚散结。

[**适应证**] 肺癌属阴虚内热者。

[**方源**] ①《偏方大全》；②《秘方全书》

[**方名**] 治肺癌方 38[△] （月华汤加减）

[**方药**] 沙参、天冬、寸冬、茯苓、生地、山药、川贝、知母、桑叶、三七、阿胶、甘草、半枝莲、白花蛇舌草。

[**用法**] 水煎服。每日 1 剂，日分 2 次温服。

[**功效**] 补气养阴。

[**适应证**] 肺癌属气阴两虚者。症见咳嗽少痰或痰中带血，气短，神疲，乏力，自汗或盗汗，口干不多饮，面色苍白。舌质淡红，苔薄，脉细弱。

[**方源**] 黑龙江中药，1996（5）

[**方名**] 治肺癌方 39[△] （阳和汤加减）

[**方药**] 熟地 30 克，桑白皮、鹿角霜、茯苓皮各 12 克，麻黄 6 克，肉桂、干姜、白芥子各 4.5 克。

[**用法**] 水煎服。每日 1 剂，日分 2 次温服。

[**功效**] 补肾温阳。

[**适应证**] 肺癌属肾阳亏虚者。症见咳嗽气急，动则喘促，耳鸣目眩，腰酸膝软，形瘦神惫，面青肢冷。舌质淡红，苔薄白，脉沉细。

[**方源**] 浙江中医杂志，1982（2）

[**方名**] 治肺癌方 40[△] （中药微调四号方）

[**方药**] 桑白皮、光杏仁、象贝母、炙枇杷叶、莱菔子、瓜蒌皮各 10 克，桔梗、制半夏各 6 克等。

[**用法**] 水煎服。每日 1 剂，日分 2 次温服。

[**功效**] 清肺化痰，调理脾胃。

[**适应证**] 晚期非小细胞肺癌。

[**方源**] 辽宁中医杂志，2006（2）

[**方名**] 治肺癌方 41[△]

[**方药**] 全瓜蒌、鱼腥草、川贝各 20 克，黄芪（炙）、柴胡、法半夏各 15 克，桑叶、西洋参、莱菔子（炒）、香附、神曲、九香虫各 10 克，白蔻、白芨、升麻、陈皮各 6 克、参三七、甘草（炙）各 4 克，灯草、竹叶适量为引。

[**用法**] 水煎取汁。每日 1 剂。20 天为 1 疗程。

[**功效**] 宣肺补气，化痰散结。

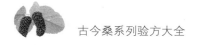
　　[**适应证**] 肺癌。

　　[**方源**]《传世偏方验方》

　　[**方名**] 治肺癌方　42△

　　[**方药**] 桑白皮、大蓟、小蓟各 15 克，地榆 12 克，地骨皮，海蛤壳各 9 克，生甘草 6 克，青黛 3 克。

　　[**用法**] 每日 1 剂，日分 2 次温服。

　　[**功效**] 清肝泻火，凉血止血。

　　[**适应证**] 肺癌出血。

　　[**方源**]《中医治疗恶性肿瘤》

（392）胸膜恶性肿瘤

　　[**方名**] 治胸膜恶性肿瘤方　1△

　　[**方药**] 桑白皮、海藻、昆布、薏苡仁、赤芍各 15 克，杏仁、法半夏、海蛤、射干、桃仁、陈皮各 10 克、全瓜蒌 20 克。

　　[**用法**] 水煎服。每日 1 剂，日分 2 次温服。

　　[**功效**] 清热化痰，行瘀散结。

　　[**适应证**] 胸膜恶性肿瘤。

　　[**按语**] 本病是发生于胸膜上的恶性肿瘤，可分为原发性和继发性两大类，以转移性肿瘤为多，其中常见为肺癌的转移，其次为乳腺癌。原发性胸膜肿瘤发病率较低，除其他软组织肿瘤外，大多数为起源于胸膜间皮组织的间皮瘤。中医认为本病病机为患者正气不足，复因饮食、情志、或感外邪，至肺气壅塞，津气敷布失司，痰瘀结聚于胸中而成。

　　[**方源**] 内蒙古医药，1990（1）

　　[**方名**] 治胸膜恶性肿瘤方　2△

　　[**方药**] 白蚤休、葶苈子、臭牡丹各 30 克，桑白皮 20 克，瓜蒌皮、茯苓皮各 15 克，川椒目、苏子、法半夏、白芥子、陈皮各 10 克，生姜皮 5 克。

　　[**用法**] 水煎服。每日 1 剂，日分 2 次温服。

　　[**功效**] 泻肺行水，理气化痰。

　　[**适应证**] 胸膜间皮瘤并恶性胸腔积液。

　　[**按语**] 治疗 24 例，显效 8 例，有效 11 例，无效 5 例

　　[**方源**] 四川中医杂志，2003（3）

（393） 食管癌

[方名] 治食管癌方 1△

[方药] 桑寄生（榆树寄生）、丹参各 30 克，露蜂房 6 克。

[用法] 水煎服。每日 1 剂，日分 2 次温服。

[功效] 解毒抗癌。

[适应证] 食管癌。

[方源]《抗癌中药大全》

[方名] 治食管癌方 2△ （桑皮桂心茯苓粥）

[方药] 桑白皮、粳米各 60 克，桂心 10 克，赤茯苓 30 克。

[用法] 将桑白皮、桂心、赤茯苓 3 味捣烂，加水 1 500 毫升煮，去渣取汁 1 000 毫升，下粳米煮粥。如常吃粥，日分 3 次温服。

[功效] 温阳除湿，益气散结。

[适应证] 食管癌属阳虚者。症见食管梗阻严重，水饮难下，泛吐清涎，面色苍白，面足全身浮肿，肢倦乏力，形寒气短。舌体淡胖、紫，脉沉细无力。

[方源]《常见病自我诊疗》

[方名] 治食管癌方 3△

[方药] 桑枝、槐枝、桃枝、柳枝、两头尖、巴豆（去壳）、莪术、三棱、露蜂房、红花、独活、乳香、没药、芒硝、白芷、大黄、生南星、生地、穿山甲、赤芍、肉桂、玄参、阿魏各 15 克，京丹 210 克，过山龙 250 克，木鳖子 10 个，蜈蚣 5 条，麻油 1 120 克，蟾蜍 7 只。

[用法] 外用。用麻油熬至枯，捞除药渣后，再熬炼至滴水成珠，纱布过滤，除尽残渣后再加入京丹，熬成膏药，稍冷后加入阿魏，芒硝。敷贴于癌灶外皮肤及上脘、中脘穴。每日换药 1 次。

[功效] 解毒抗癌。

[适应证] 食管癌。

[按语] 本方主药桑枝含桑色素具有较强抗癌活性，对体内腺癌 755、淋巴白血病 L1210、P388 和 S180 有抑制活性。适用于食管癌。

[方源]《抗癌中草药制剂》

[方名] 治食管癌方 4△

[方药] 桑白皮、米醋各 150 克。

[用法] 入锅内煮半小时，可加少许白糖作引。每日 1 剂，日分 3 ~ 5 次温服。

[功效] 解毒抗癌。

[**适应证**] 食管癌。

[**方源**]《实用抗癌验方》

[**方名**] 治食管癌方 5[△]

[**方药**] 桑叶、沙参、麦冬、百合、玉竹、杏仁、桔梗、炙枇杷叶、玄参、黄芩各 10 克，全瓜蒌 30 克，川贝粉 3 克（吞）。

[**用法**] 水煎服，每日 1 剂，日分 2 次温服。

[**功效**] 清热解毒，化痰止咳。

[**适应证**] 食管癌术后咳嗽。

[**方源**] 江苏中医，1990（4）：8

（394）贲门癌

[**方名**] 治贲门癌方 1[△]

[**方药**] 生桑寄生适量。

[**用法**] 捣烂取汁一盏，服之。

[**功效**] 解毒抗癌。

[**适应证**] 贲门癌。

[**方源**]《濒湖集简方》

（395）胃 癌

[**方名**] 治胃癌方 1[△]

[**方药**] 桑白皮（不去粗皮）30 克，米醋 90 克。

[**用法**] 入锅内炖 1 小时后取汁，1 次服下，或分次服完。

[**功效**] 解毒抗癌。

[**适应证**] 胃癌。也适用于食管癌

[**方源**]《抗癌中药大全》

（396）原发性肝癌

[**方名**] 治原发性肝癌方 1[△]

[**方药**] 桑白皮、大腹皮、陈皮、制附子、麻黄各 9 克，茯苓皮 30 克，细辛 3 克，生姜 3 片。

[**用法**] 水煎服。每日 1 剂，日分 2 次温服。

[**功效**] 温阳利湿。

[**适应证**] 肝癌腹水。

[方源] 浙江中医杂志，1984，19（9）：398

[方名] 治原发性肝癌方 2△

[方药] 桑寄生 20 克，枸杞子 15 克，柴胡、郁金、山萸肉、制首乌各 12 克，佛手柑 10 克，仙灵脾 9 克，川芎、制香附 6 克，蜈蚣 3 条，生甘草 3 克。

[用法] 水煎服。每日 1 剂，日分 2 次温服。

[功效] 疏肝补肾。

[适应证] 原发性肝癌。

[方源] 中医药研究，1991（1）：38

[方名] 治原发性肝癌方 3△

[方药] 桑白皮、葶苈子、制半夏、淡豆豉、栀子各 9 克，瓜蒌 12 克，泽泻 15 克，甘草 6 克，黄连 3 克。

[用法] 水煎服。每日 1 剂，日分 2 次温服。

[功效] 辛开苦降，泻肺逐饮。

[适应证] 原发性肝癌伴胸水。

[方源] 中医杂志，1986（12）：21

[方名] 治原发性肝癌方 4△

[方药] 生牡蛎（先煎）60 克，桑寄生、仙鹤草、泽兰、灵芝、党参、半边莲、海藻、陈葫芦各 30 克，穿山甲、炙鳖甲、天冬、石斛各 20 克，全蝎、天龙各 6 克，三七粉 3 克（冲服）。

[用法] 水煎服。每日 1 剂，日分 2 次温服。

[功效] 补益肝肾，化瘀软坚，解毒祛湿。

[适应证] 原发性肝癌。

[按语] 治疗肝癌 100 例，部分缓解 8 例，稳定 75 例，恶化 17 例。近期缓解率为 8%，瘤体稳定率为 83%，卡氏评分有效率为 71%，生存期有效率为 85%。

[方源] 北京中医，2004（2）

（397）大肠癌

[方名] 治大肠癌方 1△ （滋阴排毒汤）

[方药] 桑白皮、生地、白茅根、土茯苓各 30 克，沙参、云参、麦冬、阿胶各 15 克，黄连、八月札、酒大黄各 10 克，芒硝 6 克。

[用法] 水煎取汁，肛内点滴。

[功效] 滋阴排毒。

[适应证] 直肠癌属阴虚热毒型。

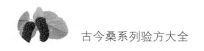

[**方源**] 河北中医，2000，22（5）：365～366

（398）肾 癌

[**方名**] 治肾癌方 1△ （补肾散结方）

[**方药**] 桑寄生、白花蛇舌草、半枝莲、生牡蛎各30克，山慈菇、昆布、海藻、僵蚕各15克，炮甲片10克。

[**用法**] 水煎服。每日1剂，日分2次温服。

[**功效**] 补肾解毒，化痰消结。

[**适应证**] 肾癌，膀胱癌等。

[**方源**]《中医肿瘤防治大全》

[**方名**] 治肾癌方 2△

[**方药**] 桑寄生20克，石见穿、仙鹤草各30克，石斛、莪术各15克，生地、太子参、芦根、元胡、制半夏、天冬、南沙参各12克，黄连、陈皮各9克，苍术8克。

[**用法**] 水煎服。每日1剂，日分2次温服。

[**功效**] 清热滋阴止血。

[**适应证**] 肾癌术后转移。

[**方源**] 辽宁中医杂志，2002，29（2）：94～95

[**方名**] 治肾癌方 3△

[**方药**] 桑寄生、生黄芪、枸杞子各30克，党参、山药、菟丝子、茱萸肉、仙灵脾、丹皮各15克，熟地、泽泻、白术各12克。

[**用法**] 水煎服，每日1剂，日分2次温服。

[**功效**] 补肾益气。

[**适应证**] 肾癌术后蛋白尿。

[**方源**]《实用中西医治疗肿瘤大全》

（399）膀胱癌

[**方名**] 治膀胱癌方 1△

[**方药**] 桑白皮、猪苓、白花蛇舌草各30克，沙苑子、山慈菇各15克。

[**用法**] 水煎服。每日1剂，日分2次温服。

[**功效**] 解毒抗癌。

[**适应证**] 膀胱癌。

[**方源**] ①《抗癌中药大全》；②《中国中医秘方大全》

［**方名**］治膀胱癌方　2△　（蛇桑汤）

［**方药**］白花蛇舌草、桑寄生、女贞子、茯苓、黄芪各30克，党参15克。

［**用法**］水煎服。每日1剂，日分2次温服。

［**功效**］益气养阴，扶正抗癌。

［**适应证**］膀胱癌。

［**方源**］①新医药学杂志，1997（7）：12；②《中西医临床肿瘤学》；③《秘方全书》

［**方名**］治膀胱癌方　3△　（清肺饮加减）

［**方药**］桑白皮、小蓟、石苇各20克，麦冬、茯苓各15克，黄芩、栀子、藕节各9克，车前子、白茅根各30克，桔梗3克。

［**用法**］水煎服。每日1剂，日分2次温服。

［**功效**］清肺利尿，凉血止血。

［**适应证**］膀胱癌属肺热壅盛型。症见尿血鲜红，小便点滴不畅，灼热短涩，发热，咽干口渴，咳嗽咳痰，气促。舌红苔薄黄，脉数。

［**按语**］方中主药桑白皮乃清壅盛之肺热。

［**方源**］《中医治疗恶性肿瘤》

（400）睾丸癌

［**方名**］治睾丸癌方　1△

［**方药**］桑寄生、虎杖、夏枯草、半枝莲、白花蛇舌草、生地、女贞子各30克，白术24克，熟地20克，肉苁蓉、橘核、荔枝核、莪术各15克，山萸肉、小茴香各12克。

［**用法**］水煎服。每日1剂，日分2次温服。

［**功效**］补益肝肾，理气散结。

［**适应证**］睾丸癌属气滞血瘀、肝肾不足者。

［**方源**］《中国肿瘤秘方大全》

（401）子宫颈癌

［**方名**］治子宫颈癌方　1△

［**方药**］甜杏仁、桑白皮各10克，牛乳100毫升，糯米50克，生姜3克，大枣5枚。

［**用法**］杏仁用水浸泡，去皮尖，加入牛乳绞取汁液。大枣去核，生姜切片，备用。先煮桑白皮，姜、枣取汁，加糯米煮粥，临熟时加杏仁汁，继续煮至粥成。每日1剂，分2次食用。

[**功效**] 解毒散结。

[**适应证**] 子宫颈癌。也可作为呼吸道癌症、肺气肿，肺心病的辅助治疗药。

[**方源**]《中华古医药宝典·验方大全》

[**方名**] 治子宫颈癌方 2△

[**方药**] 桑寄生、菟丝子、杜仲、熟地各 12 克，当归 10 克，山萸肉、枸杞子、茯苓、知母 9 克，蜀羊泉、山药各 15 克。

[**用法**] 水煎服。每日 1 剂，日分 2 次温服。

[**功效**] 滋阴清热，补养肝肾。

[**适应证**] 子宫颈癌属肝肾阴虚型。症见病久伤阴，口干咽燥，甚者口腔溃烂，大便秘结，小便涩痛，五心烦热，头晕耳鸣，带上腥臭，赤白相兼，月经淋漓，小腹疼痛，腰膝酸软。舌质红，苔薄或花剥，脉细弦数。

[**按语**] 子宫颈癌是女性生殖器官的恶性肿瘤，多见于 40～50 岁的中年妇女。子宫颈癌中的 95% 为子宫颈鳞状上皮癌，其次为子宫颈腺癌。本病早期无明显症状，或仅见白带增多，偶有接触性出血；晚期有阴道不规划性出血，甚或崩中漏下，带下增多，黄白相间。或赤白带下，下腹坠痛，痛甚可牵累腰骶、有的可引起大小便困难。更甚者有发热消瘦，出现恶液质。本病的发生与房劳多产，肾元亏损，湿毒蕴结有关。

[**方源**]《实用中医手册》

[**方名**] 治子宫颈癌方 3△

[**方药**] 桑寄生、金樱子各 15 克，党参 18 克，北芪、生龙牡各 30 克，制附子、补骨脂、山药、菟丝子各 12 克，茯苓、白术各 10 克，吴茱萸 6 克。

[**用法**] 水煎服。每日 1 剂，日分 2 次温服。

[**功效**] 健脾温肾，燥湿止带。

[**适应证**] 子宫颈癌属脾肾阳虚型。症见白带清稀，绵绵不绝，或阴道出血，神疲乏力，腰膝酸冷，纳少便溏，小腹坠胀。舌胖，苔白腻，脉细弱。

[**方源**]《中医治疗恶性肿瘤》

（402）子宫体癌

[**方名**] 治子宫体癌方 1△

[**方药**] 桑寄生、蒲公英各 30 克，忍冬藤、苏败酱各 20 克，薏苡仁、生白芍各 15 克，萹蓄 12 克，海藻、昆布、五加皮、连翘各 10 克，全虫 3 克。

[**用法**] 水煎服。每日 1 剂，日分 2 次温服。

[**功效**] 清热利湿，解毒散结。

[**适应证**] 子宫体癌术后复发。

[**方源**] ①北京医药学报，1983（3）；②《中医肿瘤秘方全书》；③《民间千家妙方》

（403） 卵巢癌

[**方名**] 治卵巢癌方 1△

[**方药**] 桑寄生、党参、太子参、白术、黄精、枸杞子、急性子、茜草各 15 克，当归、水红花子、生牡蛎、柚葫芦各 20 克，砂仁 8 克（后下）。

[**用法**] 水煎服。每日 1 剂，日分 2 次温服。

[**功效**] 益气养血，补益脾肾。

[**适应证**] 卵巢癌。

[**方源**] 北京中医杂志，1987（2）：44

（404） 恶性滋养细胞肿瘤

[**方名**] 治恶性滋养细胞肿瘤方 1△ （青海丸加减）

[**方药**] 桑叶、丹皮、地骨皮、沙参、麦冬、云参、熟地、山药、白术（火炒）、白芍（酒炒）、山茱萸、石斛各 300 克，五味子（炒）、龙骨各 60 克。

[**用法**] 共研细末，炼蜜为丸，每丸重 9 克。每次 1 丸，温开水送服。每日 2 次。

[**功效**] 清热解毒，凉血止血。

[**适应证**] 恶性滋养细胞肿瘤。症见阴道出血绵绵不止，低热，手足烦热。

[**按语**] 本病来源于胚胎的滋养细胞，包括恶性葡萄胎和绒毛膜癌，一般认为，二者既有区别，又密切相关，是一个疾病的不同发展阶段。本病主要发生于生育年龄妇女。中医认为本病病因是寒气所侵，或情志失调，或气血劳损，冲任气机受阻，痰、瘀、毒结聚于胞宫，日久而成本病。

[**方源**]《恶性肿瘤良方大全》

[**方名**] 治恶性滋养细胞肿瘤方 2△ （寄生二至汤）

[**方药**] 桑寄生、牡蛎（先煎）各 12 克，女贞子、旱莲草、生地、熟地、各 12 克，白芍、山药、续断、黄芩、黄柏、乌贼骨，鳖甲（先煎）、龟板各 10 克，甘草 6 克。

[**用法**] 水煎服。每日 1 剂，日分 2 次温服。

[**功效**] 滋补肝肾，凉血止血。

[**适应证**] 恶性葡萄胎阴道出血。

[**方源**]《恶性肿瘤良方大全》

（405） 多发性骨髓瘤

[**方名**] 治多发性骨髓瘤方 1△ （青海丸加减）

[**方药**] 炒桑枝、香谷芽各 12 克，白英、丹参、赤芍、白芍、制狗脊、炒川断、

徐长卿各 15 克，白花蛇舌草、鸡血藤各 30 克，补骨脂、川石斛、桃仁各 9 克，陈胆星 5 克。

[用法] 水煎服。每日 1 剂，日分 2 次温服。

[功效] 清瘀热，通脉络，补肝肾。

[适应证] 多发性骨髓瘤。

[按语] 曾以本方为主治疗多发性骨髓瘤热阻络型者共 5 例，收到满意疗效。

[方源] ①中医杂志，1981（5）：26；②辽宁中医杂志，1986（1）

[方名] 治多发性骨髓瘤方 2△ （青海丸加减）

[方药] 桑寄生、女贞子、续断、制首乌、麦冬、忍冬藤、天麻各 15 克，白芍、鸡血藤各 25 克，党参、丹参、牛膝、旱莲草各 30 克，五味子、甘草各 10 克，全蝎 6 克，蜈蚣 2 条。

[用法] 水煎服。每日 1 剂，日分 2 次温服。

[功效] 滋肝补肾，益气养血。

[适应证] 多发性骨髓瘤。

[方源] ①《恶性肿瘤良方大全》；②《偏方秘方大全》

[方名] 治多发性骨髓瘤方 3△

[方药] 丹皮、桃仁各 9 克，桑枝 12 克，赤芍、丹参、徐长卿、地龙各 15 克，鸡血藤 30 克。

[用法] 水煎服。每日 1 剂，日分 2 次温服。

[功效] 活血化瘀，通络散结。

[适应证] 多发性骨髓瘤。

[方源]《恶性肿瘤良方大全》

[方名] 治多发性骨髓瘤方 4△

[方药] 桑寄生，生黄芪各 20 克，党参、枸杞子、女贞子各 15 克，菟丝子、生地、骨碎补、透骨草各 10 克，补骨脂 5 克。

[用法] 水煎服。每日 1 剂，日分 2 次温服。

[功效] 滋阴解毒，益气养血。

[适应证] 多发性骨髓瘤。

[方源]《恶性肿瘤良方大全》

[方名] 治多发性骨髓瘤方 5△

[方药] 桑寄生，牛膝、黄芪、土鳖虫各 15 克，川断、云苓、赤芍、元胡、制没药、全蝎、露蜂房各 10 克，当归 12 克，甘草 5 克，蜈蚣 2 条。

[用法] 水煎服。每日 1 剂，日分 2 次温服。

[**适应证**] 多发性骨髓瘤。

[**方源**]《恶性肿瘤良方大全》

[**方名**] 治多发性骨髓瘤方　6△

[**方药**] 桑寄生、麦冬、制首乌、杜仲、川断、天麻各 15 我，牛膝、旱莲草、丹参、鸡血藤各 15～20 克，白芍 15～25 克，党参 15～30 克，五味子 10 克，全蝎 6 号，甘草 6～30 克，蜈蚣 2 条。

[**用法**] 水煎服。每日 1 剂，日分 2 次温服。

[**功效**] 益气补肾，活血通络。

[**适应证**] 多发性骨髓瘤。

[**方源**] 天津中医，1989（2）

[**方名**] 治多发性骨髓瘤方　7△

[**方药**] 桑寄生、生地、白芍、川芎、钩藤、白芷、薄荷（后下）、藁本、天冬、熟地、玄参各 10 克，当归、野菊花、夏枯草各 20 克，生龙骨、生牡蛎各 25 克，珍珠母、丹参、白花蛇舌草各 30 克。

[**用法**] 水煎服。每日 1 剂，日分 2 次温服。

[**适应证**] 骨髓瘤。症见隆起包块，疼痛难忍，痛时目眩，面色变白等。

[**方源**]《偏方秘方大全》

（406）恶性淋巴瘤

[**方名**] 治恶性淋巴瘤方　1△

[**方药**] 桑寄生（石榴树上寄生）适量。

[**用法**] 外用。用醋抹，频频凉擦患处。

[**功效**] 解毒抗癌。

[**适应证**] 恶性淋巴瘤。

[**方源**]《抗癌中药大全》

[**方名**] 治恶性淋巴瘤方　2△

[**方药**] 冬桑叶、沙参、麦冬、天花粉、甘草、玉竹、生扁豆、防风、白术、黄芪。

[**用法**] 水煎服。每日 1 剂，日分 2 次温服。

[**功效**] 养阴清热，益气固表。

[**适应证**] 恶性淋巴瘤。

[**按语**] 本方适用于气阴两虚型恶性淋巴瘤。运用时配合综合化疗。李氏观察了包括用本方治疗本病在内的恶性淋巴瘤 30 例，结果完全缓解（临床症状及瘤体消失者）

10 例，部分缓解（临床症状减轻，瘤体缩小者）18 例，未缓解（临床症状无变化或有好转，但瘤体无变化者）2 例。总缓解率 93.3%。

[方源] 山东中医杂志，1982（1）：21

[方名] 治恶性淋巴瘤方　3△

[方药] 桑叶 6 克，山慈菇、功劳叶、白术、玄参、土贝母各 9 克，太子参、茯苓、夏枯草、首乌藤各 15 克，牡蛎、白花蛇舌草各 30 克，丹皮、栀皮、甘草各 5 克。

[用法] 水煎服。每日 1 剂，日分 2 次温服。

[功效] 养阴清邪，散结抗癌。

[适应证] 恶性淋巴瘤。

[方源] 上海中医药杂志，1984（9）：7

[方名] 治恶性淋巴瘤方　4△

[方药] 青黛 10 克（包煎），海蛤粉 6 克（包煎），桑白皮、地骨皮、昆布、玄参、夏枯草各 12 克，象贝母、黄芩各 10 克，生牡蛎 20 克（先煎）。

[用法] 水煎服。每日 1 剂，日分 2 次温服。

[功效] 清肝泻肺，解郁散结。

[适应证] 恶性淋巴瘤属肝火犯肺型。症见颈项、耳下、或液下、鼠蹊有多个肿核，胸胁疼痛，咳嗽气逆，烦躁易怒，口苦咽干。舌红，苔薄白或微黄，脉弦数。

[按语] 原方黛蛤散源于《医宗金鉴》，泻白散源于《小儿药证直诀》

[方源] 《中医治疗恶性肿瘤》

[方名] 治恶性淋巴瘤方　5△

[方药] 桑白皮、地骨皮、青黛、海蛤壳各 10 克，生甘草 6 克，粳米 20 克。

[用法] 水煎服。每日 1 剂，日分 2 次温服。

[功效] 清肝泻肺，解郁散结。

[适应证] 恶性淋巴瘤。

[方源] 《恶性肿瘤良方大全》

（407）急性白血病

[方名] 治急性白血病方　1△

[方药] 桑叶、白茅根各 6 克，当归、三七各 3 克、黄芪 15 克。

[用法] 水煎服。每日 1 剂，日分 2 次温服。

[功效] 清热行气，活血化瘀。

[适应证] 急性粒细胞白血病。

[方源] 陕西中医，1991，12（6）：267

[**方名**] 治急性白血病方　2[△]　（解毒宣肺方）

[**方药**] 桑叶、土大黄、白花蛇舌草、连翘、芦根、柴胡各10克，金银花、肥知母、黄芩、重楼、虎杖各15克，石膏20克（先煎），杏仁、浙贝、桔梗各9克。

[**用法**] 水煎服。每日1剂，日分2次温服。

[**功效**] 清热解毒，宣肺利气。

[**适应证**] 急性白血病化疗后肺部感染。

[**方源**]《恶性肿瘤良方》

[**方名**] 治急性白血病方　3[△]

[**方药**] 藤梨根30，桑寄生、枸杞子、旱莲草各20克，桑椹子、菟丝子、白花蛇舌草各15克，生地、熟地各12克。

[**用法**] 水煎服。每日1剂，日分2次温服。

[**功效**] 补肝益肾，补血祛邪。

[**适应证**] 急性白血病属肝肾不足者。

[**方源**] 浙江中医杂志，1998（2）

（408）慢性粒细胞白血病

[**方名**] 治慢性粒细胞白血病方　1[△]

[**方药**] 桑白皮、山滋菇、全瓜蒌、制鳖甲（先煎）、海藻、昆布、黄芩各15克，川贝、胆南星、姜半夏、青皮、陈皮各10克，白花蛇舌草30克。

[**用法**] 水煎服。每日1剂，日分2次温服。

[**功效**] 软坚散结，清热化痰。

[**适应证**] 慢性粒细胞白血病属痰热蕴结者。症见发热，头痛，咽喉肿痛，咳嗽痰黄，鼻衄及齿衄，颈项痰核，腹中结块，神疲乏力，大便不爽。苔黄腻，脉滑数。

[**方源**]《中华肿瘤治疗大成》

（409）脊髓肿瘤

[**方名**] 治脊髓肿瘤方　1[△]

[**方药**] 桑寄生、生薏苡仁、熟薏苡仁各24克，山药12克，山茱萸、仙灵脾、赤芍、白芍、川芎、丹参各9克。

[**用法**] 水煎服。每日1剂，日分2次温服。

[**功效**] 健脾益肾，活血养精。

[**适应证**] 骶尾部脊索瘤。

[**按语**] 脊髓肿瘤是指发生在脊髓、脊膜、神经根、纤维组织、脂肪组织、血管及骨性结构的原发性肿瘤及继发性肿瘤，又称椎管内肿瘤。发病年龄以20～50岁居多。

脊髓肿瘤是脊髓和马尾神经受压的重要原因之一。本病属中医的"风靡""瘫痪""痿痹"等范畴。其病性有虚、实两端，实在痰、瘀、毒、湿，虚在气血阴阳亏损。

[**方源**] ①《千家妙方》；②《癌症秘方验方偏方大全》；③《恶性肿瘤良方大全》；④《中华古医药宝典·万家奇方大全》

[**方名**] 治脊髓肿瘤方 2△

[**方药**] 重楼、蛇舌草各 30 克，桑寄生 15 克，当归、川芎、生地、秦艽、杜仲、怀牛膝各 12 克，红花、桃仁、姜活、桂枝、地龙各 10 克，细辛 3 克，甘草 5 克。

[**用法**] 水煎服。每日 1 剂，日分 2 次温服。

[**功效**] 清热解毒，活血养精。

[**适应证**] 脊髓肿瘤。

[**方源**]《恶性肿瘤良方大全》

[**方名**] 治脊髓肿瘤方 3△

[**方药**] 白花蛇舌草、鸡血藤各 30 克，桑寄生、生地各 15 克，当归、补肾脂、淫洋藿各 12 克，巴戟天、陈皮各 10 克，甘草 5 克。

[**用法**] 水煎服。每日 1 剂，日分 2 次温服。

[**功效**] 滋阴益肾，补血养精。

[**适应证**] 脊髓肿瘤。

[**方源**]《恶性肿瘤良方大全》

[**方名**] 治脊髓肿瘤方 4△

[**方药**] 桑枝、木瓜、川断、秦艽、防风、刺五加、白茄根、当归、川芎各 10 克，天麻、川牛膝各 8 克，红花、玉竹各 3 克。

[**用法**] 水煎服。每日 1 剂。

[**功效**] 养血熄风，除湿通络。

[**适应证**] 脊髓肿瘤。

[**方源**]《神经系统肿瘤学》

（410）骨肉瘤

[**方名**] 治骨肉瘤方 1△

[**方药**] 桑寄生、牡蛎各 30 克，川断、狗脊、夏枯草、海藻、海带、小温中丸各 12 克，党参、归尾、赤芍、白术、丹参、王不留行各 9 克，陈皮 5 克，木香、全蝎粉、地龙粉各 4.5 克。

[**用法**] 水煎服。每日 1 剂，日分 2 次温服。另用二黄丸（0.15 克装），每周吞 1 粒。

[**功效**] 解毒强骨。

[**适应证**] 溶骨性骨肉瘤。

[**按语**] 上海市曙光医院应用上方治疗一例容骨性骨肉瘤患者，获临床治愈。

[**方源**] ①《千家妙方》；②《恶性肿瘤良方大全》

[**方名**] 治骨肉瘤方 $2^{\triangle}$ （抗癌片）

[**方药**] 桑椹子、蕲蛇、黄芪、金银花、甘草各 9 克，牛黄 18 克、黄连、黄芩、黄柏各 15 克，贝母、郁金、陈皮各 6 克，犀角 0.9 克，山慈菇、丹参、琥珀、山药、白芨各 30 克，田七 60 克。

[**用法**] 共为片，制成 10 000 片。每次 1 片，每日 3 次。1 个月为 1 疗程。用药 1 个疗程，停药 1 周，4～6 个疗程为 1 治疗期。用药期间如有口腔炎等不适症状发生，可酌情减少用药次数。

[**功效**] 解毒抗恶性肿瘤。

[**适应证**] 溶骨性骨肉瘤。

[**方源**] ①《千家妙方》；②《恶性肿瘤良方大全》

[**方名**] 治骨肉瘤方 $3^{\triangle}$ （散血膏）

[**方药**] 桑白皮、南星，防风、白芷、柴胡、土鳖虫、自然铜各 9 克，续断 10.5 克，风藤 12 克，附子、遍地红、过山龙各 15 克，猴骨、龙骨、桂皮各 18 克，丹皮 21 克，黄芪 39 克，细辛、荆芥、当归、甘草各 7.5 克，升麻 6 克，红丹 500 克，香油 1 000 克。

[**用法**] 外用。先将香油置火上煎熬，后加诸药煎枯去之，最后再加入红丹为黏稠状，离火，待温度下降后，涂布牛皮纸上，收以备用。用时将膏外敷患处。

[**功效**] 温阳散寒、消肿散结。

[**适应证**] 溶骨性骨肉瘤属阳虚寒凝者。

[**方源**] ①《千家妙方》；②《恶性肿瘤良方大全》

[**方名**] 治骨肉瘤方 $4^{\triangle}$ （寄生软化汤）

[**方药**] 桑寄生、夏枯草、海藻、狗骨、黄芪、党参各 12 克，白术、当归、王不留行、地龙粉各 9 克，木香 6 克，全蝎粉 4.5 克（分 3 次吞），丹参、川断各 15 克，牡蛎 30 克。

[**用法**] 水煎服。每日 1 剂，日分 2 次温服。

[**功效**] 补气养血，强筋壮骨，软坚散结。

[**适应证**] 骨肉瘤。

[**方源**]《恶性肿瘤良方大全》

[方名] 治骨肉瘤方 5△

[方药] 桑寄生、熟地、骨碎补、续断、自然铜、肿节风各20克，补骨脂、山茱萸各15克，知母、丹皮、当归各10克，黄柏5克，女贞子30克。

[用法] 水煎服。每日1剂，日分2次温服。

[功效] 滋肾填髓，降火解毒。

[适应证] 骨肉瘤。

[方源]《恶性肿瘤良方大全》

[方名] 治骨肉瘤方 6△

[方药] 桑寄生、骨碎补各15克，补骨脂、郁李仁、透骨草、生地、薏苡仁各30克，猪苓60克，露蜂房、全蝎、乌梢蛇各10克。

[用法] 水煎服。每日1剂，日分2次温服。

[功效] 舒筋壮骨，化痰散结。

[适应证] 骨肉瘤。

[方源]《恶性肿瘤良方大全》

[方名] 治骨肉瘤方 7△

[方药] 桑寄生、煅牡蛎（先煎）、狗脊、丹参、当归各15克，夏枯草、海藻、海带各20克，黄芪30克。赤芍、白术、王不留行各12克，木香、陈皮、续断各10克，全蝎粉（吞）、地龙粉（吞）各4.5克。

[用法] 水煎服。每日1剂，日分2次温服。

[功效] 益气活血，补肾散结。

[适应证] 骨肉瘤。

[方源] 新中医，1980（3）

（411）尤文氏肉瘤

[方名] 治尤文氏肉瘤方 1△ （青蒿骨皮散）

[方药] 骨碎补、半枝莲、白花蛇舌草各15克，桑枝、地丁、龟板、龙葵、猪殃殃、地骨皮、夏枯草、白毛藤、银柴胡、喜树菌各12克，青蒿、川断、木瓜、伸筋草、秦艽、当归、川芎、甘草各10克，桂皮6克。

[用法] 水煎服。每日1剂，日分2次温服。

[功效] 清热滋阴，活血化瘀，通络解毒。

[适应证] 尤文氏肉瘤。

[按语] 尤文氏肉瘤是一种来源于未分化的小圆细胞的恶性非成骨性原发性骨恶性肿瘤。由于肉瘤细胞来源于相同的原始干细胞，尤文肉瘤家族除骨尤文氏肉瘤外，还包括骨外尤文氏肉瘤和原始神经外胚层瘤。本病属中医学"骨瘤""石疽""骨痨"等范

畴。中医认为其发病乃因先禀赋不足、肾气亏虚，外感寒湿或湿热邪毒，毒邪留着，蕴阻骨骼，日久气血凝滞，经络受阻，结毒为瘤。

[**方源**]《恶性肿瘤良方大全》

[**方名**] 治尤文氏肉瘤方 2△ （补肾祛湿方）

[**方药**] 桑寄生、骨碎补各 15 克，补骨脂、郁李仁、透骨草、生地、薏苡仁各 30 克，猪苓 60 克，露蜂房、全蝎、乌梢蛇各 10 克。

[**用法**] 水煎服。每日 1 剂，日分 2 次温服。

[**功效**] 补肾壮骨，通络解毒。

[**适应证**] 尤文氏肉瘤。

[**方源**]《恶性肿瘤良方大全》

[**方名**] 治尤文氏肉瘤方 3△

[**方药**] 桑枝、桂枝、肉桂、干姜、姜黄、沙参、桃仁、香附、牡蛎、滑石、竹茹、急性子各 15 克，麦冬、花粉、赭石各 20 克，田大云 30 克，穿山甲、祁蛇各 10 克，斑蝥 4 个，蛤蟆 1 个。

[**用法**] 水煎服。每日 1 剂，日分 2 次温服。

[**功效**] 补肾壮骨，解毒通络。

[**适应证**] 右肱骨尤文氏肉瘤。

[**方源**] 癌症的治疗与预防. 北京：春秋出版社，1988

（412）软组织恶性肿瘤

[**方名**] 治软组织恶性肿瘤方 1△

[**方药**] 桑白皮、沙参、麦冬、玉竹、花粉、菊花、夏枯草各 15 克、金银花、连翘各 12 克、竹叶、甘草各 10 克，白花蛇舌草 30 克。

[**用法**] 水煎服。每日 1 剂，日分 2 次温服。

[**功效**] 益气养阴，清热解毒。

[**适应证**] 软组织恶性肿瘤放疗后。

[**按语**] 软组织恶性肿瘤，又称为软组织肉瘤，指起源于纤维、脂肪、平滑肌、横纹肌、间皮、滑膜、血管、淋巴管等间叶组织且位于软组织部位（内脏器官除外）的恶性肿瘤。其发生与先天性畸形、家庭性遗传、异物和化学刺激病毒、创伤、内分泌异常、放射线影响等因素有关。本病属中医学"筋瘤""血瘤""肉瘤""气瘤""脂瘤"等范畴。其病因病机多与先天禀赋、气滞血瘀、痰湿凝聚等因素有关。

[**方源**]《恶性肿瘤良方大全》

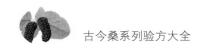

（413）皮肤癌

[方名] 治皮肤癌方　1△

[方药] 桑树根（中层皮）750 克，白英、千里光、泡桐树根（中层皮）、猪油各 500 克，花石草、铁杆蒿叶各 250 克，熟香油 120 克，生桐油 90 克，雄黄 30 克，铜黄 15 克，红粉 12 克，青粉 9 克，全蝎 3 条，蜈蚣 1 条。

[用法] 外用。先将花石草、白英、千里光、铁杆蒿叶、泡桐根白皮、桑根白皮加水煎煮，4～5 小时，过滤，滤液浓缩成糖浆状，加入桐油后再煮 1 小时，加猪油后又煮片刻，放冷，递次加入红粉、雄黄、青粉、铜黄、香油、全蝎粉、调和均匀，即得。外用涂敷于癌肿疮面，隔日换擦药 1 次。

[功效] 清热解毒，活血抗癌。

[适应证] 皮肤癌。

[方源] ①武汉医学院验方；②《抗癌中草药制剂》；③《中华古医药宝典·验方大全》

（414）各种癌症

[方名] 治各种癌症方　1△

[方药] 桑白皮 15 克。

[用法] 上药水煎。每日 1 剂，日分 3 次服。

[功效] 解毒抗恶性肿瘤。

[适应证] 各种癌症。

[方源]《抗癌中药大全》

[方名] 治各种癌症方　2△

[方药] 桑白皮、人参、黄芪、生地、天冬、白芍、茯苓、地骨皮、知母、秦艽各 15 克，桔梗、法半夏、甘草各 10 克，肉桂 3 克，鳖甲 30 克。

[用法] 上药水煎。每日 1 剂，日分 2 次温服。

[功效] 补益气血，散结。

[适应证] 恶性肿瘤初中期。

[方源] 吉林中医药，1982（3）：25

（415）肿瘤溶解综合征

[方名] 治肿瘤溶解综合征方　1△

[方药] 桑枝、黄柏、连翘、姜黄、防己各 9 克，知母、石膏、海桐皮、威灵仙各

12 克，萆薢、粳米各 15 克，车前子、金银花各 30 克，桂枝、甘草各 6 克。

[用法] 水煎服。每日 1 剂，日分 2 次温服。

[功效] 清热通络，祛风除湿。

[适应证] 肿瘤溶解综合征属风湿热痹型。症见关节红肿热病明显，病及一个或多个关节，兼有发热。苔黄或黄腻，脉弦滑数。

[按语] 肿瘤增殖迅速的病人在肿瘤发生溶解破坏时出现一种高尿酸、高钾、高磷、低血钙的综合征，称为肿瘤溶解综合征（ATLS）。ATLS 病人的典型表现为三高一低，即高尿酸血症、高钾血症、高磷血症和低钙血症，同时伴有代谢性酸中毒、氮质血症和肾功能不全。

[方源]《中医治疗恶性肿瘤》

[方名] 治肿瘤溶解综合征方　2△

[方药] 桑寄生、当归各 12 克，独活、防风、芍药、川芎、地黄、杜仲、牛膝各 9 克、秦艽、人参、茯苓、甘草各 6 克，细辛 3 克，桂心 2 克。

[用法] 水煎服。每日 1 剂，日分 2 次温服。

[功效] 益肝肾，补气血，祛风湿，止痹痛。

[适应证] 肿瘤溶解综合征属肝肾亏虚型。症见关节疼痛，反复发作，日久不愈，时轻时重，甚或失节变形，屈伸不利，腰膝酸软，头晕耳鸣，神疲乏力。脉沉细弦无力。

[方源]《中医治疗恶性肿瘤》

（416）放、化疗后白细胞减少症

[方名] 治放、化疗后白细胞减少症方　1△　（生血宝）

[方药] 桑椹子、黄芪、女贞子、制首乌等。

[用法] 依法制或颗粒剂，每包重 9 克（相当于生药 40 克）。每次 1 包，每日 3 次，温开水送服。

[功效] 补肝益精，提升白细胞。

[适应证] 放、化疗后白细胞减少症。

[按语] 有学者用上方治疗放、化疗后白细胞减少症患者 106 例，用药 21 天，治愈 22 例，显效 58 例，好转 19 例，无效 7 例，总有效率为 93.4%。

[方源] 中国中西医结合杂志，1996，16（12）：753

[方名] 治放、化疗后白细胞减少方　2△　（加味八珍汤）

[方药] 黄芪、枸杞子各 30 克，当归 20 克，桑寄生、菟丝子、党参、白芍各 15 克，白术、熟地、首乌、茯苓、甘草各 10 克，川芎 6 克。

[用法] 水煎服。每日 1 剂，日分 2 次温服。

[**功效**] 益气养血，健脾补肾。

[**适应证**] 放、化疗后白细胞减少症。

[**方源**] ①中华临床医药，2004（5）；②《恶性肿瘤良方大全》

（417） 化疗致周围神经损伤

[**方名**] 治化疗致周围神经损伤方　1$^\triangle$

[**方药**] 黄芪、当归各 15 克、桑枝、豨莶草、柴胡各 12 克，桂枝、黄芩、法半夏、白芍、路路通各 10 克。

[**用法**] 水煎服。每日 1 剂，日分 2 次温服。

[**功效**] 活血通络，益气养血。

[**适应证**] 化疗后周围神经炎。

[**方源**] ①《恶性肿瘤良方大全》；②《中西结合治疗放化疗毒副反应》

（418） 化疗致中枢神经损伤

[**方名**] 治化疗致中枢神经损伤方　1$^\triangle$　（偏瘫丸）

[**方药**] 牛膝、熟地各 120 克、桑枝、制首乌、女贞子、豨莶草、炙僵蚕各 90 克，当归、天麻、丹皮、木瓜各 60 克，潼蒺藜、白蒺藜、川贝、旱莲草、赤芍、石决明、络石藤各 45 克，昆布、白芍各 30 克，藏红花 24 克，全蝎尾 15 克。

[**用法**] 研细末，用阿胶烊化，和蜜为丸，每服 9 克，早、晚各 1 次。

[**功效**] 滋肝补肾，熄风化痰，活血通络。

[**适应证**] 化疗后偏瘫。

[**方源**] ①《恶性肿瘤良方大全》；②《中西结合治疗放化疗毒副反应》

（419） 放射性肺炎

[**方名**] 治放射性肺炎方　1$^\triangle$　（清燥救肺汤加减）

[**方药**] 桑叶、杏仁、枇杷叶、阿胶（烊化）各 10 克，麦冬、胡麻仁、丹参各 15 克，石膏、党参各 30 克，香附 6 克，甘草 3 克。

[**用法**] 水煎服。每日 1 剂，日分 2 次温服。

[**功效**] 清热润肺。

[**适应证**] 放射性肺炎。

[**方源**] ①中医药学刊，2005（3）；②《恶性肿瘤良方大全》

[**方名**] 治放射性肺炎方　2$^\triangle$　（益气活血养阴方）

[**方药**] 桑白皮、桑叶各 12 克，枇杷叶、麦冬、丹参、茯苓各 15 克，杏仁、沙参

各 20 克、党参、女贞子、百部各 25 克，黄芪、鸡血藤、全瓜蒌、苦参各 30 克，紫金牛 10 克。

[**用法**] 水煎服。每日 1 剂，日分 2 次温服。

[**适应证**] 放射性肺炎。

[**方源**] ①中国中医药信息杂志，2006（5）；②《恶性肿瘤良方大全》

[**方名**] 治放射性肺炎方 3△

[**方药**] 桑白皮、天花粉、当归各 15 克，生地 12 克，秦皮、葶苈子、沙参各 10 克，黄芩、栀子、桔梗、菊花各 9 克。

[**用法**] 水煎服。每日 1 剂，日分 2 次温服。

[**功效**] 清热化痰。

[**适应证**] 放射性肺炎。

[**方源**] ①《中西结合治疗放化疗毒副反应》；②《恶性肿瘤良方大全》

（420）放射性脑损伤

[**方名**] 治放射性脑损伤方 1△ （大补元煎加减）

[**方药**] 桑寄生、山药各 30 克，熟地、山茱萸、石决明、夜交藤、牡蛎各 20 克，枸杞子、钩藤、龙骨各 15 克，天麻、牛膝各 9 克。

[**用法**] 水煎服。每日 1 剂，日分 2 次温服。

[**功效**] 滋肝补肾，平肝潜阳。

[**适应证**] 放射性脑损伤。症见头部肿瘤放疗过程中或放疗后出现头痛头晕，伴腰膝酸软，耳鸣乏力。舌红少苔，脉细无力。

[**方源**]《恶性肿瘤良方大全》

（421）放射性脊髓损伤

[**方名**] 治放射性脊髓损伤方 1△ （清燥救肺汤加减）

[**方药**] 桑白皮、桑叶、麦冬、川贝各 15 克，沙参、石斛、石膏、知母、金银花、枇杷叶、百合各 20 克，瓜蒌、芦根、花粉各 30 克，杏仁、麻仁各 12 克，连翘 9 克。

[**用法**] 水煎服。每日 1 剂，日分 2 次温服。

[**功效**] 清热润燥，养肺生津。

[**适应证**] 放射性脊髓损伤。症见放疗中或放疗后出现发热，肢体软弱无力，心烦口渴，咽干不利，小便黄少，或闭而不出，大便干结，或有咳嗽。舌红、苔黄津少，脉数。属肺热津伤型。

[**方源**] ①《中西吉合治疗放化疗毒副反应》；②《恶性肿瘤良方大全》

23. 其他疾病

（422）虚　劳

[方名] 治虚劳方　1△

[方药] 人参3克、桑白皮、黄芪、熟地各10克，五味子，紫菀各9克。

[用法] 水煎服。每日1剂，早晚分服。

[功效] 补益肺气。

[适应证] 虚劳属肺气虚弱者。

[方源] ①《中华古医药宝典·验方大全》；②《传世偏方验方》

[方名] 治虚劳方　2△　（健身宁片）

[方药] 桑椹、何首乌（黑豆酒炙）、黄精（酒炙）、当归、熟地、党参（去芦）、乌梅、女贞子（酒炙）、墨旱莲，鹿茸（去毛）。

[用法] 依法制成片，每片重0.3克。每日3次，每次6片。温开水送服。

[功效] 滋补肝肾，养血健身。

[适应证] 虚劳。属气血亏虚，肝肾不足者。症见腰酸腿软，神疲体倦，头晕耳鸣，心悸气短，须发早白等。

[方源] 《老年病最新专方专药789》

[方名] 治虚劳方　3△　（健身全鹿丸）

[方药] 全鹿（除去杂物）、桑椹膏、制首乌、枸杞子、干姜、牛膝、玉竹、野科豆（炒）、蛇床子、菟丝子、葫芦巴、锁阳、花椒（炒）、覆盆子、韭菜子、党参、补骨脂（制）、陈皮、苍术、肉桂、芡实（炒）、小茴香、盐。

[用法] 依法制成丸，每丸重1/6克，每瓶150克。每日2次，每次9克，温开水送服。

[功效] 补肝肾，益气血，强筋骨。

[适应证] 虚劳。属老年气血不足，头晕肢冷，腰膝酸痛，阳痿尿频者。

[方源] 《老年病最新专方专药789》

[**方名**] 治虚劳方　4[△]　（首乌强身片）

[**方药**] 制首乌、桑椹、桑叶、墨旱莲、杜仲叶（盐水炒）、稀莶草、怀牛膝（炒）、女贞子（蒸）、金樱子、覆盆子、地黄。

[**用法**] 依法制成片，每片重0.5克（相当于原药材1.37克）。每日3次，每次3片，饭后温开水送服。

[**功效**] 补肝肾，强筋骨。

[**适应证**] 虚劳。属气血亏虚者。症见头晕眼花，四肢酸麻，夜尿频多及体虚衰弱，耳鸣重听等。

[**方源**]《老年病最新专方专药789》

[**方名**] 治虚劳方　5[△]

[**方药**] 桑枝、人参、党参、白术、黄芪、黄精、龙眼肉、熟地、制首乌、仙鹤草、丹参、白芍、枸杞子、麦冬、石斛、菟丝子、锁阳、淫羊藿、刘寄奴、山楂、茯苓、陈皮油。

[**用法**] 依法制成膏，每瓶500克。每次9～15克（约1汤匙），每日2次，开水冲服，宜早、晚空腹时服用。

[**功效**] 益气温阳，滋阴养血。

[**适应证**] 虚劳。属老年气血不足，肝肾亏损者。

[**方源**]《老年病最新专方专药789》

[**方名**] 治虚劳方　6[△]

[**方药**] 桑寄生、五味子、蛇床子、干地黄、牡蛎、天门冬、白石英各二两，地骨皮八分，肉苁蓉、续断、天雄、阳起石、白龙骨各七分，车前子、地骨皮、韭子、菟丝子各五合。

[**用法**] 治下筛。酒服方寸匕。日三服。

[**功效**] 补肾填精。

[**适应证**] 五劳六极七伤虚劳者。

[**方源**] 唐·孙思邈. 千金方. 北京：人民卫生出版社，1982

[**方名**] 治虚劳方　7[△]　（三精丸）

[**方药**] 黑桑椹1 000克，地骨皮，苍术各500克。

[**用法**] 将黑桑椹揉烂入绢袋内绞取汁，去渣。地骨皮、苍术共研细末，投入黑桑椹汁内调匀，入罐内封口，搁于棚上，昼取日精，夜取月华，直待自然干，方取为末，蜜丸如小豆。每次10丸，酒、汤送下。

[**功效**] 滋肝肾，补气血，强筋骨。

[**适应证**] 虚劳。属气血亏虚，肝肾不足者

[**方源**] [朝鲜] 许浚. 东医宝鉴. 北京：人民卫生出版社，1982

[方名] 治虚劳方 8△ （桑椹里脊）

[方药] 桑椹子、山萸肉、女贞子、黑芝麻、旱莲草、姜各 15 克，猪里脊肉 300 克，鸡蛋 2 个，醋、蒜、葱花各 25 克，熟猪油 40 克，白糖 50 克，淀粉 80 克，蚝油 100 克，酒、酱油各 10 克，精盐、香油各 1 克，另菜油 7 000 克作油炸用。

[用法] ①将猪里脊肉用刀拍松，切成宽、厚各 0.5 厘米，长 2 厘米的肉条，姜、葱、蒜洗净切粒，把盐、酱油、中药末与肉条搅拌均匀，再将淀粉、白糖、鲜汤兑成滋汁。②炒锅置于旺火上，下菜油烧至七成热，分散投入肉条炸成金黄色，表面发脆时捞起去油。另放熟猪油、姜、葱粒炒香，倒入滋汁搅匀，加里脊肉和醋拌均匀，淋上香油上盘。③适量食用。

[功效] 滋补肝肾，益血明目。

[适应证] 虚劳。属气血亏虚，肝肾不足者。症见头晕眼花，须发早白、视力弱、耳鸣、腰膝酸软等。

[按语] 注意事项：凡肾寒病人不宜食用。

[方源] 《中老年人的健康顾问》

[方名] 治虚劳方 9△ （桑椹膏）

[方药] 鲜桑椹、蜂蜜各适量。

[用法] 将鲜桑椹微研至碎，用纱布挤汁，将桑椹汁以文火熬至一半时，加适量蜂蜜调匀，再煎片刻即成膏状，此为桑椹膏。每次 1~2 汤匙，开水调服，或少量黄酒送下。

[功效] 补肝肾，利关节，通血气，滋阴养血，安神定魄。

[适应证] 虚劳。属气血亏虚。症见肢体麻木，半身不遂，淋巴结结核肿痛，贫血，神经衰弱，大便干结，青年白发，血气虚损等。

[方源] ①《偏方大全》；②《疾病饮食疗法》（二）（修订版）

[方名] 治虚劳方 10△ （桑椹酒）

[方药] 鲜桑椹 500 克，白酒 1 000 克。

[用法] 将鲜桑椹煮熟晾晒，浸泡于白酒中约百天，酒色嫣红，有浓厚果酸味即成。每次 30 毫升，口服，每日 1~2 次。

[功效] 养血祛风，舒筋活络。

[适应证] 虚劳。属气血亏虚，肝肾不足者。

[方源] 《偏方大全》

[方名] 治虚劳方 11△ （二叶汁）

[方药] 桑叶、车前叶各一两半。

[用法] 共研取自然汁。每次一仑，开水调服，日二。

[功效] 补肝肾，益气血，祛浊止血。

[**适应证**] 虚劳精乏，小便白浊，及忽出血者。

[**方源**] 宋·王怀隐等．太平圣惠方．北京：人民卫生出版社，1958

[**方名**] 治虚劳方　12[△]

[**方药**] 桑白皮、党参、白术、五味子、紫菀、熟地各 10 克，黄芪 12 克，甘草 6 克。

[**用法**] 水煎服。每日 1 剂，日分 2 次温服。

[**功效**] 补益肺气。

[**适应证**] 虚劳属肺气虚者。症见短气自汗，声音低怯，时寒时热，面色苍白。舌质淡，脉弱等。

[**按语**] 虚劳系指气血不足，脏腑虚损所致衰弱性疾病。

[**方源**] 《实用中医手册》

[**方名**] 治虚劳方　13[△]

[**方药**] 桑叶、天花粉、款冬花、白芨、仙鹤草各 10 克，麦冬、玉竹各 12 克，北沙参 15 克。

[**用法**] 水煎服。每日 1 剂，日分 2 次温服。

[**功效**] 养阴润肺。

[**适应证**] 虚劳属肺阴虚者。症见干咳，咽燥，咯血，甚或失音，潮热，盗汗，面色潮红。苔红少津，脉细。

[**方源**] 《实用中医手册》

[**方名**] 治虚劳方　14[△]

[**方药**] 羧羊肾（切、去脂）一具，桑白皮六两，黄芪、五味子、苁蓉、防风、秦艽、泽泻、巴戟天、人参、桂心、薯蓣、丹参、远志、茯苓、细辛、牛膝各三两，石斛、生姜各五两，杜仲、磁石各八两，大枣二十枚。

[**用法**] 咀。先以水一斗六升，煮羧羊肾至一斗三升。余诸药内肾汁中，煮取三升。分三服。相去如人行五里，再服。

[**功效**] 补肾填精。

[**适应证**] 虚劳。症见虚劳损羸乏，咳逆短气，四肢烦痛，腰背相引痛，耳鸣，面黧黯，骨间热，小便赤黄，心悸，目眩，诸虚乏。

[**方源**] 唐·孙思邈．千金方．北京：人民卫生出版社，1982

[**方名**] 治虚劳方　15[△]　（增损肾沥汤）

[**方药**] 羊肾一具，人参、石斛、麦门冬、泽泻、干地黄、瓜蒌根、地骨皮各四两，桑寄生、远志、生姜、甘草、当归、桂心、五味子、茯苓各二两，大枣三十枚。

[**用法**] 咀，以水一斗五升，先煮肾，取一斗二升，去肾内药，煮取三升，去渣。

分三服、

[**功效**] 补肾填精。

[**适应证**] 虚劳。症见大虚不足，小便数，膀胱满急。

[**按语**] 每年三伏中常服此三剂，于方中商量用之。

[**方源**] 唐·孙思邈．千金方．北京：人民卫生出版社，1982

[**方名**] 治虚劳方　16△

[**方药**] 桑白皮（切）、石榴皮各五合。

[**用法**] 以酒五升，煮取三升，分三服。

[**功效**] 滋肾固精。

[**适应证**] 虚劳尿精。

[**按语**] 虚劳尿精又称失精、流精、遗精。系指尿劳伤肾，肾不藏精，精液从小便而出的病症。

[**方源**] 唐·孙思邈．千金方．北京：人民卫生出版社，1982

[**方名**] 治虚劳方　17△

[**方药**] 桑叶、玉竹各12克，麦冬10克，沙参、天花粉、甘草各9克。

[**用法**] 水煎取汁。每日1剂，分2次服。

[**功效**] 养阴润肺。

[**适应证**] 虚劳。属肺阴虚者。

[**方源**] ①《传世偏方验方》；②《中华古医药宝典·验方大全》

[**方名**] 治虚劳方　18△　（磁石酒）

[**方药**] 磁石、石斛、泽泻、防风各五两，杜仲、桂心各四两，桑寄生、天雄、黄芪、天门冬各三两，石南二两，狗脊八两。

[**用法**] 咀，酒四斗浸之，服三合，渐加至5合，日再服。

[**功效**] 补肾助阳。

[**适应证**] 虚劳。症见丈夫虚劳冷，骨中疼痛，阳气不足，阴下痛热。

[**方源**] 唐·孙思邈．千金方．北京：人民卫生出版社，1982

（423）痹　病

[**方名**] 治痹病方　1△　（高氏真方回天再造丸）

[**方药**] 桑寄生45克，真蕲蛇120克，全蝎、威灵仙、葛根各75克，两头尖、黄芪、麻黄、白芷、甘草、熟地、防风、天麻、当归、玄参、制首乌、川大黄、白蔻仁、广藿香、萆薢、草蔻仁、小川连、茯苓、僵蚕、姜黄、川芎、穿山甲各60克，犀角、血竭、红曲各24克，三七、北细辛、龟板、乌药、母丁香、乳香、虎胫骨、青皮、羌

活、赤芍、熟附子、骨碎补、香附、沉香、冬白术、松香、辰砂、天竺黄、没药各30克，地龙、当门子、真山羊血各15克，西牛黄、冰片各7.5克，桂心6克。

[用法] 上药必须地道，炮制必须依法，共研细末，炼蜜为丸，捣五千杵，每丸重3克，金箔为衣，外蜡皮包裹。每服1丸，每日1次，服时用四物汤送下。四物汤处方为当归9克，赤芍6克、生地4.5克、川芎2.4克，朝东桑枝15克（酒炒）。

[功效] 祛风除湿，通经活络，补肾补骨，通痹止痛。

[适应证] 单侧肢体风痹。症见一侧半身自头至足筋骨疼痛，皮肤不敢近衣服，耳鸣目糊，不食便阻。

[按语] ①若为双侧肢体风痹，前汤合四君汤送前丸。四君汤处方为路党、云苓、当归各9克，生于术、赤芍各6克，生地4.5克，川芎2.4克，炙甘草1.2克，朝东桑枝30克（酒炒）。②本证乃因患者体肥多湿，痰郁致四肢痹而不仁。

[方源]《全国名医验案类编》

[方名] 治痹病方 2△

[方药] 羌活、独活各12克，桑寄生、川椒、川牛膝各24克，桂枝12克，薏苡仁15克。随症加减。

[用法] 水煎服。每日1剂，煎汁300毫升，早晚温服。10剂为1疗程。

[功效] 补肾助阳。

[适应证] 寒痹。

[按语] 采用本方治疗寒痹137例，治疗结果：治愈82例，占59.85%，好转36例，占26.28%，无效19例，占13.87%。总有效率为86.13%。

[方源] 山东中医杂志，1994（10）：449

[方名] 治痹病方 3△

[方药] 桑枝、桑寄生、桂枝、生姜、黄芪、芍药、大枣各适量。

[用法] 上7味，水煎服。每日1剂，日分2次温服。

[功效] 疏风活络，通利关节。

[适应证] 寒痹。

[方源]《中华古医药宝典·验方大全》

[方名] 治痹病方 4△

[方药] 霜桑叶适量。

[用法] 外用。上药煮汤，淋渫手足。

[功效] 疏风活络，通利关节。

[适应证] 手足风痹。

[按语] 风痹系指以风邪为主的风寒湿邪侵袭肢体、经络而引起的痹症，以关节疼痛游走不定为特征。

[方源] ①明·李时珍.本草纲目.北京：中国中医药出版社，1998

②明·朱橚.普济方.北京：人民卫生出版社，1959

[方名] 治痹病方　5△　（独活寄生汤加减）

[方药] 桑寄生、怀牛膝、杜仲各12克，当归、熟地、茯苓各9克，独活、防风、秦艽、川芎6克，炙甘草4克，细辛、肉桂（另包研细，分3次吞服）3克，党参18克。

[用法] 水煎服。每日1剂，日分3次温服。

[功效] 益肝肾，补气血，祛风湿，止痹痛。

[适应证] 肝肾亏虚痹症。症见腰膝酸软疼痛，肢节屈伸不利或麻木不仁伴有畏寒喜温、心悸气短等。

[方源] 《中国精典文库》

[方名] 治痹病方　6△　（补肾清热治尪汤）

[方药] 桑寄生20～30克，桑枝、忍冬藤各30克，生地15～25克，川断、骨碎补各15～18克，威灵仙12～15克，酒浸黄柏、知母、炙虎骨（或豹骨、熊骨）（另煎兑入）各12克，白芍15克，地骨皮10～15克，羌活、独活、红花、炙山甲各9克，桂枝6～9克，乳香、没药各6克。

[用法] 水煎服。每日1剂，日分2次温服。

[功效] 补肾清热，疏风化湿，活血散瘀，强筋壮骨。

[适应证] 肾虚标热痹症（重症）。症见关节肿痛，不怕冷，夜间喜欢把病肢放在被外，但时间过长又会加重疼痛，或有五心烦热、低热、咽干牙肿，大便干秘。舌苔黄，舌质红，脉细数，尺弱小等。

[按语] ①尪痹病程较长，再兼体质、年龄、地域等不同，有的则可寒郁化热或从阳化热而出现热症。但这是其标，其本仍是肾虚受寒所致，故称肾虚标热痹症。热象轻者为轻症，热象重者为重症。②本方中的黄柏须用黄酒浸泡3小时以上，捞出入煎药中同煎。③处方是焦树德名老中医验方。

[方源] 《国家级名老中医验方大全》

[方名] 治痹病方　7△

[方药] 忍冬藤、薏苡根各30克，桑寄生15克，黄柏12克，苍术、白术、赤芍、白芍各10克，甘草5克。

[用法] 水煎取汁。每日1剂，分2次服。

[功效] 清热利湿，健脾柔肝。

[适应证] 热痹。

[方源] ①《传世偏方验方》；②《中华古医药宝典·验方大全》

[**方名**] 治痹病方 8$^△$ （桑枝酒）

[**方药**] 桑枝、黑大豆（炒香）、五加皮、木瓜、十大功劳、金银花、黄柏、晚蚕砂、松仁各 10 克，白酒 1 000 毫升。

[**用法**] 将前 9 味捣烂，入布袋，置容器中，加入白酒，密封浸泡 15 天后，过滤去渣，即成。每次 15 毫升，饮服。每日 3 次。

[**功效**] 祛风除湿，清热通络。

[**适应证**] 湿热痹痛。

[**方源**] 《药食两用中药应用手册》

[**方名**] 治痹病方 9$^△$

[**方药**] 桑枝适量。

[**用法**] 外用。桑炭炙布巾，熨痹处。

[**功效**] 祛风寒，通关节，止痹痛。

[**适应证**] 寒痹内热。

[**方源**] 明·李时珍．本草纲目．北京：中国中医药出版社，1998

[**方名**] 治痹病方 10$^△$

[**方药**] 丹参、牛膝、桑白皮、杏仁、升麻、猪苓、茯苓各四两，犀角、黄芩、橘皮、防己、白前、泽泻、桂心、秦艽各三两、生姜、李根白皮各二两，火麻仁一升。

[**用法**] 捣精筛。以水一升半，纳散方寸匕，煮取七合，轻绢滤去滓。顿服。日再。夏月热，不得服丸散，此煮散顷年常用，大验。

[**功效**] 益肝肾，祛风湿，止痹痛。

[**适应证**] 脚痹弱。

[**方源**] 唐·孙思邈．千金方．北京：人民卫生出版社，1982

（424） 伏暑病

[**方名**] 治伏暑症方 1$^△$

[**方药**] 霜桑叶一钱半，青蒿梗三钱，生鳖甲五钱，细生地四钱，粉丹皮、天花粉、肥知母（酒炒）二钱，至宝丹（研细，用药汤调下）一粒。

[**用法**] 阴阳水二盏，煎成一盏，午前服汁，子前服渣。

[**功效**] 凉肝清热，宁心醒脑。

[**适应证**] 伏暑疟环症。症见猝然晕扑巳四日，有动有静。静之日，则目张齿噤，舌蹇神呆，身不热。动之日，申酉时身乃杜热，热来则弃衣外奔，手舞足蹈，见灯则似吴牛喘月，莫不明状。逾三四小时，得小汗则静，静则如前，口总不言。

[**按语**] 本症乃伏暑晚发化疟，来往阴分，伏邪内郁，不得外泄。

[**方源**] 《全国名医验案类编》

[**方名**] 治伏暑症方 2[△]

[**方药**] 冬桑叶、牛蒡子各 6 克，薄荷（后下）3 克，光杏仁 9 克，生石膏（研细）18 克，淡竹沥 2 瓢，青蒿脑 4.5 克，雅梨汁（分冲）2 瓢。

[**用法**] 水煎服。每日 1 剂，日分 2 次温服。

[**功效**] 平肝泻热，化痰驱风。

[**适应证**] 肝经伏暑。症见初起身热，咳嗽咳痰，黏而不爽，继而手足发麻，神昏。

[**按语**] 本症乃素因肝郁善怒，九月间伏暑感秋燥而发。

[**方源**]《全国名医验案类编》

（425）风邪、风证

[**方名**] 治风邪、风证方 1[△]

[**方药**] 桑枝、钩藤、竹茹、羚羊角、海风藤、丝瓜络、苍耳子、滑石、威灵仙、秦艽、鲜地龙各适量。

[**用法**] 水煎服。每日 1 剂，日分 2 次温服。

[**功效**] 清热除湿，泻火祛风，通经活络。

[**适应证**] 湿热挟风，侵入经脉者。症见三四日即口噤，四肢牵引枸急，甚则角弓反张。

[**按语**] 本症乃湿热陕风侵入经络脉隧所致。

[**方源**]《林德康诊馀录》

[**方名**] 治风邪、风证方 2[△]

[**方药**] 桑叶、菊花、羚羊角、蔓荆子、钩藤、玄参、生地、女贞子各适量。

[**用法**] 水煎服。每日 1 剂，日分 2 次温服。

[**功效**] 清热除湿，育阴熄风。

[**适应证**] 湿热营阴大亏，引动肝风者。症见湿热数日后，汗出热不除，或疼，忽头痛不止。

[**按语**] 本症乃营阴大亏，厥阴风火上升所致。

[**方源**]《林德康诊馀录》

[**方名**] 治风邪、风证方 3[△]　（别离散）

[**方药**] 桑寄生、白术各三两、桂心、茵芋、天雄、菖蒲、细辛、茜根、附子、干姜各一两。

[**用法**] 治下筛。酒服方寸匕，日三。合药勿令妇人、鸡犬及病者家人知见，令邪气不去，禁之为验。

[**功效**] 益血祛风通络。

[**适应证**] 男女风邪，男梦见女，女梦见男，悲愁优恚，喜怒无常，或半年数月一发动。

[**方源**] 唐·孙思邈．千金方．北京：人民卫生出版社，1982

（426）低　热

[**方名**] 治低热方　1$^\triangle$　（四味解热汤）
[**方药**] 霜桑叶、地骨皮各 10 克，牡丹皮 12 克，柴胡 14 克。
[**用法**] 加水后用文火煎煮，分次服用。
[**功效**] 解毒退热。
[**适应证**] 原因不明的长期低热
[**方源**]《偏方大全》

[**方名**] 治低热方　2$^\triangle$　（桑叶菊花茶）
[**方药**] 干桑叶、干菊花各 20 克。
[**用法**] 水煎、代茶饮。
[**功效**] 疏风清热。
[**适应证**] 温热邪所引起的低热。
[**方源**]《药食两用中药应用手册》

[**方名**] 治低热方　3$^\triangle$
[**方药**] 狼牙三两，东行桑根（切）一升，东行吴茱萸根白皮五合。
[**用法**] 咀，以酒七升，煮取一升，平旦服之。
[**功效**] 益肺清热。
[**适应证**] 肺劳长期低热。
[**方源**] 唐·孙思邈．千金方．北京：人民卫生出版社，1982

[**方名**] 治低热方　4$^\triangle$
[**方药**] 桑枝 30 克，当归、白芍、茯苓、白术、柴胡、炒栀子、丹皮各 10 克，甘草 6 克，薄荷 3 克。
[**用法**] 水煎服。每日 1 剂，日分 2 次温服。
[**功效**] 养血疏肝，解郁清热。
[**适应证**] 指尖发热。症见两手食、中、无名指和小指指尖灼热，遇冷反热甚，外无红肿之象，身无发热之症，仅伴胸闷不舒。
[**按语**] 本症乃血虚肝郁所致。
[**方源**]《中医奇证新编》

[**方名**] 治低热方 5[△]

[**方药**] 鲜乌椹适量。

[**用法**] 微研，以布滤汁，石器熬成稀膏，量多少入蜜熬稠，贮瓷器中，每抄一二钱，食后，夜卧，以沸汤点服。另方干为末，蜜和为丸，酒服亦良。

[**功效**] 清热宁心。

[**适应证**] 小肠热。

[**按语**] 小肠热系指热邪郁积小肠所致的病症。症见心烦，耳鸣、咽痛，口舌生疮，小便黄，尿血，腹胀苔黄，脉滑数等。

[**方源**] 明·李时珍．本草纲目．北京：中国中医药出版社，1998

（427）黄 汗

[**方名**] 止黄汗方 1[△]

[**方药**] 大豆卷、生薏苡仁各 12 克，桑寄生、桑枝、草薢各 10 克，炒黄柏 8 克，羌活、独活各 6 克，细辛 1.5 克。

[**用法**] 水煎服。每日 1 剂，日分 2 次温服。

[**功效**] 健脾肾，除湿热，止黄汗。

[**适应证**] 黄汗

[**按语**] 论曰：黄汗者，汗出如檗汁，沾衣黄色，故谓之黄汗。由脾胃有湿，瘀热伏留，熏发肌肤，散而为汗。其症使人身体虚浮，骨节疼痛，发热汗出而不渴者是也。

[**方源**] 江苏中医，1998（3）：16

[**方名**] 止黄汗方 2[△] （吴南汤）

[**方药**] 吴南、桑根白皮（锉）、芍药、麦门冬、汉防己、白鲜皮、栀子各一两半。

[**用法**] 上七味，锉如麻豆，每服三钱匕，以水一盏煎至八分，去滓，空心温服，未效再服。

[**功效**] 健脾胃，除湿热，止黄汗。

[**适应证**] 黄汗。症见身体发黄，汗出而不渴，状如风水，汗出著衣皆黄。

[**方源**] 宋·王怀隐等．太平圣惠方．北京：人民卫生出版社，1958

（428）子夜腰痛症

[**方名**] 治子夜腰痛症方 1[△]

[**方药**] 桑寄生、滑石各 18 克，黄芩、川牛膝、车前子（布包）各 15 克，柴胡、焦杜仲各 12 克，党参、胆草各 10 克，法半夏 6 克，生姜 3 片，大枣 3 枚，金钱草 30 克。

[**用法**] 水煎服。每日 1 剂，日分 2 次温服。

[功效] 利胆清热，祛湿益肾。

[适应证] 子夜腰痛症。症见患者于两个月来，每夜 12 时至翌日 1 时左右，腰痛必犯，熟睡痛醒，辗转反侧，坐立不安。曾在西医就诊，经腰椎拍片、肾盂造影、血沉、抗 "O" 等检查，均正常。中间尿培养无细菌生长。小便常规：蛋白微量，红细胞偶见，白细胞（＋）。拟诊："尿路感染"。经用青、链霉素、庆大霉素、土霉素、呋喃咀定、乌络托品，未见效。中医就诊时，症状如前，腰痛不减，子夜必犯，伴口苦、尿黄、纳差等症候。舌苔腻微黄，脉弦细略数。

[按语] 本症乃胆经当令，胆经湿热下注于肾，试投本方药，共服 9 剂，腰痛消失。

[方源] 江苏中医，1983（1）

（429） 妇人苦头痛心闷

[方名] 治妇人苦头痛心闷方　1^△　（桑根白皮汤）

[方药] 桑根白皮半两，干姜二两，桂心五寸，大枣二十枚。

[用法] 咀，以酒一斗，煮取三升，去滓，分三服，适衣，无令汗出。

[功效] 通经络，宁心神。

[适应证] 妇人苦头痛心闷

[方源] 唐·孙思邈．千金方．北京：人民卫生出版社，1982

（430） 阴痛症

[方名] 治阴痛症方　1^△

[方药] 桑寄生、当归各 15 克，红花、赤芍、川芎、熟地各 12 克，桃仁、玄胡索、牛膝、枸杞子、香附、生蒲黄、五灵脂各 9 克，肉桂 3 克，丹参 24 克。

[用法] 水煎服。每日 1 剂，日分 2 次温服。

[功效] 滋肝补肾，活血化瘀，行气止痛。

[适应证] 阴痛症属肝郁肾虚，气滞血瘀。症见无明显诱因突然出现阴道阵发性抽搐，疼痛剧烈，涉及小腹外阴，难动，甚至昏厥。

[方源]《中医奇证新编》

（431） 无毛症

[方名] 治无毛症方　1^△

[方药] 桑根适量。

[用法] 桑根去粗皮，留其内部质白部分，切细煎汁，放置一旁澄清。用脱脂棉蘸桑根汁，局部涂拭无毛部分，有产毛作用。

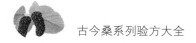

[功效] 通经活络。

[适应证] 阴部无毛症。症见外阴部长细毛而不能长粗长齐。

[按语] 用本方 2 ~ 3 个月,即可长出黑而粗的毛来。

[方源]《实用食疗秘方大全》

(432) 脚 气

[方名] 治脚气方　1△

[方药] 桑枝 60 克。

[用法] 炒香,用清水 1 000 毫升煎至 100 毫升,每日空心服之。

[功效] 祛风清热,利湿解毒。

[适应证] 脚气。

[按语] 脚气即脚弱。又称缓风、顽弱、壅疾、重腿。指因风湿毒邪流注腿脚所致腿脚麻木、疼痛、软弱无力。或挛急,或肿胀,或萎枯,或发热等现症。

[方源]《药食两用中药应用手册》

(433) 衰 老

[方名] 益寿延年方　1△

[方药] 山药 200 克,万年青 150 克,桑椹子 120 克,热地黄 100 克,黑芝麻 60 克,茞胜子 45 克,南烛子、花椒各 30 克,白果 15 克,好酒 2 000 克。

[用法] 将药共捣细,用净白布包炒,置于净器中,酒泡 7 天后去渣取汁备用。每次空腹温服 1 ~ 2 杯,早晚各 1 次。

[功效] 养肝补肾,抗衰防老。

[适应证] 适用于肝肾阴亏,须发早白,视听下降,未老先衰。

[方源]《传世偏方验方》

[方名] 益寿延年方　2△　(黑芝麻桑椹粥)

[方药] 黑芝麻 100 克,桑椹 150 克,粳米 50 克,白糖 20 克。

[用法] 将黑芝麻、桑椹、粳米分别洗净,一起捣烂。砂锅内放清水 3 碗煮沸后,加入白糖,待糖溶化再沸后,徐徐放入捣烂的黑芝麻、桑椹、粳米,煮成糊状即可。每日适量服之,开水冲服。可常服。

[功效] 补益肝肾,益智防衰。

[适应证] 肝肾不足,精血亏虚,健忘早衰。

[方源]《药食两用中药应用手册》

[**方名**] 益寿延年方 3$^{\triangle}$ （桑椹补肾膏）

[**方药**] 桑椹、熟地、枸杞子、桑椹酒、炒女贞子、姜片各 10 克、熟鸡油 8 克，车前子、菟丝子、肉苁蓉各 6 克，猪肝 250 克，鸡蛋清 2 个，胡椒粉、鸡精各 1 克，葱节 15 克，上汤 700 毫升。

[**用法**] 将桑椹、熟地、女贞子、肉苁蓉、菟丝子、车前子烘干研成细末；枸杞子温水泡发；猪肝去白筋，洗净，用刀背锤成蓉，盛入碗中，加清水 150 毫升调匀，去肝渣，加姜片、葱节入肝汁中浸泡 15 分钟，去姜葱，留肝汁备用。将肝汁、鸡蛋清与胡椒粉、鸡精、桑椹酒及中药粉搅拌均匀，入笼武火蒸 15 分钟成膏。用上汤调味，注入砂锅中，再将猪肝膏取出划成片状入汤锅，撒上枸杞子，淋鸡油。食肉膏，饮汤汁。适宜秋冬时节食用。

[**功效**] 滋养肝肾，补益气血，益寿延年。

[**适应证**] 肝肾不足，精血亏虚，未老先衰。

[**方源**]《药食两用中药应用手册》

[**方名**] 益寿延年方 4$^{\triangle}$ （桑椹膏）

[**方药**] 鲜红熟桑椹 200 克，蜂蜜 50 克。

[**用法**] 将桑椹洗净，捣烂，用白纱布滤取汁液，然后将汁液放入瓦锅内熬至稍浓，加入蜂蜜，不停搅匀，煮成膏状，冷却后装瓶备用。每日早晚各服 1 次，每次 1～2 汤匙，温开水送服。

[**功效**] 滋养肝肾，补益气血，益寿延年。

[**适应证**] 病后血虚，未老先衰。

[**方源**]《药食两用中药应用手册》

附　录

附录一

古今计量单位折算表

古　代 计量单位折算	汉、唐代 计量单位折算	宋、元、明、清代 计量单位折算
一方寸匕	一斤 ＝十六两	一斤 ＝十六两
≈草本药末 2 克	＝222.72 克	＝596.8 克
≈金石药末 4 克	≈250 克	≈500 克
一刀圭	一两 ＝13.92 克	一两 ＝十钱
≈草本药末 0.2 克	≈15 克	＝37.3 克
≈金石药末 0.4 克	一分 ≈3.45 克~4.2 克	≈30 克
一钱匕	≈3.5 克	一钱 ＝十分
≈草本药末 1.3 克	一铢 ≈0.58 克~0.7 克	＝3.73 克
≈金石药末 2.6 克	≈0.6 克	≈3 克
一字	一撮 ≈2 克	一分 ＝0.378 克
≈草本药末 0.3 克	一斗 ＝2 000 毫升	≈0.3 克
≈金石药末 0.6 克	一升 ＝200 毫升	
	一合 ＝20 毫升	
	一龠 ＝10 毫升	
	一撮 ＝2 毫升	

附录二

现代计量单位折算表

十六两制	十两进位制
1 斤 ＝16 两 ＝500 克	1 斤 ＝10 两 ＝500 克
1 两 ＝10 钱 ≒31. 25 克	1 两 ＝10 钱 ＝50 克
1 钱 ＝10 分 ＝3. 125 克	1 钱 ＝10 分 ＝5 克
1 分 ＝10 厘 ＝0. 3125 克	1 分 ＝10 厘 ＝0. 5 克
＝312. 5 毫克	＝500 毫克
1 厘 ＝10 毫 ＝0. 03125 克	1 厘 ＝10 毫 ＝0. 05 克
＝31. 25 毫克	＝50 毫克
	1 升 ＝1 000 毫升

附录三

小儿药物用量计算法

（一）按年龄计算：（中国药典法）

年 龄	折合成人用量	按年龄计算体重
新生儿	1/10 ~ 1/8	2 ~ 4 千克
1 ~ 6 个月	1/8 ~ 1/6	4 ~ 7 千克
7 个月至 1 岁	1/6 ~ 1/4	7 ~ 10 千克
2 ~ 4 岁	1/3	
5 ~ 8 岁	1/2	
9 ~ 12 岁	2/3	

（二）按体重计算：

一岁以上体重计算法：年龄×2＋8＝体重
小儿用量＝体重×成人剂量÷60

附录四

桑乐园康莉桑果系列绿色产品临床研究

中山市中医院桑果系列绿色产品临床协作组

刘　利　林　棉　缪英年　陈茂潮　钟福帮　林玉珍　彭德润

关键词：桑果　绿色产品　临床疗效

为发掘中国传统医学遗产和大力发展具有优质高效的现代绿色药业，促进保健医疗和经济的发展，对桑乐园康莉桑果系列绿色产品进行了临床疗效观察研究，取得较好成效，现报道如下。

1　材料与方法

1.1　一般临床资料

本组观察病例共 328 例，其中，男 167 例，女 161 例。年龄：4 岁～91 岁，平均 47.15 岁；年龄组：≤10 岁 3 例，11～20 岁 15 例，21～30 岁 41 例，31～40 岁 49 例，41～50 岁 57 例，51～60 岁 77 例，61～70 岁 74 例，≥71 岁 12 例。观察特定病症共 36 种，其中，包括呼吸系统病症 6 种，循环系统病症 7 种，消化系统病症 6 种，泌尿、内分泌系统病症 6 种，肌肤、骨关节系统病症 5 种，神经系统病症 6 种。观察病症合计 1 980 例次。

1.2　治疗方法

328 病例均采用桑乐园康莉桑果系列绿色产品治疗。该产品由广东省中山市宝鼎实业有限公司提供。在关该产品的品名、剂型、规格和用法见表 1。

表 1　桑果系列绿色产品的品名、剂型、规格和用法

品名	剂型	规格	用法
桑乐园桑叶茶	冲泡茶	250g 包、50g/包	每次 15～30g，冲泡饮，日 2～3 次
	袋泡茶	2g×30 袋/盒	每次 2 袋，袋泡饮，日 2～3 次
桑乐园桑果汁	100% 果汁	835ml/瓶、250mg/瓶	每次 125ml　口服　日 1～2 次
	70% 果汁	835ml/瓶、250mg/瓶	每次 125ml　口服　日 1～2 次
康莉桑果红酒	酊剂	750ml/瓶、450mg/瓶	每次 30ml　口服　日 1～2 次
桑乐园桑枝片	汤剂	500ml/包、250mg/包	每次 60ml　煎服　日 1 次
桑乐园桑籽油	油剂	100g/瓶	每次 3g　口服　日 3 次

有关该桑果系列产品的临床选择见表 2。

表 2 各系统病症的产品选择

病症所属系统类别	首选	二选	三选
呼吸系统病症	桑叶茶	桑果汁	桑籽油
循环系统病症	桑籽油	桑叶茶	桑果红酒
消化系统病症	桑叶茶	桑果汁	桑果红酒
泌尿、内分泌系统病症	桑果红酒	桑果汁	桑叶茶
肌肤、骨关节系统病症	桑枝片	桑果红酒	桑叶茶
神经系统病症	桑果汁	桑叶茶	桑果红酒

应用时，医者根据患者的主要病症所属系统类别，给患者选择 1～3 种产品。1 个月为 1 疗程，一般可用 1～3 疗程，个别根据病情可延长，而外感病只需用 3～5 天。

1.3 疗效评定标准

1.3.1 症状疗效评定标准

将症状程度以 0、Ⅰ、Ⅱ、Ⅲ、Ⅳ符号表示。0 为无症状，Ⅰ为轻度症状，Ⅱ为中度症状，Ⅲ为重度症状，Ⅳ为极重症状。按疗效 4 级评定法制订疗效标准如下：①治愈：经治疗后症状消失（即症状程度转为 0）。②显效：经治疗后症状程度下降 2～3 个档次（即Ⅳ→Ⅰ，Ⅳ→Ⅱ，Ⅲ→Ⅰ）。③好转：经治疗后症状程度下降 1 个档次，而症状尚未完全消失（即Ⅳ→Ⅲ，Ⅲ→Ⅱ，Ⅱ→Ⅰ）。④无效：经治疗后症状程度无变化，或症状加重。

1.3.2 体征疗效评定标准

（1）高血压。正常血压最高值为 140/90mmHg，临界值为 145/95mmHg。＞145/95mmHg 为高血压。①治愈：经治疗后，血压下降至正常最高值以下。②显效：经治疗后，收缩压下降＞20mmHg，舒张压下降＞10mmHg。③好转：经治疗后，收缩压下降为 5～20mmHg，舒张压下降 5～10mmHg。④无效：经治疗后血压未达到以上标准。

（2）低血压。正常血压最低值，男 110/70mmHg，女 100/60mmHg，凡低于 90/60mmHg 为低血压。①治愈：经治疗后，血压上升到正常最低值以上。②显效：经治疗后，血压上升＞10mmHg。③好转：经治疗后，血压上升 5～10mmHg。④无效：经治疗后，未达到以上标准。

（3）肥胖。正常体重为：身高（cm）－100±10kg，凡超过正常体重上限者为肥胖。①治愈：经治疗后，体重下降到正常上限以下。②显效：经治疗后，体重下降＞5kg。③好转：经治疗后，体重下降 2～5kg。④无效，经治疗后，未达到以上标准。

（4）消瘦。凡未达到正常体重下限者为消瘦。①治愈：经治疗后，体重增加到正常体重下限以上。②显效：经治疗后，体重增加＞5kg。③好转：经治疗后，体重增加 2～5kg。④无效：经治疗后体重未达到以上标准。

1.3.3 化验值疗效评定标准

（1）高胆固醇。血浆胆固醇正常值为 3.1～6.5mmol/L，凡超过血浆胆固醇正常值上限者为高胆固醇。①治愈：经治疗后，下降至正常值。②显效：经治疗后，下降

2mmol/L 以上。③好转：经治疗后，下降 0.5～1.99mmol/L。④无效：经治疗后，未达到以上标准。

（2）高甘油三酯。血浆甘油三酯正常值为 0.5～1.7mmol/L，凡超过血浆甘油三脂正常值上限者为高甘油三酯。①治愈：经治疗后，下降至正常值。②显效：经治疗后，下降 2mmol/L 以上。③好转，经治疗后，下降 0.5～1.99mmol/L。④无效：经治疗后未达到以上标准。

（3）高血糖。空腹血糖正常值为 3.89～6.11mmol/L，凡空腹血糖超过正常值上限者为高血糖。①治愈：经治疗后，下降到正常值。②显效：经治疗后，下降 2mmol/L 以上。③好转：经治疗后，下降 1～1.99mmol/L。④无效：经治疗后，未达到以上标准。

2　临床观察疗效数据

见表 3 至表 10。

表 3　呼吸系统病症疗效表

病症类别	总例数	治愈 例（%）	显效 例（%）	好转 例（%）	无效 例（%）	总有效 例（%）
咳　嗽	49	17（34.69）	15（30.61）	13（26.53）	4（8.16）	45（91.84）
咳　痰	36	15（41.67）	7（19.44）	10（27.78）	4（11.11）	32（88.89）
咽喉痛	43	15（34.88）	11（25.58）	13（30.23）	4（9.30）	39（90.70）
鼻塞流涕	38	18（47.37）	13（34.21）	4（10.53）	3（7.89）	35（92.11）
喘　息	21	17（33.33）	4（19.05）	7（33.33）	3（14.29）	18（85.71）
发　热	41	21（51.22）	10（24.39）	6（14.63）	4（9.76）	37（90.24）
合　计	228	93（40.79）	60（26.31）	53（23.25）	22（9.65）	206（90.35）

表 4　循环系统病症疗效表

病症类别	总例数	治愈 例（%）	显效 例（%）	好转 例（%）	无效 例（%）	总有效 例（%）
胸闷心悸	54	20（37.03）	21（38.89）	10（18.52）	3（5.56）	51（94.44）
心烦易怒	73	24（32.88）	22（30.13）	19（26.03）	8（10.96）	65（89.04）
下肢浮肿	34	17（50.00）	7（20.59）	7（20.59）	3（8.82）	31（91.18）
高血压	41	5（12.19）	18（43.90）	15（36.59）	3（7.32）	38（92.68）
低血压	19	2（10.53）	10（52.63）	5（26.31）	2（10.53）	17（89.47）
高胆固醇	29	22（75.86）	2（6.90）	3（10.34）	2（6.90）	27（93.10）
高甘油三脂	33	17（51.52）	3（9.09）	11（33.33）	2（6.06）	31（93.94）
合　计	283	107（37.81）	83（29.33）	70（24.73）	23（8.13）	260（91.87）

表5 消化系统病症疗效表

病症类别	总例数	治愈 例（%）	显效 例（%）	好转 例（%）	无效 例（%）	总有效 例（%）
纳差乏味	130	61（46.92）	27（20.77）	39（30.00）	3（2.31）	127（97.69）
恶心厌油	92	45（48.91）	18（19.57）	20（21.74）	9（9.78）	83（90.22）
胁肋痛	52	30（57.69）	12（23.08）	7（13.46）	3（5.77）	49（94.23）
脘腹痛	69	36（52.17）	18（26.09）	12（17.39）	3（4.35）	66（95.65）
便秘	103	61（59.22）	24（23.30）	16（15.53）	2（1.94）	101（98.06）
便溏	21	6（28.57）	9（42.86）	4（19.05）	2（9.52）	19（90.48）
合计	467	239（51.18）	108（23.13）	98（20.98）	22（4.71）	445（95.29）

表6 泌尿、内分泌系统病症疗效表

病症类别	总例数	治愈 例（%）	显效 例（%）	好转 例（%）	无效 例（%）	总有效 例（%）
夜尿	53	16（30.19）	7（13.21）	24（45.28）	6（11.32）	47（88.68）
尿频	34	9（26.47）	6（17.65）	13（38.23）	6（17.65）	28（82.35）
青春痘	27	7（25.92）	10（37.04）	8（29.63）	2（7.41）	25（92.59）
肥胖	24	8（33.33）	11（45.83）	3（12.50）	2（8.33）	22（91.67）
消瘦	18	4（22.22）	4（22.22）	8（44.44）	2（11.11）	16（88.89）
高血糖	31	15（48.39）	10（32.26）	4（12.90）	2（6.45）	29（93.55）
合计	187	59（31.55）	48（25.67）	60（32.08）	20（10.70）	167（89.30）

表7 肌肤、骨关节系统病症疗效表

病症类别	总例数	治愈 例（%）	显效 例（%）	好转 例（%）	无效 例（%）	总有效 例（%）
颈项痛	48	13（27.08）	14（29.17）	16（33.33）	5（10.42）	43（89.58）
肩关节痛	28	6（21.43）	8（28.57）	10（35.71）	4（14.29）	24（85.71）
腰背痛	57	16（28.07）	10（17.54）	25（43.86）	6（10.53）	51（89.47）
肢关节痛	21	6（28.57）	5（23.81）	7（33.33）	3（14.29）	18（85.71）
四肢发麻	43	12（27.91）	8（18.60）	18（41.86）	5（11.63）	38（88.37）
合计	197	53（26.90）	45（22.84）	76（38.58）	23（11.68）	174（88.32）

表 8　神经系统病症疗效表

病症类别	总例数	治愈	显效	好转	无效	总有效
		例（%）	例（%）	例（%）	例（%）	例（%）
神疲乏力	180	44（24.44）	65（36.11）	62（34.44）	9（5.00）	171（95.00）
失眠多梦	110	22（20.00）	39（35.45）	39（35.45）	10（9.09）	100（90.91）
自汗盗汗	58	19（32.76）	11（18.97）	17（29.31）	11（18.97）	47（81.03）
眩　晕	147	65（44.22）	34（23.13）	35（23.81）	13（8.84）	134（91.16）
头　痛	54	33（61.11）	5（9.26）	8（14.81）	8（14.81）	46（85.19）
焦　虑	69	21（30.43）	19（27.54）	22（31.88）	7（10.14）	62（89.86）
合　计	618	204（33.01）	173（27.99）	183（29.61）	58（9.39）	560（90.61）

表 9　各系统病症总有效率排位表

排位	系统病症类别	病症数	总例数	治愈	显效	好转	无效	总有效
				例（%）	例（%）	例（%）	例（%）	例（%）
1	消化系统病症	6	467	239（51.81）	108（23.13）	98（20.98）	22（4.71）	445（95.29）
2	循环系统病症	7	283	107（37.81）	83（29.33）	70（24.73）	23（8.13）	260（91.87）
3	神经系统病症	6	618	204（33.01）	173（27.99）	183（29.61）	58（9.39）	560（90.61）
4	呼吸系统病症	6	228	93（40.79）	60（26.31）	53（23.25）	22（9.65）	206（90.35）
5	泌尿内分泌系统病症	6	187	59（31.55）	48（25.67）	60（32.078）	20（10.70）	167（89.30）
6	肌肤骨关节系统病症	5	197	53（26.90）	45（22.84）	76（38.58）	23（11.68）	174（88.32）
	合　计	36	1 980	755（38.13）	517（26.11）	540（27.27）	168（8.48）	1 812（91.52）

表 10　36 种病症总有效率排位表

排位	病症种类	总有效数/总例数	总有效率（%）	排位	病症种类	总有效数/总例数	总有效率（%）
1	便　秘	101/103	98.06	9	高胆固醇	27/29	93.10
2	纳差乏味	127/130	97.69	10	高血压	38/41	92.68
3	脘腹痛	66/69	95.65	11	青春痘	25/27	92.59
4	神疲乏力	171/180	95.00	12	鼻塞流涕	35/38	92.11
5	胸闷心悸	51/54	94.44	13	咳　嗽	45/49	91.84
6	胁肋痛	49/52	94.23	14	肥　胖	22/24	91.67
7	高三油三脂	31/33	93.94	15	下肢浮肿	31/34	91.18
8	高血糖	29/31	93.55	16	眩　晕	134/147	91.16

（续表）

排位	病症种类	总有效数/总例数	总有效率（%）	排位	病症种类	总有效数/总例数	总有效率（%）
17	失眠多梦	100/110	90.91	27	咳 痰	32/36	88.89
18	咽喉痛	39/43	90.70	28	消 瘦	16/18	88.89
19	便 溏	19/21	90.48	29	夜 尿	47/53	88.68
20	发 热	37/41	90.24	30	四肢发麻	38/43	88.37
21	恶心厌油	83/92	90.22	31	肩关节痛	24/28	85.71
22	焦 虑	62/69	89.86	32	肢关节痛	18/21	85.71
23	颈项痛	43/48	89.58	33	喘 息	18/21	85.71
24	腰背痛	51/57	89.47	34	头 痛	45/54	85.19
25	低血压	17/19	89.47	35	尿 频	28/34	82.35
26	心烦易怒	65/73	89.04	36	自汗盗汗	47/58	81.03

3 讨论

3.1 桑的药用价值简介

3.1.1 桑果（Mulberry）

又名桑椹子、桑椹、乌椹、黑椹、桑枣、桑仁、桑泡，是桑科桑属植物桑（*Morus alba* L.）的成熟果穗。桑果自古以来就被人们视为食、药两用的珍果，是古时历代御用的上佳补品。因此，它在民间也被称为"中华果王"。桑果气味甘、酸、寒；归肝、肾、心经。其功效，《本草纲目》记载："单食，止消渴""利五脏关节，痛气血，久服不饥，安魂镇神，令人聪明，变白不老。多收曝干为末，蜜丸日服""捣汁饮，解中酒毒。酿酒服，利水气消肿。"《本草经疏》云："甘寒益血而徐热，其为凉血，补血，益阴之药无疑矣。"《现代实用草本》谓："桑椹膏用于血虚生风，血痹生风，老年肠枯便秘，夜眠不安，腰酸软和须发早白。"

桑果的化学成分：含类脂（主要是亚油酸，次为油酸、棕榈酸等）、挥发油（主要是桉叶素、香法醇等）、芦丁、胡萝卜素、蛋白质、糖类（主要是葡萄糖、果糖等）、多种维生素、无机盐（主要是钙、铁等）、氨基酸（18种人体所需氨基酸，包括8种人体必需氨基酸）。

桑果的免疫药理：①促进骨髓造血功能，经小鼠灌服50%桑椹液，每只1ml/d对乙酰苯肼造成的红细胞、血红蛋白下降有促进复常的作用。桑椹、桑椹麦冬对小鼠粒系祖细胞的生长均有促进作用（麻柔等，1984）。本品对环磷酰胺所致小鼠白细胞减少有一定的治疗作用（中医研究院中药研究所肿瘤组，1975）。②促进巨噬细胞（Mφ）的吞噬力。给小鼠灌服100%桑果液，每日0.5ml/只，7或8天，对地塞米松抑制的腹腔Mφ吞噬功能，均有提高其吞噬百分率和吞噬指数的作用。③对细胞免疫和体液免疫的影响。桑椹煎液对淋巴细胞转化有一定的促进作用。对体液免疫则有不同的报道，有学者用本品给小鼠灌服 7~8 天后，能使绵羊红细胞免疫后的脾溶血空斑数十分显著地下降。亦有学者用 5g/kg、10g/kg 桑椹煎液给小鼠灌服 7 日，对其脾重及血清溶血素（IgM）含量均有促进作用。亦有学者发现本品对不同年龄小鼠影响有差异，在给小鼠灌服桑椹液后，青年小鼠 ANAE 阳性淋巴细胞（主要是 T 细胞）及脾溶斑形成细胞数均增高，老年期及老年者则只有 ANAE 细胞有增加趋势。

3.1.2　桑叶

又名霜桑叶、冬桑叶、铁扇子，是桑科植物的干燥叶。叶互生，卵形，边缘有不整齐的粗锯齿。气味苦、甘、寒。入肺、肝二经。《本草纲目》记载："除寒热，出汗""汁，解蜈蚣毒""煎浓汁服，能除脚气水肿，利大小肠""炙熟煎饮，代茶止渴""煎饮，利五脏，能关节，下气。嫩叶煎酒服，治风，涂蛇、虫伤""研汁，治金疮及小儿吻疮。煎汁服，止霍乱腹吐痛下，亦可以干叶煮之。鸡桑叶、煮汁熬膏服，去老风及宿血""治劳热咳嗽，明目长发"。李时珍曰："桑叶乃手、足阳明之药，汁煎代茗，能止消喝"。

桑叶的化学成分：含碱（adenine）、胆碱（choline）、胡芦巴碱（trigonelline）、麦角甾醇、丰富的粗蛋白、粗纤维、人体必需的氨基酸、芸香甙、槲皮素、异槲皮素、维生素 A、维生素 B_1、维生素 B_2、维生素 C、叶酸、钾、钙、铁、铜、锌等微量元素。

3.1.3　桑枝

本品为桑科植物的干燥嫩枝。其气味苦、平。入肝经。《本草纲目》记载："遍体风痒干燥，水气脚气，四肢拘挛，上气眼运，肺气咳嗽，消食利小便。久服轻身，聪明耳目，令人光泽。疗口干及痈疽后渴，用嫩条细切一升，熬香煎饮，亦无禁忌。久服，终身不患偏风。"李明珍指出："煎药用桑者，取其能利关关节，除风寒湿诸痛也。"

桑枝的化学成分：含鞣质、蔗糖、果糖、水苏糖等。桑枝的木质部含桑色素（morin）、桑橙素（maclurin，$C_{18}H_{10}O_6H_2O$）及 2，4，6，4′-四羟基苯酮（2，4，6，4′-tetrahydroxybenzo phene）。此外，尚含酚类物质、果胶、葡萄糖、琥珀酸、腺嘌呤等。

3.2　桑乐园康莉桑果系列绿色产品的研制开发

3.2.1　产品的研制

中山市宝鼎实业有限公司成立于 2000 年。该公司以"弘扬蚕桑文化精神，发展绿色药业，造福现代人类社会"为目标，与美国康莉国际有限公司及香港康莉国际有限公司联营，在中山市、江门市等地设有 3 个大型桑树种植场，场内的科技人员拥有 30 多年桑树种植经验。产品生产由专家提供技术支持和监制，采用现代化工艺流程，精心制作出天然、新鲜、营养卫生的桑乐园康莉桑果系列绿色产品，包括桑叶茶、桑果汁、桑果红酒、桑枝片、桑籽油、桑果脯、桑果酱、康莉洗发露、康复沐浴液等。

出口品牌康利桑果汁与国内品牌桑乐园桑果汁，都是由中山市宝鼎实业有限公司生产，在 2000 年 6 月经国际生化学机构 SCS 检定，以 100ml 桑果汁计，含热能 16 卡，脂肪能量 2 卡，蛋白质 0.9g，脂肪 0.3g，饱和脂肪 0.2g，单不饱和脂肪 0.1g，多不饱和脂肪 <0.1g，胆固醇 <1mg，碳水化合物 2.5g，总糖 0.4g，总食物纤维 0.6g，钠 20mg，维生素 A 78 国际单位，维生素 C 0.1mg，钼 11mg，铁 2.9mg，并含 18 种氨基酸（包括人体 8 种必需氨基酸），其中，丙氨酸 65.50mg，精氨酸 21.70mg，天门冬氨酸

50.20mg，胱氨酸 15.30mg，谷氨酸 45.20mg，甘氨酸 1.50mg，组氨酸 21.00mg，异亮氨酸 4.50mg，亮氨酸 10.90mg，赖氨酸 85.00mg，甲硫氨酸 9.10mg，苯丙氨酸 21.30mg，脯氨酸 111.00mg，丝氨酸 395.00mg，苏氨酸 8.40mg，色氨酸 2.90mg，酪氨酸 20.20mg，缬氨酸 10.80mg。氨基酸总量为 899.50mg。

3.2.2　桑乐园康莉桑果系列绿色产品的市场销售情况

该系列产品在中山市设有东升镇、小榄镇、民众镇、东风镇、大涌镇、沙溪镇、石歧、逍遥谷等 8 个销售点。

除本省销售外，已销售到北京、上海、天津、重庆、武汉、广西、湖南、香港、澳门、台湾等地；国外已销售到美国、日本、泰国、马来西亚、新西兰、澳大利亚、印度等国家。

3.3　桑乐园康莉桑果系列绿色产品的临床疗效

3.3.1　呼吸系统病症的疗效

总有效率为 90.35%（206/228）。各病症总有效率排位为：鼻塞流涕（92.11%）＞咳嗽（91.84%）＞咽喉痛（90.70%）＞发热（90.24%）＞喘息（89.71%）＞咳痰（88.89%）。

病例　病历编号：050。李××，男，48 岁，中山市南蓢供销社主任。于 2003 年 3 月 10 日就诊。主诉：发热，咳嗽，咳黄白色浓稠痰，鼻塞，流白色浓涕，伴喘息、头晕。体查：一般可，体温 38.5℃，咽部色红，舌苔黄厚腻，质红，脉滑数。诊断为风热感冒。服桑叶茶（每次 15g，泡茶饮，日 3 次）治疗。共同药 3 天，体温降至 36.5℃，其他症状全部消失，达临床治愈。

桑对呼吸系统病症的功效，祖国医学早有记载：李时珍曰：桑叶"治劳热咳嗽"。大明曰："嫩叶煎酒服，治一切风"。本经谓："除寒热，出汗。"近代薛文忠云："嫩桑叶 60g，水煎服，治热咳。"《现代实用中药》谓：桑治咳嗽，包括呼吸系统（气管、肺）感染，可能与其促进粒细胞生长及 MΦ 吞篮功能有关。本研究桑治疗风热感冒取得的疗效，与中医药学文献论述相符。

3.3.2　循环系统病症的疗效

总有效率为：91.87%。各病症的总有效率排位为：胸闷心悸（94.44%）＞高甘油三酯（93.94%）＞高胆固醇（93.10%）＞高血压（92.68%）＞下肢浮肿（91.18%）＞低血压（89.74%）＞心烦易怒（89.04%）。

病例　讲师。主诉：胸闷已半年。2003 年 5 月 23 日市人民医院心电图示心肌缺血性改变，诊断为心肌劳累。服用康莉桑果红酒（每晚睡前服 30ml）治疗。不服其他药物。连服 4 个半月，于 2003 年 10 月 15 日到省人民医院复查心电图，心肌劳累已康复，症状已消失，达临床治愈。

病例　病历编号：105。刘××，女，63 岁，教师。主诉：查出高脂血症已 3 年余，2001 年 10 月 5 日市人民医院生化检验报告：总胆固醇 6.34mmol/L，甘油三酯 2.77mmol/L。服用桑乐园桑果汁（每次 125ml，日服 2 次）治疗，连服 94 天，于 2002 年 3 月 20 日再到市人民医院复查，总胆固醇降至 4.96mmol/L，甘油三脂降至 1.53mmol/L，达临床治愈。

病例　病历编号：085。钟××，男，56 岁，中山市小榄镇居民。2002 年 6 月就诊。主诉：头痛，心烦，失眠，便秘，伴颈、腰痛。体查：血压 179/110mmHg。化验：总胆固醇 8.6mmol/L、甘油三酯 4.5mmol/L。诊断为高血压病、高脂血症。服用桑乐园桑果汁（每次 125ml，日 2 次），连服 9 个月，症状消失，血压降至 130/80mmHg，总胆固醇降至 4.8mmol/L，甘油三酯降至 1.6mmol/L，达临床治愈。

病例　病历编号：173。马××，女，25 岁，工人。2003 年 4 月 24 日就诊。主诉：乏力，眩晕，纳差，厌油。体查：一般可，头颈、心肺、腹部无明显阳性体征，血压 85/55mmHg。诊断为低血压症。服用康乐园桑叶茶（每次 15g，泡茶饮，日 3 次）治疗。连服 1 个月，自觉症状消失，血压升至 105/75mmHg，达临床治愈。

桑对心脑血管病症的功效，祖国医学已有记载：李时珍曰：桑椹"酿酒服，利水消肿。"普济方记载："水肿胀痛不下则满，水下则虚还胀，十无一话，宜用桑椹酒治之。"圣济总录云：桑叶治"水肿脚气"，和"吐血不止。"李时珍曰："鸡桑叶，煮汁膏服，去老风及宿血。"苏恭云：桑叶"煎浓汁服，能消除脚气水肿。"圣惠方谓：桑枝"利五脏，久服通气血。"综上所述，中医药学认为，桑具有利五脏、通气血、宿血、止血、被损瘀血、利水消肿、防治中风等功效。综合近代医学研究，桑含有丰富的亚油酸、油酸、棕榈酸等类脂物质，能有效的分解脂肪，故能治疗高脂血症。由于桑具有降血脂、利水，消肿作用，故能治疗高血压。但为何桑既对高血压者有降压作用，而对低血压患者又有升压作用呢？笔者认为，这可能与桑具有对神经血管的双向调节作用有关。

3.3.3　消化系统病症的疗效

总有效率为 95.29%，各病症的总有效率排位为：便秘（98.06%）＞纳差乏味（97.69%）＞脘腹痛（94.23）＞胁肋痛（94.23%）＞便（90.48%）＞恶心厌油（90.22%）。

病例　病历编号：237。杨××，女，28 岁。2003 年 8 月 26 日就诊。主诉：便秘，纳差，厌油，脘腹痛，伴乏力，眩晕，头痛，心烦，多梦。诊断为消化系功能紊乱。服用桑乐园桑叶茶（每次 15g，泡茶饮，日 3 次）治疗。连服 1 个月，全部症状康复，达临床治愈。

病例　病历编号：087。孙××，男，45 岁，中山市农民。主诉：便溏、下肢浮肿，伴胸闷、纳差。诊断为消化系功能紊乱。服用桑乐园桑果汁（每次 125ml，日 2 次），桑乐园桑叶茶（每次 15g，泡茶饮，日 2 次）治疗，连用 9 个月，全部症状消失，达临床治愈。

桑对消化系统病症的功效，祖国医学已有评述。李时珍曰：桑椹久服不饥。集简方记载：桑椹治阴证腹痛。寇宗奭云：桑椹治小肠热。苏恭谓：桑叶利大小肠。李时珍曰：桑叶煎汁服，止霍乱腹吐痛下。圣济方谓：桑叶治霍乱转筋入腹烦闷，煎汁一握，煎饮，一二服立定。根据骆和生记载："润肠通便"。本研究观察桑果系列产品治疗消化系统病症的明显效果，与中医药学文献记载的功效相符。

3.3.4　泌尿、内分泌系统病症的疗效

总有效率为 89.30%。各病症总有效排位为，高血糖（93.55%）＞青春痘

（92.59%）＞肥胖（91.67%）＞消瘦（88.89%）＞夜尿（88.68%）＞尿频（82.35%）。

病例 病历编号：319。冯××，女，55岁。患者患糖尿病、高脂血症已年余，2003年1月生化检验结果：空腹血糖7.60mmol/L，总胆固醇7.10mmol/L，甘油三酯2.80mmol/L。服用桑乐园桑果汁（每次125ml，日2次）、康莉桑果红酒（每晚睡前服30ml）、桑叶茶（每次15g泡茶饮，日2次）治疗。连服10个月，2003年11月复查，空腹血糖降至6.10mmol/L，总胆固醇降至6.00mmol/L，甘油三酯降至1.7mmol/L，达临床治愈。

病例 病历编号：175 吴××，女，18岁。2003年5月27日就诊。主诉：面部长红疮，行经来潮时加重，伴胸闷，胁肋痛，失眠，便秘。体查：颜面双颊、前额可见散在红色丘疹及丘脓疮疹，颜面油滑光亮，舌苔黄厚腻，质红，脉滑数。诊断为青春痘（肺胃蕴热型）。服用桑乐园桑叶茶（每次15g，泡茶饮，日3次）治疗，连服1个月，症状消失，面部青春痘消退，达临床治愈。

病例 病历编号：146。苏××，女51岁。2001年1月就诊，患者体重78kg，身高165cm，按标准体重公式：体重（kg）＝身高（cm）－100±10kg计算，其正常健康体重范围为55kg～75kg均值为65kg。现体重已超过正常健康体重最高上限3kg，故诊断为肥胖症。引起肥胖的原因，是与饮食过量，及与患者长期患有颈项痛、腰背痛和肢关节痛，活动减少，以致引起营养及内分泌代谢紊乱有关。服用桑乐园桑叶茶（每次15g，泡茶饮，日3次）、桑乐园桑果汁（每次125mg，日2次）、桑果红酒（每晚睡前服30ml）治疗，连服1年，体重降到68kg，在标准体重范围内，症状消失，达临床治愈。

病例 病历编号：020 何××，女，50岁。患重度神经衰弱症，消瘦。经服用康莉桑果汁（每晚服250ml），连服6个月，达临床治愈。

桑对糖尿病的功效，中医药学早有记载。苏恭曰：桑椹单食，止消渴。孟洗云：桑椹炙熟煎饮，代茶止渴。李时珍谓：桑叶乃手、足阳明之药，汁煎代茗，能止消渴。本研究对桑治疗糖尿病取得的明显效果，是对中医药学文献所述的功效又一有力的验证。

桑对肥胖者可以减肥，而对消瘦者又可以增肥。笔者认为，这可能与桑能双向调节营养代谢和内分泌代谢有关。

有关桑对青春痘的功效，中医药学亦有记载。李明珍曰：桑可治阴疮，瘰疬、流注、臁疮、顽疮、恶疮久不愈者。但尚未提及治疗痤疮。近代医界有用七叶汤（即桑叶、大青叶、淡竹叶、枇杷叶、人参叶、生侧拍叶、荷叶、赤芍）治疗痤疮，而单用桑叶治疗青春痘也有疗效。

3.3.5 肌肤、骨关节系统病症的疗效

总有效率88.32%。各病症总有效率排位为颈项痛（89.58%）＞腰背痛（89.47%）＞四肢发麻（88.37%）＞肩关节痛（85.71%）＞肢关节痛（85.71%）。

病例 病历编号：083。关××，男，43岁，中山市东升镇农民。2002年3月就诊。主诉：肩关节痛、腰背痛、肢关节痛已3年余，伴肢麻、失眠、便秘、尿频。经服用桑乐园桑枝片（每日60g，水煎取汁，分2次服）、桑乐园桑果汁（每晚睡前服

250ml）、桑乐园桑叶茶（每次 15g，泡茶饮，日 2 次）治疗，连服 1 年，症状消失，达临床治愈。

病例　病历编号：029。胡××，男，68 岁。患腰腿痛，伴失眠、便秘。经服用康莉桑果汁（每晚睡前服 250ml 治疗），连服 1 年，达临床治愈。

桑对肌肤，骨关节病症的疗效，中医药学文献早有论述。李时珍曰：桑椹利五脏，痛气血；此乃取桑通关节，去风寒，火性畅达，出郁毒之意。大明谓：桑叶煎饮，利五脏，下气。苏颂云：霜后叶煮汤，淋渫手足，去风　痹殊胜。本研究对桑果产品系列治疗肌肤、骨关节病症的疗效，与中医药学文献记载的功效相符。

3.3.6　神经系统病症的疗效

总有效率为 90.61%。各病症的总有效率排位为：神疲乏力（95.00%）＞眩晕（91.16%）＞失眠多梦（90.91%）＞焦虑（89.86%）＞头痛（85.19%）＞自汗盗汗（81.03%）。

病例　病历编号：026。张××，女，62 岁。2001 年 3 月就诊。患者患精神衰弱已 30 余年，自觉头昏，头痛失眠，心烦，纳差，神疲乏力。服用康莉桑果汁（每晚睡前服 250ml），连服 1 年，各种症状消失，达临床治愈。

病例　病历编号：091。廖××，女，30 岁，中山市小榄镇居民。于 2002 年 10 月就诊。主诉：自汗盗汗，神疲乏力，眩晕头痛，失眠多梦，便秘夜尿已 3 年余，近月加重。体查发现高血压（180/120mmHg），血生化检验示高血糖（11.30mmol/L）。诊断为高血压病和糖尿病。给予桑乐园桑果汁（每次 125ml，日 2 次）、桑乐园桑汁茶（每次 30g，泡茶饮，日 2 次）连用 5 个半月，全部症状消失，血压降至 135/85mmHg，空腹血糖降至 6.8mmol/L，疗效评定为显效。

桑对神经系统病症的疗效，中医药学早有记载。苏颂曰：方书称桑之功最神，在人资用尤多。李时珍云：桑果能安魂镇神，令人聪明，变白不老。《中华人民共和国药典》"指出：桑果有补血滋阴，生津润燥的功能，用于眩晕耳鸣，心悸失眠，须发早白，津伤口渴，内热消渴，血虚便秘。《现代实用草本》谓：100% 桑椹液有中度激发淋巴细胞转化作用。笔者认为，桑对神经系统病症的疗效机理，也可能是通过机体免疫功能得到改善而实现的。

4　结论

本研究对桑乐园康莉桑果系列绿色产品进行 328 个病例 36 种病症的临床疗效观察，结果如下。

4.1　治疗效果

36 种病症的总有效率为 91.52%（1812/1980）。根据产品所具有的功效，最少有 15 种综合病症得到临床确切疗效的肯定。

（1）润肠通便，治功能性便秘（总有效率 98.06%）。

（2）养胃生津消食，治消化不良（总有效率 97.69%）。

（3）止阴性腹痛，治脘腹痛和胁肋痛（总有效率 95.04%）。

（4）补血滋阴，治胸闷心悸（总有效率 94.44%）。

（5）止消渴，治糖尿病（总有效率 93.55%）。

（6）凉血补血，治高脂血症（总有效率 92.68%）。

（7）通气血，治高血压病（总有效率 92.68%）。

（8）止顽疮，治青春痘（总有效率 92.59%）。

（9）滋补肝肾，治肥胖症（总有效率 91.67%）。

（10）利水气消肿，治下肢浮肿（总有效率 91.18%）。

（11）养血滋阴，止液眠不安，治失眠多梦（总有效率 90.91%）。

（12）安魂镇神，止盗汗，治神经衰弱（总有效率 90.61%）。

（13）止热咳，治风热感冒（总有效率 90.35%）。

（14）利五脏，治消瘦症（总有效率 88.89%）。

（15）通关节，强筋骨，去风寒，治风湿性关节炎（总有效率 88.32%）。

4.2 疗效机理

除产品所含物质直接作用于病灶外，可能与机体获得免疫功能改善有关。从本产品对高血压者能降压，对低血压者又能升压；对肥胖者能减肥，对消瘦者又能增肥；对便秘者能通便，对便溏者又能止泻的作用来看，笔者认为，可能与产品具有双向性免疫调节作用有关。

4.3 毒副作用

治疗期间末见有不良反应产生。

结语

桑乐园康莉桑果系列绿色产品的医疗保健作用是肯定的，再次证实"桑树全身都宝，桑果是宝中宝。"今后应继续发展这一优质高效的绿色药业，促进医疗保健和经济发展，造福人类。

参考文献

薛文忠，刘改凤 . 2002. 一味中药巧治症［M］. 北京：中国中医药出版社 .

林求诚 . 1992. 中西医结合诊疗手册［M］. 福州：福建科学技术出版社 .

孙结民 . 丹参、桑椹子、四物汤对小鼠免疫功能影响的实验研究［J］. 1991. 中医药研究
　（3）：45.

中华人民共和国卫生部药政管理局，中国药品生物制品检验所 . 1990. 中药材手册［M］. 北京：
　人民卫生出版社 .

中华人民共和国卫生部药政管理局，中国药品生物制品检定所 . 2001. 现代实用草本（中册）
　［M］. 北京：人民卫生出版社 .

中医研究院中药研究所肿瘤组 . 补益生药对环磷酰胺所致白细胞减少症的影响［J］. 1975. 中医
　药研究参考（4）：8.

附录五

成果	登 记 号	
登记	批准日期	

科学技术成果鉴定证书

中科鉴字〔2004〕第 045 号

成　果　名　称：桑乐园康莉桑果系列绿色产品临床研究

完　成　单　位：中山市中医院

　　　　　　　　中山市宝鼎实业有限公司

鉴　定　形　式：函审鉴定

组织鉴定单位：中山市科学技术局成果鉴定专用章（盖章）

鉴　定　日　期：2005 年 2 月 26 日

鉴定批准日期：2005 年 2 月 28 日

国家科学技术委员会

一九九四年制

简 要 技 术 说 明 及 主 要 技 术 性 能 指 标

　　为发展中国传统医学遗产和大力发展具有优质高效的现代绿色药业，。促进保健医疗和经济的发展，我组对康乐园康莉桑果系列产品进行临床疗效观察研究。

　　1 材料与方法

　　1.1 一般临床资料：本组观察病例共328例，其中男167例，女孩161例。年龄：4岁—91岁，平均47.15岁。观察特定病症36种，观察病症合计1980例次，在328总病例中，平均每一例观察6.07种病症。

　　1.2 治疗方法：328病例均采用康乐园康莉桑果系列产品治疗。该产品由广东省中山市宝鼎实业有限公司供给。医者根据患者的主要病症所属系统类别，给患者选择1—3种产品。1个月为1个疗程，一般可用1-3个疗程，个别根据病情延长，而外感病只需用3—5天。

　　1.3 疗效评定标准：包括：①症状疗效评定标准；②体征疗效评定标准 ③化验值疗效标准。

　　2 结果

　　2.1 总有效率：91.52%(1812/1980)（见表9）。

　　2.2 各系统病症总有效率排位：消化系统病症95.29%>循环系统病症91.87>神经系统病闰90.61%>呼吸系统90.35%>泌尿\内分泌系统病症89.30%>肌肤、骨关节系统病症89.30%(见表3—9)。附有15个典型病例介绍。

　　2.3 36种病症总有效率排位：（见表10）.

　　3 结论

桑乐园康莉桑果系列绿色产品的医疗保健作用是肯定的,有关产口的疗效机理,从本产品对高血压者能降压,对低血压者又能升压;对肥胖者能减肥,对消瘦者又能增肥;对便秘者能通便,对便浪者又能止泻的作用来看,笔者认为,可能与产品具有双向性免疫调节作用有关,今后应继续发展这一具有优质高效的绿色药业,促进医疗保健和经济发展,造福人类。

-1-

推　广　应　用　前　景　与　措　施

　　广东省中山市宝鼎实业有限公司成立于 2000 年初，该公司以"弘扬蚕桑文化精神，发展绿色药业，造福现代人类社会"为目标，与美国康莉国际有限公司及香港莉康国际有限公司联营，在中山市、江门市等地设有三个大型桑树种植场，声内的研究人员拥有30 多年桑树种植经验，种植无污染的桑树 600 多亩。产品生产由专家研究和监制，采用现代化工艺流程，精心制作出天然新鲜、营养卫生的桑乐园桑果系列绿色产品。包括桑叶茶、桑果汁、桑果红酒、桑枝片、桑籽油等。该产品获 2002 年第二届中国自然健康医学大会金奖。

　　产品销售：在中山市设有东升镇、小榄镇、民众镇、东凤镇、大涌镇、沙溪镇、石岐、逍遥谷等 8 个销售点。

　　国内除省销售外，已销售到北京、上海、天津、重庆、武汉、广西、湖南等全国外地，以及香港、澳门、台湾地区。

　　国外已销售到美国、日本、泰国、马来西亚、新西兰、澳大利亚、印度等国家。

　　经济效益：目前总销售额 205 万元。利润 14 万元。上缴增值税 10.8 万元.

　　措施：

　　计划扩大种植面积为 3—5 万亩,进一步扩大品种和成品,扩大销售地区和数量。面向国内，走向世界，使其成为二十一世纪理想的保健饮品。

科 技 成 果 鉴 定 技 术 资 料 目 录		
序号	文 件 名 称	文 件 提 供 单 位
1	科技计划任务书 1 份	中山市中医院
2	技术工作总结报告 1 份	中山市中医院
3	《桑全身是宝 桑果乃是宝中之宝》	第二届《中国自然健康医学大会》论文集
	发表资料 1 份	2000、11 P：389--396
4	查新报告 1 份	广东省医学情报研究所
5	观察资料	中山市中医院

-3-

鉴 定 专 家

2005 年 1 月 17～30 日，中山市科技技术局组织了专家对中山市中医院刘利等人完成的《桑乐园康莉桑果系列绿色产品临床研究》科技成果进行函审。共同形成了如下意见：

一、成果完成单位提供鉴定的技术文件正确、完整和规范、符合科技成果鉴定的要求。

二、该课题就桑果系列产品对人体六个系统 36 种病症进行了临床观察。结果表明该系列产品对多个系统多种疾病具有较好的保健作用，对上述病症的改善率达 91.52%。其研究设计合理，方法可行，数据可信，结果分析恰当，资料齐全。

桑椹（果）、桑叶、桑枝的功效中医药学早已有记载，其药用价值和保健功能均被历代所公认，也被现代科学所证实。但作为系列产品进行研究开发，并进行临床系统观察，尚属首创。本研究成果将为该产品广泛用于临床，造福于人类健康事业，具有较明显的科学意义和经济效益。建议深入对该系列产品进行药理毒理和质量控制方面的研究，以保证该系列产品的安全有效。

研究成果达国内先进水平，推荐并建议中山市科技局给予科技进步奖。

鉴定委员会主任：_____ 副主任：_____

2005 年 ___2___ 月 ___21___ 日

主 持 鉴 定 单 位 意 见

同意鉴定意见

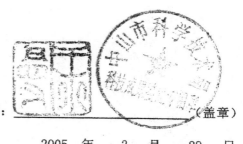

主管领导签字：_____（盖章）

_____2005_____年_____2_____月_____28_____日

组 织 鉴 定 单 位 意 见

同意鉴定意见

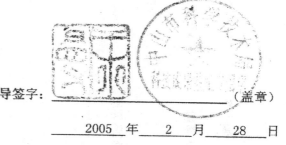

主管领导签字：_____（盖章）

_____2005_____年_____2_____月_____28_____日

科 技 成 果 完 成 单 位 情 况

序号	完成单位名称	邮政编码	所在省市代码	详细通信地址	隶属省部	单位属性
1	中山市中医院	528400		中山市悦来南安路 2 号	广东省	5
2	中山市宝鼎实业有限公司	528414		中山市东升镇兆隆开发区	广东省	5
3						
4						
5						
6						
7						
8						

注：
1. 完成单位序号超过 8 个可加附页，其顺序须与鉴定证书封面上的顺序完全一致。
2. 完成单位名称必须填写全称，不得简化，与单位公章鉴定一致，并填入完成单位名称代码写。
3. 所在省市代码由组织鉴定单位按省、自治区、直辖市和国务院各部门及其他机构名称代码填写。
4. 详细通信地址要写明省（自治区、直辖市）、市（地区）、县（区）、街道和门牌号码。
5. 隶属省部是指本单位主要隶属关系填写哪一个省、自治区、直辖市或国务院部门主管，并将其名称填入表中，其下属机构名称则填入第二方及部门双重隶属关系，请按主要的隶属关系填写。如果本单位有地方及部门双重隶属关系，请按主要的隶属关系填写。
6. 单位属性是指本单位在（1. 独立科研机构 2. 大专院校 3. 工矿企业 4. 集体或个体企业 5. 其他）五类性质中属于哪一类，并在栏中选填相应数字即可。

主 要 研 究 人 员 名 单

序号	姓 名	性别	出生年月	技术职称	文化程度	工 作 单 位	对成果创造性贡献	签 名
1	刘 利	男	1936.11	主任医师	大学本科	中山市中医院	立题、临床、总结	
2	林 棉	男	1961.09	副主任医师	大学本科	中山市中医院	立题、总结	
3	缪英年	男	1957.02	副主任医师	大学本科	中山市中医院	临床、总结	
4	陈茂潮	男	1963.11	副主任医师	大学本科	中山市中医院	临床、总结	
5	钟福帮	男	1963.04	副主任医师	大学本科	中山市中医院	临床	
6	林玉珍	女	1971.04	主治医师	大学本科	中山市中医院	临床	
7	彭德润	男	1965.08	主治医师	大学专科	中山市中医院	临床	
8								
9								
10								
11								
12								
13								
14								
15								

注：主要研究人员超过 15 人，可加附页

-7-

鉴　定　委　员　会　名　单

序号	鉴定会职务	姓　名	工　作　单　位	所学专业	现从事专业	职称职务	签　名
1	组　长	吴清和	广州中医药大学中药学院	药　理	中药药理	教　授 副院长	
2	副组长	崔景朝	广东省中医研究所	药　理	药　理	教　授 主　任	
3	委　员	侯连兵	南方医院药学部	药　学	医院药学	主任药师 副主任	
4	委　员	万金志	中山大学药学院	天然药物 与质量管理	医药学	教授 主任药师	
5	委　员	席　萍	广州中医药大学第一附属医院 药剂科	药　学	药　学	主任药师 科主任	
6							
7							

科 技 成 果 登 记 表

成 果 名 称	桑	乐	园	康	莉	桑	果	系	列	绿	色	产	品	临
	床	研	究											
											限 35 个汉字			

研 究 起 始 时 间	2001 年 1 月 2 日	研 究 终 止 时 间	2003 年 12 月 30 日

成果第一完成单位	单位名称	中山市中医院		
	隶属省部	代 码 □□□ 名 称 广东省		单位属性 (5)
	所在地区	代 码 □□□ 名 称 中山市		1.独立科研机构 2.大专院校 3.工矿企业 4.集体个体 5.其他
	联 系 人	刘利		
	邮政编码	528400	联系电话 1. 8803661--2891 2. _____	
	通信地址	中山市悦来南南安路 2 号		

鉴 定 日 期	□□□□□□□□	鉴定批准日期	□□□□□□□□

组 织 鉴 定 单 位 名 称	中	山	市	科	学	技	术	局
							限 20 个汉字	

成 果 有 无 密 级	（ 0 ）	0- 无 1- 有	密 级	（ ）	1- 秘密 2- 机密 3- 绝密

成 果 水 平	（ ）	1- 国际领先 2- 国际先进 3- 国内领先 4- 国内先进

任 务 来 源	（ 3 ）	1- 国家计划 2- 省部计划 3- 计划外

应用行业大类	（ 08 ）	01-农、林、牧、渔、水利 02-工业 03-地质普查和勘探业 04-建筑业 05-交通运输、邮电通讯业 06-商业，饮食，物资供销和仓储业 07-房地产，公用事业居民和咨询服务业 08-卫生、体育、社会、福利业 09-教育、文化、艺术、广播和电视业 10-科学研究和综合技术服务业 11-金融、保险业 12-其他行业

应 用 情 况	（ 1 ）	已应用 未应用原因 A- 无接产单位 B- 缺乏资金 C- 技术不配套 D- 工业性实验前成果 E- 其它

转 让 范 围	（ 3 ）	1- 允许出口 2- 限国内转让 3- 不转让

科 研 投 资 （万元）		应 用 投 资 （万元）	
国 家 投 资		国 家 投 资	
地 方 、部 门 投 资		地 方 、部 门 投 资	
其 他 单 位 投 资		其 他 单 位 投 资	
合 计		合 计	

本 年 度 经 济 效 益 （万元或万美元）					
新 增 产 值		新 增 利 税		其中创收 外 汇	